医学应用写作

王 峰 编著

人民卫生出版社

图书在版编目（CIP）数据

医学应用写作 / 王峰编著 . —北京：人民卫生出版社，2012.2

ISBN 978-7-117-15278-5

Ⅰ.①医…　Ⅱ.①王…　Ⅲ.①医学 - 应用文 - 写作　Ⅳ.① H152.3

中国版本图书馆 CIP 数据核字（2011）第 267995 号

门户网：**www.pmph.com**	出版物查询、网上书店
卫人网：**www.ipmph.com**	护士、医师、药师、中医师、卫生资格考试培训

医学应用写作

编　　著：王　峰

出版发行：人民卫生出版社（中继线010-59780011）

地　　址：北京市朝阳区潘家园南里19号

邮　　编：100021

E - mail：pmph@pmph.com

购书热线：010-67605754　010-65264830
　　　　　010-59787586　010-59787592

印　　刷：北京人卫印刷厂

经　　销：新华书店

开　　本：787×1092　1/16　印张：26　插页：1

字　　数：633千字

版　　次：2012年2月第1版　　2012年2月第1版第1次印刷

标准书号：ISBN 978-7-117-15278-5/R·15279

定　　价：79.00元

打击盗版举报电话：010-59787491　E-mail: WQ@pmph.com

（凡属印装质量问题请与本社销售中心联系退换）

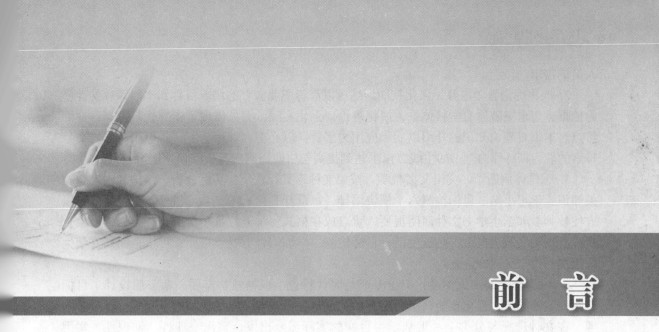

前　言

　　应用写作能力的培养与提高是大学生素质教育的重要方面。教育部曾反复强调，语言表达能力是当代大学生综合素质的重要组成部分。社会进入21世纪，各方面的发展速度越快，各种信息量就越大，社会用人对撰写应用文的能力就越重视。应用文的写作水平也在相当程度上反映着管理部门或单位处理日常事务工作的质量和效能。因此，医药卫生行业为了满足工作的需要，也必须重视提高工作人员的应用文撰写能力。能否得心应手地撰写应用文，已经成为衡量工作能力的重要标志之一。

　　应用写作的主要作用就是"管理功能"，在管理领域，决策管理是目的，应用写作是手段，从某种意义上说，应用写作是管理活动的拓展和延伸，体现了人们对于应用写作作用的重新认识，也是符合应用写作的实际。

　　作为一个社会人，应用文是他与社会进行交流与沟通的工具和渠道，作为一个单位或部门，应用写作是其进行有效管理和高效运转的工具和手段，从这个意义上说，作为一个准备进入社会的学生来说，应用写作是基本功，非得练好不可。

　　为了贯彻教育部〔2006〕16号文件精神，适应新形势下全国高职高专学校临床医学、护理、药学以及医学相关类专业教育改革和发展的需要，坚持"以就业为导向、以能力为本位、以发展为核心"的职业教育理念，理论知识以"必需、够用"为原则，努力创建有高职高专教育特色的课程和教材体系，确立了本教材注重体现以项目导向、任务驱动的特点，即做到知识与技能的协调统一。本教材充分体现对学生培养具有较强岗位适应能力及迁移能力，通过学习对学生的应用写作技能素质与综合素质提高有着十分重要的作用。具体讲，本教材有如下特点。

　　1. 编写思路遵循"贴近岗位、注重应用、有所创新"　贴近公务员考试、执业考试与临床工作实际需要，又注重卫生职业综合能力培养和实践技能训练，实用性强。坚持理论与实践结合，突出理论性和实用性，尤其在例文的选用方面突出医疗行业特色；结合学生与医药行业工作中的写作实际需要，便于他们在掌握基本理论的基础上进行写作练习方面的能力培养。本书内容丰富、选材新颖、形式活泼，注重他们在掌握基本理论的基础上进行写作训练的能力培养，适合高职高专院校各专业与在职在岗医药卫生工作

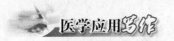

人员的需求。

2. 淡化理论教学内容，强化技能训练　以高等职业教育的培养目标和本门课程的性质为依据，力求突破原有学科体系，淡化理论，强化实践，充分体现了指导性与可操作性的特点。本书对理论知识的介绍以实际应用为宗旨，以必需和够用为度，将应用写作与文献检索的能力训练作为全书的主线，以求达到提高学生应用写作与文献检索能力的目的。

3. 编排体例新颖，突出文案教学　按照文种含义及作用、实例分析、结构和内容、相关知识、学习小结、目标检测六个模块编排，每章开头列有本章学习目标。学习目标可以方便教师教和学生学；文种简明扼要，重点放在格式写法上；每个实例都有分析，形象直观，所选例文精当典型、贴近生活；目标检测，学练结合，以点带面，可以全面提升学生应用文写作与文献检索能力。

4. 构建合理的知识体系，突出专业与时代特色　根据教学需要，章节后设计了目标检测，学练同步，强化技能；书后附有相关章节参考答案，以供教师教学和学生学习时参考。在文种选择与分类上注重从学生自身的实际需要出发，突出专业性、知识性、实用性、时代性的结合；在具体内容上以新的知识、新的信息来吸引学生，使写作知识与当今的有关政策和实际情况密切联系，充分体现浓厚的时代气息。既适应学生择业的需求，又满足了社会发展对生活的需要。

5. 增强亲近感，易教易学　努力突出操作性，凸显新鲜性，增强亲近性，让学生爱学、好学，让老师乐教、易教。本教材既是卫生类高职高专院校各专业公共基础课或素质教育通识课教材，也可作为相关专业写作课的补充教材，还可作为一般社会读者自学或写作的参考读本。

本书内容丰富、选材新颖、形式活泼，注重读者写作能力的训练，适合高职高专院校各专业与在职在岗医务人员的需求。

本书在编写过程中，学习和借鉴了一些专家、学者的著作，借鉴了有关报刊、文献，引用了部分例文，在此谨致以诚挚的感谢。

因时间仓促，水平所限，错误疏漏在所难免，敬请使用本教材的师生和专家学者批评指导。

王峰
2011 年 12 月

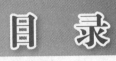

目 录

第一章 医学应用写作基础知识 ⋯⋯⋯⋯⋯⋯⋯⋯⋯⋯⋯⋯⋯⋯ **1**

第一节 医学应用写作的含义、作用、特点与分类 ⋯⋯⋯⋯⋯ **1**

一、医学应用写作的含义与作用 ⋯⋯⋯⋯⋯⋯⋯⋯⋯⋯ **1**

二、医学应用写作的特点与分类 ⋯⋯⋯⋯⋯⋯⋯⋯⋯⋯ 3

第二节 医学应用写作主旨显示、材料处理与结构安排 ⋯⋯⋯ **5**

一、医学应用写作主旨显示 ⋯⋯⋯⋯⋯⋯⋯⋯⋯⋯⋯⋯ 5

二、医学应用写作材料处理与结构安排 ⋯⋯⋯⋯⋯⋯⋯ 7

第三节 医学应用写作语言的基本特征与主要表达方式 ⋯⋯⋯ **10**

一、医学应用写作语言的基本特征 ⋯⋯⋯⋯⋯⋯⋯⋯⋯ 10

二、医学应用写作的语言操作要点 ⋯⋯⋯⋯⋯⋯⋯⋯⋯ 13

三、医学应用写作主要表达方式 ⋯⋯⋯⋯⋯⋯⋯⋯⋯⋯ 18

第四节 学习医学应用写作的意义与要求 ⋯⋯⋯⋯⋯⋯⋯⋯⋯ **20**

一、学习医学应用写作的重要意义 ⋯⋯⋯⋯⋯⋯⋯⋯⋯ 20

二、医学应用写作学习方法的要求 ⋯⋯⋯⋯⋯⋯⋯⋯⋯ 21

第二章 医学管理公文类文书 ⋯⋯⋯⋯⋯⋯⋯⋯⋯⋯⋯⋯⋯⋯ **26**

第一节 行政公文基础知识 ⋯⋯⋯⋯⋯⋯⋯⋯⋯⋯⋯⋯⋯⋯⋯ **26**

一、行政公文的含义与作用 ⋯⋯⋯⋯⋯⋯⋯⋯⋯⋯⋯⋯ 26

二、行政公文的特点及种类 ⋯⋯⋯⋯⋯⋯⋯⋯⋯⋯⋯⋯ 27

三、行政公文格式 ⋯⋯⋯⋯⋯⋯⋯⋯⋯⋯⋯⋯⋯⋯⋯⋯ 28

第二节 通知 通报 ⋯⋯⋯⋯⋯⋯⋯⋯⋯⋯⋯⋯⋯⋯⋯⋯⋯⋯ **32**

一、通知、通报的含义及作用 ⋯⋯⋯⋯⋯⋯⋯⋯⋯⋯⋯ 32

二、实例分析 ⋯⋯⋯⋯⋯⋯⋯⋯⋯⋯⋯⋯⋯⋯⋯⋯⋯⋯ 33

三、通知、通报的结构和内容 ⋯⋯⋯⋯⋯⋯⋯⋯⋯⋯⋯ 34

四、相关知识 ⋯⋯⋯⋯⋯⋯⋯⋯⋯⋯⋯⋯⋯⋯⋯⋯⋯⋯ 36

第三节　报告　请示　批复 …………………………………………………… **39**
　　一、报告 ………………………………………………………………… 39
　　二、请示 ………………………………………………………………… 41
　　三、批复 ………………………………………………………………… 44
第四节　函　意见 …………………………………………………………… **46**
　　一、函 …………………………………………………………………… 46
　　二、意见 ………………………………………………………………… 48
第五节　会议纪要、会议记录 ……………………………………………… **52**
　　一、会议纪要 …………………………………………………………… 52
　　二、会议记录 …………………………………………………………… 56

第三章　医学礼仪类文书 …………………………………………………… **63**
第一节　请柬　邀请书 ……………………………………………………… **63**
　　一、请柬 ………………………………………………………………… 63
　　二、邀请书 ……………………………………………………………… 65
第二节　感谢信　慰问信 …………………………………………………… **67**
　　一、感谢信 ……………………………………………………………… 67
　　二、慰问信 ……………………………………………………………… 70
第三节　欢迎辞　欢送辞 …………………………………………………… **72**
　　一、欢迎辞与欢送辞的含义及作用 …………………………………… 72
　　二、实例分析 …………………………………………………………… 73
　　三、欢迎辞与欢送辞的结构和内容 …………………………………… 74
　　四、相关知识 …………………………………………………………… 75
第四节　形象策划与公关策划书 …………………………………………… **76**
　　一、形象策划书 ………………………………………………………… 76
　　二、公关策划书 ………………………………………………………… 82

第四章　医学事务类文书 …………………………………………………… **92**
第一节　规章制度 …………………………………………………………… **92**
　　一、规章制度的含义及作用 …………………………………………… 92
　　二、实例分析 …………………………………………………………… 93
　　三、规章制度的结构和内容 …………………………………………… 98
　　四、相关知识 …………………………………………………………… 99
第二节　简报 ………………………………………………………………… **101**
　　一、简报的含义及作用 ………………………………………………… 101
　　二、实例分析 …………………………………………………………… 102
　　三、简报的结构和内容 ………………………………………………… 104
　　四、相关知识 …………………………………………………………… 106
第三节　计划　总结 ………………………………………………………… **106**

一、计划…………………………………………………………………………… 106

二、总结…………………………………………………………………………… 110

第四节　启事　声明…………………………………………………………… **114**

一、启事…………………………………………………………………………… 114

二、声明…………………………………………………………………………… 119

第五章　医学商务类文书……………………………………………………… **127**

第一节　意向书　经济合同…………………………………………………… **127**

一、意向书………………………………………………………………………… 127

二、经济合同……………………………………………………………………… 129

第二节　招标书　投标书……………………………………………………… **135**

一、招标书………………………………………………………………………… 135

二、投标书………………………………………………………………………… 137

第三节　订货单………………………………………………………………… **139**

一、订货单的含义及作用………………………………………………………… 139

二、实例分析……………………………………………………………………… 140

三、订货单的结构和内容………………………………………………………… 141

四、相关知识……………………………………………………………………… 141

第四节　市场调查报告………………………………………………………… **141**

一、市场调查报告的含义及作用………………………………………………… 141

二、实例分析……………………………………………………………………… 142

三、市场调查报告的结构和内容………………………………………………… 151

四、相关知识……………………………………………………………………… 152

第五节　可行性研究报告……………………………………………………… **153**

一、可行性研究报告的含义及作用……………………………………………… 153

二、实例分析……………………………………………………………………… 153

三、可行性研究报告的结构和内容……………………………………………… 155

四、相关知识……………………………………………………………………… 156

第六节　医药产品说明书……………………………………………………… **157**

一、药品产品说明书的含义及作用……………………………………………… 157

二、实例分析……………………………………………………………………… 157

三、产品说明书的结构和内容…………………………………………………… 159

四、相关知识……………………………………………………………………… 163

第七节　商务信函　医药广告………………………………………………… **166**

一、商务信函……………………………………………………………………… 166

二、医药广告……………………………………………………………………… 168

第六章　医学职业文书………………………………………………………… **181**

第一节　求职信　简历………………………………………………………… **181**

一、求职信···181
二、简历···185
第二节 职业生涯规划书·······································188
一、概述···188
二、职业生涯规划书的写作·······································189
第三节 述职报告···193
一、述职报告的含义及作用·······································193
二、实例分析···193
三、述职报告的结构和内容·······································196
四、相关知识···197
第四节 竞聘演讲稿···200
一、竞聘演讲稿的含义及作用·····································200
二、实例分析···200
三、竞聘演讲稿的结构和内容·····································202
四、相关知识···202

第七章 临床护理文书···207
第一节 临床护理文书概述·······································207
一、临床护理文书的含义及作用·································207
二、护理文书书写的基本规则···································209
三、护理文书的特点与书写的基本要求·························209
第二节 护理文书的管理···210
一、护理文书书写中存在的问题·································210
二、护理文书的责任制管理·····································211
三、护理文书的质量标准···212
四、护理文书的质量监控···212
五、护理文书的培训管理···213
六、护理文书的风险规范管理···································214
七、护理文书的归档管理···215
第三节 护理文书的书写···215
一、体温记录单···215
二、一般患者护理记录单···217
三、护理告知及知情同意书·······································221
四、病重（病危）患者护理记录书写要求及格式···············225
五、手术护理记录单···229
六、手术护理清点记录书写要求及格式·························233
七、护嘱记录单···236
第四节 整体护理病历···237
一、入院患者护理评估单···237

二、护理计划单 …………………………………………………………… 239

三、健康教育评估单 ……………………………………………………… 241

四、护理查房记录单 ……………………………………………………… 243

五、住院患者护理评价单 ………………………………………………… 244

六、住院患者出院指导单 ………………………………………………… 246

七、整体护理病历质量考评 ……………………………………………… 246

第五节　护理专业学生临床实习护理病历 …………………………… **247**

第八章　医疗文书 ………………………………………………………… **258**

第一节　医疗文书概述 …………………………………………………… **259**

一、医疗文书的含义与作用 ……………………………………………… 259

二、医疗文书的特点与分类 ……………………………………………… 260

第二节　常用病案的内容及格式 ………………………………………… **261**

一、病历 …………………………………………………………………… 261

二、病程记录 ……………………………………………………………… 279

第三节　处方、医嘱、申请单与报告单书写要求及格式 ……………… **292**

一、处方书写要求及格式 ………………………………………………… 292

二、医嘱的书写要求及格式 ……………………………………………… 295

三、申请单与报告单 ……………………………………………………… 298

第四节　知情同意书 ……………………………………………………… **299**

一、知情同意书概述 ……………………………………………………… 299

二、知情同意书的种类和内容 …………………………………………… 302

第九章　医学科技文书与科技论文 ……………………………………… **308**

第一节　医学科技实验报告 ……………………………………………… **308**

一、科技实验报告的含义及作用 ………………………………………… 308

二、实例分析 ……………………………………………………………… 309

三、科技实验报告的结构和内容 ………………………………………… 316

四、相关知识 ……………………………………………………………… 317

第二节　医学毕业论文 …………………………………………………… **320**

一、医学毕业论文的含义及作用 ………………………………………… 320

二、实例分析 ……………………………………………………………… 321

三、医学毕业论文的结构和内容 ………………………………………… 324

四、相关知识 ……………………………………………………………… 326

第三节　医学论文 ………………………………………………………… **332**

一、医学论文的含义及作用 ……………………………………………… 332

二、实例分析 ……………………………………………………………… 333

三、医学论文的结构与内容 ……………………………………………… 335

四、相关知识 ……………………………………………………………… 336

　　第四节　申论 ··· **339**
　　　一、申论的含义及作用 ··· 339
　　　二、实例分析 ·· 339
　　　三、申论的结构和内容 ··· 341
　　　四、相关知识 ·· 343

第十章　医学新闻与科普创作写作 ··· **350**
　　第一节　医学新闻 ··· **350**
　　　一、医学新闻的含义及作用 ··· 350
　　　二、实例分析 ·· 351
　　　三、医学新闻写作结构和内容 ··· 353
　　　四、相关知识 ·· 356
　　第二节　医学消息　医学通讯 ··· **358**
　　　一、医学消息 ·· 358
　　　二、医学通讯 ·· 362
　　第三节　医学科普创作 ··· **366**
　　　一、医学科普创作的含义及作用 ··· 366
　　　二、实例分析 ·· 367
　　　三、医学科普创作的结构与内容 ··· 368
　　　四、相关知识 ·· 370
　　　五、常用医学科普文体 ··· 372
　　第四节　医学科普短文 ··· **380**
　　　一、医学科普短文的含义与作用 ··· 380
　　　二、实例分析 ·· 381
　　　三、医学科普短文的结构与内容 ··· 381
　　　四、相关内容 ·· 382

附录1　国家行政机关公文处理办法 ··· **387**
附录2　中华人民共和国国家行政机关公文格式 ······································ **393**
参考文献 ··· **398**
目标检测参考答案 ··· **399**
医学应用写作课程标准 ··· **402**

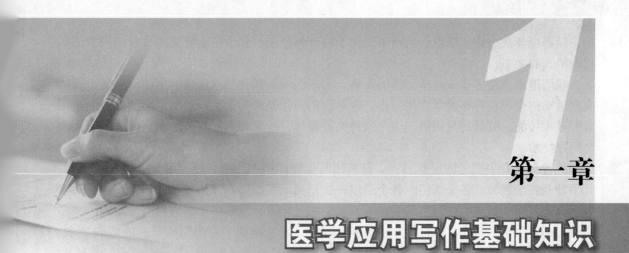

第一章

医学应用写作基础知识

学习目标

学习目的

通过本章的学习，为后面各个章节应用文的学习、阅读和写作奠定必需的基础。

知识要求

掌握主题、材料、结构、表达方式、语言的基本概念，应用写作的语言操作要点；

熟悉医学应用写作基本特点与格式；

了解医学应用写作的含义、作用、特点与分类，语言的基本特征与主要表达方式。

能力要求

熟练掌握并运用医学应用写作基本格式与内容要求；

学会运用选择恰当的材料并表达出医学应用写作主旨。

第一节 医学应用写作的含义、作用、特点与分类

一、医学应用写作的含义与作用

（一）含义

应用文是国家党政机关、企事业单位、社会团体和公民在日常工作、生产和生活中交流信息、总结经验、处理事务、沟通关系、商洽事宜所经常使用的具有实用价值和惯用格式的一种文书的总称。

医学应用文是应用文中的重要类型之一，是指卫生行政机关、临床医疗、疾控中心机

构、制药企业在工作、学习、生活中，为了处理各种公、私事务而使用的具有实用价值和规范格式的文书。

我们把人类为了适应自然、防治疾病、实现医学科学和技术信息的书面储存所进行的实践活动的全过程称作医学应用写作。医学应用写作是医药卫生行业人员必须掌握的一项重要基本技能，其目的是用语言文字这种书面载体，传承和发扬有关防病治病的医学知识与医疗技术。

从含义来看表明了四层意思：一是应用写作使用范围十分广泛，可分为公私两大类，几乎涉及各个领域、各个部门、各个阶层；二是揭示了应用写作的重要作用，它在处理事务、交流情况、传递信息、沟通关系等活动中举足轻重；三是揭示了应用写作重要的"实用性"，其写作以实用为目的，为处理事务服务；四是阐明了应用写作形式的特殊要求，它不仅有严格的处理程序，还有相对固定或约定俗成的格式规范。

医学应用写作是研究医学应用文体发展的规律、社会的功能及其写作特点与技法的一门应用学科。对于研究者来说，医学应用写作是以医学应用文体及其写作活动为研究对象、探讨医学应用写作规律的实用科学。它总结了医学应用文体特点和写作规律，用于指导医学应用文体的写作实践，其理论和实践相辅相成，互相依存发展，体现了理论与实践统一的特点。因此，医学应用写作是一门应用性、实践性很强的课程，课程设置的目的是使学生通过理论学习和实际训练，掌握一定的医学应用写作基础知识，提高常用医学应用写作能力，以适应工作和生活的需要。它要求教授者和学习者都要坚持理论联系实际、知识与能力兼顾、学以致用等项原则，既要使学生较为系统地学习医学应用写作的基础知识，又要培养学生阅读、分析和写作医学应用文书的能力。对于学习者来说，医学应用写作是以其理论为学习对象并接受写作训练的工具课。所以在医药卫生行业等专业开设医学应用写作课，对学生的综合素质培养有着重要的意义。事实证明，通过科学的、创造性的写作训练，有利于丰富学生的人文知识，调节学生的心理机能，培养良好的心理素质和熟练的写作技能，以适应时代不断发展的需求。

（二）作用

1. 指导规范　应用写作的指导规范作用主要体现在公文对办理公务和处理各项工作具有指挥、决定和约束的作用。如指示、批复等公文，代表着发文机关的指导思想和决定，具有法定的权威性；规章、制度、条例等公文，规范了人们的行动准则和方向，一经颁布和实施，便在一定范围内对受文单位或群众的工作与行为有严格的规范作用；各种类型的协议、合同，一经签署就成为双方当事人共同遵守的行为准则。

2. 联系交流　现代社会活动中，任何人、单位都免不了与外界打交道。应用写作在联系交流方面起着不可替代的作用。如入党，就要写入党申请书；双方或多方合作，就要签订合同；某些单位之间洽谈工作，就要发函。应用写作是人类交流和联系的重要媒介，是加强上下级联系的纽带，也是各有关方面联系的有效工具。

3. 宣传教育　应用写作是进行对外宣传与思想教育的有效工具。如通告、通报、总结、调查报告等，都是用来宣传党和国家的方针政策以及推广先进经验，表彰先进、批评错误，并以此来端正和统一人们的思想，规范人们的行为，以推动社会的进步。

4. 凭证史料　上级发布的文件，党和政府颁布的法律、法规、规章等，都是开展工作、检查工作的依据；一些条据、合同等，也是重要的凭证，一旦出现纠纷，则可以依据这些凭证，通过法律途径追究对方责任，维护自身利益。还有一些重要的应用文书也是历史档案资料。

二、医学应用写作的特点与分类

医学应用写作总结了应用文体特点和写作规律，用于指导医学应用写作实践，其理论和实践相辅相成，互相依存发展，体现了理论与实践统一的特点。在逻辑思维基础上，凡应用于医药卫生以及相关领域的社会生产生活、教学科研、业务经营、各种管理与人际交往等而写作的文字，基本涵盖在医学应用写作之内。

（一）特征

1. 实用性 医学应用写作目的非常明确，就是为了工作中的"实用"。即从本部门、本行业或个人的实际出发，传达工作意图，商洽公务活动，表达个人意图。因此，医学应用写作需要针对实际问题、明确使用目的。这就与一般文学作品的写作具有较显著的区别：文学作品的写作是作者通过想象后的写作，其成果直接作用于读者的情感体验，然后上升到理性思考进而产生某种社会实用效果。而医学应用写作却具有实用性和直接性，它是通过"有一说一"的实际情况或直接要求，直接产生某种社会效果，淡化了读者情感体验的过程。如报告，就是直接向上级机关汇报工作、反映情况、答复上级机关的询问。文学作品的作用是通过情感体验实现的，医学应用写作是通过文字内容本身直接实现的。如：

应用写作的语言要严谨而富有使用价值

全市幅员 6426 平方公里，所辖一区二市六县。全部环绕在北京、天津周围。这里的一、二、六都是实指。而"一声梧桐一声秋，一点芭蕉一点愁，三更归梦三更后"（元朝·徐再思《双调水仙子·夜雨》里的"一"指少，是虚指。

2. 真实性 医学应用写作的实用性决定了内容的真实性。真实性是指客观的真实，即所反映的事物是客观实际存在的，所使用的材料是有根有据、准确无误的，所使用的引文和数字是真实可靠的。既不能夸大或缩小，更不能杜撰虚构。这与文学作品的真实性具有明显差别，文学作品的真实性不要求必须符合生活的真实，可以虚构、夸张和想象，如李白的诗句"飞流直下三千尺，疑是银河落九天"，采用夸张的手法表达了瀑布极为壮观的景象，表达极为生动、形象，而现实中的瀑布不一定就是"三千尺"。

重要会议，请君出席

全体职工同志们：

啊，今天的会议该是多么重要啊！

大家一定会群情振奋，踊跃参加。

地点就在宽敞明亮、让人赏心悦目的东二楼大礼堂。

时间是午睡后精力充沛、神清气爽的三点整。

预知会议内容多么重要，开会以后自见分晓。

××市卫生办公室
××××年×月×日

以上是一位本科大学生工作后写的第一份会议通知，阅后让人笑掉大牙。作者不懂应用文体的语言规范和表达要求，误将文学语言以及抒情、描写、悬念等艺术手法滥用到分外讲究庄重色彩的公文写作中。

3. 逻辑性　医学应用写作的逻辑性体现在文章的结构上，要条理清楚，段落之间具有明显的逻辑关系；陈述的事项界限清晰，不交叉；内容前后讲究因果关系，材料能够证明观点。在阐述观点，分析前因后果、现象和本质时，多采用逻辑思维的方式。如写请示，要写清请示的缘由、具体事项，请求批准的意愿。

4. 格式性　医学应用写作文种虽各不相同，但均具有各自的固定格式。如国务院办公厅发布的《国家行政机关公文处理办法》规定了各种公文的写作要求，起草公文者必须遵从，不能独创。其他应用文种，如计划、述职报告等也都具有约定俗成的格式要求。与文学作品写作形式灵活多样的特点具有鲜明区别（文学作品除了旧体诗词，一般没有惯用格式）。

课|堂|互|动

1. 医学应用写作与文学写作有什么区别？

2. 医学应用写作的实用性和真实性是否就是指医学应用写作必须照搬材料？

5. 特定性　医学应用写作的作者与读者都是特定的。

（1）作者是特定的：传播一般文书，工作中的计划、总结除个人性质的以外，一般都是由负责此项工作的卫生行政管理与医药卫生系统负责人来写。当然，作者之特定并非指某一个人，大多数医学应用写作是一定范围群体合作的结晶，作者只是其中的一员。

（2）读者的特定性：医学应用文的读者范围与其他的读者有明显的区别。一般文体的读者是不定的，但是，医学应用文却不同，它基本上都是卫生行政机关与医药卫生系统人员，尤其是一些具体秘密等级的公文，其读者对象只局限在一个很小的范围内，对读者的范围、人数、职务等有严格的限制。

6. 时效性　医学应用写作的根本目的在于解决实际问题和处理具体事务，而问题的解决和处理具有一定的时间性要求，因此，医学应用写作具有时效性。如提前则时机不到，如拖延则会错过时机，影响工作和生活。

（二）分类

为了便于学习，本书选择目前卫生管理与医药卫生行业使用频率较高且实用的一些应用写作文种，根据内容、功用和使用范围的不同，将其分为医学管理公文类文书、礼仪类文书、事务类文书、商务类文书、医学职业文书、临床医学文书、医学科技文书与科技论文、医学新闻与科普创作等几大类。

1. 医学管理公文类文书　行政公文是国家权力机关、行政部门、企事业单位、社会团体贯彻党和国家的方针、政策，发布行政法规和规章，请示和答复问题，指导和商洽工作，报告情况，交流经验的重要工具，简称公务文书。本书单指行政机关公文。

2. 医学礼仪类文书　这是一类适用于社交场合的文书。现代社会的基本特征之一就是开放性，无论个人之间，还是机关、企事业单位、社会团体之间，无时无刻不发生着种种错综复杂的联系和交流。公关类文书就是为了促进双方之间关系的发展，同时又是人们文明交流的一种体现。这类文书常见的有请柬、邀请书、感谢信、慰问信、欢迎辞、欢送辞等。公关类文书形式灵活，不拘一格，语言自由，心到笔随，感情真挚，在称呼、语气和祝颂语方面不失礼貌大体即可。

3. 医学事务类文书　事务的本义是事情，即所做的事情和要做的事情。每个单位日常事务繁多，为了保证工作顺利进行，不断积累经验，将正在做的或做了的以及即将做的工作用书面文字材料表达出来，这就是事务文书。与公文相比，它的权威性和强制性较弱，只供工作借鉴参考之用；事务文书只作一般性的规范要求。

4. 医学商务类文书　从广义上说，凡是与经济建设有关的应用文书都可以划到商务类文书的范畴。随着社会主义市场经济的建立，经济活动空前活跃，各种经济实体在经济活动中出现大量各种类别的经济类应用文书，使这种文书成为现实生活中使用频率较高的文书。如，为做好生产、营销、劳务方面的协作，达到预定的经济目标，企事业单位与个人之间就要签订经济合同；为了推销产品，使广大消费者了解产品的特点、用途，引起消费者的注意，就要撰写广告文案等。这些活动离不开商务文书。

5. 医学职业文书　职业文书是指与职业生涯有关的应用文书，本书主要介绍求职信、个人简历、竞聘演讲稿和公关策划书等文书。职业文书也在本章中进行阐述。

6. 临床医学文书　本书主要介绍临床护理文书、医疗文书写作等内容以及它们的结构和内容、写作注意事项。

7. 医学科技文书与科技论文　论文是用来进行科学研究和描述科研成果的文章，简称为论文。它既是探讨问题进行科学研究的一种手段，又是描述科研成果进行学术交流的一种工具。包括学年论文、毕业论文、学位论文、科技论文、成果论文等，总称为论文。它应该体现"四新"，即新的论题、新的观点、新的概念、新的思路与"四性"，即学术规范性、学术积累性、学术创新性、学术批判性。

本章我们重点探讨医学科技实验报告、毕业论文与医学论文的含义及作用、结构和内容及写作注意事项。

8. 医学新闻与科普创作写作　医学新闻是指有关医学领域中的新闻报道，包括医学消息、医学通讯、医学动态、医学扫描等；狭义的医学新闻仅指医学消息。医学科普创作是科普创作的一个分支。它是将医学理论、医学科技成果通过文字或声像等方式传播、普及到民众中去的一种主要手段，其目的在于将深奥难懂、单调乏味的医学知识转化为浅显通俗、形象直观的作品，从而为广大民众所喜闻乐见。我们重点探讨医学新闻与科普创作写作的结构和内容及写作注意事项。

第二节　医学应用写作主旨显示、材料处理与结构安排

一、医学应用写作主旨显示

（一）主旨概述

1. 主旨，又称主题、题旨、立意，即通过文章的具体材料所表达的中心思想、基本观点或要说明的主要问题，是作者对客观事物的评价和态度。主旨是通过文章的全部内容所表达出来的一种态度或写作意图，是文章的灵魂。

医学应用写作的主旨是应用写作各要素中起决定作用的关键要素，它决定着应用写作文种的确定、材料的取舍、结构的安排、技巧的运用，乃至标题的拟定、文章的措辞。

2. 主旨的作用　主要表现在两个方面。

（1）主旨是文章的灵魂与生命：主旨决定着应用写作文书的价值、质量和影响。应用

写作文书的主旨一经确立，它就将成为文章的中心，全篇文章会因它而有灵魂和生命。

如果主旨不好，材料再典型、结构再完善、语言再符合应用写作文书的要求，也不可能是好文章。

（2）主旨对行文产生制约作用：应用写作文书的材料取舍、布局谋篇、技巧运用，乃至拟订标题、遣词造句等，都受到主旨的制约，并服从表现主旨的需要。

主旨要先行，因为应用写作总是为了解决实际问题，所以，在动笔前，就应该先确立明确的主旨，而写作过程就是确切地体现主旨的过程。下笔前主旨确定了，材料取舍、结构安排、方法运用、语言调遣就有了依据，写起来当然就可得"举止闲暇"，从容成篇；而主旨还没有确定就动笔写作，材料取舍、结构安排、方法运用、语言调遣就难免"手忙脚乱"，甚至无法成篇。

（二）确立主旨的要求

1. **正确** 应用写作的主旨要符合党和国家的方针政策，符合国家法律法规，符合客观实际，尊重科学，经得起实践的考验。如：

××医院关于加强安全保卫工作的通告

近来，我院连续发生盗窃、斗殴和小型失火事故。有数位员工被歹徒打伤，财物损失数万元，为保证医院的正常就诊秩序，特作如下通知：

一、凡是本院职工进入院门，均要佩戴院徽标志，否则作违反院纪处理，扣发奖金。

二、外来人员进入医院时，必须持所属单位介绍信或证件登记。出院时，应进行严格的出院检查和登记，必要时应接受行李物品，甚至搜身检查。

三、来客投宿，有关人员应报告并获院保卫科批准方可。在此期间，如院内发生盗窃、失火事故，来客不准离开医院，并要集中接受审查。

四、院内员工离开病房或办公室，应关好门窗，以防失窃。

通告自二〇××年二月八日生效。凡自觉执行本通告的给予表彰，拒不执行者予以经济处罚或行政处分。

××院保卫科
二〇××年二月一日

显然，这一通告的有关条文有违法之处，如果公之于众，极可能引发或激化社会矛盾，产生消极甚至是破坏性的作用。

2. **鲜明** 应用写作主旨要明确清晰，赞成什么，反对什么，要观点鲜明，切忌含糊不清。

3. **集中** 一篇应用文书只能有一个主旨，一个中心，要求一文一事，即使是综合性的文章，也要紧扣主旨来安排材料。

4. **深刻** 应用写作主旨的深刻，即应用写作的内容要深刻反映事件的本质特征，避免形式化；文意要挖掘深刻，能够让人"透过现象看本质"，避免只反映"细枝末节"。应用写作主旨的深刻与文学类主题意义基本相同。

（三）显示主旨的方法

1. **标题点旨** 在应用写作的标题中直接点明主旨。如要召开护理专业学生干部会议，可直接以"关于召开2010年全国外科护理工作年会的通知"为题，其主旨一目了然。

2. **开宗托旨** 在应用写作的开头"开门见山"提出主旨。如《关于促进我院毕业生就业工作的意见》一文，通常要在文首就写明"为了进一步做好毕业学生就业工作，提高毕业生当年就业率，我院决定采取如下工作措施……"，开宗明义点明本文的目的意义。又如国务院发展研究中心宏观部、国民经济研究所联合推出的 2009 年 10 月份《中国宏观经济运行分析报告》中开头一段，"10 月份，我国经济继续保持稳定运行的态势，工业产出、固定资产投资和进出口等重要经济指标的增长率均稳定在较高水平，居民消费价格总水平小幅下降，而金融运行的向好趋势进一步增强"，开宗明义，指出我国 2009 年 10 月份的宏观经济形势，点明主题。

3. 小标题显旨　在应用写作中，利用小标题点明本文的主要意图。如在关于答复上级想了解某高校基本建设情况的《关于我院基本建设情况的报告》一文中，第一个小标题为"基建现状"，就简明回答了该校基建的基本情况，使受文机关仅从这个小标题中就了解到全文的要义。报告的其他部分可能涉及存在的问题或解决的办法等一系列相关内容。如：

关于我省清理整顿医疗单位工作的报告

国务院：

　　我省自××××年××月清理整顿医疗单位以来，坚持既坚决又稳定的方针，抓紧清理整顿方案的拟订和实施，积极查处了非法医疗单位违法违纪案件，努力加强医疗单位的建设和管理，基本完成了党中央、国务院赋予我们的任务，达到了预期的目的。现将这项工作情况报告如下：

　　一、撤并了一批医疗单位，解决了医疗单位过多过滥的问题。（略）
　　二、查处了医疗单位违法违纪案件，整顿了医疗单位的经营秩序。（略）
　　三、认真做好撤并医疗单位的各项善后工作。（略）
　　四、加强了医疗单位管理和法规、制度建设。（略）

××省人民政府
××××年××月×日

上文的四个小标题，围绕清理整顿医疗单位这一主旨表述了富有内在逻辑关系的四个思路和做法。各个小标题均是其下面文字内容的概括。

4. 段首显旨　在应用写作中，利用段首表明主要思想。如《关于加强外省驻××劳务办事机构管理的意见》一文，在正文中，第一段段首写明"在××设置的机构必须是该省省级劳动部门的派出单位，单设或设在该省驻××办事处内"；第二段段首写明"兄弟省驻××级劳务办事处主要是协助劳动部门对该省籍在××就业人员实施管理，沟通劳动信息"；第三段段首写明"申请设立机构，由兄弟省级劳动部门向我省劳动厅提出书面要求"。上述三段的段首内容综合起来，表明了该文主要思想，体现了该文的主旨。

5. 篇末显旨　即篇末点题，也就是在文章的结尾之处点明主题。如论文在《关于探矿权事宜的报告》的结尾"从以上探讨中，我们可以看到……正确地界定探矿权的法律属性，理清行政许可和探矿权物权属性的关系，将极大地促进矿业体制，特别是探矿体制的现代化，对于矿业经济发展，使地下矿产资源尽快转化为生产力，也将具有十分积极的意义"。

二、医学应用写作材料处理与结构安排

（一）医学应用写作材料处理

1. 医学应用写作材料的含义　医学应用写作材料有广义与狭义之分。广义的医学应用

写作材料就是作者搜集或选择的用来表现应用写作主旨的所有事实现象或理论依据。狭义的医学应用写作材料专指作者经过选择而写入文章的那部分事实和理论根据。

医学应用写作材料是医学应用写作的基本要素之一。材料的真实与否、材料的多寡与好坏，直接影响着它的作用和价值。

2. 医学应用写作材料的种类

（1）按来源可分为直接材料和间接材料：直接材料就是指作者在工作、学习、生活中所掌握的有关人、事、物的实际情况，是通过作者观察体验、调查研究得来的；间接材料就是指作者查阅文件、档案、报刊、书籍及上网等途径获得的既成事实或结论，这些材料是他人从实践中获得的，对于作者而言就是间接材料。

（2）按内容可分为理论材料和实践材料：理论材料就是法律法规、规章制度、公理定律、警句格言、经典论述等；实践材料就是统计数据、典型事例、案卷资料等。

3. 医学应用写作材料的搜集

（1）在实践中搜集材料：在我们的工作、学习、生活中做一个有心人，时刻关注身边有价值的事例和数据，并随时记录下来，便能搜集到写作的素材。

（2）在调查研究中搜集材料：有目的、有计划地开展调查研究，比如实地考察、个人走访、问卷调查等，都是开展调查研究、获取真实可靠材料的最佳途径。

（3）通过查阅文献资料搜集材料：个人的实践和调查研究毕竟是有限的，要想做到全面、客观、准确地反映情况、交流信息，必须借助大量的文献资料这一宝贵资源。通过大量查阅文献资料来获取材料，是医学应用文写作最常用的方法。

4. 医学应用写作材料的选用　医学应用写作材料的选用要符合以下原则。

（1）切合主旨：主旨是文章的灵魂、文章的中心，所以选用材料时必须围绕主旨进行。与主旨有密切关系且能有力表现主旨的材料，我们就选用；反之，则坚决舍弃。

（2）真实：真实的材料是指符合实际的、如实反映客观事物、尊重客观规律的材料。材料的真实可靠，是保证医学应用写作可信度和权威性的重要条件。夸大或缩小统计数据、道听途说、无中生有、主观想象、移花接木、断章取义等，都应该坚决杜绝。如：

课堂互动

1. 医学应用写作材料的含义是什么？医学应用写作材料选用原则是什么？

2. 医学应用写作结构安排的原则是什么？你认为应如何处理好结构？

据报载，某地表彰了一位县委书记拒收礼品，下乡巡视坐大货车的廉洁事迹。其后在记者跟踪采访之下，才发现"拒收礼品"和"坐大货车下乡"的情节虽然是确有其事，但拒收礼品原因却是该县委书记第一次坐豪华卧车下乡巡视至第五个乡镇时，所收的礼品就已经放不下了，当然只能"拒收"，而所谓"坐大货车下乡"的原因则是该县委书记接受第一次坐豪华卧车礼品装不下的教训，第二次下乡便改坐货车以便多装一些。试想，依据那样以偏概全不真实的事实写出的表彰决定还有什么价值和意义，它所起的作用只能是负面的。

所以说，真实是应用写作的生命，失去了真实性的应用写作是没有价值和意义的。

（3）典型：医学应用写作所用材料一定要具有典型性。典型材料是最具有代表性、最能揭示事物本质、最有说服力的材料。典型材料对表现主旨能起到"以一当十""以少胜多"的作用。如果选用的材料不典型，就很容易以偏赅全。

（4）新颖：新颖的材料主要是指体现时代脉搏、反映时代精神、给人以新鲜感的材料，或者是别人从未使用过的材料。新颖的材料往往反映新事物、新情况、新经验、新思想，更能引起人们的关注，给人以全面的启迪。

（二）医学应用写作结构安排

1. 医学应用写作结构概述　医学应用写作的结构就是其内部的组织构造，即对内容的组织与安排，是文章的骨骼。"结构"一词来源于建筑，借用到医学应用写作中，就是指如何围绕主旨，将所选的材料贴切、恰当地安排好，使文章成为中心突出、层次分明、结构严谨完整的应用文。

2. 医学应用写作结构安排的原则

（1）要符合主旨的需要：主旨是文章的灵魂，结构要为表现主旨服务。只有全篇各部分都服从主旨的要求合理安排，才能使文章前后贯通，重点突出，体现出文章的内部逻辑。

（2）要体现文体的特点：医学应用写作文体很多，文体不同，结构特点也不同，如行政公文的结构与商务文书就有很大区别；同为商务文书，合同与产品说明书在结构上也完全不同。依据不同的文体选择不同的结构形式，才能写出完整的医学应用文。

（3）要符合事物发展的客观规律和个人认识事物的规律：客观事物的发展有其内在规律，医学应用写作的结构要符合这些规律，揭示出事物的本质，做到言之有序、言之有理。

3. 医学应用写作结构的基本内容　结构安排的基本内容包括：层次和段落，过渡和照应，开头与结尾。

（1）层次和段落：层次是文章思想内容的表现次序，也称意义段、结构段。段落是按照层次划分出来的文章基本单位，又称自然段。层次和段落既有联系又有区别；有时一个自然段就是一个层次，但一般情况下，层次大于段落，即由两个或多个段落组成一个层次。段落分明，层次清楚是文章结构的最基本要求。

常见的层次形式：①总分式。总述部分交代事物的基本情况，揭示事物的本质；分述部分分项列举、具体阐述。总分式使读者既能把握全局，又能抓住要点。②并列式。各层次之间分项交代，既有各自的相对独立性，又从不同角度共同服务文章的主题。③递进式。一层更进一层地阐述，使各层次之间逐渐深入、层层跃进，体现出环环相扣、逻辑严密的特点。

（2）段落写作的注意事项：①意义单一。每一段文字只能表达一个中心意思。②长短适度。每一段文字不宜过长，也不宜过短。过长使人难以把握中心意思，过短又显得支离破碎。③内容完整。每一段表达一个完整的意思。

（3）过渡和照应：过渡是文章段落与段落、层次与层次之间意思的转换、连接的方式。它起承上启下的作用。过渡的形式有：用词语过渡、用句子过渡、用段落过渡。

照应是文章前后内容上的照应和呼应。它能使文章结构上达到圆满，意思上得到补充和强调。

有了过渡和照应，才能使文章衔接自然、前后贯通、层次清晰、结构严谨。

（4）开头和结尾：开头有两点要求：一是简洁，直接触及文章主题或主要内容，不要转弯抹角，不要故设悬念；二是鲜明，把问题明确地提出来，使读者一目了然。

结尾有三点要求：一是简洁，不拖沓；二是要有力，收束全文，完成主题；三是得体。

4. 医学应用写作结构安排的要求　结构安排的要求是：完整、严谨、清晰、和谐。

完整，就是首尾圆满，线索连贯，要素齐全。不能出现缺头少尾、残缺不全的现象。

严谨，是指材料组织紧密，主旨严密。没有颠三倒四、顾此失彼的问题。

清晰，是指脉络清晰，联系紧凑。防止线索紊乱、前后割裂的缺陷。

和谐，是指结构安排符合文种需要，与文种和谐一致。没有张冠李戴、不伦不类的毛病。

第三节　医学应用写作语言的基本特征与主要表达方式

一、医学应用写作语言的基本特征

（一）医学应用写作语言概述

医学应用写作的语言风格是事务语体。语体是指在语言使用过程中，由于语言环境不同而形成的各具特色的语言体式。根据交流目的的不同，语体可分为文艺语体、科技语体、政论语体和事务语体。事务语体（也称应用语体）是医学应用文所特有的语体风格。医学应用写作以实用为目的特性，决定了事务语体在词汇、语法等方面均有区别于其他语体的一系列特点，并形成准确、简洁、平实、庄重的语言基本特征。

（二）医学应用写作语言的基本特征

1. 准确　准确就是语言能恰如其分地说明情况、阐述做法、表达思想。应用写作语言的准确性主要包括以下五个方面内容：

（1）书写准确：书写不准确，容易引起误会，带来不必要的麻烦和损失。因此，应用文的文字书写应准确、清楚，不写错别字和不规范的简化字。

（2）措辞准确：具体应做到以下两点：一是选用最恰当的词语，确切地表达概念的含义。词不准确，容易造成歧义。如某合同中写道："所有货款应于货到十天后付清。"这里的"十天后"就不准确，是"货到的十天"还是"货到十天后才可付款"，如果理解为后者，那这批货款就可能永远也收不回来了。二是细心辨别同义词，从程度、范围及感情色彩等方面注意词语的意义差别，防止混淆。如在应用文中讲到收获时常常用到"成绩、成果、成效、成就"等，这几个词就是同义词，它们的基本意义一样，但在程度和重点上就不一样了。

（3）读音准确：即在应用写作中对重要的字、词有正确标音，避免歧义。如：

多音字惹的祸

于某 1996 年 2 月向朋友陈某借了 5500 元钱，并打了借条。4 月她还了 4500 元，还钱时，她让陈某写了条据。陈某在原欠条上写道"于某还欠款 4500 元"，时间是 1996 年 4 月。谁知当年 7 月，陈某一纸诉状把于某推上了被告席，称于某 2 月从其手中借人民币 5500 元，在 4 月还款 1000 元，对尚欠的 4500 元拒还。在庭审中，于某说"还"字读还

（huán），意思是还款 4500 元，而陈某说该字读 hái，意思是尚欠 4500 元，到底读哪个音，法庭一时难以分辨，因陈某有于某向其借款 5500 元的欠条，于某又不能提供充分的证据证明自己还款 4500 元，因此法庭判于某败诉。

又如：

贷货不清　有口难辩

甲公司投书法院，状告乙公司，状书中称：乙公司曾因资金周转困难，向甲公司贷款 8 万元整，因甲、乙公司当时关系好，乙公司也口头答应尽快还款，故未定利息，现乙公司长期拖欠不还。我国法律规定，企业间资金拆借属违法行为，但其本金应归还出借人，利息收归国有。甲公司要求法院查清事实，依法强制乙公司归还贷款。甲公司出具乙方一张手写的收据，收据上写道：今借甲公司贷款 8 万元（现金），年月日，签字，盖章。乙公司到法院答辩，竟称从未向甲公司贷过款，并说出了另外一种经过：乙公司曾向甲公司供货，双方谈好价格 10 万元。甲方支付 8 万元（现金），余 2 万元做质量保证金。如无问题，甲方支付余款，如有质量问题，从余款 2 万元中折抵。后确因货物有质量问题，甲方扣下余款 2 万元。当法院让乙方辨认证据时，乙方承认此收据是其向甲方出具的，但不是贷款，而是货款。问及双方是否订有其他贷款或合同时，双方均说没有。因收据是手写的，很难辨出是"贷"还是"货"。在这种情况下，法院很难判定此案。

（4）标点符号使用准确：即正确使用标点符号，保证语义表达准确。如"到底去还是不去？我的小姑奶奶。"这是一个倒装句，"我的小姑奶奶"是全句的主语。凡是倒装问句，问号应置于句末，才能准确表达出疑问或反问的语气。不能一看到发问便加问号。

（5）语法要规范准确：即句子成分齐全，符合语法规范，合乎逻辑。如某校出了一则关于护理外科学课程安排事项的通知，其标题为"护理外科学通知"，这就有明显的语法错误，中心词是"通知"，"护理外科学"不能作为"通知"的主语，形成一个主谓词组作标题；"护理外科学"只能与介词短语"关于……"组成介宾短语作"通知"的定语，其正确形式应该是"关于护理外科学课程安排事项的通知"。

2. 简洁　就是表达简明扼要、言简意赅、文约意丰。要抓住要领，一语中的，不能废话连篇，重复啰嗦。应用写作在表达中更应该注意其用语的准确、严谨，正所谓"一字入公文，九牛拉不出"。医学应用写作语言的简洁应包括以下三个方面：

（1）选用专用词语：在长期的应用写作实践中，形成了大量的专用词语，这些词语含义明确，经常使用，如"批转"、"任免"、"审核"等，准确使用有助于表情达意的简洁、明快。

（2）沿用文言词语：应用写作中有些文种、词语的使用在一定程度上受到了古汉语的影响，沿用古汉语中的一些文言词语，如为荷、悉、收悉、业经、兹等，常能起到文约意丰的作用。

（3）使用缩略语：有时可以使用简称，如"全国人大"、"全国政协"等；有时是约定俗成的专有名词，如"春运"、"五讲四美"等。这些缩略语已经被大家所承认，所以使用起来不会影响表达的准确性。如：

学校无米吃，快拿稻草来

从前，有一胡姓人家有个儿子叫胡度，在离家几十里的一所学馆读书，有些什么事，多是书信来往。胡度每次收到家中来信，都说他写信啰嗦，要他简短写。有一次，胡度从家中带来的米吃完了，想要家中送点米来；天气转凉，睡光板床太冷，想要家里送点稻草来；很久没有回家了，有点想家和挂念父母；又听说学馆附近正在发猪瘟，想知道家里喂养的猪怎样了。对这些事，他想写在一封信里，又怕写长了，思来想去，终于还是写了一封信："学校无米吃，快拿稻草来。此地发猪瘟，不知父母如何？"

胡度给我们提供了一个教训：应用写作虽然要求简练，但更要求准确。无论你怎样追求简练，都不应以牺牲表意的准确为代价。

3. 平实 平实就是所用朴实的语言要真实、自然表达内容，实事实说、直陈直叙，不浮华，去雕饰。撰写公文，其用语就应符合公文的行文关系、符合使用范围与作者的职权范围（地位与身份）。对上行文，宜用尊重、简要语，体现出下级机关对上级机关负责的态度；平行机关之间行文，要体现出诚恳配合、自愿协作的态度，用语谦和礼貌；对下行文，要体现出领导机关的权威与政策水平，用语明确、具体，分寸得当；公布性文稿的用语宜通俗易懂，尽力避免生僻难懂的词语、典故及专业术语。用于社会公共服务的文件，更要注意词语平和而有礼貌，表示出热诚服务的愿望。如：

大学高材生写寝室公约

某大学中文系有个高材生，自告奋勇为寝室写一个《寝室公约》。他一下笔就大抒其情"啊，亲爱的同学们，我们终于从五湖四海来到一起了，在这阳光灿烂、层林尽染的时候，我们迎着璀璨的朝霞，来到这风景秀丽的地方。我们的心情像大海里的波涛一样，久久不能平静……"。

寝室公约是一种兼有契约和告示性质的应用文，语言应以"平实"为主，内容要实在，它与抒发性情、强调文采的文学作品是不一样的。这位高材生虽然有较高的文学水平，却没有掌握应用文的写作。正如刘勰所说"才冠鸿笔，多疏尺牍"，故尽管文才很高，却不熟悉应用文章的写作程序那也是不行的。

4. 庄重 庄重就是端庄、郑重。医学应用写作语言的庄重性在公文中表现得尤其明显、强烈。公文语言的庄重性，既是发文单位办理公务的严肃态度、严正立场的体现，也是其鲜明的权威性和严格的行政约束力的要求。医学应用写作语言的庄重性应包括以下两个方面：

（1）使用规范的书面语：应用写作中有许多文种属于规范性文种，严格运用规范的书面语言，不用口语、方言以及土语，能显示这些文种庄重的色彩，体现其严肃性。

（2）合理使用专业术语：具体详见医学应用写作常用词语一览表（见表1-1）。

表1-1 医学应用写作常用词语一览表

称谓用语	第一人称	本、我、我们
	第二人称	贵、你、你们
	第三人称	该
开头用语	根据、据查、遵照、按照（写依据时用）	
领述用语	为、为了；接、前接或近接……遵照、敬悉、惊悉……收悉……查、为……特……现……如下、关于、由于；兹、兹有、奉	

续表

经办用语	经、业经、前经、均经、复经、兹经	
承转用语	为此、据此、故此、鉴此、综上所述、总而言之、总之	
祈请用语	请、拟请、恳请、敬请、烦请、即请、希、希望、切望、切盼、要求	
商洽用语或询问用语	妥否、当否、可否、是否、是否同意、如无不当、如无不妥、是否同意请批示等	
受事用语	承、承蒙、惠赠、惠寄	
命令语气	表示命令语气	着、着令、特命、责成、令其、着即
	表示告诫语气	切切、切实执行、不得有误、严格办理
目的用语	用于上行文、平行文	请批复、函复、批示、告示、批转、转发
	用于下行文	查照办理、遵照办理、参照执行
	用于知照性文件	周知、知照、备案、审阅
表态用语	应、应该、应当、同意、准予备案、特此批准、按照执行、不同意、可办、可行、不可、照办、可行、准予	
结尾用语	用以结束上文	为荷、为盼、为宜、为妥；特予公布、特此通知（通报、函复、函达）、特此报告；贯彻执行、参照执行、特此批复、谨此、特此、此令
	再次明确行文目的要求	……为要、……为盼、……为荷、……是荷
	表示敬意、谢意、希望	敬礼、致以敬礼、谨致谢忱

二、医学应用写作的语言操作要点

医学应用写作的语言既遵守现代汉语的一般表达方式，又有自己的操作要点。在明确好医学应用写作的语言基本特征后，还需要注意如何正确运用语言，在写作中应注意些什么具体的语言现象。

（一）层次序数和小标题规范

医学应用写作的层次常常以序数和小标题作为外部标志。序数和小标题的作用表现在三个方面：一是在结构形式上使全文层次分明，条理清晰；二是在内容上可以对每一层次的中心内容进行概括；三是使引用更为方便。正确运用层次序数和小标题，对于内容和形式的表现都十分重要。

1. 撰写小标题的要求 小标题要围绕主题，突出中心，用简单得体的语词概括本层次的特定内容。小标题还要与文体协调，一般宜庄重、质朴、新颖，语言概括精练。同一篇文章的小标题力求字数相近、句式相似、修辞相类，体现和谐整齐的结构美。

拟定小标题要讲究序列性，医学应用写作通常采用并列或递进方式设置小标题。并列式小标题要大体上囊括全文主要内容，涉及的方面、角度尽可能完善、周全；还要注意小标题间相对独立，互不包含。递进式小标题要注意逻辑排列，可由小到大、由前到后、由浅入深、由易到难、由局部到整体，逐步编排。

2. 标注层次序数的规范 法定公文和学术类文体对层次序数的标注要求极为严格，其他文体则没有统一要求，但公务医学应用写作一般应参照法定公文的规范性要求标注层次序数。

（1）法定公文（或人文类文稿）的层次序数：《国家行政机关公文处理办法》规定，公文正文的结构层次序数可分为四个级别。如同时使用序数和小标题，各层次序数均空两个汉字的间隔后开始书写。

人文类文稿的层次一般也不应超过 4 级，表达形式如下：

第一层用"一"后加"、"，而非"，"或"."；

第二层用"（一）"，括号后面不能再加"、"或"，"；

第三层用"1."，那个小黑点要到"插入"菜单里"特殊符号"中的"标点符号"去找，不能用键盘上的小数点，更不能图省事而用"、"；

第四层用"（1）"，括号后面不能再加"、"或"，"。

若文中还有更小的层次，则用"①"这种层次序号。

人文类文稿层次序号应左起空 2 格书写。"一、""（一）""1."这三个层次应与标题独占一行，标题末不用标点符号。

（2）学术类文体的层次序数：医学论文和综述等学术文体的层次标题可以用阿拉伯数字连续编码，不同层次的两个数字之间用下圆点分隔开，末位数字后面不加点号。各层次的标题序数均左侧顶格排写，最后一个数字之后空一个字距接排标题。但这类学术类文稿的层次不宜过多，通常不应超过 4 级，其表达形式如下：

第 1 级　1　×××……（不接排）

第 2 级　1.1　×××……（如有下级标题，不接排）

第 3 级　1.1.1　×××……

第 4 级　1.1.1.1　×××……

（3）注意层次序号表达规范的其他细节。

①人文类文稿若层次较少，可省略"（一）"而直接用"1."作为第二层次，这样层次感更明显。若层次标题不必独占一行或者该层次没有标题，应直接使用"（1）"这种层次序号而省略掉中间的层次序号。

②科技类文稿的各层次内部，若再需要分点叙述时，可用"（1）"这种层次序号；更小的层次则用"①"这种层次序号。

③不管是人文类文稿还是科技类文稿，"（1）"这种层次序号之后是本段标题，标题末用句号或冒号或空 1 字，其后接写正文，不另起一段。如果没有本段标题，则序号之后直接写正文。

④不管是人文类文稿还是科技类文稿，"①"这种层次序号必须共用于同一段中，即"①……②……③……"必须同为一段。

（二）准确运用专业词语

专业词语是各学科领域的习惯用语，又称专业术语、术语，如：可编程的诊断用计算机、血栓、栓塞、心电图、二丁基萘磺酸钠和睡眠疗法等都是临床使用的医疗专业术语。专业词语将词语丰富的科学内涵以压缩的形式表现出来，具有高度的科学性、概括性和稳定性，有时甚至反映作者的专业水平。医学应用写作往往要涉及某些专业性的内容，至于经济、法律、科技等专业医学应用写作更是一种专业性的写作，必然要大量使用术语。

1. 理解专业词语的特性　专业词语具有区别于其他词语的特性，作者在运用这些词语时必须正确表现其特性。

（1）单一性：每个术语在特定的学科领域内只有一个严格规定的精确含义，否则会造成概念的混乱和论证上的模糊。特别需要注意的是有些词语用于不同的学科领域和日常生活，但它在不同的学科里具有不同的特定含义，如"高潮"一词在生理学、戏剧文学、日常生活中的意义是各不相同的。写作时应准确把握这类词语的特殊含义。

（2）稳定性：规范的科学术语一经产生，并获得公认之后，其精确固定的含义即长久地为人们所使用，具有相当强的稳定性和继承性，从而保证学科的传承和统一。如早在公元前3世纪前后产生的欧氏几何学的各种术语，至今仍在使用，含义无变化。

（3）国际性：专业词语是无国界的，在各民族语言的词汇系统中专业名词的国际性是最强的。现代汉语吸收了很多新的专业词语来丰富自己的词汇系统，写作时要使用国际通用的术语。相当数量的术语还有拉丁文缩略语，作者应熟悉并正确使用术语的拉丁文缩略语。

（4）无感情色彩：专业词语是专门用来表达特定学科领域客观事物外部现象和内在规律的，不能也不该赋予它喜怒哀乐的感情色彩，作者不能用带有感情色彩的词语去修饰术语。

2. 使用专业词语的要求

（1）权威性：使用国际标准或专业标准中已经公布的规范化术语，不滥用、更不能杜撰。

（2）规范性：术语具有高度的概括性，使用时一般应用全称，不能随意缩略，有约定缩略语者（如"乙型肝炎"可缩略为"乙肝"），一般在首次提到时用全称，并在其后面用括号注明缩略语。

（3）科学性：术语具有稳定单一含义，一定要对所用术语的含义理解准确无误后方可使用。

（4）不用俗话和行话：术语与俗话、行话是不同的概念，俗话和行话一般都不能用于医学应用文。例如当病人说"心里难受"（俗话）时，可能是"悲痛"，也可能是"心悸"或"上腹部不适"，写作时应该根据不同的情况用恰当的术语进行表述。如"打吊针"（俗话），可以说成"静脉点滴"、"点滴"（行话），但写作时应该用术语"静脉输液"。

（三）掌握数字的用法

在医学应用写作中，数字的运用极为普遍。文字中有数字，图表中有数字，公式、符号、代号中也有数字。这些数字一方面有助于准确而简练地表达内容，另一方面也有清晰醒目的功效。

为了规范数字的用法，国家语言文字工作委员会、国家出版局、国家标准局、国家计量局、国务院办公厅秘书局、中宣部新闻局、国家出版局联合颁布了《关于出版物上数字用法的试行规定》，要求全国从1987年2月1日起试行。该"规定"的主导思想是："凡是可以使用阿拉伯数字且很得体的地方，均应使用阿拉伯数字"。

1. 应当使用汉字数字的几种情况

（1）表述星期几一律用汉字，夏历和中国清代以前的历史纪年用汉字。

（2）法定公文的成文日期用汉字。

（3）以数字为词素构成的人名、地名、书名、成语、惯用语或具有修辞色彩的句子中的数字用汉字，如"李立三"、"四川省"、"三元探微"、"一日千里"。

（4）相邻的两个数字并列表示概数时用汉字，如："三五天"、"八九十种"，数字之间不加顿号。

（5）10以内的数字可以用汉字，如"五次实验"。

2. 使用阿拉伯数字应注意的问题

（1）一个阿拉伯数字的多位数不能移行。

（2）5位或5位以上的数字，尾数是多个零时，可以根据情况以"万"、"亿"为单位，一般不以其他量词（如十万、千）为单位；如"6.5万"，不能写成"6万5千"或"65千"。

（3）用阿拉伯数字表示年份应该用四位数，不能简写，如不能把"1998年"、"2010年"写成"98年"、"10年"；"年"字在图表中通常省略，但在正文中不可省略。

（4）表示变动的百分数或千分数不能简写，如"3.5%～5.5%"，不能写成"3.5～5.5%"。

（四）准确表述数值概念

医学应用写作中有很多内容要用数值表述，而且涉及对数量增减的表述。在这些方面稍有疏忽，就会出现错误。因此，有关数值的表述要谨慎，注意用词精确恰当。

1. 数字的增加或减少　汉语中表示数字增加或减少的词语较多，其内涵有所区别，写作时要杜绝滥用。

"增加到2倍"——过去为1，现在为2；

"增加了2倍"——过去为1，现在为3；

"增加2倍"——过去为1，现在为3；

"降低到70%"——原来为100，现在是70；

"降低了70%"——原来为100，现在是30；

"降低70%"——原来为100，现在是30；

"超额70%"——原来为100，现在是170。

课|堂|互|动

1. 说一说，数字的增加或减少、倍数和分数、界限词、数值与模糊语言的含义。

2. 如何理解"模糊语言不等于语言模糊"。

2. 倍数和分数　倍数表示数量的增加，一般不能表示数量的减少；只能说"增加了××倍"，不能说"减少了××倍"。分数既可以表示增加，也可以表示减少。

3. 界限词　界限词是限定数量范围的词，如"以前"、"超过"等。界定词分为包括给定数值的界定词和不包括给定数值界定词两类。要正确把握这两类词语的含义，恰当选用。

（1）包括给定数值的界定词：主要有"以前"、"以后"、"以下"、"以上"、"以内"、"以外"等。

"6月1日以前"、"6月1日以后"，均包括6月1日；

"300元以上"、"300元以下"以300元为起点，包括300元；

"40米以内""40米以外"，以40米作为标准，包括40米。

（2）不包括给定数值的界定词：主要有"前"、"后"、"超过"、"不满"、"不到"、"不足"等。

"开会前五天"，不包括开会日；

"2010 年后"，不包括 2010 年；

"不满 20 周岁"，即最大为 19 周岁；

"不到 10 人"，则最多为 9 人；

"超过 600 元"，不包括起点 600 元。

（五）恰当使用模糊语言

语言中不少词语所表达的概念是所谓"模糊概念"，即没有精确边缘的概念。如"早晨"、"上午"之间就没有截然分明的时间界限；"高"和"低"、"宽"和"窄"、"深"和"浅"、"快"和"慢"等词语也属模糊概念，没有确切恒定的标准。

任何人写文章都力求达到清楚明白与准确，但大千世界，万事万物复杂多变，现在生活中存在着大量的模糊现象，医学应用文有时必须采用模糊语言才能恰当地表情达意。如政策水平的高低，文化素质的优劣，往往很难用精确的语言量化。模糊语言的特点在于客观事物本身的模糊性和语言的模糊性相对应，从而形成了表述事物的准确性。如"节能减排"这句话，在定性表达上是明确的，但是在定量的表述上是模糊的。因为"增加"和"减少"是相对而言的，至于如何"节能"，如何"减排"，则要结合各地区、各单位的实际情况，不可能限定具体的实施办法。类似的概念，是无法用精确的语言来严格限定的。

1. 模糊语言不等于语言模糊　语言模糊是一种病语，医学应用文中所使用的模糊语言如果使读者难以理解，产生歧义，则成了有病的语言。

语言模糊具体表现为概念不清，模棱两可，含糊其辞，易产生歧义，让人难以理解。语言模糊主要的特点是没有形成客观事物本身的模糊性和语言的模糊性互相对应。语言模糊有两种情况，一种为客观事物和表述需要是精确的，而表述语言却是模糊的。如"明天下午两点以后开会"，"两点以后"是极其模糊的时间概念，但实际情况却需要一个非常精确的时间。另一种为客观事物和表述需要模糊的，而表述语言却是精确的。例如表述"必须进一步强调考场纪律"，只能是模糊的，如果硬要将"进一步"、"强调"等概念精确化，甚至量化，就会形成语病，反而让人难以理解。

模糊语言是特定语境的产物，符合一定条件下客观事物本身所具有的模糊性质，既含有定向的明确性、准确性，又有一定的伸缩性、概括性、抽象性，因而也更严密，更能反映事物的原则属性，不存在歧义。如"以上措施，望认真贯彻执行"，要贯彻执行，是明确的；在如何贯彻上，"认真"二字又是模糊的，无法量化，也不能量化，量化反而使表意不周全。

2. 模糊语言的应用

（1）表述外延无法限定的事物要用模糊语言：有些文件，尤其是带有指令性、法规性的公务医学应用文所涉及的对象外延往往极其广泛，用准确语言无法限定，必须用模糊语言把话说得周密而严谨。如"在中华人民共和国领域内的一切单位和个人，必须接受医疗保健机构、卫生防疫机构有关查询、检查、调查取证以及预防、控制措施"，这里的有关"单位和个人"的外延极大，无法定量说明，只能用模糊词语"一切"来概括才能周全。这样的表述，没有空子可钻，规定性很强。

（2）表述留有必要余地的内容时要用模糊语言：因为各种原因，医学应用写作有时不能把话说绝，往往要留有一些余地。如"卫生行政机构要聘请人大、政协委员和社会各界群众作为监督员，定期邀请他们座谈，主动听取意见。"这句话既明确规定了受文机关的执行事项，又通过模糊词语"各界群众"、"定期"表述了在具体执行过程中可根据情况灵活实施。

（3）进行归纳、概括时用模糊词语：医学应用写作中常常用"总体情况较好"、"基本符合要求"、"进一步提高认识"或"一些单位"、"个别现象"、"当前"、"近期"、"种种原因"等对有关情况和问题进行归纳和概括，这时必须使用模糊词语才能做到准确、科学，避免绝对化。

（4）表述一些比较委婉、含蓄的内容时可以用模糊语言：比如在外交场合，邀请对方进行访问时，通常说"希望您在方便的时候访问我国"。"方便的时候"是模糊语言，表示时间由对方根据情况确定，若规定精确时间，就不符合外交礼仪的要求。

模糊词语在公文中常被用来表示时间、方位、数量、程度、范围等。例如：

1）表时间。近来、最近、当今、当前、过去、往日、原先、前不久、不日、不时、将来、届时、今年以来、今冬明春、长期、最初阶段、晚期、临时、有时、及时、一贯、一度、一段时间、偶尔、许久、限期、如期、一朝一夕等。

2）表方位。附近、周围、远方、前方、后方、南方、北方、上边、下边、前面、后面、外地、本地、这里、那里、所在、就地、处处等。

3）表数量。多数、少数、一些、许多、不少、不乏、一系列、一伙、多次、屡次、一再、再三、三令五申、三番五次、个别、绝大多数等。

4）表程度。稍、较、很、最、极、重大、巨大、特大、莫大、一定、显著、稍微、普遍、差不多、基本上、大抵、大体上、充分、足够、较为、极端、丝毫、十分等。

5）表范围。广大、广泛、所有、有的、有些、有关、左右、以上、以下、以内、以外等。

在公文写作中，模糊语言要用得恰当得体，该用才用，如果随意滥用，将有损公文的明晰性和严肃性。

三、医学应用写作主要表达方式

表达方式是指作者运用语言反映客观事物的方法和手段。医学应用写作主要表达方式有叙述、议论、说明。如报告的正文一般包括这三种表达方式：简要说明发文的原因（说明），用"现将有关情况报告如下"过渡，然后写明现状（叙述），提出问题和解决问题的要求措施和建议等内容（议论）。

（一）医学应用写作表达方式的基本特征

1. 概说性　应用性文章涉及的内容具有普遍性，在表达方式上具有概说性。不论运用何种表达方式，文章的目的都在于介绍情况、说明原因、陈述事实、总结规律、指示办法，写作时应对写作对象进行总体把握，抓住关键、抓住要点，言简意赅。

2. 直陈性　直陈的特点就是表达意思要直截了当、清清楚楚，这样才被人理解和接受。在文学写作中，为了增强写作效果，往往用"曲笔"，特别是抒情性较强的诗歌和散文，常多用一些修辞手法，造成主题的多义性，以增加文章的艺术性。医学应用写作是处理解决问题的工具，文章的观点要明确，不能曲折隐晦、含糊其辞、模棱两可，否则就会贻误工作。如：

红豆生南国

×厂分来一位大学生，工作一段时间后，爱上了同厂一位温柔漂亮的女工，就在一张贺卡上抄了王维的《相思》送给这位女工："红豆生南国，春来发几枝。愿君多采撷，此物最相思"。借此表达自己对她的爱慕。女工文化不高，不解其意，拿去问别人，别人把这件事给传出去了，使女孩很难堪，大学生的求爱自然失败了。写情书，自然要考虑对方的文化素养，以对方能够理解的话去表达自己的爱慕心情，才能收到表达效果。否则，难免像这位大学生一样"表错了情"。其他写作也是这个道理。

3. 简明性 简明就是简要明确。在医学应用写作中，无论用哪种方法，都要线索分明，以较短的篇幅反映较多的内容。如医学应用写作中的说明，需抓住要点进行解说、剖析，明确该怎么做，不该怎么做，无须面面俱到。

（二）医学应用写作常用的几种表达方式

1. 叙述 叙述就是把人物经历、事物变化过程介绍、交代出来的表述手法。在医学应用写作中，叙述主要用来介绍情况、综合事迹、概括规律、说明观点、提出办法等。医学应用文的叙述要求开门见山、平铺直叙、朴实无华、重点突出、脉络清晰、简明扼要。

叙述具有介绍人物的经历和事迹，交代事情的基本情况、前因后果，陈述事件发生、发展与变化的过程等作用。为议论提供事实依据，也要用到叙述。叙述是写医学应用文书的基本表达方式。

（1）叙述的人称与方法：①叙述的人称。第一人称的叙述是站在"我"、"我们"的立足点上来进行的。撰写总结、拟定计划，必须采用第一人称。第二人称叙述使用"你"、"你们"，如撰写感谢信。第三人称是站在"他"、"他们"的立足点上来进行的，如撰写市场调查报告则主要使用第三人称。有些文种的写作需三种人称同时使用，如涉及第三单位的来函、去函、情况通报，就常出现"我们"、"你们"、"他们"。②叙述方法。主要有概叙、顺叙、平叙、倒叙等。

（2）医学应用写作叙述的要求：①概要精当。医学应用写作中叙述不像文学作品中的叙述那样要求具体详尽、细腻逼真，而是抓住主要事实，做概要精当的叙述，不求面面俱到，只是就事论事，简明概括，一目了然。②平铺直叙。医学应用写作中的叙述不像文学作品那样可以灵活地使用插叙、倒叙，也不像文学作品那样追求悬念和情节的曲折。医学应用写作中的叙述要求直截了当，明明白白。

2. 说明 说明就是用最精练概括的语言对被说明的事物的性质、形状、特征、功能等方面的情况加以解说、阐释的表达方式。说明在医学应用写作中使用非常广泛，如公文类、商务类、法规类与科技类等都要运用到说明。可以说，说明是医学应用写作的基本表达方式。

（1）说明的方法：医学应用写作中说明的方法主要有定义说明、举例说明、比较说明、比喻说明、数字说明、图表说明、分类说明等。

（2）说明的要求：①内容要科学。说明是一种传授知识的表达方式，因此它的内容必须正确，具有科学性。②表述要客观，要站在客观的立场上去解说事物，阐明事理，不要把主观意志强加于说明之中。③文字要准确，对有关概念、事物的说明，文字要准确严密、简洁恰当，包括图表、数字都必须准确无误。

3. 议论　议论就是作者对某个问题或事件进行分析和评论，以直接表明自己的观点和主张的表达方法。在医学应用写作中，议论使用频率较高，评论类、演讲类、诉讼类、学术类等文体，都需要通过议论来分析原因，判断是非，发表见解，表明观点。医学应用写作中的议论以事实为根据，不掺入个人主观好恶情感。

议论的作用，对人或事作出自己的评价、判断，阐明处理某些公务活动或社会事务的立场观点、政策原则、决策主张。

（1）议论的方法：医学应用写作中论证的方法主要有例证法、引证法、喻证法、对比法、因果法、归谬法等。

（2）议论的要求：①议论正确，合乎逻辑。议论必须符合客观事物的本质规律，符合党和国家的方针政策，人民群众的愿望；要针对社会生活中的实际问题提出自己的主张、看法和要求；议论中的推理要准确、严密。否则，议论中得出的结论就不能令人信服。②简要分析，就事论理。医学应用写作的议论一般是在叙述、说明的基础上进行的。它

课|堂|互|动

1. 医学应用写作有哪些表达方式？

2. 医学应用写作说明的方法有多种，你能举出几种吗？

无须做长篇大论，做复杂的多层次的逻辑推理，也不像一般议论文章那样一定要具备论点、论据、论证这样的客观事实来直接证明观点。③实事求是，客观公正。医学应用写作中的议论一般是就事论事，实事求是，不带个人感情色彩，表现得较为客观冷静。

第四节　学习医学应用写作的意义与要求

一、学习医学应用写作的重要意义

医学应用写作文体范围广泛，种类繁多，特别是行政机关公文，已成为国家机关进行领导管理的一种必不可少的重要文字工具，其作用越来越重要。而当前医学应用写作状况与我国迅速发展的形势相比差距很大，无论是写作水平还是从事应用文写作的人才数量都与当前的需要不相适应，因而学习医学应用写作具有重要的意义。

（一）深入进行改革开放的需要

社会各方面发展的速度越快，各种信息量就越大，管理部门或单位为了提高处理日常业务工作的质量和效能，都非常重视提高工作人员的应用写作能力。能否得心应手地撰写应用文，已经成为衡量工作能力高低的重要标准之一。据统计，在人们每日所接触的书面文字中，95%甚至更多的是应用写作。因此，从某种角度上说，应用写作能力已经成为这个时代每位合格的社会正式成员必须具备的基本能力，已经构成一个现代人人格素质的重要组成部分。应用写作能力对于即将走向工作岗位的当代医学生来说，自然也是至关重要的。

（二）适应新技术革命的需要

在信息传播国际化、传播方式现代化的今天，新技术革命正以空前的速度和广度在全球传播。面对迅速变幻的"信息革命"，生产和管理中现代化、自动化、电脑化程度日趋提高，人们的社会交往越来越频繁，为适应社会生产力突飞猛进的发展，整个社会都迫切

需要用最新的科学文化知识来更新观念，武装头脑。新知识的增长，人们智力的提高，这些人类中的精神财富成果需要系统、完整地记录下来，以便广为流传，这就需要形成科学的书面语言，用各种应用写作来完成这些任务。医学应用写作正是以其实用、规范、简洁、快速的特点成为传播信息基本的、首选的载体，成为连接信息社会的桥梁和纽带。

美国著名未来学家约翰·奈斯比特在他的《大趋势——改革我们生活的十个新方法》一书中指出，由于工业社会向信息社会过渡，有五件最重要的事情应该记住，其中一件就是在这个文字密集的社会里我们比以往更需要具备最基本的读写技能。结合我们的具体情况，学习和掌握应用写作的各种方法和技能，就是为了适应新技术革命的需要。

（三）提高医学应用写作水平是个人发展与成才的需要

应用写作水平的高低，从某种意义上说体现出我们的能力。没有相当的能力，便不能很好地适应改革开放的需要，也不能适应新技术革命的需要。应用写作水平的提高，便是提高我们能力的一种有效途径。

应用文种在各个领域中的使用，使各级行政机关、企事业单位及群众团体等任务明确，各负其责而又步调一致，不但能指导、规范人民群众的言行，而且能密切联系、协调上下级和其他部门之间的关系；解决日常工作中的实际问题，推动生产管理和各项业务工作的顺利进行。这也证明，提高应用文写作水平的重要性，不仅仅是写作能力的体现，更是一种较全面地促进和提高作者素质，增强和提高作者能力的社会实践活动。

医学生的应用写作能力下降是一个不争的事实，通过调查与课题研究反映了这一情况。从我们课题研究中对该情况的产生原因进行了具体分析，并以此为契机结合教学实践提出了确立应用写作教育学科地位的迫切性，明确应用写作教育教学目标的必要性，并对先进的、科学的应用写作教学方法发展趋向作了综述，认为确立应用写作教育的学科地位势在必行：①学术界与行业已公认应用写作课是培养学生良好的文化、思想素质的重要课程；②应用写作课已经显示出它是研究应用写作规律的重要学科；③应用写作课是大学生成才就业的得力助手。因此，作为21世纪的高职高专学生，熟练掌握常见的各类应用文的写作，是一个人知识能力、创造能力的综合显现。在就业形势日趋紧张的情况下，扎实的写作能力将成为你求职就业、发展成才的一大优势。

二、医学应用写作学习方法的要求

医学应用写作同其他文体的写作要求有共同之处，也有它自身的独特要求，如何才能学好医学应用文呢？主要是从以下几个方面努力。

（一）认真阅读书籍

对教材要全面系统阅读与重点记忆相结合，最好先了解大纲的考核目标与重点，而后在阅读中标记重点、难点，有计划、有目标地把握知识层面。

要充分利用书中的例文，多读、多看、多分析，对文章的结构、层次、语言等增强感性认识。提高分析能力，是提高写作能力的好途径。

（二）熟悉理论，勤于实践

理论联系实际。这里的意思就是要多写，多写就是实践，其中包括多修改，好文章往往都是改出来的。我们学医学应用写作自然也不例外，也要重视修改，因为修改过程就是提高的过程，学写作课，只说不练是万万不行的。

（三）方法得当，效益显著

学习要讲究方法，方法对就会取得事半功倍之效果，多读、多看、多写、多改，是我们学习写作课需要做到的。多读，指学习写作理论；多看，指仔细阅读例文从中获得感性认识；多写，多写作，勤于动笔；多改，文章是改出来的，多修改是提高的重要途径。

（四）加强自身修养

古人有修身、齐家、治国、平天下之说。曹丕则将文章称为"经国之大业，不朽之盛事"。可见有的应用写作是关系到国计民生的大事，因此，尤其需要作者加强自身各方面的修养。

学习小结

一、学习内容

项目	作用	主要内容	写作注意事项
医学应用写作的含义、作用	指挥管理功能；联系交流功能；宣传教育功能；凭证史料功能	交流信息、总结经验、处理事务、沟通关系、商洽事宜	
主旨显示	决定文种确定、材料取舍、结构安排、技巧运用，乃至标题的拟定、文章的措辞	表明主张、反映情况、提出要求时，通过文章内容所表达的中心思想	
材料处理	材料的真实与否、材料的多寡与好坏，直接影响着医学应用文的作用和价值	广义是作者搜集或选择用来表现医学应用文主旨的所有事实现象或理论依据。狭义的专指作者经过选择而写入文章的那部分事实和理论根据	选用要符合以下原则：切合主旨；真实可靠；典型；新颖
结构安排	指如何围绕主旨，所选材料贴切、恰当安排，使文章中心突出、层次分明、结构严谨	对内容的组织与安排，是文章的骨骼，基本内容有层次和段落，过渡和照应，开头与结尾	完整、严谨、清晰、和谐
语言基本特征与主要表达方式	写作的表达方式多种多样，主要有叙述、说明、议论、描写、抒情五种	思维的直接显示，是最重要的交际工具，是进行写作，表达内容，构成文章的物质手段	要求表述准确、规范、质朴、得体
学习医学应用写作的意义与要求	改革开放的需要；适应新技术革命的需要；个人发展与成才的需要		端正写作态度，加强基本功训练，掌握基础理论，加强自身修养

二、学习方法

开设本课程旨在培养学生医学应用写作能力，它既服务于其他课程，又体现其他课程的综合学习成果，是检验学生学习专业，提高应用写作综合素质与工作能力的"试金石"。

"理论与实践"的统一是本课程学习的指导原则；知识性、实践性、应用性只有在阅读、分析实例、写作训练过程中才能付诸实施，因此，该课程在教学中，必须狠抓三个环节。

1. 加强各种医学应用文体的理论知识学习，开阔视野，积累知识，从理性上提高对医学应用文写作的认识，为将来应用写作打下厚实的理论基础。

2. 加强例文阅读、分析，引导学生多读、多分析例文，并要求学生运用所学过的理论知识，指导阅读与分析，通过这个环节培养学生阅读与分析能力，对各类医学应用写作既有感性认识，又有理性分析，是提高写作能力的好途径。

3. 加强讲练结合，这里主要是多写、多练、多讲解。使学生在写、练、评的实践过程中，学到方法、技巧等能力，达到能较熟练地驾驭各种医学应用写作的目标。

目 标 检 测

一、单项选择题

1. 医学应用写作的作用，其不正确的是（　　　）

A. 指挥管理功能　　　　　　　　　　B. 联系交流功能

C. 宣传教育功能　　　　　　　　　　D. 处理事务功能

2. 确立主旨的要求，其不正确的是（　　　）

A. 简约、明晰　　　　B. 正确、鲜明　　　　C. 集中、先行　　　　D. 内容深刻

3. 下列哪一项是理论材料（　　　）

A. 统计数据　　　　　B. 典型事例　　　　　C. 公理定律　　　　　D. 案卷资料

4. 医学应用写作结构的基本内容，其不正确的是（　　　）

A. 层次和段落　　　　　　　　　　　B. 过渡和照应

C. 可不考虑段落写作的注意事项　　　D. 结构安排的要求

5. 医学应用写作语言的基本特征，其不正确的是（　　　）

A. 规范　　　　　　　B. 简洁　　　　　　　C. 平实　　　　　　　D. 庄重

二、多项选择题

1. 医学应用写作的含义，其正确的是（　　　）

A. 医学应用写作使用范围十分广泛　　B. 医学应用写作的重要作用

C. 医学应用写作的"实用性"　　　　　D. 医学应用写作形式的特殊要求

2. 医学应用写作材料的选用要符合以下原则，其正确的是（　　　）

A. 切合主旨　　　　　B. 真实可靠　　　　　C. 典型与新颖　　　　D. 技巧运用

3. 显示主旨的方法，其正确的是（　　　）

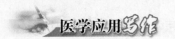

A. 标题点旨　　　　B. 开宗托旨　　　　C. 小标题显旨　　　　D. 段首显旨

4. 医学应用写作结构安排的原则，正确的是（　　　）

A. 要符合主旨的需要　　　　　　　　B. 要体现文体的特点

C. 要符合事物发展的客观规律　　　　D. 个人认识事物的规律

5. 医学应用写作主要表达方式有（　　　）

A. 叙述　　　　　　B. 议论　　　　　　C. 描写与抒情　　　　D. 说明

三、简答题

1. 医学应用写作的主旨与文学作品的主题有什么不同？

2. 医学应用写作的语言特点是什么？

3. 医学应用写作格式为什么要相对固定？

4. 古人提倡"意在笔先"，这句话是否也符合医学应用写作的原则？

5. 阅读本书中 3～5 则例文，结合本章所学内容，分析这些文章的构成要素是否符合医学应用文的要求。

四、实例分析

1. 下文是《××省关于实施〈医院感染管理办法〉细则有关问题的通知》的第一部分，请阅读本文并回答文后提出的问题。

为贯彻落实卫生部《医院感染管理办法》，加强医院感染管理，有效预防和控制医院感染，切实提高我省医疗机构的医疗质量，维护人民群众的就医安全和医务人员的职业安全，制定本细则。

本细则依据《传染病防治法》、《医疗机构管理条例》、《突发公共卫生事件应急条例》和卫生部有关预防和控制医院感染的行政法规、技术规范等规定，并结合本省实际而制定。

医院感染管理是各级卫生行政部门、医疗机构及医务人员针对诊疗活动中存在的医院感染、医源性感染及相关的危险因素进行预防、诊断和控制活动。

我省境内各级各类医疗机构包括向地方开放的军队医疗机构、采供血机构、疾病预防控制机构要予以高度重视，认真学习、领会、宣传《医院感染管理办法》精神，结合本单位的实际，精心布置，周密安排，把实施《医院感染管理办法》这项工作做深、做细、做好。

应明确医院及其他医疗机构在医院感染管理方面应承担的责任和必须遵循的工作原则、技术标准、规范等，是本细则的重点。

现将《医院感染管理办法》实施中的有关问题通知如下：

……

问题：

（1）这份通知确立主题的依据是什么？是否符合医学应用写作确立主题的原则？

（2）这段文字用了一些什么类型的材料，这些材料是否符合医学应用写作选择材料的要求？

（3）作为一篇文章的开头，这段文字主要采用何种方式？为什么要采用这种方式？

（4）这段文字在语言上有何特点？

2. 下文是《××市住院病人医疗费用状况调查》一文的部分内容，请认真阅读并回答文后提出的问题。

……

基本情况

1. 住院人数 2006 年度（2006 年 6 月～2007 年 2 月）享受农保的住院病人总数 6858人，占参保人数的 1.8%。其中市中心医院住院 3038人，占住院病人数的 44.3%；市中医院 978人，占 14.3%；市二院 206人，占 3%；市三院 227人，占 3.3%；市妇保院 67人，占 1%；湖洲中心卫生院 46人，占 0.7%；吴港中心卫生院 64人，占 1%；李坑医院 469人，占 6.8%；常胜医院 578人，占 8.4%；南方医院 95人，占 1.4%；其余镇街中心卫生院共 52人，占 0.8%；转外就医的 1038人，占住院病人数的 15.1%。

2. 人均医疗费用 2006 年度我市人均住院医疗费（城保）10204元，本地住院的人均费用为 8474元，外地住院的人均费用为 17443元；其中市中心医院人均住院医疗费 13636元；市二院 4625元；市三院 10532元；市中医院 2452元；市妇保院 2567元；李坑医院人均住院医疗费 7235元；常胜医院 9136元；转外就医的人均住院医疗费 17443元。自费药品占总费用的比率平均为 7.69%，超过此标准的仅市中心医院一家（转外就医的平均数也超过此标准）。

3. 反映出的现象 根据以上住院数据显示，我市的住院人数逐年上升，且基本集中在市属医院，镇街中心卫生院仅占 2% 左右；在市中心医院住院的比率逐年下降，从 2002 年的 50.4% 到 2004 年的 34.8%，而在中医院治疗的比率从 11.6% 上升至 21.1%；转外地住院人数明显增长，从 8.5% 上升到 19.3%；其余单位的住院比率基本维持不变，如民营医院基本在 7%～8% 左右。2004 年农保病人的分布情况与城保相似。

……

问题：

（1）找出文中使用的专业词语，分析这些专业词语的运用是否符合医学应用写作选择的要求。

（2）这段文字中使用了数字、数值及界限词，这些词语的运用是否符合医学应用写作选择的要求。

（3）这段文章中既用了精确语言，又用了模糊语言。请找出哪些是精确语言，哪些是模糊语言；思考并体会"模糊语言不等于语言模糊"。

3. 请仔细阅读下面两例短文，指出它们存在的问题：

火葬场入口处有条标语

××公墓的火葬场入口处，曾贴有这样一条标语"经济搞上去，人口降下来"。

陆文夫成了"贪污犯"

《××周报》1985 年 10 月 27 日第二版登载了《盲到何时》一文，内容登载如下：一天，陆文夫突然收到一家与他毫无文字关系的报社寄来的伍佰元汇款。原来，是该社的会计贪污所得，请他代为保存。陆文夫即将此款交给公安部门，结果收到这样的一张收条"兹收到作家陆文夫交来贪污款伍佰元整"。一张便条，使陆文夫成了"贪污犯"。真让人啼笑皆非。

这大概可视为忽视应用写作而产生不良影响的最生动、最典型的例子。

2

第二章

医学管理公文类文书

学习目标

学习目的

通过本章的学习，会阅读和写作规范的行政公文，为将来的公文写作与处理奠定基础。

知识要求

掌握通知、通报、报告、请示、批复、函、意见、会议纪要和会议记录的含义、特点、格式和写法。

熟悉行政公文的含义、作用和基本运作方式。

能力要求

熟练写作通知、通报、报告、请示、批复、函、意见、会议纪要和会议记录等公文种类；

运用行政公文等文书处理工作事务；为公务活动提供依据和活动的轨迹。

第一节　行政公文基础知识

一、行政公文的含义与作用

（一）含义

行政公文是行政机关公务文书的简称。行政公文有广义和狭义之分，广义的行政公文泛指行政机关、企事业单位、社会团体在公务活动中所使用的各类文字材料，既包括《国家行政机关公文处理办法》中所规定的法定公文文种，也包括日常、经济、法律、科技等常用事务性应用文。狭义的公文，仅指《国家行政机关公文处理办法》中所规定的法定性公文文种，是行政机关在行政管理过程中形成的具有法定效力和规范体式的文书，是依法行政和进行公务活动的重要工具。本章所指的公文是狭义范畴的行政公文，它是行政机关、企事业单位、社会团体在公务活动时所使用的体式完整、内容系统的各种正式公务文书。

（二）作用

1. 领导和指导作用　上级机关发给下级机关的公文，都具有领导和指导作用。上级机关传达贯彻党和国家的方针政策、决定和规定等公文，必然要对下级机关的工作产生领导作用。指示性批复等公文则对具体工作如何开展有着十分重要的指导作用。

2. 行为规范作用　许多公文如命令、公告、通告等，明确体现了政府机关对人们行为规范的要求，而通过公文发布的法律、法规、条例、办法等，同样对有关单位和人们起着规范和准绳作用。

3. 宣传和教育作用　行政公文虽然有着极强的权威性，但若不同时加强宣传教育，再好的方针政策在执行过程中也会影响其效能的发挥。利用行政公文进行宣传教育，在公文意图得到直接体现的同时，使有关单位和人员从中吸取经验和教训，从而具体地了解政策、规范和要求，受到生动的教育和启发。下行公文最能体现公文的宣传教育作用。

4. 商洽和协调作用　很多单位，只凭一个单位要顺利完成有一定的困难，往往需要相关单位给以配合、帮助。这样，地区与地区、单位与单位之间，就需要加强联系，互相协商，加强配合。行政公文中的一部分文种在其中就发挥着商洽、协调的作用。如"函"这一文种，可以在没有隶属关系之间起到沟通、协商的作用，使各个机关形成一个有机的整体，协作完成某项任务。

5. 联系与沟通作用　通过公文，各机关、单位之间相互联系、交流信息、沟通情况，使上情下达，下情上达，平行单位之间情报互通。这样对上级来讲，可以提高决策的针对性和措施的有效性；对下级和平行单位来讲，有利于明确当前的工作内容和工作重点，确保工作和谐有序地开展。如下行文中的公告、通告、公报、通知、通报，另外，这些下行文在联系、告知有关单位和人员相关事项方面，同时还起着知照作用。上行文中的报告、请示，还有作为平行文的函，都有交流信息的基本功能。

6. 依据和凭证作用　公文反映着执法机关的行政意图，因而具有法定的效力，受文机关必须以此作为开展工作、解决问题的依据。会议纪要、函等公文还具有某项活动的凭证作用。

公文的上述作用多是互相联系的，有时一种公文可以同时具有多种作用。

二、行政公文的特点及种类

（一）行政公文的特点

1. 权威性　公文是党的机关和行政机关行使管理职能、办理具体事务的重要工具，对国家政治、经济和社会生活的各个领域都有着指导作用，是维护和发展社会主义制度、建设物质文明和精神文明的保障。各级党的机关和行政机关制发的公文，都必须用来贯彻执行党和国家的有关政策，执行国家的法律和法令，丝毫不能偏离党和国家的政治目标和政策轨道。因此，公文是观点鲜明的文体，是严肃郑重的文体，是有着充分的权威的文体，要求作者必须有严肃认真的态度。

2. 实用性　公文是用来处理公务的文书，所以它总是根据现实需要，针对实际问题而制发，有着明确的写作目的。国务院办公厅在《国家行政机关公文处理办法》中，对此提出的要求是"各级行政机关要发扬深入实际、联系群众、调查研究、实事求是和认真负责的工作作风，克服官僚主义、形式主义和文牍主义……行文要少而精，注重效用。"

3. 可靠性　公文涉及的事实以及所引用的材料和数据，必须真实可靠，不得有任何虚假和错漏。内容真实、准确，这是公文写作最基本的原则。一般文章写作中的虚构手法，在公文中不能使用；合理想象、添枝加叶、移花接木的方法，也同样不能使用。因此，公文写作一定要核准事实和数据，确保材料的可靠性。

4. 定向性　公文都是由某一个特定机关制发的，并且大部分都是写给特定对象阅读的，作者与读者之间有具体、明确的对应关系。公文的这种定向性特点使得写作有很强的针对性。

5. 时效性　公文所针对的问题，总是存在于特定的时间范围之内，一旦时过境迁，公文的实用价值也会随之丧失。所以，公文的写作、传递和办理，都要求迅速及时。

6. 规范性　为维护行政公文的权威性，方便行政公文的处理工作，国家有关部门对行政公文的类型、格式、行文规则与制发等方面都做了统一的规定，任何机关和个人都不允许随意改动和创制规则。另外，多数常用文种在结构、用语等方面，也有着约定俗成的程式。

（二）行政公文的分类

《国家行政机关公文处理办法》规定，我国行政机关现行的公文有 13 种：命令（令）、决定、公告、通告、通知、通报、议案、请示、报告、批复、意见、函和会议纪要。

1. 按行政公文性质和作用分　可将行政公文分为法规性公文，如命令（令）；指挥性公文，如决定、意见、批复；知照性公文，如公告、通告、通知、通报、函；报请性公文，如议案、报告、请示；记录性公文，如会议纪要。

2. 按行文关系划分　可分为上行文、下行文、平行文。上行文指具有隶属关系的下级机关呈报给上级机关的行文，如报告、请示等；下行文指具有隶属关系的上级发给下级机关的行文，如决定、通知、通报、批复等；平行文指不相隶属机关之间来往的行文，如函；通知、会议纪要有时也可作为平行文。所谓隶属关系是指上下级机关具有直接管理和被管理关系。

3. 按照缓急程度划分　可分为特急、急件、一般文件三类。

4. 按照保密级别划分　可分为绝密、机密和秘密三个等级。

三、行政公文格式

一份完整的公文，由文头、主文、文尾三部分组成。

（一）文头部分

公文的文头，又称版头，包括文件名称、发文字号、签发人、紧急程度、秘密等级和份号等内容，位于公文首页上端，一般约占 A4 型公文纸的 1/3 或 2/5 的面积。

1. 文件名称　它一般由有关部门核定的发文机关全称或规范化简称加上"文件"二字组成。

如"北京市卫生局文件"、"江西省人民医院文件"等。使用简称时应注意其规范性、郑重性，避免产生歧义。

2. 发文字号　发文字号又称发文号、文号、文件字号，是指某一公文在发文机关一个年度内发文总号中的实际顺序号。发文字号由发文机关代字、年份和发文序号组成。位于发文机关标识下空 2 行，用 3 号仿宋体字标识居中排布，年份、序号用阿拉伯数码标识，年份使用全称，用六角括号"〔　〕"括入，序号不编虚位（即 1 不编为 001）不加第字，如"国办发〔2010〕46 号"。表示是国务院办公厅 2010 年度内发的第 46 号文。联合行文，只标明主办机关发文字号。

发文字号的作用主要有三个：一是便于登记；二是便于分类、归档；三是便于查找、应用。

知识链接

发文字号中"字"与"发"的区别

发文字号由机关代字、年份、序号三个小要素组成，机关代字又由行政区域代字、单位名称代字、行政关系代字三个更小要素组成。所谓行政关系代字指发文字号中能够明确行文方向的代字，如"发"、"字"、"函"、"呈"等。目前无论《国家行政机关公文处理办法》还是《国家行政机关公文格式》，对这种代字的使用规则均无明确规定，但在工作中一般多用"发"作为下行文的标志，用"报"或"呈"作为上行文的标志，用中性的"字"或"函"作为平行文的标志。如国务院文件的行政关系代字有"国发"、"国函"等，其中的"发"和"函"分别指明"下发"和"平行"两种发文性质。

3. **签发人**　是指发文机关最后核查并批准公文向外发出的领导人姓名。其作用在于对公文的制发和内容负责。位置在发文字号的右侧，发文字号和签发人左右各空一个汉字平行排列。

4. **秘密等级和保密期限**　指涉及国家秘密的公文应当标明秘密等级和保密期限。公文的秘密等级分为秘密、机密、绝密。标识此项的目的是便于公文管理、确保公文安全。应将其顶格标识于版心右上角第一行；秘密等级和保密期限之间加"★"隔开，如"机密★一年"。

5. **紧急程度**　表明公文送达和办理的时限要求。紧急公文应当根据紧急程度分别标明"特急"、"急件"。标注紧急程度的作用在于提醒处理时限，为催办公文提供依据，避免办文、办事延误。其位置是顶格标识于版心右上角第二行，与秘密等级和保密期限对齐。

6. **份号**　份号，又称份数序号，是指将同一文稿印制若干份公文的顺序编号。如需标识公文份数序号，用阿拉伯数码顶格标识在版心左上角第一行。具体详见图 2-1。

（二）主文部分

主体是公文的重心部分，其位置经常变动，以公文内容长短而定，它相当于公文的"身体"。其中包括标题、题注、主送机关、正文、发至级限、附件、发文机关、签署、印章和成文年月日等。

1. **标题**　是对公文内容的概括与揭示。标题的作用是便于公文的检索和处理，介绍公文内容、行文目的和要求以及提供阅文线索。

标题结构由发文机关名称、公文事由（或公文主题）、公文种类三要素组成。其中"发文机关名称"要求使用经有关部门核准的全称或规范化简称；公文事由应概括、简洁；"公文名称"应准确、恰当。

公文标题中除法规、规章名称加"《　》"外，一般不用标点符号。

公文标题三要素通常应表达完整，但如果已有发文机关标志表达发文机关名称时，可以省略发文机关名称，如直接表达为"关于……的通知"的格式；命令、公告、通告等令知性公文，其标题中可以省略事由，如《中华人民共和国主席令》，但是在任何情况下都不能省略公文种类。

2. 题注　题注即注释、说明标题的文字。它位于标题之下、主送机关以上，一般用来注明法规性文件或经过讨论通过文件的法律程序、会议时间、地点。有的题注用括号括住，有的用破折号标识。

3. 主送机关　主送机关，又叫"抬头"、"受文机关"或"上款"，是指对公文负主办或答复责任的机关。标注主送机关有三种情况：一是直接使用机关的全称，如"中华人民共和国卫生部"；二是使用机关的通用的规范化简称，如"国务院"；三是标注同类型机关的统称，如"部属各高等院校"等。其位置应在标题下空一行左侧顶格标明，其后加全角冒号"："。

4. 正文　正文是公文的主体部分，用以表示公文的信息内容。正文在主送机关下一行书写。正文的结构一般分为开头（又称原由或引据）、事项、结尾三部分。

5. 发至级限　发至级限指文件发至层次，一般写在正文后，落款的左上方，也可将其放在主题词上面、落款的左下前部附注的位置。发至级限要用"（　）"括上。

6. 附件　附件是指附属于公文正文的其他公文、图表、名单等材料，是公文正文内容的组成部分，其作用在于补充和完善公文正文的内容，与正文具有同等效力。

附件应在正文下空一行左空两个字标识"附件"，后标全角冒号和名称，附件如有序号使用阿拉伯数码（例：附件：1. ××××××）；附件名称后不加标点符号。附件应与正文一起装订，以方便查阅，如不能与正文一起装订，应在附件左上角第一行顶格标识公文的发文字号，并在其后标识附件，以防止附件散乱、丢失。

有的公文是专为报送一份材料或专为批转、转发、颁发某个文件而拟制的，被批转、转发的文件是公文的主体，正文只起按语或说明、批准、发布的作用，正文文本已写清这些文件、材料的名称，因此不必再标"附件"。

7. 发文机关　是公文的作者或发出单位。发文机关要写全称或规范化简称。若是联合行文，主办机关排列在前。

8. 签署　签署是签发文件的领导人在公文正文落款处的签字和盖章。签署在发文机关位置、领导人职务名称后空一格书写。

9. 成文时间　是指公文的成文日期，它表示公文生效的时间。

一般公文，以负责人签发日期为准；经会议讨论通过的公文，以通过日期为准；法规性公文以批准日期为准；两个以上机关（部门）的联合发文，以最后签发机关（部门）负责人签发日期为准。

成文时间用汉字标全年、月、日，年代、月份、日期不能遗漏，"零"规定一律写为"〇"，不能用阿拉伯数字"0"。例如："二〇〇一年八月十日"。成文时间的位置一般位于正文尾发文机关名称下一行右侧的位置，会议通过的文件，则标在公文标题下。

10. 印章 公文，除会议纪要和以电报形式发出的外，都应加盖印章。印章要盖得端正、合乎规范。上不压正文，下要压年、月、日。联合上报的非法规性文件，由主办机关加盖印章。联合下发的公文，联合发文机关都应当加盖印章。

（三）文尾部分

文尾也称版记，它相当于公文的"脚"。版记部分包括主题词、抄送机关、印发机关、印发日期和印发份数等内容。

0000001

机密★×年

特 急

□□□文件

××发〔2010〕×号 签发人：×××

关于××××工作的通知

××××：

××××××××××××××××××××××××××××××

××××××××××。

××××××××××××××××××××××××××××××。

附件：1.

2.

×××××（印章）

二〇一〇年十二月六日

（附注：××××）

← 156mm →

主题词：××　××　××	
抄送：××××	
××××（印发机关）	2010 年 12 月 6 日
	（共印 × 份）

图 2-1 公文首页格式

1. 主题词　是用以揭示公文主要内容的规范化的词或词组。一般文件选用 2~3 个主题词，最多不超过 5 个。主题词的标注程序是先标类别词，再标类属词，最后标文种词。

公文主题词是为了适应办公自动化的需要，按照一定规定进行编码，能为计算机所识别。

2. 抄送机关　指除主送机关外需要执行或知晓公文内容的其他机关。应当使用全称或规范化简称、统称，公文如需抄送，则在主题词下一行写明抄送单位。抄送机关之间用逗号隔开。

3. 印发机关和印发时间　用于标识公文承制部门名称、实发日期、印刷份数、联系人等，是对公文制发情况的介绍和解说。标注印发机关和印发时间的目的在于让受文者了解公文制发过程、为受文者与制发者的联系提供便利。其位置在抄送机关下一行，印发机关左空一个字，印发时间右空一个字，印发时间以公文付印日期为准，用阿拉伯数字标识。

4. 附注　用于说明其他项目不便说明的事项。如说明有关引文的出处；解释有关名词术语。发至级限，有时也以附注的形式来说明。"请示"应当在附注处注明联系人姓名和电话。附注应当加括号标注。位置居左空 2 字，在成文时间下一行。

5. 页码　即公文的页码顺序，在一页公文的最下端。

6. 书写与用纸　文字从左至右横写、横排。少数民族文字按其习惯书写、排版。在民族自治地方，可并用汉字和通用的少数民族文字。

公文用纸一般采用国际标准 A4 型纸（210mm×297mm），左侧装订。张贴的公文用纸大小，根据实际需要确定。

有关公文的其他格式规定，请参见《国家行政机关公文格式》（中华人民共和国国家标准 GB/T9704—1999）。

第二节　通知　通报

一、通知、通报的含义及作用

（一）含义

1. 通知　是机关单位向特定的受文对象告知有关事项的晓谕性公文，这是各级机关、企事业单位使用最为普遍与频繁的一个文种。

2. 通报　通报是党政机关公文体系共有的一种主要公文体裁。适用于表彰先进，批评错误，传达重要精神或情况。

表扬一般性质的好人好事，批评一般性质的错误，发内部简报即可。假如先进事迹比较典型，错误性质比较严重，就需要以通报行文，进行嘉奖或告诫。告知下级机关某信息或执行某事项，一般用通知，如果是要较大范围地"传达重要精神或者情况"则应发通报。

（二）作用

通知主要用于批转下级机关的公文、转发上级机关或不相隶属机关的公文，发布行政规章、传达要求下级机关办理或周知或共同执行的事项、任免和聘用干部等。通知是使用相当广泛的公文文体，通知被誉为公文中的"老黄牛"。是各级党政机关、人民团体、企事业单位使用最多的公文。一般是下行文或平行文。通报除起到嘉奖和告诫作用外，还有交流作用。

二、实例分析

实例1：

×× 市人民政府文件

× 政发〔200×〕44 号

×× 市人民政府关于当前值得注意的几个问题的通知

各县（市）、区人民政府，市政府各委、办、局，各企事业单位：

为进一步加强廉政建设，集中精力抓好经济工作，现将当前工作中值得注意的几个问题通知如下：……………………………………………………………………………

…………………………

（印章）

二○○×年×月×日

主题词：廉政建设　通知

抄送：市委、市人大常委会、市政协、市中级法院、市检察院。

×× 市人民政府办公室 　　　　　　　20×× 年×月×日印发

共印 80 份

【分析】这是一份行政机关的公文，由眉首、主体和版记组成。眉首：发文机关标识由发文机关全称"×× 市人民政府"加"文件"二字组成；因是下行文，故文号嵌一"发"字。主体：标题由发文机关"×× 市人民政府"、公文的主要内容"关于当前值得注意的几个问题"和文种"通知"组成；主送机关系统名称；正文由两部分组成，一是通知缘由，二是通知事项；因是单一发文，故无发文机关署名；成文日期为汉字。版记：抄送机关左空一个字；印发机关左空一个字，印发日期右空一个字；印发份数。

实例2：

× × × × × 医院

关于医务科等部门启用新印章的通知

各科室：

鉴于医院职能部门设置的调整以及名称的变更，为进一步加强管理，规范印章的使用，根据印章管理的有关规定，经医院院长办公会研究决定对医务科、科教科、器械科、后勤服务中心等职能科室启用新的印章，原医教部、设备部、总务科印章同时作废。

特此通知

附件：1.新印章印模（略）

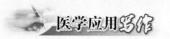

2. 作废印章印模（略）

（印章）

二〇一〇年八月二十八日

【分析】这是一份告知性通知，写明了通知的原因、目的，原因是"为了进一步加强管理，规范印章的使用（根据）……"，目的是更换新印章与同时作废旧印章；附件中把新印章印模与作废的旧印章印模告知大家，以利于今后识别。正文之后的右下方标明发文日期，因发文单位在标题中出现，落款中可省略。总之，此通知体式规范、理由充分。

实例3：

中华人民共和国卫生部甲型 H_1N_1 流感疫情信息通报

卫生部通报，上周（11月9日–11月15日），境内31个省份报告甲型 H_1N_1 流感确诊病例10828例，住院治疗2684例，死亡28人。流感哨点监测结果显示，上周境内流感病例占流感样病例的比例为50.5%，与前一周（49.3%）相比略有上升；甲型 H_1N_1 流感病例占流感病例的比例为89.4%，与前一周（86.6%）相比有所上升。

近期，我国部分地区出现降雪、降温天气，社会公众要注意保暖，避免着凉，注意保持生产生活环境空气流通，勤洗手，减少在人群密集、通风不畅的场所逗留，避免与出现流感样症状的人员密切接触；咳嗽或打喷嚏时用纸巾、毛巾等遮住口鼻。

为更加准确、科学地反映我国内地甲型 H_1N_1 流感现状和趋势，指导公众科学、有效地预防和应对甲型 H_1N_1 流感，卫生部决定自本周起每周发布一次甲型 H_1N_1 流感疫情信息通报（每周三发布上周的疫情信息），信息通报内容将包括甲型 H_1N_1 流感确诊病例数、确诊病例的住院人数、死亡病例数，以及流感哨点监测有关数据（流感病例占流感样病例的比例，甲型 H_1N_1 流感病例占流感病例的比例），并分析境内疫情趋势，提出相关建议。卫生部不再于每周一、三、五对外发布甲型 H_1N_1 流感累计病例数。

卫生部要求各省（区、市）卫生行政部门信息通报工作即日起作出相应调整。

（附件：略）

中华人民共和国卫生部新闻办公室（印章）

二〇〇九年十一月十八日

【分析】这是一份卫生部新闻办公室关于甲型 H_1N_1 流感疫情信息情况通报。全文按照通报格式进行撰写，结构严谨，层次清晰，文字简练，叙述清楚。

三、通知、通报的结构和内容

不论何种通知，其基本格式和写法为：

（一）标题

通知的标题一般采用公文标题的常规写法，由发文机关＋事由＋文种组成。如《中共中央办公厅、国务院办公厅关于严禁用公费变相出国（境）旅游的通知》。也可以省略发文机关，由主要内容＋文种组成标题。如《关于印发〈规范国有土地租赁若干意见〉的通知》（国土资发〔1999〕222号）。

发布规章的通知，所发布的规章名称要出现在标题的主要内容部分，并使用书名号。

批转和转发文件的公文，所转发的文件内容要出现在标题中，但不一定使用书名号。如《国务院办公厅转发教育部等部门关于进一步加快高等学校后勤社会化改革意见的通知》。

从以上可以看出，这与日常工作中常用的会议通知、学习通知的标题只写"通知"二字是不同的。如果是"紧急"、"重要"、"联合"、"补充"通知，标题中还要注意标明，同时注明发文字号。

通报的标题通常由发文机关、事由和文种三个要素构成。也有的通报省略发文机关和事由，只写"通报"二字。

（二）主送机关

通知的主送机关即受文对象，根据实际情况，可以是一个或几个甚至所有的有关单位。普发性通知可省去主送单位。

通报一般有主送机关，有的特殊某一范围内，可以不标注主送机关。

（三）正文

1. 通知 一般由通知缘由、通知事项、执行要求三部分构成。但在不同类型的通知中，对其中某一项往往有所侧重，具体写法也有所不同。执行要求，有的集中写一段，有的分散到事项中。结尾常用"特此通知"或"专此通知"之类的习惯语作为结束。

签署和成文日期。写在正文末尾右下方。若标题中或标题下已反映了这两项内容，后面则可以不写，只盖印章即可。

会议通知写法。正文开头要写明召开会议的根据、主持单位和会议名称；主体部分写会议安排：会议内容、主要目的、起止时间、与会人员、会议地点、报到日期及具体地点；结尾提出具体要求和注意事项。当然，上述内容不一定要求每个通知都必须具备，顺序也可以有所变化。

批示性通知的写法。标题由发文机关、事由和文种组成，也可省去发文机关名称。正文由缘由、内容包括要求等部分组成。缘由要简洁明了，说理充分。内容要具体明确、条理清楚、详略得当，充分体现指示性通知的政策性、权威性、原则性。要求是切实可行，便于受文单位具体操作。

晓谕性通知的写法。通常由发文缘由、具体任务、执行要求等组成。会议通知也属事务性通知的一种，但写法又与一般事务性通知有所不同。

任免、聘用通知的写法。要求直叙其事，简明准确。多数只有一两句话，一般只写决定任免、聘用的时间、机关、依据，以及任免、聘用人员的姓名和具体职务即可。有时，在任职聘用通知中，还附带说明该职务享受某一级别的政治待遇；在免职通知中，说明"另行分配工作"等。此外，向本机关所属系统知照上级任免聘用决定的通知，往往只有通知内容（任免聘用人员的姓名和职务），没有通知根据，带有传达上级决定的性质。

2. 通报 不同的通报类型，其正文的写作内容各不相同。

（1）表彰性通报：正文包括叙述先进事迹，包括时间、地点、人物、事迹、怎么做及其结果；对先进事迹进行分析、评议，指出其典型意义，或概括主要经验；提出表彰决定与希望和学习号召。

（2）批评性通报：正文包括叙述事故或错误事实的经过情况、时间、地点、事故及其后果等；对事故进行分析评议，分析事故发生的原因，指出事故的性质及其危害；提出处分决定；引申出应当吸取的经验教训，有的放矢地提出希望和要求。

表彰通报和批评通报的文体结构和内容：

①标题：由发文机关，被表彰或被批评的对象和文种构成。如《共青团××市委关于表彰×××等同志英勇救儿童的通报》。

②发文字号。

③主送机关：一般有主送机关，有的特殊某一范围内，可以不标注主送机关。

④正文：表彰（批评）通报正文结构有四部分：

第一部分，情况简介，即写清先进事迹或错误事实的经过情况，要求用叙述的手法真实地反映事实；第二部分，写作本通报的事由；第三部分，通报的事项。如果是表彰通报，指出表彰的先进并作出嘉奖；如果是批评通报，指出对错误的惩处；第四部分，根据通报的情况，针对现实的需要，发出号召或提出希望和要求。

⑤落款。

⑥成文日期。

（3）情况通报：正文包括概括叙述情况；分析情况；针对情况提出希望和要求。

情况通报的文体结构和内容结构：

①标题：由发文机关、通报的事由和文种组成，如《国务院关于一份国务院文件周转情况的通报》；或写明通报的事由和文种，如《关于××市民政事业费管理使用情况的通报》；有的只写《情况通报》。

②发文字号。

③主送机关：有的在一定范围内可以不标注主送机关。

④正文：第一部分，通报的事由或者依据。一般是"为了……"；第二部分，情况介绍，即对事情的发展情况、主要情节分段分条叙述；第三部分，分析情况的客观意义，分析要入情入理，合乎实际，不可脱离通报的情况；第四部分，根据通报的情况提出具体要求或提出一些指导性意见。

⑤落款。

⑥成文日期。

> **课|堂|互|动**
>
> 1. 常用的通知分哪几类？
> 2. 试写一篇会议通知。有关材料：会议召开部门：护理系；会议内容：学生管理；会议参加人员：辅导员；时间：2011年4月30日下午2时；地点：系会议室；要求：参会人员准备书面发言稿。

（四）落款

通知中如果发文机关在标题中已标明，落款时可以省略。

通报中落款写上发文机关和发文时间。如果标题中已有发文机关，且时间已标注在发文机关下面，则不再落款。此外，普发性通报可不写抬头。非普发性通报要写抬头，相应发文机关和时间则在落款处写明。

四、相关知识

（一）通知与通报的特点

1. 通知的特点

（1）功能的多样性：在下行文中，通知的功能是最为丰富的。它可以用来布置工作、传达指示、晓谕事项、发布规章、批转和转发文件、任免干部等等，总之，下行文的主要功能，它几乎都具备。但通知在下行文中的规格，要低于命令、决议、决定、指示等文体。用它发布的规章，多是基层的，或是局部性的、非要害性的；用它布置工作、传达指示的时候，文种的级别和行文的郑重程度，明显不如决定、指示。

（2）运用的广泛性：通知的发文机关，几乎不受级别的限制。大到国家级的党政机关，小到基层的企事业单位，都可以发布通知。通知的受文对象也比较广泛。在基层工作岗位上的干部和职工，接触最多的上级公文就是通知。而且通知虽然从整体上看是下行文，但部分通知（如晓谕事项的通知）也可以发往不相隶属的机关。

（3）一定的指导性：通知这一文种名称，从字面上看不显示指导的姿态，但事实上，多数通知都具有一定程度的指导性。用通知来发布规章、布置工作、传达指示、转发文件，都在实现着通知的指导功能，受文单位对通知的内容要认真学习，并在规定时间内完成通知里布置的任务。个别晓谕性的通知，特别是通知作为平行文发布的时候，可以没有指导性或只有微弱的指导性。

（4）较强的时效性：通知是一种制发比较快捷、运用比较灵便的公文文种，它所办理的事项，都有比较明确的时间限制，受文机关要在规定的时间内办理完成，不得拖延。

2. 通报的特点

（1）题材的典型性：通报的题材，不论是表彰性的、批评性的，还是通报情况的，都要求有典型意义。典型就是既有普遍性、代表性，又有个性和新鲜感的事实。只有普遍性没有个性的题材，不能给读者以深刻的印象；只有个性没有普遍意义的题材，缺乏广泛的指导价值。通报的题材，要做到个性与共性的统一。

（2）思想的引导性：通报的内容，不论是肯定性的，还是否定性的，其价值都并不仅仅在于宣布对事件的处理结果，而是要树立学习榜样，或者提供借鉴，使读者能够总结经验、吸取教训，思想上受到启迪，得到教益。

（3）制发的时效性：通报所涉及的事实比较具体，写作时对发生的时间、地点等要素都要进行交代。且这些具有典型意义的事件，总是跟特定的时代背景与某一时期普遍存在的问题和现象，有着紧密的联系。人们对当下发生的事实兴趣较高，对发生已久的事实缺少了解的热情，而且发生已久的事实也必然会跟最新的现实有所偏离，因此，通报的写作和传播都应该是迅速及时的。

（二）通知和通报的类型

1. 通知的类型

（1）发布指示的通知：这类通知用来发布指示、布置工作。凡是需对某一事项进行处理、对某问题作出指示，又不适合用命令、决定、指示的形式行文的时候，均可用通知的形式进行办理。

（2）颁发规章的通知：除重要的法律性文件用命令颁布之外，多数法规和规章性文件，如条例、规定、办法、细则、实施方案等，都适合用通知颁发。

（3）批转、转发文件的通知：将某一下级机关报来的文件（主要是建议性报告或工作报告）转发给有关下级机关，叫做"批转"。将上级机关发下来的文件，或不相隶属机关发来的文件（主要是指示、意见、通知等）转发给下级机关，叫做"转发"。

（4）晓谕性通知：这类通知一般只有告知性，没有指导性。其用途较广泛，机构、人事调整，启用、作废公章，机构名称变更，机关隶属关系变更，迁移办公地址，安排假期等，都可使用这种通知。

（5）任免通知：即告知有关单位或个人人事任免的通知。

（6）会议通知：即告知有关单位或人员参加会议的通知。

2. 通报的类型

（1）表彰性通报：即表彰具有典型意义的先进事迹和好人好事的通报。

（2）批评性通报：即批评能普遍产生鉴戒作用的单位或个人的通报。

（3）情况通报：即传达重要精神或重要情况，起到交流情况，沟通信息，以促进工作的通报。

（三）通知与通报写作的注意事项

1. 通知写作注意事项

（1）不要超越权限乱发通知：下行文只能给本机关的下级机关机构、部门、人员发文。

（2）注意与其他文体的不同作用，防止混用或乱用。

课|堂|互|动

1. 通知与通报的特点。
2. 通知和通报的类型。
3. 通知与通报的区别。

（3）内容要具体明确：通知与实际工作的关系最密切，特别是事项性通知。因此，通知的内容必须详尽具体，便于相关部门执行。如会议通知要写明发文目的、会议名称、议题、召开时间、地点、出席对象、需准备的材料等。

2. 通报写作注意事项　撰写通报前一定要做好调查研究，包括文字涉及的事件的每一个细节都必须反复核实，实事求是，以免造成发文后被动、失信的局面。

叙述典型事实要准确、平实、简明。

讲究时效性，及时行文。

对事项的"分析"、"评议"部分，是最能体现通报作者思想水平和写作水平的所在，写作时一定要注意将人和事上升到较高的层面来认识，切忌就事论事。

通报的决定事项不能与事实、政策相抵触。

3. 正确区分通知与通报　通知是让受文者了解上级的意图，告诉受文者做什么、怎么做，它是一种硬性规定，而通报则是以具体的事例来教育受文者以期改进工作的，它是一种软式工作。从通知与通报的特点与作用，可看出它们的主要区别。

（1）内容范围不一样：通知可以发布行政法规和规章，批转和转发公文，传达需办理和周知的事项等，范围广泛，形式灵活，内容多样；通报则是表扬先进，批评错误，传达、交流重要情况、信息。两者虽都有告知的作用，但通知告知的主要是工作的情况以及共同遵守执行的事项；通报则是通过好的和不好的典型事例对大家进行教育或把有关的情况告知对方，使之知晓。

（2）行政约束力不同：多数通知有较强的行政约束力。通知中正面传达的各项事宜，都需要下级不打折扣地认真执行。通报的行政约束力相对小些，只体现一种原则、一种思想或观点，主要是起引导和影响的作用。即使通报中有一些规定和要求，受文者也不必字字落实执行，对有些不适合本单位情况的规定和要求，以"无则加勉"的态度去对待就行。

（3）表现方法不同：通知的表现方法主要是叙述，告知人们做什么、怎么做，叙述具体，语言平实。因此直接提出要求，较少议论，故文字严谨、准确、结构平直，篇幅一般较短；通报的表现方法则常兼用叙述、说明、分析和议论，有较强的感情色彩，篇幅一般较长。虽然通报也提出要求，但它的语气远不如通知严厉。

（4）事实性方面：通报以事实为前提；通知，其事实尚未发生。

（5）公开性方面：通报大于通知。

（6）急迫度方面：通报有的很急；通知则为具体执行的前导。

第三节　报告　请示　批复

一、报告

（一）报告的含义及作用

报告是用于向上级机关汇报工作、反映情况、提出意见或建议，及答复上级机关的询问。

报告是机关、单位经常使用的重要的上行文。用好报告，能帮助上级及时了解情况，掌握下情，为领导决策提供依据，有利于下级机关、单位接受上级的监督和指导。

（二）实例分析

实　例：

×××妇幼保健医院文件

×妇院办字〔2009〕48号

关于医技楼综合改造情况的报告

×××卫生厅：

我院医技楼至今已使用了近40余年，由于先天的设计缺陷和施工质量等因素，多年来医技楼排水不畅，房屋漏水，厕所不能使用，逢大雨时检验科、病理科与放射科以及地下室等多次被淹，还出现墙基下沉，墙体裂缝，严重威胁医患人员的人身安全。加之新住院部大楼的投入使用和医疗技术各方面的发展，现医技楼已不能满足医院医疗功能的需求。在目前尚无能力重建医技楼的情况下，改造医技楼已成为我院今年工作计划中的重要任务之一，并在去年10月初上报了省卫生厅。

基于上述原因，今年初医院基建办提出医技楼设计改造方案：医技楼地下有人防工程，构造比较复杂，施工时应采用钢架结构，建筑面积890平方米，建设高度12.8米，并对医技楼的给水、中央空调、电器、室内装修等进行改造，工程概算220万～260万元，经有关部门论证后进行招标。

今年3月×日，市友谊建筑设计院完成设计方案6套和医技楼改造效果图，工程预算600万元。6月中下旬，基建办组织相关人员向省卫生厅规财处做了专题汇报。规财处认为，设计方案虽然新颖、别致，但在耗能、保暖以及施工经费等方面应进一步考虑。

今年7月×日，院长组织相关人员召开医技楼改扩建工程现场办公会，会议认为：

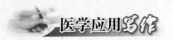

1. 设计方案与预算大幅度超出医院的概算，由于医院资金问题，无法按设计方案实施。

2. 考虑到医技楼不能够长期保留，故对医技楼不做较大投资。

3. 基于医技楼现实情况的需要，对 CT 室、放射科进行改造，由市友谊建筑设计院拿出设计方案。

市友谊建筑设计院根据现场办公会的决定，重新设计方案，采用砖混结构，面积 300 平方米，高度 4.2 米，总投资 45 万～75 万元。

经院长办公会研究同意，医技楼的改造由于工程造价低，时间紧迫，工序复杂，又要求与新住院大楼功能相匹配，故邀请在住院大楼工程施工质量、周期、设计效果较为满意的具有设计资质甲级、施工一级企业的深圳华茂公司继续施工该项目的部分工程，工程完工后经审计进行决算。

特此报告

×××妇幼保健医院（印章）

二○○九年××月×日

主题词：综合改造　医技楼　报告

×××妇幼保健医院办公室　　　　　　　　　2009 年××月×日印发

共印 4 份

【分析】这是一篇以反映医技楼的改造工程情况报告。报告格式规范，布局合理，内容集中、主旨突出，行文能紧紧围绕医技楼的改造工程情况来写，不蔓不枝，主旨鲜明、突出。正文最后部分写上"特此报告"，以作为结束语。

（三）报告的结构和内容

1. 标题　一般采用完整式公文标题的写法。如果标题中省略了发文机关，则落款时必须写发文机关名称。

2. 主送机关　一般是发文机关的直属上级机关。如有必要报送其他上级机关，可采用抄报形式。

3. 正文　报告的正文围绕主旨展开陈述，内容一般包括基本情况、主要成绩、经验教训、今后意见或提出有关建议等几个部分。不同类型的工作报告，汇报的侧重点会有所不同。如果内容较多，则应分条列项写，或分若干部分写，但各条项、各部分之间要有逻辑关系，避免无序交叉。

情况报告。正文围绕主旨，实事求是地概括叙述事发的原因、经过、性质，同时要写出处理意见、处理情况或处理建议。

答复报告。正文包括答复依据和答复事项两部分内容。答复依据即按上级要求回答问题。

一般报告的结尾都有习惯用语。依据报告的不同内容使用不同的习惯用语。提出建议要求上级机关批转给下级机关的工作报告，常以"如无不妥，请批转有关单位执行"等请求式用语作为结束语，其他各类报告常以"特此报告""专此报告""以上报告，请审示"等用语作为结束语。

（四）相关知识

1. 报告特点

（1）反映实践性：报告汇报的是对本单位工作的回顾和总结。所反映的情况，只能是本单位在工作时间中所碰到的情况或问题。答复上级机关的询问，也只能依据本单位的实践情况。报告的内容须真实，不能弄虚作假。

（2）概括陈述性：报告的表达方式是陈述性的，即以叙述和说明为主，然而它的叙述和说明却必须是概括性的，只要求作粗线条的勾勒，而不能详述事件或工作的过程，更不要求铺排大量的细节。即便运用议论，也多限于夹叙夹议。

2. 报告类型　报告根据其适用范围，可分为如下类型：

（1）工作报告：即向上级机关汇报工作的报告。多数工作报告只向上级机关汇报某一阶段工作的进展、成绩、经验、存在的问题及打算，汇报上级机关交办事项的结果，汇报对某一指示传达贯彻的情况，以及向上级机关报送物件或材料等，并不向上级提出工作建议。工作报告也可以提出工作建议。有的工作报告提出的工作建议只要求上级机关认可（即呈报建议报告），有的则在提出工作建议的同时，还要求上级机关批准转发（批转）给下级机关执行（即呈转类建议报告）。

（2）情况报告：即向上级机关汇报出现的新情况、新问题，特别是突发事件、特殊情况、意外事故及处理情况的报告。

（3）答复报告：即对上级机关所询问的问题作出答复的报告。

（4）专题报告：即针对某项工作或问题所写的报告。

3. 写作的注意事项

（1）工作报告和情况报告的区别：工作报告反映的是常规性的工作，内容相对稳定，写法也相对固定，有的工作报告还向上级提出工作建议。而情况报告汇报的是偶发和突发的特殊情况，内容多不确定，写法相对灵活。

（2）经验体会是工作报告写作的难点：经验体会必须是从实际工作中概括出的能指导今后工作的规律性的东西，而不是简单做法的罗列、拼凑。

（3）写情况报告即让上级机关及时掌握相关工作情况。

（4）写答复报告要紧紧围绕上级机关提出的问题而回答，不能答非所问、节外生枝。

（5）报告中不能夹带请示事项。

二、请示

（一）请示的含义及作用

1. 含义　请示是适用于向上级机关请求决断、指示、批示或批准事项所使用的公文。请示为上行文，具有强制回复的性质。其行文目的是请求上级机关对本机关单位权限范围内无法决定的重大事项，以及在工作中遇到的无章可循的疑难问题给予答复。

2. 作用　具体而言，请示的范围主要有如下几个方面：第一，属超出本机关工作职权范围须经请示批准才能办理。第二，对国家的有关方针政策或上级机关的有关规定、决定等不甚了解或有不同理解，需请示上级机关。第三，工作中出现了新情况、新问题，必须处理却又无章可循，无法可依，有待上级机关批示。第四，遇到本机关职权范围内很难克服或无力克服的困难，需请上级机关支持、帮助。第五，涉及全局性或普遍性的而本机关无法独立解决的工作困难和问题，必须请示上级机关以求得到上级机关的协调和帮助。

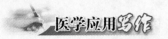
（二）实例分析

实例：

×××× 医院文件

×× 院医务字〔2006〕2 号

关于成为 ×× 省新型农村合作医疗定点医院的请示

×× 省卫生厅：

为认真贯彻落实党中央提出的建设社会主义新农村，构建和谐社会的要求，按照《×× 省新型农村合作医疗协调小组办公室文件》（× 合疗组办发〔2006〕6 号）精神和×× 市卫生局合疗组的安排部署，为广大的农村参保人员提供优质医疗服务，提高农民健康水平，我院积极响应卫生局精神，特申请为 ×× 省新型农村合作医疗市级定点医疗机构。

新型农村合作医疗制度的实施是党中央、国务院对广大农民身体健康的关怀和爱护，是一项德政和民心工程，是帮助农民抵御重大疾病风险，切实缓解农民群众看病难、看病贵问题，是提高农民健康水平，保护农村生产力，促进农村经济发展，维护社会稳定、利国利民的工程。成为 ×× 市新型农村合作医疗市级定点医疗机构，满足、方便基层医疗单位和患者的转诊救治，缓解参合农民"因病致贫、因病返贫"的问题，是我们义不容辞的责任和义务。我院是一所集医疗、教学、科研、急救、预防、保健为一体的综合性三级甲等医院。精湛的医术，良好的服务，悠久的历史使医院在 ×× 省乃至 ×× 省地区享有很高的盛誉，深受广大人民群众的信任和好评。

医院现有员工 ××× 人，中、高级卫生技术人员 ××× 人，拥有病床 ××× 张，拥有5 万元以上设备 ××× 台（件），×× 个医疗诊治专业组，平均每年接诊患者 ×× 万人次。约有14 %的住院患者来自农村。

医院眼科为 ×× 省重点学科，是目前 ×× 地区规模最大、专业划分最为齐全的学科，经 ×× 省卫生厅批准成立了"×× 省眼科医疗中心"；妇产科为 ×× 市重点专科，是 ×× 地区基层妇产科医师培训基地，经 ×× 市卫生局批准成立了"×× 市妇产医院"；耳鼻喉科为 ×× 市重点专科，临床医疗水平在市级医院中始终位于前列。

我院有管理规范、求真务实、开拓创新的领导集体，医术精湛、团结协作的医疗技术团队，还有先进的医疗仪器设备和全院职工为广大农民患者提供优质医疗服务的决心和信心，因此具备成为新型农村合作医疗定点医院。

妥否，请批示。

附件：1. ×××× 医院关于成立新型农村合作医疗工作领导小组的通知（略）

2. ×××× 医院简介（略）

3. 重点学科、专科介绍（略）

4. 省市确定的《重点学科和优势医疗专科》相关文件（略）

5. ×××× 医院医疗机构执业许可证正本、副本复印件（略）

×××× 医院（印章）

二○○六年一月三日

【分析】这是一例请求作为省新型农村合作医疗定点医院的请求批准请示。正文以"为认真贯彻落实党中央……"作行文依据、背景，然后把本院医务人员医术精湛、设备优良、优质医疗服务能力、重点学科和优势医疗专科等情况都一一做了介绍，最后，请求上级单位给予批示。内容简洁明了，请示事项单一明确。

（三）请示的结构和内容

1. 标题　请示的标题与其他公文文种标题相同，由制发机关、事由、文种三部分组成。标题中的事由要明确，语言要简明。由于"请示"本身就含有请求、申请的意思，所以标题中应尽量不再出现"申请"、"请求"一类的词语。

2. 发文字号　为完全式。

3. 主送机关　为直属上级机关，即只报送一个主管的领导机关。

4. 正文　正文由请示的缘由、事项和结束语三部分组成。

缘由。即请示的理由或根据。这部分内容既要实事求是，有理有据，说明充分，又要条理清楚、开门见山。缘由是写作请示的关键，直接关系到请示事项能否成立，关系到上级机关的审批态度。如果缘由比较复杂，还必须写明必要的事实和数据，不能为追求简要而作简单化处理，而要让领导知晓批准或不批准这个请示，将分别出现什么局面。

事项。即请求上级机关给予或指示或批准或支持和帮助的具体内容。事项要具体，所提的要求要有可行性和可操作性。如果内容比较复杂，则分条列项写。用语要明确，不能含糊其辞。语气要得体。

结束语。请示用结束语表达要求，通常使用"妥否，请批复""特此请示，请予批准""请批准""请审批""请指示"等惯用语。这是请示结尾必不可少的惯用语。

5. 落款

6. 成文日期

（四）相关知识

1. 请示的特点

（1）事前行文性：请示一定要在工作开始前行文，得到上级机关批准后才能付诸实施，不可"先斩后奏"或"边斩边奏"。

（2）请示批复性：请示行文的目的非常明确，即要求上级机关对请示的事项作出明确的批复。

（3）一文一事性：即一份请示只能请求指示、批准一件事或解决一个问题。

2. 请示的类型

（1）请求指示的请示：这类请示所涉及的是下级机关对政策、方针在认识上不明确、不理解，或对新问题、新情况不知如何处理的问题。

（2）请求批准的请示：这类请示所涉及的，是下级机关限于自己的职权，自己无权办

课|堂|互|动

1. 撰写请示与报告应注意的问题。

2. 就最近学院或班级发生的事件，做一个口头报告。

3. 请示有何特点？你对请示的"一文一事"的原则如何理解？

4. 请示与报告有何区别？两者在用途与行文时间上有何不同？

理或决定的事项。

（3）请求支持、帮助的请示：这类请示所涉及的，是下级机关遇到仅依靠自己的力量很难克服或无法克服的困难。

3. 写作注意事项

（1）写请示须遵循下列原则：一文一事，只主送一个主管的领导机关，不允许多头主送，不送领导者个人；按隶属关系逐级请示，不越级请示；请示的同时不抄送下级与同级机关。请示与报告不能混用，不能将请示写成报告，即不可写成为"请示报告"。

（2）两个以上单位联合向上级机关请示时，要在事前确定主办单位，经过认真磋商，取得统一认识，而后会签、印发。

（3）提出请示事项时，应同时根据本地区、本机关的实际情况，对所请示的问题提出解决的初步意见与方案，供领导批复时参考，因此，事先要经过周密的调查研究，使提出的意见与方案准确切实。

（4）请求批准行政规章的请示，要在正文中说明制定此项规章的必要性及其主要内容，而后将拟制发的规章作为请示的附件，一并报送。

（5）不滥用请示：凡在自己职权范围内经过努力能够处理和解决的问题或困难，都应尽力自行解决，不能动辄请示，矛盾上交。

4. 请示与报告的区别　报告和请示最大的相同之处是均属上行文。不相同之处主要表现在以下几个方面：

（1）行文时间不同：请示须在事前行文；而报告在事前、事后及事中皆可行文。

（2）行文的目的、作用不同：请示旨在请求上级批准、指示、支持和帮助，需要上级批复，重在呈请。报告旨在向上级汇报工作、反映情况、提出建议、答复上级询问，不需要上级答复，重在呈报。

（3）主送机关数量可以不同：请示只写一个主送机关。在遇到灾情、疫情等紧急情况需要多级领导机关尽快知道时，报告可写多个主送机关。

（4）写法不同：报告的内容较杂，容量可大可小，侧重于概括陈述情况，总结经验教训，形式多样，表述灵活，体现报告性。请示则单一，一文一事，侧重于讲明原因，陈述理由，表述事项，要求体现请求性，篇幅较小。

（5）结尾用语不同：报告的结束语一般写"特此报告"、"以上报告，请审阅"，或者省略结束惯用语。请示则不能省略结束惯用语，一定要写"以上请示，请批复"一类惯用语。

（6）受文机关处理方式不同：请示属办事件，收文机关必须及时批复。报告多数是阅件，除需批转建议报告外，上级机关对其余各类报告不必行文。

三、批复

（一）批复的含义及作用

批复是用于"上级机关答复下级机关的请示事项"的公文。与请示相呼应，先有请示，后有批复。批复是下行文。

（二）实例分析

实　例：

中华人民共和国卫生部文件

卫监督发〔2005〕243号

关于医疗设备检测有关问题的批复

××市卫生局：

　　你局《关于职业卫生技术服务机构资质审定有关问题的请示》（×卫办字〔2005〕36号）收悉。经研究，批复如下：

　　由于医用辐射设备的性能既关系到放射诊疗工作的质量，也会影响放射诊疗工作人员的健康与安全，因此医用辐射设备的质量控制检测应当依据《放射工作卫生防护管理办法》和《卫生部关于开展职业卫生技术服务机构资质审定工作的通知》的规定，取得相应的资质后，按照放射防护检测的要求，在认证的范围内开展检测工作。

　　此复

中华人民共和国卫生部（印章）

二○○五年六月十四日

　　【分析】这是一份批复。文章思路清晰，环环相扣，逻辑性强。以"此复"作为结束语，呈现出批复的显著特点。

（三）批复的结构和内容

（1）标题：批复的标题与其他公文文种标题的格式相同，由制发机关、事由、文种三部分组成。

（2）发文字号为完全式。

（3）主送机关：为直属下级机关，即向本机关发出请示的机关。

（4）正文：正文由事由和答复事项组成。

（5）落款。

（6）成文日期。

（四）相关知识

1. 批复的特点

（1）被动性：批复依赖下级机关的请示而被动行文。

（2）针对性：针对性体现在两个方面：一是批复内容必须紧扣请示的内容，请示什么就批复什么；二是批复的主送机关是请示的下级机关，即谁请示就给谁批复。

（3）权威性：批复是上级机关领导意图和领导权威的具体体现。批复对下级机关具有行政约束力。有了批复，下级机关便明确能否得到上级机关的支持和帮助；准许怎样做，不准许怎样做；应该怎样认识和理解，不应该怎样认识和理解。

（4）指导性：批复都是针对请示发表意见或作出表态的，因而对下级机关的工作有指导规范作用，下级不能违背上级的批复。上级不批准的事情下级就不允许做，而上级规定要做的，下级一定要完成。

2. 批复类型

（1）指示性批复：即对下级机关领会不准或不甚了解国家的有关方针政策或上级机关的有关规定、决定，作出的解释性、指示性的答复。

（2）批准性批复：即对下级机关请求办理或请求处理的事项表明态度的答复。

（3）支持、帮助性批复：即针对下级机关在遇到难以解决或无力克服的困难时而提出请求支持或帮助的请示所作的答复。

3. 写作注意事项

（1）写批复的具体要求是：第一，批复在开首第一行写明所答复的请示的日期、标题或发文字号，如"你局×××年×月×日关于××问题的请示收悉"，以便收文单位查找办理。第二，批复具有针对性。批复要针对下级机关的请示表明意见，因此，在内容上要有具体的针对性，即有问有答，问什么答什么，避免泛泛而谈。第三，结尾语常用"此复"、"特此批复"等语言。

（2）请示必须予以答复：答复要简明扼要，观点明确，措词肯定，绝不能含糊其辞，此外，批复的意见要具体可行，以便下级机关按照办理。

（3）批复问题应持慎重态度，要加强调查研究与磋商，而不宜轻率定夺。有的批复如需要其他所属机关周知时，亦可批转给有关的下属机关或在文件公报上刊登。

第四节　函　意见

一、函

（一）函的含义及作用

1. 含义　函是平行机关或不相隶属单位之间相互往来以及上下级之间用于询问和答复一般事项的文书，适应于不相隶属机关之间相互商洽工作，询问和答复问题，请求批准和答复审批事项。

2. 作用　函的使用范围极广，使用频率极高，可谓公文中的"轻武器"。具体来说，函的用途主要包括四个方面：①平级机关或不相隶属机关单位之间的公务联系、往来。②向无隶属关系的业务主管部门请求批准有关事项。③业务主管部门答复审批无上下级隶属关系的机关请求批准的事项。④机关单位对个人的事物联系，如回复群众来信等。

（二）实例分析

实　例：

×× 医院关于赵 ×× 通知调动问题的复函

×× 医学院附属医院：

你院《关于商调赵 ×× 通知的函》（× 医附院人函〔2010〕第 11 号）收悉，经研究同意赵 ×× 同志调你院药剂科工作。现随函附去该同志的档案、现实表现材料和体检表，请将报到日期尽快函告我院。

特此函复

×× 人民医院（印章）

二〇一〇年十二月二十八日

【分析】这是一份答复函。文章思路清晰，环环相扣，逻辑性强。以"特此函复"作为结束语，也是答复函的显著特点。

（三）函的结构和内容

1. 标题　函的标题与其他公文文种标题格式相同，由制发机关、事由、文种三部分组成。如果是便函，也可以不写标题。

2. 开头　写行文的缘由、背景和依据。

一般来说，去函的开头或说明根据上级的有关指示精神，或简要叙述本地区、本单位的实际需要、疑惑和困难。

复函的开头引用对方来文的标题及发文字号，有的复函还简述来函的主题，这与批复的写法基本相同。有的复函以"现将有关问题复函如下"一类文种承启语引出主体事项，即答复意见。

3. 主体　写需要商洽、询问、答复、联系、请求批准或答复审批及告知的事项。

函，或去函和复函一般都较单一，可与行文缘由合为一段。如果事项比较复杂，则分条列项书写。

4. 结束语　不同类型的函结束语有别。如果行文只是告知对方事项而不必对方答复，则结束语常用"特此函告"、"特此函达"。若是要求对方复函的，则用"盼复"、"望函复"、"请即函复"等语言。请批函多以"请批准"、"请大力协助为盼"、"望能同意"等习惯用语结束。复函的结束语常用"特此复函"、"特此回复"、"此复"等惯用语。也有的函不写结束语。

5. 落款　在正文之后的右下方写明，标注发文机关名称。

6. 成文日期　写在落款之下。

（四）相关知识

1. 函的特点

（1）使用广泛：函的使用不受级别高低、单位大小的限制，收发函件的单位均以比较平等的身份进行联系。上至国务院，下至基层组织、企事业单位、社会团体都广泛地使用函。

（2）频率高：凡是用于商洽工作、交流信息、询问和答复问题、请求批准事项等，均可使用函，它不受作者职权范围和级别层次高低的制约。

（3）平等性：函兼有平行、上行和下行三种行文方向，但绝大多数用于平行机关之间的、不相隶属机关之间，除批复函之外，作为平行文的函语气都比较委婉，作为下行或上行文的函，使用的极少。

（4）灵活性：函的篇幅一般说来都比较短小，制作灵活简便，是公务活动中操作极为方便的一个文种，在写作时要尽量做到言简意赅，意尽言止。

课堂互动

1. 根据学过的应用文知识，简要说明公函与便函的异同。

2. 撰写公函应注意哪些问题？

2. 函的类型

（1）商洽函：即不相隶属机关之间商洽工作、联系有关事宜的函。如人员商调、联系参观学习等。

（2）询答函：即不相隶属机关之间相互询问和答复有关具体问题的函。询答函实际上又可分出"询问函"和"答复函"。有些不明确的问题向有关机关和部门询问，用询问函。对机关和部门所询问的问题作出解释答复，用答复函。询答函涉及的多数是问题而不是具体的工作。

（3）批请函：即用于不相隶属机关之间请求批准和答复审批事项的函。批请函实际上又可以分为"请批函"和"审批函"，请批函用于向不相隶属的主管部门请求审批事项，而审批函则用于主管部门答复不相隶属机关单位的请批事项。

3. 写作注意事项

（1）注意批请函与请示的区别，向有隶属关系的上级机关请求指示、批准事项用请示，而向没有隶属关系的业务主管机关请求批准有关事项，则用请批函。主管机关答复请求审批事项，用审批函。

（2）开门见山，直奔主题。无论去函还是复函，都不要转弯抹角，切忌空话、套话和发空泛的议论。

（3）一文一函，简洁明了。

（4）语言要规范得体，并体现函的用语特色。发函要使用平和、礼貌、诚恳的语言，对主管机关要尊重、谦敬，对级别低的单位要平和，对平行单位和不相隶属的单位要友善。忌讳使用生硬、命令性的语言。发函，则态度要明朗，语言要准确，避免含糊笼统、犹豫不定。

二、意见

（一）意见的含义及作用

1. 含义　意见，是机关对重要事项发表的对工作有指导性质的文件。《办法》规定："意见，适用于对重要问题提出见解和处理办法"。

2. 作用　《国务院办公厅关于实施〈国家行政机关公文处理办法〉涉及的几个具体问题的处理意见》对意见的适用范围也作了界定："'意见'可用于上行文、下行文和平行文。所提意见如涉及其他部门职权范围内的事项，主办部门应当主动与有关部门协商，取得一致意见后可行文；如有分歧，主办部门的主要负责人应当出面协调，仍不能取得一致时，主办部门可以列明各方理据，提出建设性意见，并与有关部门会签后报请上级机关决定。上级机关应当对下级机关报送的'意见'作出处理或给予答复。作为下行文，文中对贯彻执行有明确要求的，下级机关应遵照执行。无明确要求的，下级机关可参照执行。作为平行文，提出的意见供对方参考。"

"意见"如果以上级机关名义批准并发出，为"批转"；由上级机关批准，但以上级机关办公厅（室）名义发出的为"转发"。

一般来说，凡是请求上级机关批转的公文，多数可以"意见"文种行文。

（二）实例分析

实例1：

中共 ×× 省委办公厅文件

× 委办发〔2003〕78 号

关于进一步加强和改进高等学校思想政治工作的意见

　　为了深入贯彻党的十六届三中全会、全国宣传思想工作会议和省委十一届五次全体（扩大）会议精神，切实加强和改进高等学校思想政治工作，推进我省高等教育的改革与发展，经省委同意，现就有关问题提出以下意见：

　　···

·······················

（此件发至县团级）

二○○三年十二月二十九日

主题词：思想政治工作　高等院校　意见

中共 ×× 省委办公厅　　　　　　　　　　　2003 年 12 月 31 日印发

（共印 1000 份）

　　【分析】这是一份党的机关的公文，版头由发文机关规范化简称"中共 ×× 省委办公厅"加"文件"二字组成；标题由发文机关名称"中共 ×× 省委办公厅"、公文主题"关于进一步加强和改进高等学校思想政治工作"和文种"意见"组成；因是普发性公文，故省略了主送机关；正文由两部分组成，一是前言，交代发文目的；二是主体，提出了进一步加强和改进高等学校思想政治工作的八条意见；因无主送机关，故成文日期移到了标题之下；因正文之后无成文日期，故省略了发文机关署名。

实例2：

×× 市关于惠民医院实施意见

　　为了建立和完善我市弱势群体的医疗救助机制，切实解决"低保、特困、困难"人群的看病难问题，进一步贯彻落实科学发展观、构建和谐社会，根据《关于 ×× 惠民医院医疗救助的实施意见》× 政办函〔2006〕×× 号文件精神，结合我市实际，就我市设立惠民医院有关事项，提出如下意见：

　　一、惠民医院设置

　　确定 ×××× 医院为惠民医院，×××× 医院实行"一套班子，两块牌子"的管理模式，其他各建制乡镇（街道）卫生院以上（含乡镇、街道卫生院）的公立医疗机构和 ×××× 医院为惠民医院的协作医院。

　　二、惠民对象

　　持有 ×× 市民政局颁发的《×× 市城乡居民最低生活保障金领取证》或《×× 市困难家庭救助证》的人员。

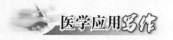

三、惠民措施

对来院就诊的惠民对象，实行"十四免、十减半、五优惠"政策。

十四免项目为：门诊挂号费、门诊诊疗费、门诊注射费、住院诊疗费、住院注射费、血常规、尿常规、大便常规、心电监护费、煎药费、住院空调费、重症监护费、输氧费、住院陪客费。

十减半项目为：观察床位费、住院床位费、住院护理费、住院手术费、X线透视费、心电图、脑电图、B超、血透费、化疗费。

五优惠即减免10％项目为：药费、检查费、放射费、化验费、治疗费。

对同时符合"爱心门诊、惠民病床"政策人员，先享受"爱心门诊、惠民病床"政策，再继续享受惠民医院政策。

四、其他救助措施的衔接

参加职工基本医疗保险和新型农村合作医疗的惠民对象，在享受惠民医院政策所支付的医药费用后，可享受职工基本医疗保险和新型农村合作医疗报销政策，符合城乡困难家庭医疗救助政策的可再按照《××市城乡困难家庭医疗救助实施办法》的规定享受救助政策。

五、资金筹集和结算

惠民医院的减免费用资金由市财政、市慈善总会、惠民医院和协作医院共同筹集。从××××年起，先由市慈善总会承担80％（从每年的春风行动捐款资金中拨付）。惠民医院或协作医院按20％的比例负担。市政府成立惠民医院救助资金管理委员会，办公室设在市新型农村合作医疗办公室。市慈善总会的救助资金第一年按预测数在年初划拨到市农医办专用账户，第二年起每年按上年度实际支付数拨入市农医办，各惠民协作医院每半年与惠民医院结算一次，惠民医院统一汇总后每半年向新型农村合作医疗办公室结算一次。

六、各部门工作职责

1. 市民政局负责及时将惠民对象的人员增（减）信息以书面形式通知惠民医院，并及时办理惠民对象的有效证件。

2. 市慈善总会根据上年度实际发生费用数，于每年年初及时足额将资金划拨到市新型农村合作医疗办公室。

3. 市新型农村合作医疗办公室要设立专用账户，单独建账，以加强资金管理。

4. 市审计局每年对资金使用情况进行审计。

5. 市卫生局要加强惠民医院的管理和政策宣传，重视医务人员的思想教育，努力为惠民对象提供低价不低质的服务，实现真心惠民、真正惠民的目的。

本办法自××××年×月×日起实施。

（印章）

二〇〇六年×月×日

【分析】这是一篇×市关于成立惠民医院指导性意见。属下行意见，格式规范，语言得体，思路清晰，是一篇值得学习借鉴的范文。

（三）意见的结构和内容

1. 标题　完全式标题由发文机关、事由和文种组成。下行意见一般用完全式标题，上行意见通常省略发文机关。

2. 主送机关：上行意见和平行意见均有主送机关。评估性意见和下行意见可以省略主送机关。

3. 正文　①指导性意见。是下行意见。正文一般先交代当前某项工作存在的背景、问题，在目的句"为了……现提出如下意见"之后，转入事项部分，即表述上级机关对某项工作的政策性、倾向性意见，或者对完成某项工作提出措施、方法和步骤一类实施要求。指导性意见通常用"以上意见，请结合实际情况贯彻执行"类语句作为结束。②建议性意见。上行意见正文开头与指导性意见类似，写明提出意见的依据、背景和目的，事项部分是下级机关对有关问题或某项工作提出见解、建议或解决办法。事项部分要符合政策法规，有理有据，具有合理性或可操作性。呈报类建议意见多用"以上意见供领导决策参考"、"以上意见供参考"作为结束；呈转类建议意见多用"以上意见如无不妥，请上级批转××执行"之类语句作为结束。平行意见的开头写行文的缘由、背景，主体写对有关事项或问题的建议，最后多用"以上意见供兄弟单位参考"类语句作为结束。③评估性意见。正文一般开门见山，以"现对……提出如下鉴定意见"，引出具体结论后即结束。结论要具有针对性、科学性。

4. 落款　在正文右下方写明发文机关和成文时间。

（四）相关知识

1. 意见的特点

（1）使用单位的广泛性：党政机关常用，人民团体、企事业单位也常用；上级机关可用，基层组织也可用。

（2）行文的多向性：意见可作上行文，也可作下行文，还可作平行文。

（3）作用的多样性：意见可以表明主张，作出计划，阐明工作的原则、方法和要求；提出工作见解、建议和参考意见；对有关专门工作作出评估、批评、鉴定和咨询。有的意见还会成为重要法规的探索、过渡性文件。

（4）弹性：意见作为上行文向上级机关提出的建议，上级机关可以采纳，也可不采纳。意见作为下行文，不像命令、决定那样是硬性规定而无法变通，语言也不那么强硬威严。下行意见对一些具体问题总留有一定的灵活掌握的余地，甚至只供参考而无明确的执行要求。平行文的意见，受文单位对意见的处理一样具有机动灵活性，留有余地。

2. 意见的类型

（1）指导性意见：是上级机关对有关问题或有关工作提出政策性、倾向性观点，或对某项工作规定目标、任务，提出措施、方法和步骤一类实施要求的下行文。这种意见有一定的行政约束力，也有变通性。有些工作部署不宜以决定、命令、通知等文种行文，便以指导性意见行文。

（2）建议性意见：这是下级机关提出工作建议的上行文。它分为呈报类建议意见和呈转类建议意见。

课|堂|互|动

1. 请说说意见的特点，可分哪几类？

2. 请你为加强高校学生队伍建设撰写几条"意见"或"建议"。

呈报类建议意见是下级机关就某方面的工作提出建议，献计献策，只供上级决策参考或认可，不请求上级处理意见。

呈转类建议意见是下级机关就某方面的工作，提出建议、设想和打算，呈报上级机关审定并请求批转有关单位执行的意见。如果此类意见经上级机关批转，就成为上级的指导性意见，具有一定的行政约束力。

（3）评估性意见：即业务职能部门或专业机构就某项专门工作、业务工作在经过鉴定、评议后，得出的送交有关方面的鉴定性、结论性意见。

（4）征求性：用来向兄弟单位、友邻单位，合作伙伴或不相隶属机关提出看法、主张或征求意见的意见。

3. 写作注意事项

（1）意见与相关文种的区别：

①意见与报告的区别。《办法》规定：意见"适用于对重要问题提出见解和处理办法"；而报告则"适用于向上级汇报工作，反映情况，答复上级机关的询问"。报告属于上行文，而意见兼具上行文、下行文和平行文三重身份。

呈报类建议意见和呈报类建议报告的共同点，是均向上级机关提出建议、献计献策，供上级机关参考或认同。而呈转类建议意见和呈转类建议报告的共同点是希望行文能被上级机关批准后转发（即批转）给有关机关参照执行。

在提建议的问题上，报告以叙述客观工作或介绍情况为基础，而意见则偏重于针对重要问题提出主观看法和处理意见。建议类意见偏重议论，针对的主要是问题，而建议类报告则偏重对事物的陈述，针对的不是问题而是具体的事实或工作。

尽管意见和报告在向上级机关提建议上一般可以文种互换，但是针对陈述性的事实或具体性工作而提建议，多用报告行文，面对重要问题而提出主观建议，则多以意见行文。

②意见与通知的区别。意见和通知都是使用频率甚高的公文，下行通知具有很强的指导性，要求下级机关办理和执行的强制力较强，相比较下行意见却有一定的执行弹性。对下行通知必须执行、办理，对意见，受文单位则可以根据实际情况，独立自主、灵活机动地处理。

（2）不同级别机关的意见具有不同的特点：一般说来，高层领导机关发布的意见内容比较原则，政治性比较强；基层领导机关发出的意见，内容比较具体，操作性比较强。

（3）评估性意见以科学性、公正性为生命：评估性意见必须科学、工整。要用事实、数据说明问题，评价、鉴定结论必须实事求是，恰如其分，不夸大拔高，也不缩小压低。

第五节　会议纪要、会议记录

一、会议纪要

（一）会议纪要的含义及作用

会议纪要适用于记载、传达会议情况和议定事项。

会议纪要是根据会议记录、会议文件和会议的其他有关资料整理而成的，既可以上行也可以下达。

会议纪要的作用，主要表现为沟通情况，交流经验，统一认识，指导工作。有些会议纪要可经上级领导机关或主管部门批准或被转发。

（二）实例分析

实例：

××中西医结合医院工作会议会议纪要

院纪要字〔2010〕22 号

院办公室编　　　　　　　　　　　2010 年 4 月 28 日

时间：二〇一〇年四月二十六日上午8：30 时

地点：院办公楼八楼会议室

主持：黄轼琪

参加人员：院长李佳默、博士汪凯，姬华辉等七名硕士研究生　　列席者：（略）

记录人：柯××

2010 年 4 月 26 日上午，医院召开第四次研究生会议，会议由副院长黄轼琪同志主持，李佳默院长、汪凯博士，以及医院姬华辉等七名硕士研究生参会。

一、提要求，布置工作重点

院领导李佳默同志在会上做了重要讲话，他首先肯定了研究生在各自岗位上取得的成绩是全院有目共睹的，强调随着个人的努力和拼搏，每位同志的认同感得到不断增强，科内、院内地位显著提高。其次他勉励研究生们不懈奋斗，携手共进，发挥更大的作用，相信在大家的共同努力下一定会前程似锦，医院也将会更快更好地发展。同时他要求研究生一定要紧抓当前汪凯博士来院蹲点的宝贵契机，大力开展科研活动，形成以汪博士牵头，研究生具体实施，优秀本科生参与的科技研发队伍，并根据已有和即将开展的科研项目做好职责分工，重点和突出做好以下几个方面的具体工作：

1. 提高中医药治疗率　按重点中西医结合医院标准，提高临床各科室的中医药治疗率和参与率，强化中医药宣传工作，普及中医药知识，逐步打造中医药特色科室，强化中西医结合办院的特色。

2. 建立健全和完善医院各类规章制度　切实做到有章可循，有规可依，奖惩明确。请黎锐与院办共同完成各项制度的编撰和整理工作。院部将以奖罚作为手段，充分调动一切有利于医院发展进步的积极因素。

3. 优势病种协定方剂、协定针灸穴位组合、协定埋线穴位组合、协定中医特色诊疗方案规范　现阶段主要请汪博士做好研究生的研发分工，确保攻坚研制治疗骨科、妇科、内科、普外等的中医药颗粒剂、膏剂和汤剂的协定方剂的研发使用，使每个科室的使用协定方剂比例大幅递增，并且各科也要加快制订中医药人才的培养计划，尤其是各科要培养2～4 名针灸推拿医师，1～2 名专兼职埋线医师，丰富治疗手段，早日把医院建设成为本地区特色医疗服务机构。

4. "治未病"中心建设　姬华辉硕士作为"治未病"中心主任及其团队要加紧对"治未病"理念的宣传，形成专用宣传手册，并加速对专用药膳疗法的临床运用和研发，尽快形成特色产业和优势产业。

5. 腹腔镜胆囊切除基层医院推广治疗学　刘林医师要抓紧协助程礼和主任，做好腹腔镜胆囊切除术经验的收集和总结，撰写专业学术论文和腹腔镜胆囊切除基层医院推广应用治疗学。

6. 优势病种中西医结合诊疗规范撰著　形成一套优势病种的诊疗规范，进一步提高治愈率，不断巩固优势地位。

7. 深入开展"三进"活动　医院党委号召广大医务工作者，挤时间、抢时间，利用节假日和休息日积极地参与该项活动，到乡镇、社区、家庭和单位中去，院部将根据活动实施方案及有关规定，以简单而行之有效的方式对人员进行考核。例如：各科要定期或不定期向院部汇报每次参加活动的照片，提供参加活动的人员以及活动地的具体情况等。

8. 加大医院的全面宣传工作　全院上下要加强团队协作，拧成一股绳，劲往一处使，多提好的意见和建议，院部将逐条梳理，分批采纳其中有益医院发展的意见和建议。各位研究生要在宣传内容上多下工夫。

二、抓重点，明确下一步工作

黄轼琪副院长就李院长所提的有关要求和指示，请几位研究生谈了各自的想法和感受。汪凯博士对下一步工作具体实施情况发表了重要讲话，表示首先每位研究生要自拟科研主题，他本人将对标书撰写技巧给予指导，同时希望全院每科选派医生参加中医特色疗法培训，具体培训实施者应由研究生完成，重点培训方向如下：

1. 如何熟练掌握针灸。

2. 常用中药协定方剂的研发和使用，特别是优势病种协定方剂。

3. 培训偏重西医药的科室对中医药特色疗法的掌握及应用（针灸、艾灸长期临床证明是安全有效的，对心血管、心肌失常、胃病、肾内科等有明显疗效）。

4. 由研究生团队共同研发撰写，各科常见优势病种、协定方剂、协定针灸穴位组合、协定埋线穴位组合、中医特色治疗适应证及应用规范等。

（印章）

二〇一〇年四月二十六日

【分析】这是一篇分项式会议纪要。导言部分介绍了会议主题、会议时间、地点和出席人员。文种承启语后，分条列项写了会议议定的事项。文章指导思想明确，层次分明，语言明晰。

（三）会议纪要的结构和内容

会议纪要的正文由导言、主体和结尾三部分组成。

1. 导言　即会议组成情况：通常采用简述式写法，简述会议时间、地点、出席人员、中心议题和议程等。

2. 主体　即会议的主要精神。

（1）综述式会议纪要：对会议的内容或议定事项，进行综合概括，按性质分成若干部分，然后依据一定的逻辑顺序排列写出。议题比较重大、涉及面较广的会议纪要，多属此类。

（2）分项式会议纪要：把会议的内容或议定事项，分条列项地写出。许多办公会议纪要或讨论解决较具体、较专门问题的会议纪要属于这一类。

（3）摘要式会议纪要：即与会者要写出真实姓名和职务、职称。这种写法能客观地反映与会者的观点和主张，还能较大限度地保留谈话风格。

3. 结尾　一般写对与会者的希望和要求，也有的会议纪要不写专门的结尾。

（四）相关知识

1. 会议纪要特点

（1）内容的纪实性：它是在会议后期或者会后根据会议记录和各种会议材料整理而成的，真实、准确地体现了会议情况和会议精神。

（2）表述的纪要性：它不像会议记录那样对会议发言和会议内容逐一记载，它只是对会议结果摘要归纳。

（3）作用的受限性：它只对与会单位、与会人员有一定的约束力，要求他们对会议议定的事项共同遵守、信守承诺。若希望会议纪要扩大读者范围和影响力，则需由上级机关将之作为"通知"的附件下发。

2. 会议纪要的类型　按照会议内容的不同，会议纪要可以划分为以下几种类型：

（1）决议性会议纪要：主要记载和反映领导层制定的决策事项，作为传达和部署工作的依据，对今后的工作具有指导作用。常用于领导办公会议。

（2）研讨性会议纪要：主要记载和反映经验交流会议、专业会议或学术性会议的研讨情况，旨在阐明各方的主要观点、意见或情况。主要用于职能部门和学术研究机构召开的专业会议或学术研讨会议。

（3）协议性会议纪要：主要记载双边或多边会议达成的协议情况，以便作为会后各方执行公务和履行职责的依据，对协调各方今后的工作具有约束作用。常用于领导机关主持召开的多部门协调会或不同单位联席的办公会。

就会议纪要性质可分为办公室会议纪要和专项会议纪要；就表述形式可分为决议式纪要，概述式纪要和记录式纪要；根据内容可分为决议性纪要和综合性纪要。

3. 写作注意事项

（1）要正确地集中会议的意见：没有取得一致意见的，一般不写入纪要。但对少数人意见中的合理部分，也要注意吸收。

（2）例会和办公会议、常务会议的纪要：重点将会议所研究的问题和决定事项逐条归纳，做到条理清楚，简明扼要。

课|堂|互|动

1. 会议纪要的主体在写法上有哪些？

2. 撰写会议纪要有哪些要求？

（3）会议纪要用"会议"作主语，即"会议学习"、"会议讨论"、"会议决定"、"会议认为"、"会议确定"、"会议指出"、"会议号召"、"会议听取了"等。

（4）会议纪要写成后，可由会议主办单位直接印发，也可由上级领导机关批转。有的会议纪要还可由会议主办单位加按语印发。

4. 会议纪要与决议的区别

（1）会议纪要内容可轻可重，讨论事项可大可小；决议内容一定是单位或部门原则性的重大问题。

（2）会议纪要可以反映会议上不同观点或几种同时存在的不同意见；决议则只能反映多数人通过的统一观点或意见。一份会议纪要可以同时写出不同方面互不关联的几项决定；而一份决议只能写某一方面、某一问题决议。

（3）形成过程不同：会议纪要是将会议内容、形成经过整理，概其要点，记其重点并条理化，作为与会者共同遵守、执行的依据；而决议则是经过一致通过的程序。

二、会议记录

（一）会议记录的含义及作用

1. 含义 会议记录是由会议组织者指定专人，如实、准确地记录会议的组织情况和会议内容的一种机关应用性文书。会议记录一般用于比较重要的会议或正式的会议，它要求真实、全面地反映会议的本来面貌。

2. 作用 会议记录的特点体现在三个方面：

（1）依据作用：会议记录忠实地记录了会议的全貌、会议精神、会议形成的决定或决议、会议对重大问题作出的安排，如果在会议后期需要形成文件，要以会议记录为依据；如不形成文件，与会者在会后传达贯彻会议精神和决定是否准确，也要以会议记录为依据进行检验。

（2）素材作用：会议进行过程中连续编发的会议简报，以及会议后期制作的会议纪要，都要以会议记录为重要素材。会议简报和会议纪要可以对会议记录进行一定的综合、提要，但不得对会议记录所确认的内容进行歪曲和篡改。可以说，会议记录是形成会议简报和会议纪要的基础。

（3）备忘作用：会议记录可以作为会议情况和会议内容的原始凭证。时过境迁，有关会议的内容和情况可能无法在记忆中复现了，甚至当时作出的重要决定可能也记不清了，这时就不妨查查会议记录。会议记录还可以成为一个部门和单位的历史资料，若干年后，通过大量会议记录可以了解这个单位的历史进程和发展状况。

（二）实例分析

实　例：

××医院安全工作会议记录

时间：2009 年 7 月 23 日上午 8：30 时

地点：××医院第六会议室

会议名称：××医院安全工作会议

主持人：徐勇（××医院纪委书记、工会主席）

会议出席情况：院办、医务科、护理部、物管科、医学工程部、保卫科以及财务科等职能科室负责人。

缺席：无

会议记录人签名：李殷丽（院办公室秘书）

会议内容：

为了深入学习和落实卫生部关于《开展医疗卫生机构重点部门和人员密集场所安全生产隐患排查治理专项行动的通知》（卫办综函〔2009〕380 号）以及《关于印发全省卫生系统安全生产隐患排查专项行动工作指导意见的通知》（×卫办字〔2009〕22 号）文件精神，我院于 7 月 23 日上午 8：30 时召开了安全生产紧急会议，纪委书记、工会主席徐勇同志主持召开了会议，院办、医务科、科教科、护理部、物管科、医学工程部、保卫科以及财务科等职能科室参加了会议。

会议指出，全国医疗卫生系统重大治安灾害时有发生，安全事故大量存在，尤其是医疗机构的人员密集场所存在的安全隐患久拖不改，消防安全形势十分严峻。为贯彻落实卫办综函〔2009〕380号、×卫办字〔2009〕22号文件精神，积极开展创建"平安医院"活动，深入做好安全工作，明确责任，查找隐患，督促落实，切实预防重大安全事故，尤其是群死、群伤火灾事故的发生，确保医院各项工作稳定和谐地发展。

会议要求，要深入开展安全生产大检查，严格排查安全生产月隐患。要加强督促，限期整改，逐一落实。要抓住这次开展安全生产隐患排查治理专项行动的有利时机，加强领导，落实责任，加大督查、指导力度，采取有效措施，集中时间和力量，全面排查事故隐患和薄弱环节，把关系到患者、医护人员人身财产安全的重点要害部门作为排查的重点，建立安全事故应急预案，及时整改、消除隐患，确保安全。具体做好以下排查内容：

1. 灾害事故应急预案的制定、演练、完善情况，尤其是人员（重点是患者）疏散、转移、救治方案及指挥、现场抢险等应急处置工作程序。

2. 门诊、住院病房等消防安全责任制落实情况，消防车道、疏散通道、安全出口畅通情况，疏散指示标志、应急照明、火灾自动报警系统、自动灭火系统等消防设施的运行情况，消防安全措施及值班人员岗位责任制、值班巡查记录等；火险隐患定期检查记录及整改情况。

3. 各项安全制度的制定及执行情况，安全责任是否明确；水、电、气、热等后勤保障系统的安全运行及维修、保养情况；放射源、剧毒化学品、毒菌种及易燃、易爆、危险物品安全管理情况；财务部门、收款处、计算机房、集体宿舍等要害部门的人防、物防、技防等安全防范设施的落实和管理情况。

最后，徐主席强调指出，各部门、各科室要严格按照要求内容落实排查和整改工作，切实预防重大安全事故的发生，确保医院良好的安全环境。

主持人：徐勇（签字）　　　　　　　　　　　　记录人：李般丽（签字）

【分析】本篇安全工作会议记录是按照会议的议项来分项记录的，将会议所要传达贯彻执行的重要事项和会议要求要深入开展安全生产大检查，严格排查安全生产月隐患等事项及形成的决议清楚简要地记录下来。

（三）会议记录的结构和内容

会议记录的写法

（1）标题：会议名称＋文种

一种是标题由会议名称加文体名称组成，如《××会议记录》，另一种就写"会议记录"。

（2）正文：首部＋主体＋结尾

首部。会议概况，包括会议名称；会议时间；会议地点；会议主席（主持人）；会议出席、列席和缺席情况；会议记录人签名等。以上6项应在主持人宣布开会前填写好。

主体。会议内容包括：①会议议题。如果有多个议题，可以在议题前分别加上序号。②发言人及发言内容。记录每人的发言时都要另起一行，写明发言人的姓名，然后加冒号。③会议决议。决议事项应分条列出。有表决程序的要记录表决的方式和结果。

（3）结尾：没有固定的格式。一般要另起一行，空两格写明"散会"，并注明散会时间。

右下方由会议主持人和记录人签字以示负责。

（四）相关知识

1. 会议记录的特点

（1）真实性：会议记录执笔者与其他文章的写作者有一个重要的区别，那就是他只有记录权没有改造权。会议是个什么样就记成什么样，与会者发言时说了些什么就记下什么，记录者不能进行加工、提炼，不能增添、删减，不能移花接木，不能张冠李戴。

（2）原始形态性：会议记录是会议情况和内容的原始化的记录。所谓原始，就是未经整理，未经综合。在这一点上，它跟会议简报、会议纪要有着很大不同。会议简报和会议纪要也是真实的，但不是原始的。虽然在内容上可能没有太大差别，但在存在形态上，会议记录跟会议简报和会议纪要的差异甚大。

（3）完整性：会议记录对会议的时间、地点、出席人员、主持人、议程等基本情况，对领导讲话、与会者的发言、讨论和争议、形成的决议和决定等内容，都要记录下来，一般没有太多的选择性。

（4）资料性：是分析会议进程、研究会议议程的依据；是编写会议简报和撰写会议纪要的重要资料；还可以作为原始资料编入档案长期保存，以备需要时查阅。

2. 会议记录与会议纪要的区别　二者都源于会议，但有很大的不同，主要区别在：

（1）性质不同：会议纪要是《办法》规定的 13 个法定文种之一，而会议记录是属于与会议相关的事务性文书。

（2）功能不同：会议纪要体现了会议的权威性与约束力，要求会议成员共同遵守，贯彻执行，而会议记录只是对会议的"素描"，一般不公开，只起到凭证与资料存档作用。

（3）关系不同：会议纪要是理性的，会议记录是感性的；先有记录，后有纪要；纪要是在记录的基础上加上其他会议材料整理而形成的。

3. 写作注意事项

（1）真实、准确：做会议记录时，按照会议进行的实际情况，真实、准确地记录。无论是发言还是决议，凡是记下的都必须符合原意，不得任意增减或改变，不许夹杂记录者的个人意见。

（2）内容要完整：做会议记录时，关键性的事项不能遗漏，与会议有关的一些细节内容也不要忽略，要保证内容的完整。重要的会议记录，会后要进行检查、整理，遗漏的要补上，记错的要改正。

（3）细心了解会议的内容和其他情况，提前做好记录准备：做会议记录前，首先要了解会议内容，做到心中有数，对会议中将出现的新名词、新内容，事先学习，以免因不理解而影响记录效果。

（4）要尽量保持讲话人的语言风格。

知识链接

公文由文秘机构统一处理的规则

为了使公文按正常的渠道运转，按规范的程序办理，机关都设有专门公文处理的文秘机构或配备专人处理公文。公文的正常流程应该是：

"收"由文秘机构统一签收，拆封，清点分类，登记，拟办，分办，催办；"发"由文秘机构统一核稿，分送领导签批，然后再回到文秘机构登记编号，印制，校对，用印，分发。分发前，要经过复核或第一读者认真阅读无误后，才可分发。这样无论是公文收进或发出，都经过专门公文处理工作的一个口子把关，就能保证公文在机关有秩序地运转，规范办理，提高机关办事效率，保证公文质量。行文规则中还要说明的是党的领导机关根据工作需要，可向同级政府及部门或下级政府机关行文；而政府机关不得向党的组织行文作指示、交任务。

经批准的报刊上全文发布的行政法规和规章，应视为正式公文依照执行，可不再发文。发文机关可印制少量文本，供存档备查。

学习小结

一、学习内容

文种	作用	主要内容	注意事项
通知	批转、传达或传达事项	缘由、事项、要求	不要超越权限 内容要具体明确
通报	表彰先进 批评错误 传达精神	通报根据、揭示性质、提出要求	表扬性、批评性、情况通报性的写作差异
报告	汇报工作，反映情况，答复询问	综合报告写明动态，总结经验和问题，专题报告写明详细情况	内容准确可靠，详略得当
请示（批复）	请示是请求上级批准；批复是答复下级问题	请示要一文一事；批复要针对请求事项答复	请示不能与报告混淆；批复要及时快捷
函	商洽工作，咨询或答复问题	发函缘由、事项、表明态度	语态谦恭，态度明确
意见	对重要问题提出见解和办法	提出缘由、表明态度和办法，写出执行建议	提出的见解和方法必须可行可靠
会议纪要	记载传达会议情况和议定事项	总结归纳，内容条理，切中实质	内容要准确，语言要恰当
会议记录	依据作用；素材作用；备忘作用	开会时当场把会议基本情况和会议报告、发言、讨论、决议等内容如实记录	会议记录与会议纪要的区别

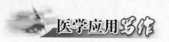

二、学习方法体会

本章的学习主要采用理论联系实例的学习方法。首先认真分析每一个实例，形成该文种的基本印象，再结合每个文种的写作理论和了解相关知识的基础上进行实训演练，从而提高写作水平。通过本章的学习，达到掌握通知、通报、报告、请示、批复、函、意见、会议纪要等常用公文文体和会议记录事务文书的写作能力。

目标检测

一、单项选择题

1. 行政公文的作用，下列提法不正确的是（   ）

A. 领导和指导作用   B. 权威性和约束力

C. 行为规范作用   D. 宣传和教育作用

2. 标题是对公文内容的概括与揭示，不是标题结构内容的是（   ）

A. 发文机关名称   B. 公文事由

C. 不便于公文的检索和处理   D. 公文种类

3. 下列不是通知的作用是（   ）

A. 嘉奖   B. 告诫   C. 广泛性   D. 交流

4. 撰写通知时注意事项，提法不正确的是（   ）

A. 不要超越权限乱发通知

B. 注意与其他文体的不同作用，防止混用或乱用

C. 内容要具体明确

D. 撰写通知前一定要做好调查研究

5. 对报告的含义说法不正确的是（   ）

A. 答复上级机关的询问   B. 向上级机关申请款项

C. 向上级机关反映情况   D. 向上级机关汇报工作

6. 请示是适用于向上级机关请求指示、批准的公文，不正确的是（   ）

A. 请示为下行文   B. 请示为上行文

C. 请示为平行文   D. 请示是不相隶属关系的公文

7. 对函的类型提法不正确的是（   ）

A. 批复函   B. 批请函   C. 询答函   D. 商洽函

二、多项选择题

1. 行政公文特点（   ）

A. 权威性和约束力   B. 实用性   C. 规范性   D. 简明性

2. 下列属于行政机公文的（   ）

A. 通知、通报   B. 请示、批复   C. 函、会议记录   D. 议案、报告

3. 通知的特点（　　）

A. 思想的引导性 　　　B. 运用的广泛性 　　　C. 一定的指导性 　　　D. 功能的多样性

4. 通报的类型（　　）

A. 表彰性通报 　　　B. 批评性通报 　　　C. 情况通报 　　　D. 内容的通报

5. 批复类型有（　　）

A. 请示指示性批复 　　　　　　　　　B. 情况报告性批复

C. 请求批准性批复 　　　　　　　　　D. 请求支持、帮助性批复

6. 会议纪要具有的特点是（　　　）

A. 备忘作用纪要性 　　　　　　　　　B. 作用的受限性

C. 表述的纪要性 　　　　　　　　　　D. 内容的纪实性

7. 意见的类型有（　　）

A. 指导性意见 　　　B. 决议性意见 　　　C. 建议性意见 　　　D. 评估性意见

三、简答题

1. 公文的含义是什么？公文特点及种类有哪些？

2. 行政公文格式与语言有哪些要求？

3. 通报、报告、函的种类有哪些？各有什么作用？

4. 试述请示的正文由哪些部分组成。

5. 试述请示和报告的区别。

四、实例分析

1. 请看以下几份公文的标题是否正确，如不正确请帮助改正过来。

（1）《关于报送对〈×××条例（征求意见稿）〉修改意见的函》

（2）《关于报送对×××项目建议书审核意见》

（3）××乡人民政府给县财政局的《关于解决修路所需经费的请示》

（4）××县电业局给县直各单位的《关于近期停电的通知》

（5）××市教育局给县政府《关于调整县职业教育结构的批复》

（6）《关于对〈××市房产开发管理暂行办法〉修改意见的函》

2. 下面是存在毛病的会议通知，试指出其存在的毛病。

关于××医院门诊部召开
开展增产节约、劳动竞赛会议的通知

各科室：

为了贯彻上级精神，提高医院工作效率和经济效益，培养广大职工的主人翁精神，经医院研究决定，在全院范围内广泛开展增产节约、劳动竞赛活动。现将会议有关问题通知如下：

一、会议时间：10月4日至8日。

二、会议地点：××招待所。

三、与会人员：各科室的负责同志、工会小组长等。

四、请各单位准备好本单位开展劳动竞赛活动的经验材料，限5000字，报到时交给

会务组，并请与会人员于10月4日前来报到。

×××× 医院（印章）

×××× 年×月×日

3. 下面是一例病文，试指出其中毛病，并写出修改稿。

公　函

×× 医科大学校长办公室：

首先，我们以 ×× 省医学高等专科学校的名义，向贵校致以亲切的问候。我们以崇敬和迫切的心情，冒昧地请求贵校帮助解决我校当前面临的一个难题。

事情是这样的：最近，我们经与 ×× 学院磋商，决定派 ×× 等几位老师到该院进修学习。只因该院创办不久，院舍至今还在建设之中，以至于进修生的宿舍拥挤。我校几位进修教师的住宿问题，虽几经协商，仍难以得到解决。然而，培养人才，时不我待，几位教师出省进修学习机会难得，时间紧迫，任务繁重，要使他们有效地学习，住宿问题是亟待解决的。

为此，我们在进退维谷的情况下，情急生智，深知贵校府高庭阔，物实人齐，且具有宽大为怀，救人之危的美德。于是，我们抱着一线希望，与贵校商洽，能否为我校进修教师的住宿问题提供方便条件。但不知贵校是否有其他困难，如有另外的要求和条件，我校则尽力相助。若贵校对于住宿一事能够解决，我校进修教师在住宿期间可为贵校教学事务做些义务工作，如辅导和批改作业等，这样可以从中相得益彰。我们以校方的名义向贵校表示深深的感谢。

以上区区小事，不值得惊扰贵校，实为无奈，望谅解。并希望尽快得到贵校的答复。

此致

敬礼

×× 省医学高等专科学校（印章）

二〇一〇年×月×日

五、写作

1. 根据下面的请示，写一份批复

关于承办第一届大学生职业技能大赛设备经费的请示

省教育厅：

我校将承办2011年省第一届大学生职业技能大赛，大赛要求使用的设备种类繁多，我校现有的设备无法满足比赛需要。为保证比赛顺利进行，亟须改善和添置设备，请省教育厅拨给专用经费。经核算，共需经费 200 000 元，请审批。

附件：第一届大学生职业技能大赛设备预算表（略）

×× 卫生职业技术学院（印章）

二〇一一年三月二十八日

2. ×× 卫生职业技术学院团委准备暑期组织全体团员参加省团委的"三下乡"活动，为有利于院团委组织好学院全体团员参加这一活动，请你拟一份书面通知。

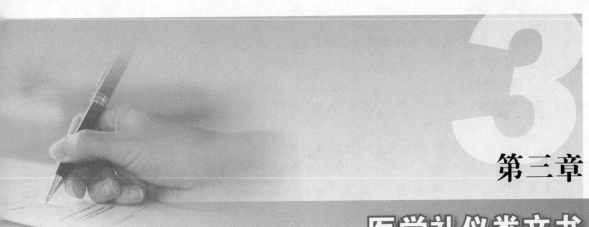

第三章
医学礼仪类文书

学习目标

学习目的

通过本章的学习，能阅读和写作请柬、邀请书、感谢信、慰问信、欢迎辞、欢送辞、形象策划与公关策划书，为今后的工作储备相关知识和奠定基础。

知识要求

掌握感谢信、慰问信、求职信和个人简历的含义、作用、特点、结构和写作要求；

熟悉请柬、邀请书、欢迎辞和欢送辞的结构和写作要求；

了解形象策划与公关策划书的写作。

能力要求

学会感谢信、慰问信、请柬、邀请书、欢迎辞和欢送辞的写作；

运用本章所学的形象策划与公关策划文书形成初步的形象策划与公关策划素养，处理日常学习和生活中的事务，并形成相应的能力。

第一节 请柬 邀请书

一、请柬

（一）请柬的含义及作用

请柬是单位、团体或个人邀请有关单位或个人出席某个会议或参加某项活动所使用的公关文书，是一种礼仪信函。请柬的篇幅短小，内容言简意赅，一般写在特制的卡片上。

在现代社会中，请柬在我们生活和工作中的使用是非常广泛的。大到公司庆典、企业开张、庆祝会、展览会，小到座谈联欢、婚宴寿庆，在这些活动中，请柬无不起到联络感情、沟通信息的作用。

（二）实例分析

实　例：

××××医院住院大楼竣工典礼

请　柬

谨定于二〇一〇年×月×日上午9时，在××××医院住院楼广场举行"××××医院新住院大楼竣工典礼"，欢迎市中心医院李院长届时参加。如不能出席，请赐复为盼。诚邀您届时莅临指导。

××××医院（印章）

二〇一〇年×月×日

【分析】这是一份医院住院大楼竣工典礼请柬，由主办方"××××医院"向市中心医院李院长发出。文中将住院大楼竣工典礼的时间、地点、典礼的名称都写得一清二楚，并在正文结尾使用邀请惯用语"诚邀您届时莅临指导"。这份请柬内容简洁，语言得体，达到了明确告知和热情邀请的目的。在开展庆典活动时，往往请柬可一式多份发出邀请。

（三）请柬的结构和内容

请柬一般由标题、称谓、正文、落款和有关事项五部分组成。

1. 标题　折叠式请柬的标题写在封面，封里则不必再写；卡片式请柬的标题是在首行居中的位置上写明文种名称，字较正文稍大，可用美术体，并装饰花边。请柬的标题用"请柬"或"请帖"来表明。此外，请柬的标题有时也在文种名称前面写单位名称或会议与活动名称，如前面例文的标题《2010第七届上海国际医疗美容产品展销会开幕式请柬》。

2. 称谓　在标题下的第二行，顶格书写被邀请单位名称或个人的姓名及称谓，并加冒号引出下文，根据具体情况可泛指也可确指。有时也在前面加修饰语，如"尊敬的用人单位"。个人的称谓可用"先生/女士"表示，也可用"经理"、"局长"、"教授"等职务或职称来表示。

3. 正文　另起一行空两格书写，写清邀请的缘由、出席会议或活动的具体时间和详细地点等有关事宜。正文结尾一般要用邀请惯用语对被邀请方发出得体、诚挚的邀请，如"敬请光临"、"欢迎光临"等。

4. 落款　落款在正文右下方（竖写的在左下方），包括署名和日期。署名写邀请者单位名称，通常要加盖公章；私人请柬不需盖章。署名下方写上请柬发出的日期。

5. 有关事项　在许多情况下，会议（活动、宴请）总有一些需要提请被邀请者注意的事项，亦应该在请柬上注明。这类注意事项一般包括签到、着装、就座、人数限制和资料（礼品）领取，等等，可视不同场合，不同需要而定。如本节例文中，在落款之后另起一行，用括号注明有关签到事宜。

（四）相关知识

1. 请柬的特点

（1）明确性：请柬是邀请人们参加会议或活动的文书，那么就要考虑把相关信息明确地传递给对方。召开的会议或举办的活动是什么目的，这是被邀请者要了解的，如果想参加，那么时间、地点也是被邀请者要了解的。所以请柬一定要明确地表述会议或活动的目的、时间、地点和主办方等有关事宜。

（2）礼仪性：请柬是礼仪信函，具有礼仪性。请柬要充分表达出对被邀请者的尊敬与重视，并起到联络感情的作用，所以在写作中要注意语言的热情洋溢和庄重典雅。请柬不仅要写得谦恭得体，文面整洁，而且还很讲究装帧美，要使用特制的信封和信笺，以表达诚挚与重视。

（3）非保密性：作为专用书信，请柬与一般书信是不同的。一般书信的对象性强，只有收信人才有权看书信的内容，非收信人在未经收信人允许的情况下，是不能看信的，这就是一般书信的保密性，它是受法律保护的。而请柬的内容在一般情况下是公开的，是允许被邀请人以外的人看的，在请人托代时，信封常常是不封口的，有的请柬甚至是公布在网上的。

2. 请柬写作注意事项

（1）严谨准确：请柬是一种事务性很强的公关文书，收到的人要据以办事，所以请柬的语言要求严谨准确。特别要注意反复核对时间、地点、人名和活动的名称等。

（2）充满敬意：请柬的意义重在"请"，写作时要时刻注意充分表达尊重、热情之意，使被邀请者产生亲切感，被承认之感，心情愉快地参加活动。

（3）达雅兼备：达，就是要通畅明白，不堆砌词藻，不套用公式化语言。雅，就是要讲究文字美，根据具体场合、对象、内容，采用得体的措辞。

（4）力求整洁：书写力求整洁，给人以艺术享受。尤其是请柬的封面设计要别致，但要注意与内容相协调，不要不伦不类，贻笑大方。

二、邀请书

（一）邀请书的含义及作用

邀请书与请柬一样，都是单位、团体或个人邀请有关单位或个人出席某个会议或参加某项活动所使用的公关文书，二者也都是礼仪信函。邀请书信息量比请柬大得多，内容翔实；但不如请柬那样讲究装帧，礼仪色彩稍弱一些。

在生活和工作中邀请书的使用是非常广泛的，在各种公关活动中，起到联络感情、沟通信息的作用。邀请书与请柬相比介绍功能比较强大，它有足够的篇幅（一页或多页），可对一次会议（或活动）的背景情况、具体内容以及规模和形式等方面作较为详尽的介绍和说明，从而引起被邀请者的关注，激发被邀请者的兴趣。

（二）实例分析

实 例：

××××医院建院 100 周年庆典邀请书

××（单位）：

  ××××医院建院 100 周年庆典将于××××年×月×日在医院住院部大楼广场举行，作为我院百年发展史上的一大盛事，本次庆典不仅回顾医院走过的百年历程，展现医院的辉煌成绩，届时还将有诸多国内外专家、学者莅临，并就医院管理、学科发展以及各专业领域医学诊疗技术的新进展等内容进行精彩的学术演讲。与此同时还将举行一系列精彩的庆祝活动；医学论坛——医界同仁相互交流工作体会，探讨研究心得；新老职工联

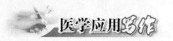

谊活动——熟识旧友再会面，往来新朋齐相聚。

在此，诚邀各位同仁参加我们建院百年的庆典活动，来和我们共同见证医院百年的历程，期待下个百年的成长。

××××医院（印章）

××××年×月×日

【分析】这是一份医院建院百年庆典的邀请书，以主办者医院名义向参加此次庆典的单位或个人发出邀请。文中不仅将庆典的时间、地点交代清楚，而且对庆典的内容、规模和相关服务也作了全面介绍。这份邀请书内容翔实明了，表述条理清晰，语言热情洋溢。

（三）邀请书的结构和内容

邀请书一般由标题、称谓、正文、落款和回执五部分组成。

1. 标题　邀请书的标题是在首行居中的位置上写明文种名称，字较正文稍大，如《邀请书》《邀请信》或《邀请函》。此外，邀请书的标题有时也在文种名称前面写单位名称或会议与活动名称。如前面例文的标题《××××医院建院100周年庆典邀请书》。

2. 称谓　写法与请柬相同。

3. 正文　另起一行空两格书写。请柬的正文语言简明，篇幅短小，邀请书的正文则具体详尽得多，它除了要交代会议或活动的缘由、时间和地点外，还要介绍说明会议或活动的目的、意义、内容及其他的事项要求。由于邀请书的正文内容较多，为了表述的清楚，常采用分条列项的方法。

4. 落款　写法与请柬相同。

5. 回执　为了确保会议或活动的顺利进行，有的邀请书还附有"回执"，从而来确认被邀请方是否有参与活动的意愿和要求。具体来说回执有两个作用：一是确认对方能否按时参加活动；二是可以了解被邀请方的信息，如性别、职务级别、民族习惯等，便于制定合理适当的礼仪接待标准和规格，安排相应的接待程序，避免因安排接待不周、礼仪失范而造成不良影响。下面是××公司年终客户答谢会邀请函的回执。

参 会 回 执

参会企业（机构）中（英）文名称（盖章）	
参会人员 姓名职务	
联系人	联系电话
传真	电子信箱

请于元月8日前将本回执传真或邮寄到我公司：

×× 技术有限公司西安办事处

电话：×××××××

传真：×××××××

邮编：××××××

地址：西安市××路××号××大厦××室

电子信箱：（略）

（四）相关知识

1. 邀请书的特点　邀请书的特点与请柬的特点基本一致，具有明确性、礼仪性和非保密性。

2. 邀请书写作注意事项　一般邀请书与请柬的写作要求基本一致，但作为现代商务礼仪邀请函还有着独特的写作注意事项。一般要注意以下几方面：

（1）表现手法富有创意：在现代商务礼仪邀请函的写作中往往在行文中突破常规的写法，追求富有创意的表现手法。如本节例文中在"为什么参加本届展会"的内容中，用"★"标记三个主要理由，非常醒目突出；而在"参展范围"的内容中，又用"●"来标记项目，显得条理性很强。有的邀请函还设计了主题标语，作为个性化元素，也非常富有表现力。

（2）语言富有激情：商务礼仪活动邀请函的用语比一般邀请书更加热情洋溢，这样的语言达到了事务与礼仪的完美结合，有助于融洽往来双方的商贸关系。

（3）有效传输企业文化：企业可根据商务礼仪活动的目的自行撰写具有企业文化特色的邀请函，除了清晰完整地表述礼仪活动的事项、要求等内容外，举办方还可充分利用这一媒介和载体，展示自身独特的企业文化。比如将文本内容打印在印有企业标识、企业理念及企事业联系方式的专用信纸或电子模版中，来展示企业独特的文化和亲和力，提升礼仪活动的整体形象和影响力。

课|堂|互|动

1. 课堂讨论：什么样的情况下需要发请柬？什么样的情况下需要发邀请书？

2. 请你选择："敬备茶点"与"有茶点招待"，"请您出席"与"恭候光临"，你选择哪个说法写在请柬或邀请书上？

3. 温馨提示：有很多人喜欢收藏邮票、钱币、火花，还有各种五花八门的东西，你知道吗，设计精美别致的请柬也可以加入到收藏的行列里来呢，不妨开始吧！

第二节　感谢信　慰问信

一、感谢信

（一）感谢信的含义及作用

感谢信是表达感激之情的礼仪信函，是对单位或个人给予的关怀、帮助、支持、祝贺或勉励表示感谢的书信。

感谢信在公私事务中使用广泛，除了表达感谢之外，还有表彰、赞扬的作用，起到了交流情感、密切联系的作用。重要的感谢信往往对人们有很大的激励和教育作用。

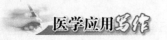

（二）实例分析

实 例:

感 谢 信

××医院：

我是一位骨性关节炎患者，今年74岁。我怀着无比感激的心情给你们写这封信，衷心地表达我对贵院李副院长，骨科黄主任，以及骨科全体医护人员在我住院治疗期间对我的精心治疗，精心护理，使我得以完全康复的感激之情。你们高尚的医德、精湛的技艺、优良的作风、全心全意为患者考虑、满腔热情为人民服务的精神，令我终身难忘。我只想以我治病的切身经历告诉世人，告诉广大患者，什么样的医院才是最好的医院，什么样的医师才是最值得信赖的医师。

俗话说得好，"有比较才能有鉴别"。我的双腿分别在两家医院做过两次手术。第一次是彻底失败，这次失败使我在长达两年多的时间里卧床不起，包括大小便在内生活完全不能自理，而且整日整夜忍受着疼痛的折磨。这次失败不仅使我的家庭花费了十几万元的费用，而且还给我的家庭造成了巨大的精神压力和痛苦，因为需要第二次重新做手术，我两个春节都未能与家人团聚。

在绝望中，我及家人打听到××××医院对此有研究，抱着一线希望，我于××××年×月×日住进贵院。入住当天，贵院的李副院长、骨科黄主任就来详细地了解我的病情，全面细致地给我做了检查。科里多次开会研究，针对我的情况为我制订专门的消炎治疗方案，在我的右腿炎症完全消退后，为我又一次做了置换手术，术后当天主刀的李副院长和黄主任就来查看，而且以后每天都来，根据我的病情发展及时调整用药，对症下药。手术三天后，医院就有专人用助推器帮我做康复运动，恢复功能。令人感动的是李副院长有时白天没有时间来看我，常常抽晚上的时间来，黄主任有时外出临行前一定来看看我，告诉我要注意哪些问题，平时更是每天要来多次，每天晚上下班前他都一定要来叮嘱我几句。在该医院李副院长、黄主任及骨科其他医护人员的精心治疗、护理下，我的右腿很快康复了。

第二年，我第一次做手术的左腿炎症也加重了，并流脓不止。我又一次住进了贵院，也还是李副院长、黄主任和该院骨科医护人员给我进行了精心的治疗、精心的护理。手术后一个星期竟使卧床两年的我能下床走路了。出院回家后我的双腿一天比一天好，现在不仅在家行走自如，在家能做一些家务事，还每天早晨到公园晨练，还能上菜场、超市购物，身体各方面都非常好，周边邻居看到我现在这个样子简直不敢相信，他们都说前两年以为在院子里再也看不到我了，没想到在你身上居然发生了这样的奇迹。

我逢人便说这都是亏了××××医院，亏了李副院长、黄主任和该院骨科的所有医护人员，他们医院太好了，他们这些人太好了。

李副院长、黄主任和该院骨科的医护人员挽救了我，他们连一杯水都没有喝过，我无以表达我对他们的感激之情，我只能在此再一次说一声"谢谢"！祝贵院全体医护人员身体健康、工作顺利、万事如意，祝好人一生平安！

此致

敬礼！

患者：×××

二〇一〇年九月十一日

【分析】这是一封患者痊愈后写给医院的感谢信。信写得言简意赅、庄重得体。虽然是一封个人对医院的感谢信，但没有流于形式，囿于套话，而是一封发自肺腑的真诚的感谢信。文中对被感谢的医务人员在恪尽职守，履行救死扶伤、服务人民，抢救生命，促进康复和减轻痛苦等方面所担负的神圣责任予以肯定和高度赞扬，起到了感谢和勉励的作用。

（三）感谢信的结构和内容

感谢一般由标题、称谓、正文、结束语和落款五部分组成。

1. 标题 一般有三种写法：一是用文种作为标题，如《感谢信》；二是由受文者或发文者加文种组成，如《致××的感谢信》；三是由发文者、受文者和文种共同组成，如《××公司致××医院的感谢信》。

2. 称谓 标题下另起一行顶格写被感谢的对象，如果是单位要写全称，如果是个人要在后面加上职务或"先生（女士）"。

3. 正文 感谢信的开头简要说明感谢的原因，必要时说明发文者的身份，免得给人突兀的感觉；主体简述对方给予的关怀、帮助、鼓励等，及所产生的效果，并对其品德作出评价和颂扬；结尾要再次表达谢意及表示向对方学习的态度和决心。

4. 结束语 用祝颂语结束全文，如"此致　敬礼"、"祝愿贵公司事业顺达，财源广进，并预祝我们合作愉快。"

5. 落款 正文右下方写发文单位名称或个人姓名作为署名，其下方写发文年月日。

（四）相关知识

1. 感谢信的特点

（1）及时性：感谢信有时限上的要求，它的制作和发布要迅速及时，时间如果拖得太久，会显得不够礼貌和真诚。

（2）情感性：感谢信是充满感情的应用文体。感谢信是因对方的关心帮助而产生感动之情，所以要表达感激感谢，因此仅是句稳词妥，感情上冷冰冰是不行的。

（3）叙事性：感谢信的感情要建立在叙事的基础上，如果信文通篇都是溢美之词，就会显得感情没有来源，这样的抒情也会显得不实在，甚至是哗众取宠和虚伪。感谢信的叙事简明概括，交代清楚要感谢的事由，使它们成为抒情、议论的根基。

（4）表彰性：感谢信不同于一般私人信件，一般是公开的，公开的目的是为了弘扬、表彰某种正面积极的精神品质。感谢对方的关心帮助，往往不是单纯地叙述事件，而是要提炼评述对方的事迹，表扬赞颂其精神品质。

（5）激励性：感谢信因为具有情感性和表彰性，也就有着十分显著的激励效应，它鼓舞着被感谢的人坚定与人为善的信念。不仅如此，激励性也指感谢信良好的社会效益，它感染着读信的每一个人，激励人们努力进取。

2. 感谢信写作注意事项

（1）感情充沛：感谢信要怀着感激的心情真诚地表达谢意。但又要把握抒情的分寸，否则有吹捧之嫌，使对方不安。表达感情要热烈而真诚，营造出和谐、喜悦、欢庆的气氛。

（2）实事求是：要把被感谢的人物、事件，准确、恰当地叙述清楚，并加以恰如其分地议论和评价，以突出其深刻含义。

（3）语言畅达：感谢信的语言要精练流畅、明快通俗，不堆砌华丽辞藻，篇幅力求短小精悍。

二、慰问信

（一）慰问信的含义及作用

慰问信是表示单位或个人向在某方面作出特殊成绩、贡献或遭遇重大灾害、损失的集体或个人表示亲切问候、关怀或同情、安慰的一种应用文书。慰问信可以直接寄给本人或单位，也可以登报或广播，还可以张贴。

慰问信能体现组织的温暖、社会的关怀和人与人之间深情厚谊，给人以信心、勇气和力量。

（二）实例分析

实　例：

卫生部部长×××同志致全国护士的慰问信

全国护士同志们：

5月12日是国际护士节。我谨代表卫生部向全国从事护理工作的同志们致以节日的祝贺和亲切的慰问！向昼夜辛勤工作在临床第一线、为人民群众健康作出重大贡献的广大护理工作者，表示崇高的敬意和衷心的感谢！

5·12国际护士节，是为纪念现代护理学科的创始人——弗劳伦斯·南丁格尔，于1912年设立的。设立国际护士节的基本宗旨是倡导、继承和弘扬南丁格尔不畏艰险、甘于奉献、救死扶伤、勇于献身的人道主义精神。从南丁格尔创立护理专业之日起，护理工作便与人道主义精神和体贴患者、关爱生命的职业道德密切联系在一起。近百年来，每逢这一天，世界各国卫生界都在举行纪念活动，重温南丁格尔"忠贞职守，尽力提高护理专业标准，勿为有损之事"的誓言，激励广大护理工作者秉承优良传统，竭尽全力帮助患者恢复健康，减轻病痛，为增进人类和谐、和睦，尽心尽力、尽职尽责。我国先后已有43名护士获得红十字国际委员会颁发的国际护理界最高荣誉奖——南丁格尔奖章。她们是我国护理界的杰出代表，是践行南丁格尔精神的模范。

护理工作是医疗卫生事业的重要组成部分，广大护士在防病治病，抢救生命，促进康复和减轻痛苦等方面担负着重要责任，在构建和谐医患关系中发挥着重要作用。截至去年年底，我国共有142.6万名护士，占卫生技术人员总数的30.8%，是医疗卫生战线的一支重要力量。在日常繁杂的医疗护理工作中，在重大自然灾害、疾病流行和人民健康受到威胁的关键时刻，到处都有护士矫健的身影。广大护士恪尽职守，履行救死扶伤、服务人民的神圣责任，以忠诚的服务理念、严谨的工作作风和精湛的专业技术，兢兢业业、勤勤恳恳地战斗在护理岗位上，表现出良好的职业道德和高尚的思想品质。这种以人为先，勤勉敬业，吃苦耐劳，无私奉献的精神得到了全社会的尊重和称赞。

党中央、国务院高度重视医疗卫生事业的发展。胡锦涛总书记强调指出："医疗卫生事业是造福人民的事业，关系广大人民群众的切身利益，关系千家万户的幸福安康，也关系经济社会协调发展，关系国家和民族的未来。"我们常说，医疗服务中"三分治疗、七分护理"，护理工作的质量直接关系到患者的医疗安全、治疗效果和身体康复；护士的职业素质、服务态度、言谈举止也直接影响着患者的心理感受和医患关系的和谐、融洽。护理工作在维护人民群众健康方面具有极为重要的作用。

护理工作是平凡而光荣的工作，护士与患者的关系是鱼和水的关系。希望广大护士进一步树立患者至上、热情服务的良好风尚，改进服务态度，规范服务行为，提高服务质量，努力为患者提供诚心、爱心、耐心、细心的服务，以维护人民群众健康为己任，增强责任感和使命感，不负重托、不辱使命，在发展社会主义健康事业中作出更大贡献。

祝全国广大护士同志们节日快乐、身体健康、工作进步！

二○○七年五月十一日

【分析】这是卫生部部长在5·12国际护士节时致全国护士的一封慰问信。信的开头向全国从事护理工作的同志们致以节日的祝贺和亲切的慰问！对广大护士恪尽职守，履行救死扶伤、服务人民的神圣责任和以人为先，勤勉敬业，吃苦耐劳，无私奉献的精神给予了高度的称赞。最后，向全体一线护理工作者提出要求。这封慰问信除了一般慰问信的效果之外，还体现了领导对护理工作者的人文关怀，对鼓励护理工作者努力工作起到了很好的效果。

（三）慰问信的结构和内容

慰问信一般由标题、称谓、正文、结束语和落款五部分组成。

1. 标题 一般有三种写法：一是用文种作标题，如《慰问信》；二是由慰问对象和文种组成，如《致全省卫生系统广大医务工作者的慰问信》；三是由慰问双方和文种共同组成，如《××医疗器械公司致用户的慰问信》。

2. 称谓 写法与感谢信相同。

3. 正文 慰问信的正文包括开头、主体、结尾三部分。

（1）开头：说明写信的背景和原因。节日慰问信，可用"值此……来临之际，向……表示节日的祝贺和诚挚的慰问"开头；受灾慰问信，可用"惊悉……深表同情，并致以深切的慰问"开头；成绩慰问信，可用"欣闻……非常高兴，特表示祝贺，并致以亲切的慰问"开头。

（2）主体：写清慰问缘由或慰问事项。如果是节日慰问信，要强调节日的意义，赞扬有关人员的勤劳、恪尽职守的精神，赞颂他们所取得的成绩和作出的贡献，指出其责任和任务；如果是受灾慰问信，要表明对受灾者的同情和安慰，赞扬对方与灾害作斗争的精神，鼓励对方战胜困难、取得胜利；如果是成绩慰问信，要阐述对方的先进事迹，赞扬对方所作出的贡献，对其辛勤的劳动表示慰问。

（3）结尾：表明共同的愿望和决心。节日慰问信的结尾可进一步提出希望；受灾慰问信可表示自己将怎样做并表达良好祝愿；成绩慰问信可鼓励对方继续努力作出更大的贡献。

4. 结束语 可用"祝你们在今后的工作中取得更大的成绩"、"祝节日愉快"等表达祝愿。

5. 落款 写法与感谢信相同。

（四）相关知识

1. 慰问信的特点

（1）亲切性：慰问信是写信者向收信者表示慰劳和问候的书信，因此要充分体现出亲切、热情，以便使对方感受到写信者发自内心的关怀而深受鼓舞。

（2）鼓舞性：慰问信通篇要洋溢着鼓舞人心的力量。尤其是写给遭受灾害、遇到挫折的地区、单位和个人的慰问信，要概括指出对方的不幸和困难中表现出的可贵精神，并指出战胜困难的有利条件，以鼓励对方增强战胜困难的信心。

（3）沟通性：情感沟通是支撑慰问信的一个深层基础。通过赞扬表达崇敬之情，通过同情表达关切之意，这样的方式将达成双方的情感交流和相互理解。

2. 慰问信的类型

（1）节日慰问信：是上级对下级，机关单位对群众进行的一种节日问候，一般表示对他们以前工作的肯定和赞扬，并祝福他们。

（2）受灾慰问信：针对那些由于某种原因（如车祸、火灾、地震、暴雨、干旱等）而暂时遭遇困难或蒙受了巨大损失的集体或个人，对他们表示同情和慰问，鼓励他们战胜暂时的困难，加倍努力，迅速改变现状。

（3）成绩慰问信：针对那些承担艰巨任务、作出巨大贡献甚至牺牲，而取得突出成绩的先进集体和个人，鼓励他们戒骄戒躁，继续前进。

3. 慰问信写作注意事项

（1）种类明确：首先要明确自己写的慰问信是哪种类型，然后再据此决定内容安排、情感定位和语言选择，这样写出来的信才能得体。

（2）感情真挚：慰问信要写得热情诚恳，尤其是以组织名义写的慰问信，更要注意不要例行公事。要向对方表现出亲切关怀的感情，让对方感到温暖，受到鼓舞。

（3）语言精练：慰问信要语言简洁，措辞恰当，篇幅不宜过长。

知识链接

贺信与贺电

为了表示祝贺之意，可以写贺信，还可以发贺电。两者的传播方式不同，贺信是作为书信来传播的，而贺电是作为电报来传播的。贺电是表示祝贺、赞颂的电报，比贺信更快速，也更庄重。贺电多是以领导机关或领导人、代表人物名义给有关单位、集体、个人的。它可以直接发给对方，也可以登报、广播，以便产生更大的鼓舞作用。

下面几种情况可以发贺电：对取得巨大成绩、作出卓越贡献的集体或个人表示祝贺；对重大喜事表示祝贺；对重要人物的寿辰表示祝贺。与贺信比，贺电还有篇幅短小、感情充沛和文字明快的特点。

第三节　欢迎辞　欢送辞

一、欢迎辞与欢送辞的含义及作用

（一）含义

欢迎辞和欢送辞都是出于礼仪的需要，而使用的专用礼仪文书。欢迎辞是在迎接宾客的仪式上或在会议开始时，主人对宾客或会议代表的到来，表示热烈欢迎的讲话稿。欢送辞是在送别宾客的仪式上或在会议结束时，主人对宾客或会议代表的离去，表示热情欢送的讲话稿。

（二）作用

1. 信息传播　无论是欢迎还是欢送，人与人面对面的认识、交流、沟通更为直接，信息的传播也更为有效。

2. 情感交流　欢迎辞和欢送辞可以制造和谐的气氛，交流主客之间的感情，以达到相互尊重、友好相处、以诚相待的目的。

3. 交往协作　欢迎辞和欢送辞可以加深彼此的了解，增进双方的友谊，营造出和谐、宽松、真诚的氛围，人们可以在其中展示自己，为以后的交往协作创造有利条件。

二、实例分析

实例1：

第九届国际视光学学术会议欢迎辞

女士们、先生们：

2008年春我们走出上海，移师到十朝都会的南京，召开第八届国际眼科学学术会议和第八届国际视光学学术会议，以及眼科医疗器械设备展览会，获得了空前的成功。如今2009年3月，具有2000多年的历史文化名城济南迎来了第九届国际眼科学学术会议和第九届国际视光学学术会议，以及眼科医疗器械设备展览会。值此初春时节，请允许我们向远道而来的贵宾们表示热烈的欢迎。

本届会议将展示国内外眼科领域临床及科研、设备和技术的诸多成果。我们诚挚地欢迎国内外的眼科与视光学工作者汇聚"泉城"，聆听相关领域知名专家学者们的精彩讲座，互相交流工作经验，研讨临床相关难题，共同提高学术水平，促进医学科学与时俱进、社会和谐发展。相信在您的积极参与下，我们的大会将更加丰富、更加具有活力。我们相聚在齐鲁大地，不仅有专业上的很多收获，而且可以再受儒家文化的熏陶，重温孔孟之道。

"有朋自远方来，不亦乐乎"，在此新朋老友相会之际，我提议：为今后我们之间的进一步合作，为我们之间日益增进的友谊，为朋友们的健康幸福，干杯！

【分析】这是一篇学术会议开幕式上主办方领导向来宾所致的欢迎辞。开头回顾了上届会议的情况，并对本届会议的来宾表示热烈欢迎；接着介绍本届会议的有关情况，并对相关活动作出美好展望；最后引用古文，再次表达了欢迎的盛情。本文是一篇公事往来欢迎辞，在较庄重的公共事务中使用。一般要有事先准备好的得体的书面稿，文字措辞上较私人交往欢迎词要正式和严格。

实例2：

欢　送　辞

尊敬的女士们、先生们：

时间过得真快啊！20天前我们大家曾高兴地在这个礼堂集会，衷心欢迎眼科专家

×××教授。今天，在×××教授将要离开时，我们再次欢聚一堂，感到特别亲切和愉快。×××教授将于明天踏上返回的旅途。

×××教授是我们医院的一位老朋友，他曾多次来我们医院，非常熟悉我们医院的情况，他在我院逗留期间，为我院的医务工作者做了精彩的学术报告，对眼科工作还进行了认真的指导。

我们诚恳地希望×××教授给我们提出批评、指导和宝贵意见，以便我们改进工作，更好地为患者服务。

在向×××教授告别时，我们借此机会也向×××教授的家属问好，请他转达我们对他们的亲切问候和敬意。

在此祝×××教授一路平安，身体健康！万事如意！

【分析】这是一篇言简意赅的欢送辞。当来访者结束访问，要踏上归程的时候，作为主人，要说一些惜别和祝福的话。发言人先对访问的圆满成功表示了热烈的祝贺，然后回顾友谊，并对双方的友好合作进行了展望，最后送上真诚的祝福。本文简洁流畅，热情真挚，恰当地体现了欢送辞的礼仪作用。

三、欢迎辞与欢送辞的结构和内容

欢迎辞与欢送辞一般由标题、称谓、正文、落款四部分组成。

（一）标题

一般有两种写法：一是用文种作为标题，如《欢迎辞》；二是由活动内容和文种名称共同构成，如《在××会结束典礼上的欢送辞》。

（二）称谓

欢迎辞与欢送辞的称谓即对所欢迎欢送的单位或人员的称呼，要求写在标题下行顶格处。称谓中要突出主要来宾，以体现敬慕和尊重，对主要领导和来宾，可在姓名后加上职衔，如"经理"、"教授"；称谓前可用修饰语来体现出热情有礼，如"尊敬的"、"亲爱的"；因为欢迎辞与欢送辞有特定的情境，常常是在交际场合中对着所有在场的人宣读，所以称谓要能概括所有来宾，以表示对所有到场者的尊重，如"尊敬的女士们、先生们"、"各位领导、各位来宾、业界的各位同仁"。

另外，对外国元首的称谓，要加上"阁下"、"殿下"等；在称谓排序中，要注意女士在前，男士在后。

（三）正文

欢迎辞和欢送辞的正文旨在对来宾表达友好交往的心愿，营造友好和谐的气氛。一般包括开头、主体、结尾三个部分。

1. 开头　开头要开门见山、开宗明义，通常应说明此时在举行何种欢迎或欢送仪式，发言人是以什么身份代表哪些人向宾客表示欢迎或欢送的，要表达出发言人的感情。

2. 主体　这部分是致辞的中心内容。

欢迎辞在这一部分一般要阐述和回顾宾主双方在共同领域所持的共同立场、观点、目标、原则等内容，介绍来宾在各方面成就及在某些方面作出的突出贡献，同时要指出来宾本次到访或光临对增加宾主友谊及合作交流所具有的现实意义和历史意义，并展望美好未来。要注意，对初次来访者，可简单介绍主方情况以增进了解；对长期友好单位或老朋友，可追忆彼此的交往以增进友谊；对意见有分歧的客人，则应从双方共同的利益或共同关心的话题入手阐述活动的意义，表达双赢的愿望。

欢送辞在这一部分要回顾和阐述双方在合作或访问期间在哪些问题和项目上达成了一致的立场、取得了哪些有突破性的进展，陈述本次合作交流给双方所带来的益处，阐述其深远的历史意义。对于私人欢送辞，还应注意表达双方在共事合作期间彼此友谊的加深增进以及分别之后的想念之情。若为朋友送行，还要加上一些勉励的话。

3. 结尾　通常以简洁的语言再次向来宾表示欢迎或欢送，对双方的往来提出展望和期待。欢迎辞要表达出自己对活动良好的祝愿，欢送辞要表达期待再次合作的心愿和惜别之情。

（四）落款

单纯用于讲话的欢迎辞和欢送辞无须落款，若要在报刊上发表，则在落款处要署上致辞的单位名称、致辞者的身份、姓名，并署上成文日期。

四、相关知识

（一）欢迎辞与欢送辞的特点

1. 口语化　多数欢迎辞和欢送辞是用于口头表达的，所以口语化是文字上的必然要求。要运用通俗易懂的生活化语言，既简洁又富有生活的情趣。同时，口语化也让人感到亲切、自然、得体，会拉近主人同来宾的关系。

2. 欢愉性与惜别性　发言人致欢迎辞应当有一种愉快的心情，用语务必富有激情和表现出发言人的真诚。只有这样才可给客人一种"宾至如归"的感觉，为下一步各种活动的完满举行打下好的基础。欢迎辞中可以叙述国家之间、组织之间的友谊，称赞宾客的学识才艺，以表达欢愉之情。欢送辞发言人要将依依惜别之情溢于言表，真切地表达出送别的感受。当然格调不可过于低沉，尤其是公共事务的交往更应把握好分别时所用言辞的分寸。

（二）欢迎辞与欢送辞的类型

1. 从表达方式上分　现场演讲欢迎辞与欢送辞和报刊发表欢迎辞与欢送辞。前者一般是主人在客人到达或即将离去时，在现场口头发表的讲话稿。后者是发表在公开发行的报刊上的讲话稿，一般在客人到达或离去前后发表。

2. 从社交的公关性质上分　私人交往欢迎辞与欢送辞和公事往来欢迎辞与欢送辞。前者一般是在个人举行的较大型的宴会、聚会、讨论会等非官方会议的场合下使用的讲话稿，往往具有很大的即时性、现场性。后者一般在庄重的公共事务场合中使用，要有事先准备好的得体的书面稿，文字措辞上要求较私人交往欢迎辞与欢送辞要正式和严格。

知识链接

新年贺辞写作的"三美"原则

新年贺辞是指当新年来临之际，在迎新聚会场合或通过媒体，致辞者以组织的名义，向受众表达新年美好祝福的礼仪文书。新年贺辞写作应遵循三美原则——

1. 表现情感美　新年贺辞要呈现出强烈的情感倾向，使受辞者真切地感受到温暖和鼓舞，在行文上特别讲究抒情的表现形式。可以对受辞者表达真诚谢意、殷切关怀和美好祝愿。

2. 突出内容美　贺辞的内容应突出过去一年的骄人成绩和对来年的美好憧憬，以切合新年喜庆的气氛，这是内容美的基本要求。只有回顾成绩和憧憬理想才能使受辞者产生成就感和受到鼓舞，同时也使得贺辞中蕴含的美好情感有了具体的依托。

3. 讲究语篇美　新年贺辞常常需要宣读，是一种备稿性的礼仪演讲，其写作也需考虑致辞者的身份、发布场合等因素。因此，新年贺辞的语篇构架应是极其讲究的，必须兼顾情绪的渲染、语意的明白、层次的清晰、语气的连贯、行文的庄重而规范等。

（三）欢迎辞与欢送辞写作注意事项

1. 注意礼貌　欢迎辞与欢送辞是出于礼仪的需要而使用的，因此要十分注意礼貌。称呼用尊称，注意宾客身份；措辞要慎重，要注意尊重对方的风俗习惯。

2. 求同存异　宾主意见不一致时，欢迎辞与欢送辞要直接表达共识和赞誉，意见分歧之处，要么避开，要么委婉含蓄地表达，以免破坏隆重、热烈、喜庆的气氛。

3. 内容确切　公事往来欢迎辞与欢送辞写作前要了解相关的情况，如来宾来访的目的，将要进行的活动；来宾来访期间的活动情况，访问所取得的进展（如交换意见，形成共识，签署了什么样的联合公报，发表了什么样的联合声明，有哪些科技、贸易、文化及其他方面的合作）等。掌握了这些情况，写作的内容才会丰富而准确，而不是只堆砌一些华丽的辞藻。

4. 热情诚恳　欢送辞不像欢迎辞那样热情洋溢，一般需要真挚恳切、谦虚朴实，可以委婉表达照顾不周的歉意，简要叙述和传达希望被欢送者再访的愿望。

第四节　形象策划与公关策划书

一、形象策划书

（一）形象策划书含义与作用

策划是指人们为了达成某种特定的目标，借助一定的科学方法和艺术，为决策、计划而构思、设计、制作策划方案的过程。形象策划（CI）是指公共关系人员在形象调查的基础上，运用自己的知识、经验，充分发挥想象力和创造力，制订出最佳的公关活动方案，以塑造良好组织形象的过程。形象策划书即对某个活动或事件进行形象策划后所展现给读者的文本。

通过形象策划，有了明确的企业理念做指导，形成企业独有的、鲜明的经营、管理、公共关系及视觉特色，突出企业个性，达到对内加强凝聚力，对外加强认知和识别效果，以超越营销的立意与手段来达到竞争取胜的目的。形象策划书是目标规划的文字书，是实现目标的指路灯。撰写形象策划书就是用现有的知识开发想象力，在可以得到的资源现实中最快地达到目标。

（二）实例分析

××专科医院形象策划书

一、整体发展战略指导思想

坚持"外树形象扩市场，内强素质抓管理"的原则，走"疗效显著，价格低廉，服务周到，医德高尚，大专科小综合"的道路，突出祖传"骨伤不用开刀也治愈"的宗旨，用一年的时间，依据分三步走的战略思想，以建设医院文化为切入点，增强医院形象，全面提升医院的核心竞争力。

第一步，利用形象宣传策划，树立良好的医院形象，扩大医院知名度，增强医院影响力。强化实施三个月以后，根据医院门诊量情况调整力度，不断提高医院美誉度。

第二步，发挥专科医院的特色竞争优势，开拓医疗市场，扩大患者来源。从第四个月开始，待扩大知名度后，在原来就医患者区域范围、就医患者组成结构的基础上，利用各种形式构建医疗市场联系网络组织，发掘潜在患者人群。

第三步，以质量为中心，狠抓内涵建设，提升医院核心竞争力，强化医疗质量、护理技能、范围态度、医德医风的管理，完善规章制度，加大质量考核力度，奖惩分明，提高管理水平。前三个月为学习、讨论阶段，后三个月建立健全各项规章制度并监督落实，半年后定期考核，考核结果与个人收入挂钩。

三步走的战略不能截然分开，应相互结合，相互联系，相辅相成，相互交叉，分阶段进行。每步有具体实施方案和时间。

二、阶段性实施计划方案

（一）深入调查研究阶段

1. 查看医院职工学历、工作时间、职称、职务、岗位特长、年龄、社会关系、来院时间、月收入等。

2. 研究医院三年的工作总结、财务报告，以及现有的规章制度、获得的荣誉、未来的发展规划。

3. 研究三年来上级单位（省、市厅局、药监局、劳保局等）发的文件，要求医院承担的责任和义务。

4. 调查院领导，特别是名誉院长和现任院长每年的重大活动情况。

5. 分别与院领导（全部）中层、医生、护士、门诊住院患者、周围群众座谈，征求其对医院和医院领导的意见和建议。

6. 了解其他医院的位置、环境、门诊量、就医特点、患者反映意见、特色。

7. 了解本市各种媒体传播情况，群众收视、收听率。

8. 现场查看医院患者门诊住院手续办理、急诊患者就医、值班人员组织纪律以及病例书写、护理操作等情况。

9. 调查三年来医院门诊、住院患者的区域范围、构成特点。

10. 制订医院形象宣传策划实施方案。

（二）学习、培训、发动阶段

1. 对全院多次进行医院文化建设讲座。

2. 分别邀请市里大医院或其他上级医院医疗、护理、管理专家讲课。

3. 召开不同层次的讨论会议，统一思想。

4. 学习、讨论、编写各项规章制度。

5. 与媒体、广告公司接触，开展新闻报道、医院内信息交流活动，设计制作广告、标识、画册、网站等。

6. 发动职工开展民主管理，统一思想，献计献策。

7. 从抓职工的组织纪律入手，整顿工作作风。

（三）落实、实施计划方案阶段

1. 选派骨干力量到本市几家医院进修学习。

2. 建立与上级医院会诊、转诊机制，邀请专家举办讲座。

3. 建立与周围区县小诊所、医院的密切联系，做到互惠互利。形成松散型网络联系，深入到各社区进行健康保障。

4. 选拔得力人员、购置设备组建骨伤急救部门。

5. 加快中药制剂的申报工作，形成独特的中药方剂。

6. 参与社会公益事业，参加文艺、体育活动。

7. 建立医院内传播系统，如网站、画册、信息交流、宣传栏等。

8. 公布落实各项规章制度。

9. 关心职工生活、开展文体活动，打造团队精神。

（四）监督落实考核阶段

1. 成立考核小组定期考核，公布结果，兑现奖惩。

2. 召开患者及家属座谈会，发放问卷调查，设立意见箱。

3. 召开社会各界人士座谈会，聘请社会监督员。

4. 制定各科工作目标管理，评先进、评优秀，进行表彰。

三、医院形象宣传策划实施方案

（一）建立医院视觉识别系统

1. 公开在媒体上征集院徽、宣传用语。

2. 完善医院标识导向系统（医院名称大字、平面示意图等）。

3. 在有关道路口建立医院指示牌。

4. 健全医院内宣传栏（院内医院介绍、科普知识、人员介绍等）。

（二）建立医院内传播网络

1. 建立医院网站。

2. 制作医院介绍画册。

3. 每月编写医院内信息，定期出版院报、院刊。

4. 每逢重大活动在医院门口挂宣传条幅。

5. 编写院志、院史，建立院史展览馆。

（三）与媒体建立联系

1. 组织人员或邀请记者撰写新闻稿在媒体上刊登。

2. 适当在媒体上做广告，拍电视专题片。

3. 举办重大活动时邀请记者参加。

（四）策划活动制造新闻

1. 在重大节日组织健康宣传，下乡巡回义诊等活动。

2. 参加上级组织的文艺、体育活动。

3. 积极承办医学学术会、工作现场会。

4. 关注社会弱势群体，对特殊患者减免医疗费用，为教育、环保、贫困人群捐资。

（五）发挥名人作用

1. 利用荣誉院长的威望树形象。

2. 利用院长政协委员的身份做宣传。

3. 邀请上级专家、领导来院指导调研。

（六）其他

1. 建立健康咨询热线电话，对出院患者进行电话回访。

2. 组织有关人员参观医院。

3. 定期举办公益健康讲座。

4. 设立导医咨询台。

四、经费预算

推广活动第一年预计投入 ×× 万元左右。

……

策划人：××× 视界策划公司 ××× ×××

二○一一年 × 月 × 日

【分析】这是一份专科医院形象策划书。全文分整体发展战略指导思想、阶段性实施计划方案、医院形象宣传策划实施方案三部分，目标明确，既实事求是又有创新，条理清楚，语言精练，是一份操作性强，切实可行的策划书，对医院的实际工作定会起到很好的指导作用。

（三）形象策划书的结构和内容

形象策划书一般由标题、前言、正文、落款四部分组成。

1. 标题 形象策划书的标题一般有三种结构形式。一是直接用文种名称作标题，即《公关策划书》；二是由事由加文种构成，如本节例文标题《××专科医院形象策划书》；三是由单位名称、事由和文种共同组成，如《×× 公司 ×× 活动形象策划书》。也可以采用点明某一活动主题的词语作为正标题，而将"×× 公司 ×× 活动形象策划书"作为副标题。

2. 前言 这部分内容应根据策划书的特点在以下项目中选取内容重点阐述；具体项目有：基本情况简介、主要执行对象、近期状况、组织部门、活动开展原因、社会影响，以及相关目的动机。其次应说明问题的环境特征，主要考虑环境的内在优势、弱点、机会及威胁等因素。

3. 正文 形象策划书的正文分提案、调整、开发设计三个阶段。

（1）提案阶段

①明确导入企业形象（CI）的动机：确定企业内部、外部的需求背景，针对具体企业的营运及设定状况选择时机，同时明确导入的目的与目标，及时立项。

②组建负责企业形象的机构：由发起人召集最初的参与人员，委托专业公司，由企

业，专家顾问、专业公司三方面组成 CI 委员会，并设常务机构。

③安排企业形象（CI）作业的提案书：按照 CI 作业的四大阶段，根据企业的具体情况，拟订作业项目与进度安排，提交讨论并最后确定，制作。

④预算导入 CI 的提案书：仔细进行各项作业的预算，写出 CI 预算书，提交企业主管与财务主管审核。

⑤完成企业形象（CI）提案书：按规范内完成 CI 提案书，充分说明导入 CI 的原因背景、目的，负责机构的设想，作业安排、项目预算，使推进方针与期待成果明确化。

（2）调整阶段

①确定调研总体计划：制订调研计划，其中包括调研内容、调研对象、调研方法、调研项目、调研程序与期限、调研成果形成。

②分析与评估企业运营状况：分析企业各种相关的报表与调查资料，走访有关人士，诸如企业主管、财务主管、营销人员，充分掌握资料，分析研究。

企业总体形象调查与视觉形象项目审查采取定性定量调查，就企业的基本形象，特殊形象对企业内外进行采访与问卷调查，收集视觉形象项目，分析、比较；广泛征求意见，得出审查意见。

③调查资料的分析与研究：对经营情况与形象调查的所有资料进行整理、统计，对企业经营实态与形象建设现状做综合的研究与评估。明确企业目前的问题，从这一前提初步构想 CI 导入战略。

④完成调查报告书：将调研成果记述在系统的报告书中，提交企业主管、相关部门主管、CI 委员会全体人员讨论，审议。

（3）开发设计阶段

①总概念的企划：根据调研结果导入 CI 的基本战略方针，对企业理念、识别系统的开发设计提出基本设想，对企业主管或董事会解释总概念书的内容并确定总概念书。

②创立企业理念：提出具有识别意义的企业理念，其中包括企业使命、经营观念、行动准则与业务范围等，并提供理念教义规范的行为特征，创作企业标语、口号、座右铭、企业歌曲等。

③开发设计视觉识别系统：确定企业命名或更名策略，将 CI 概念体现在基本因素的设计中，再以基本设计为准。开发应用设计要素、商标与包装设计需认真开发，对新设计方案进行技术评估与形态反应测试、修改，举一反三，最后确立，编印 CI 设计手册。

（4）落款　署上公关公司、公关部名称或策划人员姓名，写明策划书写作时间。

（四）相关知识

1. 形象策划书的特点

（1）目标性。形象策划的塑造是经由理念—行为—视觉三个方面的贯彻而达成的。而这正是企业求真—向善—臻美三个过程的完美统一。目标性是形象策划的一项根本特点。策划活动必须围绕组织的目标进行，否则活动就没有任何意义。

（2）公众利益性。在形象策划中，不能只顾追求自身的利益，而不惜损害公众的利益，应始终把公众利益放在首位，在此前提下达到双方的互惠互利。

（3）实事求是性。形象策划必须以事实为基础，力求做到客观、真实、全面和公正，不夸大事实，不隐瞒真相，更不能为了达到目的而采取欺骗手段。只有这样，才能赢得公众的信赖与好感。

（4）创新求异性。形象策划要敢于大胆创新，别出心裁，以新颖、奇妙、独特的公关活动来吸引公众，达到出奇制胜，战胜对手的目的。

（5）切实可行性。在形象策划中，策划人员既要"目光远大"，力求使策划的公关活动具备高层次、高水平，同时又要"脚踏实地"，考虑活动是否切实可行。无法实施的策划方案再好也只是一个美丽的空架子，没有任何实际意义。

2. 形象策划类型

（1）个人形象策划。女士个人形象咨询——服装、配饰、妆容、护肤、体态等个人形象方面的咨询和指导；男士个人形象礼仪培训——正装规则、日常服饰、仪表、礼仪等个人形象方面的培训和指导；家庭形象顾问——家庭成员形象指导、商场指导购衣、场合形象设计、形象礼仪答疑等；企业形象礼仪培训——职业形象培训、职业形象礼仪培训、员工形象设计、团体时尚课堂。

（2）企业形象策划。企业作为现代社会的基本单位，它的发生发展对人类文明的进程有着深刻的影响。企业不仅推动了社会物质文明的发展，为社会提供所需物质产品，更重要的是它对社会精神文明的发展与进步作出了重要贡献。而随着文明的进步，企业已从一元定位走向二元定位，即它不仅创造物质产品，同时创造精神价值。企业形象策划的塑造是经由理念—行为—视觉三个方面的贯彻而达成的。而这正是企业求真—向善—臻美三个过程的完美统一。

3. 形象策划的方法

（1）头脑风暴法。头脑风暴法又称智力激励法，是由美国 BBDO 广告公司经理、创造学之父奥斯本在 1939 年发明的。这种方法的基本要点是：针对所要解决的问题，召集一种特殊的小型会议，让参加会议的人毫无顾忌地提出各种解决问题的方法，彼此激励，相互启发，从而导致连锁反应，产生更多的创造性设想。最后，对提出的所有设想进行集中评价、筛选，从中选出一个或几个最佳策划方案。

（2）组合性形象策划法。组合策划法是把两个或两个以上貌似不相关的事物巧妙地加以联结、组合，从而获得新思想、新观念的一种策划方法。

组合是想象力中最宝贵、最核心的内容。策划者可以把现实生活中各种有关、无关的事物统统拿来加以组合，如书和声音、钢笔和光等，看组合后的事物是否具有新的作用、新的价值。

（3）类比性形象策划法。类比策划法是指把两种事物进行比较，从两者的某些相似之处推出另外一些相似之处的策划方法。

4. 形象策划书写作注意事项

（1）实际出发，量力而行。充分挖掘、利用现有资源，在此基础上合理借助外力，脚踏实地做好市场，稳定消费群，千万不要急于求成，"一口吃个胖子"，否则将事倍功半。一份好的策划方案，一定是根据企业现有的人力、物力，按现有的支付能力，按科学的比例投入的金额及使用的项目。

（2）思考周全，具有创意。顾大局，识大体，一切围绕企业的生存、发展、壮大，切忌"丢了西瓜捡芝麻"，保了局部利益，损失了品牌形象，堵塞了拓展市场之路。只有这样制订出的策划方案才有实现的保障。公关策划还应追求高水平的创意，策划者充分利用自己的知识、经验、直觉、灵感和想象力，创造出新颖奇特的构思，提出总体构想，确立形象活动主题，交给相关人员就能操作，切忌方案深奥莫测。

（3）条理清楚，语言精练。策划书通常篇幅较长，项目繁多，在写作时一定注重条理性，层次清楚，逻辑性强。形象策划书是一种操作性极强的文体，要做到目标明确、步骤具体；语言精练。

二、公关策划书

（一）公关策划书的含义及作用

1. 含义　公关策划书是策划者根据组织形象的现状和目标要求，在充分进行公共关系调查的基础上，对公共关系战略和具体公共关系操作进行超前谋划并设计公关战略、专题活动和具体公关活动最佳行动方案的应用文书。

2. 作用

（1）保证公共关系战略和实务运作的目的性。公共关系战略和实务运作，是为了实现公共关系目标以及企业发展目标服务的，离开这个目的，公共关系就失去了自身的意义。所以，为了保证公共关系目标以及组织发展目标的顺利实现，组织的总体公共关系战略和具体的实务运作必须经过事先的周密策划。

（2）保证公共关系战略和实务运作的计划性。周密的公关策划能保证整个公共关系的战略计划的统一性和完整性，保证每个具体实务运作都按照总体规划的要求，为实现预定的公共关系战略目标和企业发展目标服务。

周密的公共关系策划能保证公共关系工作成为既在具体运作中具有独创性，又在总体战略上具有连续性的有计划、有步骤的工作。周密的公关策划能保证所有工作环节的公共关系实务运作按照预定的战略和目标有计划地顺利实施。

（3）保证公共关系战略和实务运作的有效性。公共关系在建树良好的组织形象并为组织发展争取最佳的经济效益和社会效益方面发挥显著的作用。这就要求公共关系人员善于根据不断变化的环境，着眼不断变动的公关需求，精心策划自己的公共关系战略和策略。这种策划愈是深谋远虑、独具匠心，公共关系的成功率也就愈高，也就愈能保证公共关系目标和组织发展目标的顺利实现。

（二）实例分析

实　例：

抗病毒生物芯片营销公关策划书

抗病毒生物芯片作为一种全新的产品进入市场，这对传统预防感冒和治疗感冒的方法产生了冲击，希望其预防效果好、方便、无毒副作用等优点会得到消费者的认可，从而在市场上占据一定份额。

一、市场分析与销售目标

抗病毒生物芯片产品属于医疗器械行业，它在营销过程中直接面对的是消费者，主要采取零售的方式，通过药店、超市和医院三大销售网接近最终消费者。同医院和药店建立战略联盟，在各大销售网点主要采取人员推广的方式加上一定的促销手段。销售产品做好追踪调查，及时反馈使用后的信息，记录用户的信息，将其资料输入公司的客户数据库中。对提出宝贵意见的用户，采取奖励的手段。在销售方式上，前期考虑多种促销活动，目的是使消费者更快地了解"抗病毒生物芯片"的功效以及使用方法。

根据对医疗器械行业的分析以及公司理念，制定以下短、中、长期三种销售目标：

短期销售目标	通过销售手段树立品牌	通过人员推广、"买一送一"、"有奖销售"等方式让消费者了解本产品
		在各大药店举办各类主题活动，收集客户的资料建立初期数据库
中期销售目标	以质取胜	让消费者增加对产品的忠诚度并对产品进行进一步的宣传，如各媒体广告等
长远销售目标	面向亚洲，走进国际市场	通过销售渠道的拓展，进一步开拓市场

二、推广策略

（一）人员推销

抗病毒生物芯片销售以人员上门推销为主。开发市场的前提，是建立一支高素质的推销队伍。销售队伍人员应该经常与医院的主管人士进行交流，了解对公司以及产品的要求，不断促进产品的进步。同时得到医院的肯定，对病人推荐该产品。还需要去药店、超市药品专柜和顾客推销该产品，与顾客说明产品及其竞争优势，赢得顾客的购买欲。

推销队伍将由有生物医药知识和销售知识与经验的人员组成，并定期进行产品与销售知识再培训。销售业绩与奖金挂钩，给予顾客一定的数量折扣来推动销售。产品推销出去后，根据购买顾客的心理，提供优质的品质和售后服务，与顾客建立忠诚的关系。

（二）广告

抗病毒生物芯片是一种新型产品，认知程度较低，广告的诉求点应侧重于介绍抗病毒生物芯片的疗效好、无毒副作用（尤其适合孕妇、儿童等对感冒药有特殊要求的人群）、价格低等特点。国家对医疗器械广告有着一定的限制，广告要经过医疗器械广告审查机关的严格审查，审查时间一般为15天，发布广告可以委托医疗器械经销商或广告公司代理。从正面宣传产品，受到的限制较多，可通过公众媒介树立企业形象，从而达到宣传产品的目的。

1. 企业形象广告

……

2. 产品品牌广告

……

3. 公益广告

……

（三）公关活动

公关活动的原则是树立公司技术先进、勇于创新、严谨踏实、富有社会责任感的良好

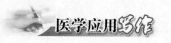

形象。

公司筹建初期，公关活动的重点为提高公司知晓度，辅助销售网络的建设。如承办大型的学术交流会、研讨活动；在学校设立奖学金，不仅培养潜在顾客，也在学生、家长心中树立企业形象，为中后期销售奠定良好的基础。

公司正式运营之后，公关活动重点在于树立企业形象，吸引公众注意，与公众进行双向交流，加深公众对产品的认识，提高产品和品牌的知晓度与美誉度。如与媒介联合举办科普节目、开辟科普专栏，开通免费咨询热线；制作形式活泼、界面友好的主页，展开网络公关。

三、促销策略

（一）短期的促销策略

考虑到初期资金不足，所以我们在开始的1~3年导入期内的促销方式将避开昂贵的电视、报纸、网络等宣传方式，而通过更加有针对性的宣传方式进行促销。

1. 促销活动

……

2. 户外广告

由于初期希望顾客能迅速了解产品，所以户外广告也是重要手段之一。户外广告具有弹性，高度重复展露，低成本，竞争少的特点。这几年在国内，户外、互联网等广告媒介所占的比重都有很好的增加势头。

针对我们产品的性能，我们的户外广告将选取在医院和药店内的壁式电视广告以及公交车、地铁上的移动电视广告以及灯箱广告。由于产品的主要客户群体是体质比较差，易感染的人群（孕妇、老人、儿童等）、易疲劳的人群（白领、司机、学生等），对于体质较差的人群经常出入在医院和药店，而易疲劳人群每天都需要乘坐交通工具或在闹市区出入，所以这三种宣传方式在控制成本的同时应该能达到我们需要的宣传效果。

3. 大型推广活动

……

（二）长期的促销策略

公司成功站稳脚跟，有了稳定资金的支持后，我们将逐步扩大宣传的力度和范围，努力让"抗病毒生物芯片"这一品牌深入人心。

1. 电视

电视广告覆盖的目标消费者的范围最广，传达的信息最直接。通过图像，声音的同时传递，能够在最大程度上刺激消费者，使产品形象被消费者接受，从而以最快速度进入市场。最近有资料显示，电视广告投放增加，在广告市场上所占的比例上升到41%。因而，电视广告将是"抗病毒生物芯片"步入成熟期后的推广重点。

广告中，重点突出该产品对感冒的预防、治疗效果和无毒副作用。广告要以家庭题材有关。时间将主要集中在每天晚上黄金时间段，一家老小坐在一起看电视的时候，产生对本产品的兴趣，辅以一些非黄金时间段，如电视剧播放的前后，或者插播广告。在一些主要电视台投放。

在电视广告的拍摄上，可以针对不同的细分市场，推出不同的系列，有不同的情节和内容来分别针对家庭主妇、老人、学生、白领等人士。

2. 网络

……

3. 杂志

……

四、经费预算

推广活动第一年预计投入 30 万元左右。

……

策划人：×××　×××　×××

×××× 年 × 月 × 日

【分析】这是一份医疗器械产品营销公关策划书。策划书的前言简单介绍了需要进行营销的产品抗病毒生物芯片的基本情况，为后面的营销策划打下基础；正文部分围绕产品的营销工作分市场分析与销售目标、推广策略、促销策略、经费预算几个方面进行了策划，条理清楚，内容充实，考虑周密。这份公关策划书应该对实际工作起到有效的指导作用。

（三）公关策划书的结构和内容

公关策划书一般由标题、前言、正文和落款四部分组成。

1. 标题　公关策划书的标题一般有三种结构形式。一是直接用文种名称作标题，即《公关策划书》；二是由事由加文种构成，如本节例文标题《抗病毒生物芯片营销公关策划书》；三是由单位名称、事由和文种共同组成，如《×× 公司 ×× 活动策划书》。也可以采用点明某一活动主题的词语作为正标题，而将"×× 公司 ×× 活动策划书"作为副标题。

2. 前言　也称背景介绍。即简略地介绍组织策划这份文案的背景情况。只有阐明了背景，才能引出后面的具体策划内容，也才能说明举办这一活动的迫切性和意义所在。脱离了一定的活动背景，会使策划内容使人看了不得要领。前言撰写要简明扼要。

3. 正文　公关策划书的正文因不同的公关活动而有所不同，但大致有以下几个方面：

（1）调查分析。公关策划是建立在调查分析的基础上的，调查分析是公关活动策划的先期工作。调查分析主要是对组织形象作出具体分析，可以从当前组织形象存在的优势点、问题点和机会点三个方面进行分析，从而明确下步公关工作的重点和方向。调查分析要注重调查对象的代表性，调查手段的适用性，调查方法的科学性，资料收集的真实性和全面性，分析结论的可靠性。

（2）目标战略。为了提高公关活动的效果，必须确立公关目标。应根据组织的具体情况选择目标分类，如将目标分成总目标与分目标，长远目标、阶段目标、具体目标等。目标战略主要考虑所设目标是否符合社会组织的发展战略，是否符合组织形象的定位要求，是否符合公众需要，是否符合社会文化及其发展需要，是否针对组织存在的问题等。

（3）创意说明。创意是公关活动成败的关键。创意是公关人员根据调查结论、社会组织形象特性和公众需求所进行的一种创造性的思维活动，它是整个公关活动策划中的画龙点睛之笔。一个富有创意性的公关策划，有吸引和感染的良好效果。创意的内容包括活动主题、活动名称和项目、标语、宣传作品等。

（4）媒介策略。公共关系活动过程也就是组织向公众的信息传播、双向沟通过程，因此，正确选择传播媒介是使活动取得成功的重要一环。媒介的选择要有针对性、可行性、有效性。

（5）活动计划。活动计划是对具体活动的指导。应根据各个活动项目分别制订各项活动计划。活动计划要有周密性、可操作性和具体性。

（6）经费预算。正确的经费预算是实施活动的保证。经费预算要合理、全面、留有余地。

（7）效果评估。正确评估本次活动的效果，有助于组织了解公关方案的实现程度，衡量公关活动的实际效果，调动公关人员的积极性，并为下一轮公关工作提供新的信息。效果评估要依据目标，实事求是，并给出评估效果的方法。

4. 落款　署上公关公司、公关部门名称或策划人员姓名，写明策划书写作时间。

（四）相关知识

1. 公关策划书的特点

（1）求实性。实事求是，是公关策划书写作的一条基本原则。公关策划必须建立在对事实的真实把握基础上，以诚恳的态度如实传递信息，并根据事实的变化来不断调整策划的策略和时机等。

（2）创新性。公关策划书必须打破传统、刻意求新、别出心裁，从而使公关活动生动有趣，创造出深刻而美好的印象。

（3）周密性。公共关系策划书涉及多方面的操作性内容，应将公关活动作为一个系统工程来认识，按照系统的观点和方法予以谋划统筹。一定要注意安排得周密、严谨，确保公共关系工作的顺利进行。

2. 公关策划书写作注意事项

（1）关注公众，了解市场。写公关策划书不能闭门造车，要有公众研究意识和市场调研意识。"没有调查就没有发言权"，"知己知彼，百战不殆"。只有摸清自己的优劣势，洞悉公众心理与需求，掌握竞争对手的市场动态，进行综合分析与预测，才能扬长避短，调整自身公关策略，赢得公关活动的成功。公关实践表明，公关活动的可行性、经费预算、公众分布、场地交通情况、相关政策法规等都应进行详细调查，然后进行比较，形成公关策划书。

（2）考虑周全，具有创意。公关活动是一个复杂的系统工程，写作公关策划书应考虑周到全面，一旦出现失误不易弥补，绝不能掉以轻心。策划者要抱有强烈的危机意识，充分预测到有可能发生的各种风险，并制定出相应的对策。这样制订出的策划方案才有实现的保障。公关策划还应追求高水平的创意，策划者充分利用自己的知识、经验、直觉、灵感和想象力，创造出新颖奇特的构思，提出总体构想，确立公关活动主题，设计表现公关主题的活动方式与艺术形式。从而使公关活动新颖奇特，极具艺术魅力。

（3）条理清楚，操作性强。公关策划书通常篇幅较长，项目繁多，在写作时一定要注重条理性，设计好标序，使内容具有逻辑性，所表达的意义让人容易领会。公关策划书又是一种操作性极强的文体，要避免仅陈述公关理念，使议论评价较多。要做到目标明确、步骤具体。

知识拓展

公关预算要考虑哪几方面？

任何一项公共关系活动都要花费一定的人力、物力和财力。因此，编制公关预算对于公共关系工作的开展十分重要。公关预算主要分以下几类：

1. 劳动力成本　公共关系属劳动密集型行业，劳动力成本在公共关系费用中占有很大的比重，其中包括公共关系专家、组织内部公共关系人员及一般工作人员的工资和其他酬金。

2. 管理费用　管理费用是指维护公共关系部门的日常工作而支付的费用，包括房租、水电费、办公文具费、交通费、差旅费等费用。

3. 设施材料费　设施材料费依据公共关系活动运用传播手段的技术程度而定，一般包括各种摄影设备和材料、视听器材、展览设施和所需各种实物、印刷品、纪念品、订阅的书报杂志等费用。

4. 项目开支　项目开支是指实施各种公共关系活动项目所需费用，如赞助费、重大项目专家咨询费、调研费、会务费、专项公关广告费以及处理突发事件的费用等。这类费用的预算要留有较大的弹性。

学习小结

一、学习内容

文种	主要内容	注意事项
请柬	标题：一是直接用文种名称作标题；二是在文种名称前面写单位名称或会议与活动名称 称谓：被邀请单位名称或个人的姓名及称谓 正文：写清邀请的缘由、时间、地点和邀请惯用语 落款：署名和日期 有关事项	严谨准确 充满敬意 达雅兼备 力求整洁
邀请书	标题：一是直接用文种名称作标题；二是在文种名称前面写单位名称或会议与活动名称 称谓：写法与请柬相同 正文：交代会议或活动的缘由、时间和地点，介绍说明会议或活动的目的、意义、内容及其他的事项要求。常采用分条列项的方法 落款：写法与请柬相同 回执：常用表格式	表现手法富有创意 语言富有激情 有效传输企业文化

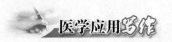
文种	主要内容	注意事项
感谢信	标题：一是用文种作标题；二是由受文者或发文者加文种组成；三是由发文者、受文者和文种共同组成 称谓：被感谢的对象 正文：由开头、主体、结尾组成 结束语：用祝颂语结束全文 落款：署名和日期	感情充沛 实事求是 语言畅达
慰问信	标题：一是用文种作标题；二是由慰问对象和文种组成；三是由慰问双方和文种共同组成 称谓：被慰问的对象 正文：由开头、主体、结尾组成 结束语：用祝颂语结束全文 落款：署名和日期	种类明确 感情真挚 语言精练
欢迎辞 欢送辞	标题：一是用文种作标题；二是由活动内容加文种构成 称谓：对所欢迎欢送的单位或人员的称呼 正文：由开头、主体、结尾组成 落款：致辞单位名称、致辞者身份、姓名，署上成文日期	注意礼貌 求同存异 内容确切 热情诚恳
形象策划书	标题：一是直接用文种名称作标题；二是由事由加文种构成；三是由单位名称、事由和文种共同组成 前言：简略地介绍背景情况 正文：提案、调整、开发设计三个阶段 落款：策划人姓名和撰写日期	实际出发，量力而行 思考周全，具有创意 条理清楚，语言精练
公关策划书	标题：一是直接用文种名称作标题；二是由事由加文种构成；三是由单位名称、事由和文种共同组成 前言：简略地介绍背景情况 正文：包括调查分析、目标战略、创意说明、媒介策略、活动计划、经费预算、效果评估几个方面 落款：策划人姓名和撰写日期	关注公众，了解市场 考虑周全，具有创意 条理清楚，操作性强

二、学习方法体会

　　本章的学习主要采用实例学习法。首先认真分析每一个实例，形成该文种的基本印象，再结合每个文种的写作理论和了解相关知识的基础上进行实训演练，从而提高写作水平。

目标检测

一、单项选择题

1. 下列选项，哪一项对于请柬不是必须的（　　）

A. 标题　　　　　　B. 称谓　　　　　　C. 落款　　　　　　D. 回执

2. 对感谢信和慰问信表述正确的一项是（　　）

A. 感谢信和慰问信也同一般私人信件一样，具有私密性，受法律保护。

B. 感谢信具有表彰性的特点，而慰问信只要表示慰问就行了。

C. 感谢信和慰问信有时限上的要求，写作和发布要迅速及时，不容搁置。

D. 感谢信和慰问信以抒情和议论为主要表达方式，一般不需要叙述和描写。

3. 写作欢迎辞和欢送辞要注意（　　）

A. 欢迎辞和欢送辞要写得热情洋溢，感情奔放。

B. 宾主意见不一致时，要真诚坦率地表达出自己的意见。

C. 写作前要了解相关情况，写作的内容才会丰富而准确。

D. 为了表达盛情，篇幅要长一些，词语华美一些。

4. 请柬写作注意事项，正确的一项是（　　）

A. 达雅兼备　　　　B. 非保密性　　　　C. 明确性　　　　D. 礼仪性

5. 邀请书写作注意事项，其正确的是（　　）

A. 语言感情充沛　　B. 语言富有激情　　C. 语言丰富精练　　D. 语言感情真挚

二、多项选择题

1. 对请柬和邀请书表述不正确的选项是（　　）

A. 请柬和邀请书的内容在一般情况下是公开的，是允许被邀请人以外的人看的，有很多邀请书甚至是公布在网上的。

B. 邀请书一定要明确地表述会议或活动的名目、时间、地点和主办方等有关事宜，而请柬则只告知活动的名目即可。

C. 请柬是礼仪信函，具有礼仪性，而邀请书是普通书信。

D. 在请人托代请柬和邀请书时，信封必须是封口的。

2. 下列哪种情况可以写慰问信（　　）

A. 灾区人民正顽强地同灾害作斗争。

B. 感谢某医院全体医务工作者救死扶伤的医德。

C. 春节期间某公司部分员工还工作在生产一线。

D. 某医药高职学院成立五周年。

3. 对欢迎辞和欢送辞的表述哪些项是正确的（　　）

A. 欢迎辞和欢送辞是公关文书，只要表达出盛情就可以了。

B. 欢迎辞和欢送辞在公共礼仪交往中起着重要的作用。

C. 欢迎辞和欢送辞对意见分歧之处，要么避开，要么委婉含蓄地表达，以免破坏隆重、热烈、喜庆的气氛。

D. 欢迎辞和欢送辞的称谓，可以这样写："尊敬的先生们、女士们"。

4. 公关策划书的特点是（　　　）

A. 求实性　　　　　B. 周密性　　　　C. 创新性　　　　D. 公众性

5. 形象策划书写作需要注意事项有（　　　）

A. 实际出发，量力而行　　　　　　　B. 思考周全，具有创意

C. 量力而行，具有创意　　　　　　　D. 条理清楚，语言精练

三、简答题

1. 请柬和邀请书有什么区别？

2. 慰问信的标题有哪三种形式？请你分别拟写一例。

3. 简述欢迎辞与欢送辞的分类情况。

4. 为一次校园文化活动撰写一份公关策划书。

四、实例分析

1. 指出下面这份邀请书在写作中存在的问题。

××××医院"口腔种植及牙周病新技术培训班"邀请书

尊敬的口腔医学界同仁，你们好！

近年来，口腔种植学及牙周病已经越来越引起口腔医学界的关注和重视，在口腔医学中占有极其重要的地位。"口腔种植及牙周病新技术培训班"将于××××年××月××日在××××举办，由××××医院及××××医院共同主办，旨在为广大口腔医疗工作者介绍最新的治疗理念和相关新技术，进一步提高临床和科学研究水平。

本培训班特别邀请著名牙种植学和牙周病学专家顾××和李××，就当今最先进的口腔种植技术及牙周病治疗两个课题，面向全国各级公立医疗机构和个体诊所的相关人员进行为期1天的培训，展示种植学和牙周病学领域的前沿技术。同时特邀请我国口腔种植学领域的开拓者之一××××大学黄××教授讲授上下颌骨缺损的种植修复重建，及××××大学颅面种植中心吴××教授讲授最新的无牙颌种植修复技术。

我们诚挚地邀请您参加这次口腔种植及牙周病新技术培训班！

××××医院

二〇一〇年五月八日

2. 下面这封感谢信存在很多毛病，请按感谢信的写作要求，写出修改稿。

感　谢　信

尊敬的××市人民医院的领导，尊敬的医生老师们，护士老师们：

你们好！

×××卫生职业技术学院××××级同学在贵院为期40周的实习生活即将结束，此时请允许我们×××卫生职业技术学院××××级全体实习同学向贵院的领导和老师们致以最衷心的感谢！感谢领导和老师们对我们医学实习工作的大力支持，感谢各级领导对我们悉心指导和热情关怀！感谢老师们给予我们孜孜不倦的教诲！

××市人民医院是一所综合性的三级乙等医院。每年培养许多来自市内外的实习生和进修生，并担任学校的教学工作，有着雄厚的教学科研实力。在40周的实习中，领导的

悉心关怀，各科主任，护士长和带教老师的严谨行医风格，深厚的理论知识和丰富的临床经验以及不厌其烦的教学态度都给我们留下了深刻的印象，在短短的40周实习中，我们学到了许多临床基本知识和基本操作，也略及了一些医学思维方法，为我们将来的行医之路奠定了基础。

从医学生到医务人员这个角色的转变是我们的必经之路，是你们挽着我们在通往行医生涯的道路上迈出了至关重要的一步，是你们给我们提供了锻炼机会，让我们成长。是你们无私的传授各种临床知识和宝贵经验，让我们少走了很多弯路。是你们，从工作到生活无微不至地关怀我们。太多的感激之情无法在笔尖一一倾泻，但我们将永远铭记。贵院全体医务工作者刻苦的工作作风，严谨的教学风格，精湛的医疗技术，崇高的敬业精神和博大的爱生情怀是我们学习的榜样。

短暂而又宝贵的实习生活即将结束，我们在此再一次感谢贵院领导和老师们为我们提供的一切。最后祝贵院全体领导和老师们身体健康，家庭幸福。也祝贵院的医疗和教育事业蒸蒸日上。

此致

敬礼！

××卫生职业技术学院××××级全体同学

二○一一年五月十八日

五、写作

1. 参看《邀请函》，请你根据所给内容为"×××联合主办国际睡眠呼吸障碍疾病大会"写一份请柬。

邀 请 函

尊敬的×××医师：

您好！为加强睡眠呼吸障碍疾病研究领域的国内外交流，促进学术发展，××××医院、×××耳鼻喉科研究所将于××××年××月×日—×日在×××联合主办国际睡眠呼吸障碍疾病大会。本次大会以国内外各相关学科专家专题讲座为主要形式，以临床迫切需要解决的问题为主要内容，展现国内外睡眠医学最新发展动态。会议结束后将于××××年××月××日在××举办睡眠呼吸监测及外科技术学习班，并组织与会者参观×××医院睡眠监测中心。

您的论文已被本次会议接受，特邀请您参会，请届时参加。

××××医院

二○一一年八月六日

2. 请你用在生活中得到别人帮助的一件事为素材，写一封感谢信。

3. 请你以"××年×月××高职学院××活动"拟一份形象策划书。

第四章

医学事务类文书

学习目的

通过本章的学习，能阅读和写作规章制度、简报、计划、总结、启事和声明，为以后日常事务性工作储备相关知识和奠定基础。

知识要求

掌握计划、总结、规章制度和简报的含义、作用、特点、结构和写作要求；

了解启事和声明的写作。

能力要求

学会计划、总结、启事和声明的写作，学会简报的制作；

运用计划、总结等文书处理日常工作事务；运用规章制度和简报等文书获取信息，提升职业素养。

第一节 规章制度

一、规章制度的含义及作用

（一）含义

规章制度是机关、团体、企事业单位为实施管理的需要，依照国家法律、法令和政策，在自己权限范围内制定的具有法规性、指导性与约束力的事务文书。

（二）作用

1. **指导作用** 规章制度是国家法律、法令和政策的具体化表现，为人们的工作、学习提供基本行为准则，明确人们的职责，规范人们的行为，增强个人的社会责任感，从而保证工作正常进行和社会稳定发展。

2. 管理作用 建章立制是企事业单位实施和规范管理的必要手段。规章制度能保障企事业单位合法有序地运作，从而降低运作成本，甚至还能通过合理地设置权利、义务和责任，使其成员预测到自己的行为结果，进而激励其为实现单位目标而努力。

3. 规范作用 "没有规矩，不成方圆"，规章制度在一定范围内规范和约束人们的行为，在一定程度上保证工作规范有序地开展，从而提高工作的效率。

二、实例分析

实例 1：

×× 省护理学会章程

第一章 总 则

第一条 本学会的名称 ×× 省护理学会

英文译名 ×× Nursing Association

第二条 ×× 省护理学会是全省护理科技工作者自愿组成的全省性、学术性、公益性的非营利性组织，是依法登记成立并经 ×× 省科学技术协会接纳的法人社会团体，是发展我省护理科技事业的重要社会力量。

第三条 本会的宗旨是遵守宪法、法律、法规和国家政策，遵守社会道德规范，团结和动员广大护理科技工作者，以经济建设为中心，坚持科学技术是第一生产力的思想，贯彻国家科学技术工作基本方针，弘扬"尊重知识、尊重人才"的风尚，倡导"献身、创新、求实、协作"的精神，发挥行业管理，维权服务作用，坚持以人为本，发扬救死扶伤的人道主义职业道德，维护护士的合法权益，努力提高医疗护理业务技术水平。面向现代化，面向世界，为繁荣我省护理事业，发展护理学科努力奋斗。为人民健康，为社会主义现代化建设服务。

第四条 学会业务主管单位是 ×× 省科学技术协会，业务指导单位 ×× 省卫生厅、中华护理学会，登记管理机关是 ×× 省民政厅。

第五条 本学会的办公住所为

×× 市南山区百纬路 3 号友谊大厦 1610 室"×× 省护理科技工作者之家"邮政编码 330080。

第二章 业 务 范 围

第六条 本学会的业务范围

（一）积极开展省内、外护理科技学术交流，组织护理科技重点课题的研究和科学考察活动，并加强同国外护理团体和护理科技工作者的友好联系。

（二）实行行业自律性管理，规范护士执业行为。

（三）依法维护护士的合法权益，为使护士的合法权益受到应有的保护，必要时，将提供有力的法律援助。做好正面宣传工作，努力争取社会的理解与支持，使护士的劳动得到全社会的尊重。

（四）积极向政府反映护士队伍的合理要求和愿望，更好地调动和发挥广大护士的积极性。对国家重要的护理政策和有关问题，积极提出合理化建议。

（五）编辑出版科技书籍及其他护理学术资料；开展护理咨询。

（六）大力推广护理科技知识、先进技术与科研成果、科普教育、推广科普知识，反对和批判封建迷信，反对伪科学。

（七）开展对会员的临床规范化培训继续护理学教育和成人在职教育，举办各种培训班、辅导班、讲习班及进修班。

（八）承办卫生行政部门委托或移交的有关工作。

（九）接受有关部门委托进行护理科技项目论证、科技成果鉴定、科技文献的编审；推荐、奖励优秀学术论文、著作和科普作品。

（十）积极创造条件开展远程护理教育。

（十一）开展社区护理咨询。

（十二）专科护士的培训及业务水平（资格）的认定。

第三章　会　员

第七条　本学会的会员种类分为个人会员、单位会员。

第八条　申请加入本学会的会员，必须具备下列条件

（一）拥护本学会章程。

（二）有加入本学会的意愿。

（三）在护理学科领域内有一定影响。

（四）凡高等医学院校护理专业毕业、卫（护）校毕业或具有同等学力，已取得执业护士资格。

（五）热心和积极支持学会工作的卫生行政干部，或从事护理教育的教师。

（六）单位会员由单位申请，其成员具备个人会员条件，人数在30人以上（每年需缴交会员费不少于600元）。

第九条　会员入会的程序是

（一）提交入会的申请书。

（二）本学会会员介绍或单位推荐，经所在市护理学会批准，报××省护理学会审核，经理事会讨论通过。

（三）由××省护理学会颁发会员证。

第十条　会员享有下列权利

（一）本学会的选举权、被选举权和表决权。

（二）参加本学会的活动。

（三）获得本学会服务的优先权。

（四）对本学会工作的批评建议权和监督权。

（五）入会自愿、退会自由。

第十一条　会员履行下列义务

（一）遵守本会章程，执行本学会的决议。

（二）维护本学会的合法权益。

（三）遵守护士的职业道德、行业规范和准则。

（四）积极参加与本会有关的活动，完成本学会交办的工作。

（五）按规定交纳会费。

（六）向本学会反映情况，提供有关资料。

（七）保守国家机密。

第十二条　会员退会应书面通知本学会，并交回会员证。会员如果一年内不交纳会费，视为自动退会。

第十三条　会员如有严重违反本章程的行为，经常务理事会表决通过，予以除名。

第四章　组织机构和负责人产生、罢免

第十四条　本学会的最高权力机构是全省会员代表大会，会员代表大会的职权是

（一）制定和修改章程。

（二）选举和罢免理事。

（三）审议理事会的工作报告和财务报。

（四）决定变更、终止事宜。

（五）讨论和决定学会的工作方针和任务。

（六）决定其他重大事宜。

第十五条　全省会员代表大会原则上须有2/3以上的会员代表出席方能召开，其决议须到会会员代表半数以上表决通过方能生效。

第十六条　全省会员代表大会每届五年。因特殊情况需提前或延期换届的，须由理事会表决通过，报业务主管单位审查并经社团登记管理机关批准同意。但延期换届最长不超过一年。

第十七条　理事会是全省会员代表大会执行机构，在闭会期间领导本学会开展日常工作，对会员代表大会负责。

第十八条　理事会的职权是

（一）执行全省会员代表大会的决议。

（二）选举罢免理事长、副理事长、秘书长。

（三）筹备召开全省会员代表大会。

（四）向全省会员代表大会报告工作和财务状况。

（五）决定会员的吸收和除名。

（六）决定设立办事机构、分支机构、代表机构和实体机构，各机构设立须报广东省科协、省民政厅批准，各机构不具独立法人资格，不能另定章程（可制定工作职责或工作制度）。

（七）决定副秘书长、各机构主要负责人的聘任。

（八）领导学会所属各机构开展工作。

（九）制定内部管理制度。

（十）决定其他重大事项。

第十九条　理事会原则上须有2/3以上理事出席方能召开，其决议须到会理事2/3以上表决通过方能生效。

第二十条　理事会每年至少召开一次在穗理事会议；情况特殊的也可采用全省理事通讯形式召开。

第二十一条　本学会设立常务理事会。常务理事会由理事会选举产生，在理事会闭会期间行使第十八条第一、三、五、七、八、九、十项的职权，对理事会负责（常务理事人

数不超过理事人数的 1/3)。

第二十二条　常务理事会原则上须经 2/3 以上常务理事出席方能召开，其决议须经到会常务理事 2/3 以上表决通过方能生效。

第二十三条　常务理事会至少每季召开一次会议。

第二十四条　本学会的理事长、副理事长、秘书长必须具备下列条件

（一）执行党的路线、方针、政策、政治素质好。

（二）在护理学科中有知名度的高级职称护理专家。

（三）在本学会业务领域内有较大影响。

（四）理事长、副理事长、秘书长最高任职年龄不超过 65 周岁，秘书长为专职。

（五）身体健康、能坚持正常工作。

（六）具有完全民事行为能力。

（七）未受过剥夺政治权利的刑事处罚者。

第二十五条　本学会理事长、副理事长、秘书长如超过最高任职年龄的，须经理事会表决通过，报业务主管单位审查并经社团登记管理机关批准同意后，方可任职。

第二十六条　本学会理事长、副理事长、秘书长任期五年。（理事长、副理事长、秘书长同一职务任期最长不超过两届）因特殊情况需延长任期的，须经全省会员代表大会 2/3 以上会员代表表决通过，报业务主管单位审查并经社团登记管理机关批准同意后方可任职。

第二十七条　本学会理事长为本团体法定代表人，本团体法定代表人不得兼任其他团体的法定代表人（如因特殊情况，可由副理事长或秘书长担任法定代表人）。

第二十八条　本学会理事长行使下列职权

（一）召集和主持理事会（或常务理事会）。

（二）检查全省会员代表大会、理事会、常务理事会决议的落实情况。

（三）代表本学会签署有关重要文件。

第二十九条　本学会秘书长行使下列职权

（一）主持办事机构开展日常工作，组织实施年度工作计划。

（二）协调各分支机构、代表机构、实体机构开展工作。

（三）提名副秘书长以及各办事机构、分支机构、代表机构和实体机构主要负责人，交理事会或常务理事会决定。

（四）决定办事机构、代表机构、实体机构专职工作人员的聘用。

（五）处理其他日常事务。

第五章　资产管理、使用原则

第三十条　本学会经费来源

（一）会费；

（二）捐赠；

（三）政府资助；

（四）在核准的业务范围内开展活动或服务的收入；

（五）利息；

（六）其他合法收入。

第三十一条　本学会按照国家有关规定收取会员会费。

第三十二条　本学会经费必须用于本章程规定的业务范围和事业的发展，不得在会员中分配。

第三十三条　本学会建立严格的财务管理制度，保证会计资料合法、真实、准确、完整。

第三十四条　本学会配备具有专业资格的会计人员。会员不得兼任出纳。会计人员必须进行会计核算，实行会计监督。会计人员调动工作或离职时，必须与接管人员办清交接手续。

第三十五条　本学会的资产管理必须执行国家规定的财务管理制度，接受全省会员代表大会和财政部门的监督。资产来源属于国家拨款或者社会捐赠、资助的，必须接受审计机关的监督，并将有关情况以适当方式向社会公布。

第三十六条　本学会换届或更换法定代表人之前必须接受社团登记管理机关和业务主管单位组织的财务审计。

第三十七条　本学会的资产，任何单位、个人不得侵占私分和挪用。

第三十八条　本学会专职工作人员的工资和保险、福利待遇，参照国家对事业单位的有关规定执行。

第六章　章程的修改程序

第三十九条　对本学会章程的修改，须经理事会表决通过后报全省会员代表大会审议。

第四十条　本学会修改的章程，经业务主管单位审查同意，并报社团登记管理机关核准后生效。

第七章　终止程序及终止后的财产处理

第四十一条　本学会完成宗旨或自行解散或由于分立、合并等原因需要注销的，由理事会或常务理事会提出终止动议。

第四十二条　本学会终止动议须经全省会员代表大会表决通过，并报业务主管单位审查同意。

第四十三条　本学会终止前，须在业务主管单位有关机关指导下成立清算组织，清理债权债务，处理善后事宜，清算期间，不开展清算以外的活动。

第四十四条　本学会经社团登记管理机关办理注销登记手续后即为终止。

第四十五条　本学会终止后的剩余财产，在业务主管单位和社团登记管理机关的监督下，按照国家有关规定，用于发展与本团体宗旨相关的事业。

第八章　附　则

第四十六条　本章程于 2005 年 10 月 28 日经第五届会员代表大会表决通过，报省科协、省民政厅于 2005 年 12 月 26 日批准生效执行至今。现根据本会发展需要，按照中国科协发学字〔2003〕5 号文"全国性学会召开全国会员代表大会及理事会换届工作办法"修改，于 2008 年 2 月 26 日经常务理事会讨论通过修改，报业务主管单位××省科协、省民政厅批准后生效。拟提交 2009 年 10 月召开的第六届全省会员代表大会表决通过。

第四十七条　本章程的解释权属本学会的理事会。

【分析】这是一篇章条式组织章程，全文共八章 47 条。该章程概述了该省护理学会的性质、宗旨、经费来源与经费管理、工作原则、涉及对象和开展活动方法。全文条款条理清晰，简洁明快，针对性、可行性和可操作性都非常强。

实例2：

医院会务管理规程

一、院长办公室负责承办院长办公会、院周会、行政交班会、全院职工大会以及院长召集的各种专题会议和医院领导委托承办的其他各类会议。

二、党委办公室负责承办党委会、党员大会、支部书记会议。工会负责承办职工代表大会、工会会员代表大会、工会委员会、女工委员会、经审委员会等。

三、其他业务性会议，如科主任会议、护士长会议、学术委员会等，分别由医务科、护理部、科教科等有关部门承办。

四、承办具有一定社会影响力的大型会议及重要的外事接待活动，由院长办公室负责或配合有关主管部门拟定接待计划，安排会议议程，并将会务接待工作进行分解，分别落实到职能部门，各部门在接到任务后应立即开展相应的工作，共同配合保证会议的顺利召开。

五、各部门承办会议须提前到院长办公室进行登记，院长办公室根据登记情况制定下周各类会议安排表，报院长审定后，于每周末发至全院各科室，各科室根据会议安排按时参加会议，承办会议的部门负责会务工作。

六、院长办公室根据每周会议安排表，提前准备好会议室，包括桌椅摆放、灯光调试、音响设置等，应保证各类会议的正常召开。

七、会议承办部门要拟定好会议议程，在会议前一天呈送会议主持人，并负责通知有关领导和人员参加会议；会前须提前半小时到达会场，按时清点到会人数，及时催请未到者。

八、承办会议的部门负责做好会议记录，会后及时整理会议纪要，并报院长审阅，一般要在会后一日内印发至院领导和相关部门。

九、会场照相、摄像可根据需要由承办部门自行实施，也可填写会议设备申请单，由院长办公室予以支持。有关会议的图片资料应在会议结束后由院长办公室整理，年终交医院档案室。大型会议及重要外事接待活动的媒体宣传与沟通由党委办公室负责。

十、医院会议室由院长办公室统一管理和安排使用，任何部门未进行登记不得随意使用，当会议较多发生冲突时，由院长办公室做好协调工作。

十一、院长办公室要负责保管室内所有的财产和设备，未经允许不得擅自外借或私自使用；同时，要保持会议室的清洁和卫生，督促保洁人员按时清扫。

××××医院

二〇一〇年八月二十日

【分析】这是一例医院会务管理工作规程，是一种较简单的规章制度。正文采用条文式的写法，共11条。这些条文规定了医院各种会议的具体操作方法、要求和操作注意事项。行文具体，条目清晰，逻辑严谨，语言准确，操作性较强。

三、规章制度的结构和内容

规章制度一般由标题、正文和落款三部分组成。

（一）标题

规章制度的标题一般有两种结构形式。一种是由制文机构名称和文种构成，如《××省护理学会章程》；另一种是由事由加文种构成，如《微生物实验实训操作规程》。

（二）正文

规章制度的正文结构一般有两种：章条式和条文式。

1. 章条式 将规章制度的内容分成若干章，每章又分为若干条。第一章是总则，中间各章是分则，最后一章是附则（见本节实例一）。

总则一般写原则性、普遍性、共同性的内容，包括的主要内容有：制定依据、制定目的和任务、适用范围、有关定义、主管部门等。

分则指接在总则之后的具体内容，通常按事物间的逻辑顺序，或按工作活动程序及惯例分条列项，集中安排。

附则包括的主要内容有：施行程序与方式、施行日期，以及其他有关的说明。

运用章条式安排正文内容时要注意"章断条连"的写作惯例，即全文可分为若干章，但全文的条款是从总则第一条连续排至附则最后一条。

2. 条文式 这种规章制度只分条目不分章节，适用于内容比较简单的规章制度（见本节实例二）。有的条文式规章制度，第一条相当于章条式的总则，中间各条相当于分则，最后一条相当于附则。也有的条文式规章制度只是按照程序或逻辑关系直接列出条目，加或不加一个说明缘由、目的、要求的前言都可以。

（三）落款

在规章制度正文的右下方签署制发机关和制发时间。如标题中已注明制发机关，此处也可省略。

知识链接

规章制度的两种标序方法

规章制度通常用章断条连式或条文并列式为结构正文，显得眉目清楚，排列有序，简洁明了。它们的标序方法如下：

1. 章断条连式 适用于内容多、篇幅长的规章制度。条款层次由大到小依次可分为：编、章、节、条、款、项、目。最常见的是以章、条、款三层组成，各章下的条不依章断开另起开头，而是连续编号，便于执行承办时援引有关条文。编、章、节、条均用小写汉字数目表示，如第一编、第一章、第一节、第一条。条下有的分款，款不带序数，一个自然段就是一款；条下有的列项，用"（一）、（二）……"表示；项下可分目，用"1. 2.……"表示。

2. 条文并列式 适用于内容不太多、篇幅不太长的规章制度。如果规章制度有多个层次，第一层次就标"一"，第二层次标"（一）"，第三层次标"1"，第四层次标"（1）"。如果规章制度只有一个层次，则以"一"、"二"这类数码为序数。

四、相关知识

（一）规章制度的特点

1. 法规性 从某种意义上说，规章制度是法律法规和政策条文的延伸和细化，必然具有强制性特征。因此，任何规章制度必须有法律依据或政策依据，必须符合党和国家的政策、法令，不允许与之相抵触或违背。

2. 约束性　规章制度属于事务文书，执行中虽不如法律文书那样具有极强的法律效力，但就一个单位、一个部门而言，规章制度无疑具有行政强制性，在一定的范围内，对人们的言行起着约束作用。

3. 周密性　规章制度在内容上要做到清晰、明确、周全，不能有含混、歧义、遗漏；在制发程序上也有严格要求，即通过法定程序使文件获得法定效力。规章制度要力求做到严谨、无懈可击，以便于遵守或执行。

（二）规章制度的类型

规章制度大致可分为三大类。

1. 行政法规类　它是国家行政部门为实现国家管理职能而制定的。如章程、条例、规定、办法等。

（1）章程：章程是党团组织、社会团体、学术组织等对其性质、宗旨、任务、组织结构、组成人员及其活动规则作出的规定，一般由本组织、团体制定并经其代表大会通过。章程是一种根本性的规章制度，具有很强的严肃性和法规性。如《××省护理学会章程》。

（2）条例：条例是为指导某一方面长期性工作、活动正常开展而制定的较为原则和全面的规范。一般由主管该方面工作、活动的相关部门根据有关法律、政策制定。如《医疗器械监管条例》。

（3）规定：规定是针对某一具体事项或活动提出要求，并制定相应措施，要求有关人员贯彻执行的一种文书。与章程、条例比，规定的现实针对性要更强一些。《××临床试验规定》。

（4）办法：办法是有关机关或部门根据党和国家的方针政策及有关法规，就某一方面的工作或问题提出具体做法和要求的文件。在实际工作中，办法作为一种带有行业法规性质的文件，使用范围越来越广，使用频率也越来越高，人们常以此作为处理工作和解决问题的规范和依据。如《医疗器械注册管理办法》。

2. 管理规范类　这类规章制度是为使工作或活动按照一定的程序和规范进行，便于管理、监督、检查而制定的。如制度、规则或规程、细则等。

（1）制度：制度是机关、团体、企事业单位针对某些范围、某一事项制定的行为准则，要求有关人员共同遵守。如《岗位责任制度》。

（2）规则或规程：是机关、团体、企事业单位为了进行管理或开展某项公务活动制定的，要求有关人员共同遵守的规范性文件。如《无菌操作规则》、《医用电子仪器维护实验实训操作规程》。

（3）细则：细则是机关、团体、企事业单位根据上级机关发布的有关条例、规定或办法，结合本地区、本部门的实际情况制定的，具有一定的补充性辅助性的详细实施措施。如《××省〈药品经营许可证管理办法〉实施细则（试行）》。

3. 教育约束类　这类规章制度在一定范围内规定道德、行为规范，要求有关人员遵守、知照或照办。如公约、守则、须知等。

（1）公约：公约是社会组织或团体为了维护公共利益，通过讨论、协商而制定的约定大家共同遵守的文书。如《职业卫生设施公约》。

（2）守则：守则是机关、团体、企事业单位根据上级有关指示精神和实际工作需要而制定的，要求所属成员严格遵守的行为准则。公约多用于公共事业方面的道德行为规范，而守则除此之外，还常用于生产过程中人员的具体操作规范。如《×省医疗卫生工作人员职业道德规范守则》。

（3）须知：须知是人们在从事某项活动时必须知道、注意并遵守的行为指南。如《卫生检疫须知》。

（三）规章制度写作注意事项

1. 依法制定，联系实际　规章制度具有法规性的特点，必须依法制定。另外，规章制度还要从实际出发，一种规章制度在不同单位和部门往往有不同的侧重点和不同的内容要求，只有从实际出发，才能制定出具有针对性、切实可行的规章制度。

2. 条文具体，用语简洁　规章制度要做到条理清楚，在结构安排上，通常采用分条列项的方法，要对条文的先后顺序、内容主次进行精心设计，布局合理；规章制度也要做到事项具体，对某项工作、某个事项要有明晰的交代，才能指导和规范人们的行为，才能具有很强的操作性；规章制度也要做到语言简洁，只有文字表述的简洁、严谨、规范，才能体现一定的约束力。

3. 征求意见，切实可行　要制定出切实可行的规章制度，就要反复认真推敲、修改和验证。下级单位、部门制定规章制度必须符合上级部门的有关要求，避免出现矛盾或混乱；在制定规章制度时要从实际出发，结合客观需要提要求，定规范，切忌唱高调谈空话；一些重要的规章制度成形后，一般要写出讨论稿，发至相关单位和部门，经过有关会议或部门的认真讨论、审议、修改后，方能定稿。

第二节　简　报

一、简报的含义及作用

（一）含义

简报是机关、团体及企事业单位编发的反映情况、汇报工作、交流经验、沟通信息的一种事务文书。常见的工作动态、情况反映、通讯、内部参考、快报等都属于简报。这种刊物的报头一般套红印刷，所以有人称之为"红头小报"。简报是一种特殊的新闻，是一种单位内部的新闻。

（二）作用

1. 反映情况　通过简报，可以将工作进展情况及工作中出现的新情况、新问题、新经验，及时反映给各级决策机关，使决策机关了解下情，为其制定政策、指导工作提供参考。

2. 交流经验　简报体现了领导机关的一定指导能力，通过组织交流，可以提供情况、借鉴经验、吸取教训，这样对工作才有指导和推动作用。

3. 传播信息　简报本身是一种信息载体，可以在一定的工作范围内有效地传播信息，让相关工作人员互相了解情况，学习先进，改进工作。

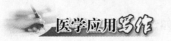

二、实例分析

实例：

内部资料　注意保存　　　　　　　　　　　　　　　　　　编号：××

工 作 简 报

第 × 期

主办：×× 省卫生厅　　　　　　　　　　　××××年×月×日

目　　录

☆ ××× 厅长看望慰问手足口病一线医务人员

☆全省卫生系统组织开展多种形式的国际护士节活动

☆疾控中心进行对外礼仪培训

××× 厅长看望慰问手足口病一线医务人员

端午节小长假之前，6月6日上午，厅党组书记、厅长 ××× 同志带领有关处室负责同志到 ×× 大学附属儿童医院亲切地看望了奋战在手足口病医疗救治第一线的医务人员，提前向他们致以节日的祝贺。××× 厅长认真听取了医院手足口病医疗救治工作情况汇报，对危重患儿抢救治疗作了安排，对下一步工作提出了希望和要求。

×× 大学附属儿童医院是 ×× 市确定的手足口病定点救治医院。自今年1月以来共确诊上报手足口病病例 1141 例，其中 5 月 1 日～6 月 4 日共 1041 例，病员主要来自长清、历城、槐荫区，其中外地病人 91 例，手足口病门诊量 3446 人次。总体看疫情平稳，以散在、轻型发病为主，本地病人无危重病例。这期间收住院 62 例，治愈出院 44 例，62 例中外地病人 28 例，分别来自临清、夏津、均城、荏平、梁山、额州、高唐、喻城、齐河、平原、河南省等地。累计危重病人 8 例，3 例已治愈出院，4 例正处于恢复期，1 例处于急性危重期，无死亡病例，危重病例全部来自外地。在手足口病防治这场攻坚战中，×× 大学附属儿童医院院党委高度重视，指挥有力，各科室、专业人员通力协作，密切配合，形成了高效运转的工作机制。充分依托现有的儿童急救、监护中心的技术队伍、先进设备，加强与 ×× 医院的技术联合，形成了一支强有力的技术队伍。严格执行卫生部手足口病诊疗指南，制定了五个防治标准（临床诊断标准、确诊标准、留观察标准、住院标准、出院标准）和六个流程（病人就医流程、预检分诊流程、住院流程、急救流程、会诊流程、信息上报流程），诊疗工作有力、有效、有序运转。

××× 厅长充分肯定了 ×× 大学附属儿童医院所做的工作，指出当前全省卫生系统正在全力支持四川抗震救灾工作，手足口病防治也是卫生系统面临的一项十分艰巨的任务。×× 大学附属儿童医院作为手足口病防治定点医院，接收病员多，危重病人相对集中，承担的防治工作压力大，在手足口病防治特别是危重症患儿的救治工作中，打了一场攻坚战，取得了阶段性胜利，这既是"两好一满意"活动的生动实践，也是支援四川抗震救灾工作的实际行动。在这场战役中，儿童医院领导重视、工作主动、反应迅速、措施到位，医务人员政治素质好、业务技能强、ICU 建设水平高，体现了儿童医院较高的应急反应能力和技术水平，练就了一支敢打硬仗、敢接硬任务的队伍，为全省手足口病防治工作作出了重要贡献。

关于下一步的工作，×××厅长提出，手足口病防治工作是一项长期的艰巨任务，我们目前虽然取得了阶段性胜利，但是今后的任务仍很艰巨。希望儿童医院干部职工按照省手足口病防控工作领导小组的统一部署，发扬抗震救灾精神和儿童医院形成的优良传统，继续严密监测疫情动态，科学组织，精心安排，把手足口病医疗救治作为当前各项工作的重中之重，进一步保证人员、设备和技术，使防治工作高效有序开展。目前收治的危重病人病情非常凶险，尽管病人有所好转，但仍有死亡可能，而且新的危重病人可能随时发生，我们要高度重视危重患儿的抢救，不能有半点松懈。要充分发挥省市专家组的作用，及时协调安排专家会诊，保证最优势的资源、最好的专家和技术参与危重患儿的救治。××医院要认真总结医疗救治经验，尤其是危重病人的治疗经验，指导全市以及全省手足口病的医疗救治工作，将确保我省无一例死亡病例的目标落到实处，取得这场战役的最终胜利。要大力表彰全省手足口病防治工作中涌现出来的先进集体和个人。当前全省卫生系统正在开展"我们都是白衣天使——前方奋勇救援，后方增光添彩"主题教育活动，要及时鼓舞全省广大医务工作者在抗震救灾斗争和手足口病防治工作中勇往直前、无私奉献，努力实现"服务好、质量好、群众满意"的目标。

（李钦皓）

全省卫生系统组织开展多种形式的国际护士节活动

5月12日，是第98个国际护士节，活动的主题是"优质护理，深入社区，护士引领护理改革"，全省各医疗单位组织开展多种形式的庆祝活动，展示白衣天使的风采。

省人民医院特邀北京资深专业培训老师对全院80余名护理骨干进行了系统、规范的培训，举行了以护理"三基"、《护士条例》、《甲型H1N1流感防控》等知识为主要内容的"青春杯"护理知识竞赛，营造出了"比、学、赶、帮、超"的良好氛围，展示了当代青年医务工作者的精神风貌。省妇保院组织开展"医患沟通技能比赛"，设计各种模拟情境，在模拟情境中得到沟通技能的锻炼，增强了沟通意识，提高沟通能力，该院领导班子还看望了一线的护理人员，为她们送上节日祝福的花篮。省人民医院举办了护理知识竞赛，通过礼仪培训、知识竞赛等活动的开展，以赛竞学，以督促改，来解决护理工作中存在的不足，进一步促进护理事业的健康发展。省第二人民医院组织开展师徒结拜仪式暨纪念"5·12"《护士条例》知识竞赛。该院采用师徒结对活动利用高年资护士带一名低年资护士"一带一"方式，以求在短时间内提高低年资护士的技能操作能力和知识水平，使护理队伍迅速成长，首批有66对师徒建立了为期一年的指导与被指导的关系。市医院开展了护理知识竞赛和"天使的荣耀"颁奖晚会，不仅有利于提高医院护理水平，也增强了白衣天使们的神圣使命感和职业荣誉感。复元医院举行了庆祝5·12护士节暨弘扬抗震救灾精神演讲比赛，还对优秀护士进行了表彰。省儿童医院组织全院护理人员进行了《护士条例》和护理知识竞赛活动。

（桓沁欣）

疾控中心进行对外礼仪培训

省疾控中心5月31日邀请了省外侨办对外交流科专家为全体员工进行了对外礼仪培训。省外侨办专家从学礼的意义、如何学礼、仪表礼仪、会面礼仪、语言礼仪、餐饮礼仪、涉外原则等方面进行了讲解与示范。通过培训，大家不同程度地掌握了一定的对外礼

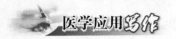

仪规范，对今后的工作有很大的帮助。(黄勤良)

抄报：×××××

发送：×××××　　　　　　　　　　　　　　　　　　　(共印：××份)

【提示】这三篇都是信息报送式的简报。这些简报分为报头、报核、报尾三部分。报头包括简报名称、期数、编发单位、编发日期、密级和编号几个要素；报核包括三篇内部新闻，并加了目录；报尾标明了报送发单位和印发份数。内部新闻有的用了单行标题，朴素简洁；有的用了双行标题，鲜明醒目。如第一篇正文中首先介绍×××厅长到医院看望慰问手足口病一线医务人员，接着介绍了医院工作任务及其成绩。文章观点和材料紧密结合，有观点，有材料，层次分明，语言简洁，在内部起到了交流信息的作用。

三、简报的结构和内容

简报一般由报头、报核和报尾三部分组成。

（一）报头

报头通常由简报名称、期数、编发单位、日期、密级与编号组成，其格式是固定的，如实例分析所示。简报名称居中排印，套红大字，如"工作动态"、"会议简报"、"理论动态"等。报头号与报核之间用间隔线分开。

（二）报核

报核是简报的主体部分，通常由按语、目录、标题、正文组成，报核与报尾之间用间隔线隔开。

1. 按语　有三种形式的按语：评介性按语，表明编者对简报的倾向性态度；说明性按语，介绍文章材料的来源、转发目的、转发范围；提示性按语，提示简报文章内容，帮助读者理解文章的精神。按语不是简报必备的结构要素，有些简报可以不写按语。按语的作者一般由编发机关指定有关人员撰写。

2. 目录　若简报由多篇文章组成，要写目录；若简报只有一篇文章，不必标注目录。

3. 标题　报核中的文章标题与新闻的标题写作是基本一致的，应该精练、醒目。所以标题的写作，要高度概括文中的事实，如果能做到新颖独特，引人入胜，就更好了。标题的结构包括引题、正题和副题。

引题：往往用来交代形势，说明背景，烘托气氛，揭示意义，引出正题。

正题：是主题的概括或主要事实的说明。

副题：常用以补充交代事实，或说明事件的结果，有时用来说明正题的来由或依据。

在具体设计标题时，有单行式和多行式。单行式标题只有正题，是内容的高度概括。内容简短的文章用这类标题。如《××市卫生局开展专项整治强化纠风举措》、《××省卫生厅深入开展"医疗质量万里行"工作》、《我所开展拓展训练》。多行式标题是根据内容和写作需要，对引题、正题、副题进行组合形成的标题形式。如《全国医疗器械检测机构间一次性使用无菌注射器比对实验结果揭晓，我所获满意率100%评价》，就是引题和正题组合成的标题；又如《医药企业行贿打入"黑名单"卫生部、国家中医药管理局将专项治理医药购销领域商业行贿》，则是正题和副题的组合。对于特别重大的内容，也可以引题、正题、副题全面组合。

4. 正文　报核中的文章正文与新闻的正文写作也是基本一致的，通常分为导语和主体两部分。

（1）导语：导语位于开头，可能是一句话，也可能是一个自然段。它或者用最精粹的文字写出最主要的、最新鲜的事实，或者提示主旨。导语展示的是这篇文章最重要的内容，是文章最精华的部分，要让读者一看便知内容梗概。新闻导语一般有叙述式、评议式、描写式、提问式四种，简报常用前两种形式。

叙述式导语是用平易、朴素的叙述性文字，直接概述最重要、最精彩的事实导语。它开门见山，直截了当，读者容易把握概况，了解事实的基本过程。这是最常用的导语形式。本节实例中的三篇文章导语均为叙述式。

评议式导语是对事实进行评论，表明作者对问题的态度和立场，这有利于增强文章的指导性，便于探寻事实背后的深层意义。如"为提高医疗器械行业人员整体素质，无锡市食品药品监管局通过狠抓监管人员和从业人员实务培训，进一步夯实全市医疗器械产业发展基础，保证了该产业的健康发展。"

（2）主体：主体是在导语之后具体、详尽地表述的部分，是导语的展开或续写。这一部分对导语提到的问题、事实详细化，细节化，要印证导语中的提示，回答导语中提出的问题，使读者对事态有比较完整的了解。

主体与导语是相辅相成的关系，导语是主体的提要和浓缩，主体是导语的展开和深化，两者不能脱节，要避免主体对导语的简单复制和放大。

主体部分一般内容和层次较多，往往涉及材料的组织、结构的安排问题。大致有两种结构：一是按时间顺序，有层次地铺陈；二是按逻辑顺序，有重点地展开。条理清晰、主次分明、详略得当是主体部分写作的基本要求。

（三）报尾

位于简报末页下端，包括两个项目：左边写发送对象、范围，右边写印刷份数。

简报的版面格式如图 4-1 所示：

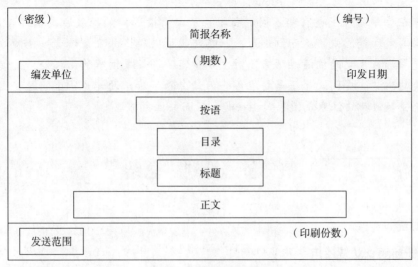

图 4-1　简报的版面格式

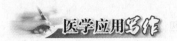

四、相关知识

（一）简报的特点

1. 简明性 "短"而"精"，是简报简明性的要求。这不仅指文字短，内容精，而且是包括主题、结构、语言等写作的方方面面。简报的主题鲜明、准确、单一；内容删繁就简，经常是一事一报；形式紧凑集中，篇幅短小，导语简单明了。这些特点有利于编发和传播。

2. 新鲜性 简报强调"快"和"新"，就是把最新发生的事实尽快发送出去，事实发生与编发的时间差越短越好。发送应该迅速及时，作者要有强烈的时效感，这样才能反映事件的发展和变化，才能体现出简报的价值。

3. 保密性 简报只在机关、单位内部传阅，不可公开发行，这是与大众传媒的主要区别。不同的简报，传阅的范围也不同。范围越小，机密程度越高。

（二）简报写作注意事项

1. 选材要准 简报要从单位的中心工作和阶段工作的需要出发，在众多事件中选取那些最有指导意义或必须引起重视的经验、情况和问题，予以全面的实事求是的报道。

2. 速度要快 简报讲求时效性，要求编写者应该求快，对于工作中、会议中出现的新动向、新经验、新问题，编写者要及时地予以捕捉，并用最快的速度予以编发。

3. 文字要简 为了体现简，在编写简报时要首先注意选材恰当，不求面面俱到；其次要求文字简洁，对事物作概括的反映。每篇简报最好是几百字，最多不超过两千字。

知识链接

简报与新闻

　　新闻与简报都具有报道性，都是以报道性为主，兼有议论。新闻是公开报道，读者是全社会范围；而简报是内部报道，有一定保密性，读者只限于本部门、本单位、本地区。另一方面，新闻报道可以采用文艺性语体；而简报是一种机关应用文，叙议结合，一般不采用描写、抒情等方式。

　　两者在导语写作中也有些不同。新闻除了像简报那样采用叙述式和评议式之外，还采用描写式和提问式，从而制造悬念，唤起阅读兴趣，并且让读者一见倾心。描写式导语是用形象生动的描述性语言，对主要事实、场景或细节作出描绘，使读者产生身临其境的感觉。提问式导语是将准备告诉读者的事情，设计为一个问题提出，以提问的方式引起他人的注意或使人产生兴趣，从而关注或深思。

第三节　计划　总结

一、计划

（一）计划的含义及作用

1. 含义 计划是单位或个人在一件工作开始之前，为完成任务、实现目标所作出的预想和安排的一种事务文书。工作中常见的"规划"、"方案"、"安排"、"设想"、"打算"、"要点"等都属于计划。

2. 作用　"凡事预则立，不预则废"，计划有以下几方面的作用：

（1）筹划作用：通过计划我们可以了解到未来工作的重点、要求和具体实施办法，帮助我们在工作中找准方向，少走弯路。

（2）组织作用：制订计划可以让我们在工作中建立良好的工作秩序，提高工作效率。有利于领导对工作进行组织管理，合理分配时间、人力、物力、财力，随时掌握工作进程，进行必要的检查，确保工作顺利完成。

（3）指挥作用：制订计划是现代管理工作的重要环节，一份好的计划可以帮助领导对工作进行合理安排，根据实际情况及时进行调整，减少工作中的指挥失误。

（4）协调作用：详细的计划可以使参加工作的每个人明确各自的工作内容、所应达到的目标，充分发挥个体的能动作用，促进工作协调有序地开展。

（二）实例分析

实　例：

护士工作计划

在医院"谋变革，求发展"、"学习'十七大'报告，做身边实事"的主旋律中，新的一年如期而至。护理作为医院专业技术行业之一，如何在机会与挑战中找准合适的位置，避免消极坐等，走专业建设之路，把"以病人为中心"的服务，具体到护理行为的每一个细节，是医院护理工作的重中之重，为使护理工作目标明确地开展，制订以下工作计划。

一、护理管理

1. 继续深化整体护理和量化管理并行的综合管理方式，针对护理工作中存在的难点、焦点问题，及时调整工作重点，坚持把以"病人为中心"的人文护理理念融入更多实际具体的工作细节中。

2. 坚持院、科二级管理，做好护士长管理工作的检查、监督，要求护士长以工作日志形式反映日常工作情况，并以此评价护士长的管理工作。

3. 为"病人选医生"制度探索合理的护理服务形式，条件成熟时准备以医护优化组合服务小组模式增加医护服务的统一性，满足病人就医需求。

4. 试行主管护士资格认证制度，以期达到两个目的：一是把病人满意的护理骨干力量用到临床第一线，以保障护理服务的"优质"；二是以此实现护理队伍分层管理，有什么样的质量上什么样的岗，从机制上调动护理人员工作学习的积极性、主动性。

5. 微机管理使护理服务方便、快捷，要做到如下三点：一是帮助病人及时查询住院费用，让病人"明白消费"；二是药械物品的使用计划明确，下送到科，进一步保障护理人员留在病区为病人服务的时间；三是争取协调部分护理表格的电子化处理，在清晰、及时、原始、客观、准确上深入一步，提高护理记录的法律价值。

6. 针对住院病人基础护理、特一级护理质量保证局限、服务不到位等长期存在的问题，准备试行护工制度，以期解决病人生理、生活上的一些实际问题，使病人在享受护理专业技术服务的同时，有"如家"的感觉。

7. 在护理人员配置上，力争保障80％床位的护理人员编制，以保证护理队伍的稳定，其他特殊情况按实际床位使用率适当以临床护士的用工形式解决，以避免造成护理资源的浪费，同时有利于专科培训的正常连续进行和专科服务的质量。

8. 护理队伍规范化培训工作继续开展（略）。

9. 对护士长"管家理财"的能力要进一步强化，可利用合适时机到经营较好的医院短期学习、交流、参观，使护理管理人员在把高效、低耗的经营核算和业务服务突出专业效果方面有机结合上作出合理、积极的探索和思考，进而逐步形成合理的管理办法。

10. 总结历年聘用护士的管理经验，进一步完善管理体制，以期达到进一步调动人员工作积极性，保证护理队伍相对稳定，利于护理专业技术水平建设的目的。

二、业务管理

1. 进一步深化整体护理理念，在管理形式上追求"以病人需求为服务导向"，在业务上注重知识更新，积极吸纳多学科知识，在队伍建设上强调知法、守法、文明规范服务和为病人营造良好的休养环境，逐步把护理人员培训成为病人健康的管理者、教育者、照料者和研究者。

2. 强化护士长查房效果，要求护士长在行政管理和业务培训上加强对新入院病人、危重疑难病人的管理和技术指导。

3. 调整护理查房时间和形式、内容，认真开展查房后小结和病历（例）讲析，要重点查房，及时修正工作上的问题，调整工作重心。

4. 把业务学习、继续医学教育项目的重点放在理论结合实际、学以致用上，在疾病护理常规、专科护理、急救技能、基本操作技术等方面展开目标明确的业务培训，以"缺什么学什么"、"有什么实际问题就讲什么内容"强化护理学习效果。

5. 在病案管理上坚持三级质控，重点放在二级质控上，利用查房保证病人信息资料和病情动态的统一性，在护理记录客观、及时、原始上多下工夫，加强护理病历的权威性、可靠性和科学性。

6. 引导护理人员对护理新技术、新项目进行了解，鼓励护理人员参加护理科研，积极积累资料，撰写护理论文。

7. 鼓励护理人员在职培训，通过自学考试等方法提高学历，提高知识层次，改善护理队伍智能结构。

三、在职培训

1. 围绕临床常用知识、技能，"缺什么学什么"是学习原则，护士长根据科室实际情况拟定业务培训（学习）计划，适时、重点突出地组织业务学习，注重每次学习的效果而不是形式。

2. 护理技能培训重点为：①18项护理操作的规范化培训，特别做好新员工及临时用工的培训工作。②常用急救技能。③健康教育中涉及的康复技巧和技术。

3. 以"综合能力"考察主管护士资格，以"认证"工作为契机调动护理人员学习的自觉性与积极性。

4. 对口支援：产科助产专业，心内科专业。

5. 院外进修：安排外一科、急诊科两名护理人员，参加急症急救专业进修3个月。

6. 通过对口支援和院外进修项目的开展，力争使医院护理在重症监护和心电图识别上有实质性的提高。

××人民医院护理部

二○××年×月×日

【分析】这是一份医院护理工作管理、护士业务管理和护士在职培训等内容的综合性工作计划，将下一年具体工作做了较全面的安排，计划涉及工作各个方面，比较全面。计划用条项列出，目标明确，任务具体，措施可行，是一份订得具体且可行的综合计划。

（三）计划的结构和内容

计划一般由标题、正文和落款三部分组成。

1. 标题　一般由四要素组成：单位名称、适用时限、计划内容、计划种类，如《江西护理职业技术学院2011年招生工作计划》。有时候，标题也省略其中某些要素，如《2010年省卫生厅日常监督检查工作计划》，其中略去单位名称，因在落款中已有标明。

2. 正文　计划的正文包括前言、主体、结尾三部分。

（1）前言：计划的前言要表达"为何做"，即用简要的文字概述制订计划的背景、目的、依据和指导思想。前言的结尾往往用"为此特制订计划如下"等惯用语与主体部分衔接。

（2）主体：包括"目标与任务"、"措施与步骤"两个板块。计划是说明文，要注意写得清楚明白，具有条理性。

"目标与任务"要表达"做什么"，即提出工作任务及要达到的数量与质量指标。这部分是计划的核心内容，一般采用分条列项的方式，用小标题或序号标明层次，然后逐项写出具体的目标和任务。

"措施与步骤"要表达"怎么做"，即写明完成目标与任务的办法、保证，以及时间上的要求。往往要具体写组织分工、物质保证、方式方法、进程安排等。这部分在写作时通常也分条列项，措施要具体，分工要明确，步骤要有序，表达的条理要清楚。

（3）结尾：用于其他事项的补充说明，可以用来强调重点任务和执行要求，也可以用来表明完成计划的决心和信心，还可以用来展望前景，提出希望，发出号召。如无需表达这些内容，结尾部分可以略去不写。

3. 落款　计划的落款包括署名和日期两项内容，位置在正文右下角。署名要写制订计划的单位名称，要写全称，并加盖公章，以示郑重、严肃，如标题中已有，则可省略；如果是个人计划，写明个人姓名即可。日期是成文的日期，要具体写明××××年×月×日。

（四）相关知识

1. 计划的特点

（1）预见性：计划是在事先制订的，因而必须有超前的思想，对未来前景有科学的预测，对可能发生的问题、出现的各种因素的变化，都要有足够的估计、科学的分析和判断，并有相应的对策和预想。

（2）可行性：计划是行动的指南，计划的目标和措施必须确保切实可行。任何脱离了实际的计划都只能是泛泛而谈，是永远也实现不了的。

（3）指导性：计划是根据相关政策和精神，结合本单位的实际工作而制定的科学方案，对人们有目的、有秩序、有步骤地进行某项工作有一定的指导作用。

2. 计划写作注意事项

（1）从实际出发，统筹兼顾：无论是撰写长期计划还是短期计划，都必须从实际出发，要充分分析客观条件，所撰写的计划既要有前瞻性，又要留有余地，使计划执行者通过一番努力就能够完成。事关全局性计划，还应把方方面面的问题考虑周全，计划分解到部门，要处理好大计划与小计划之间的关系、整体与局部的关系，做到统筹兼顾。

（2）突出重点，主次分明：一段时间内要完成的事情很多，先做什么，后做什么，主要做什么，次要做什么，必须有重有轻，有先有后，有点有面，有条不紊，这样才有利于工作的全面开展，达到事半功倍的效果。

（3）目标明确，步骤具体：计划的目标必须明确，才会使撰写者明确努力的方向。步骤和进程具体，才有利于实施和检查。

二、总结

（一）总结的含义及作用

1. 含义　总结是单位或个人在一件工作结束或告一段落后，进行回顾检查、分析评价，从中找出经验教训和规律性认识的一种事务文书。

2. 作用　"前事不忘，后事之师"，总结有以下几方面作用：

（1）积累经验：写总结是我们认识事物，由感性上升到理性的必由之路。为了获得对事物本质的认识，必须养成事后总结的习惯，它可以帮我们逐步加深对事物的理解，最终上升为系统全面的认识。

（2）改进工作：一篇好的总结，可以为今后的工作提供指导性建议，帮助改进工作，提高领导的决策水平，进行科学的管理，使工作少走弯路。

（3）交流信息：总结可以通过单位与单位之间，部门与部门之间的交流，达到互通有无、取长补短、共同进步的目的，这在信息时代显得尤为重要。

（二）实例分析

实　例：

××××年工作总结

在卫生厅党组的关怀和领导下，在各处室的支持和帮助下，××××年全院党政团结、上下齐心，全体职工积极努力奋斗，以全国结核病防治规划为目标，以全国和全省卫生工作大会精神为动力，结合我省和我院实际，圆满完成了院长和院党委两个工作目标合同所规定的任务，并通过抓"项目"试点，为开创我省结防工作新局面奠定了良好的基础，现将主要工作总结如下：

一、以目标合同为基础，抓好全省结防工作

院长与厅长签订的目标合同，是全年的工作基础；院党委工作目标合同，是完成各项任务的保证；全省的防痨工作，则是结防所工作目标和控制全省结核病疫情的要点；而开展的"项目"试点工作，正是推动全省结防工作跨上新台阶的一个良好开端。

1. 党政齐抓共管，争创全省防痨工作新局面。今年医院党、政、工、团组织团结协作，保持结防院的稳定，并且把全省防痨工作当做我所的重要任务来抓。领导积极带头，工作不分分内分外，只要对全省结防工作有益，对控制我省结核病疫情有利，都努力争取做好。通过对全国和全省卫生大会精神的学习，全院干部职工进一步充分认识到了控制我省结核病疫情的重要性，增强了紧迫感。

2. 抓"项目"试点，奠定基础，提高我省结防水平。我省结核病疫情严重，而结防力量和基础较为薄弱。《卫生部加强与促进结核病控制项目》是一条低投入、高效益、促进地方结防工作开展的有效途径。

3. 完成了今年新列入的×个卫生部项目县启动前的考核检查、培训等准备工作。到×月底，已有×个县启动，开始发现和管理病人。同时也完成了×个"省结核病控制项目县"的地、州、县结防管理人员的培训工作。通过项目带动工作，必将对全省结核病疫情控制起到更大的推动作用。

4. 加强质控，保证质量。痰片的质控工作，是把好结防工作质量关和对基层防痨工作者技术水平进行监测的一个重要手段。今年对"项目"县在内的×××张痰片进行了质控检查，较目标合同中要求的×××张增加了×××张，这对我省结核病的痰检工作起到了积极的促进作用。

5. 完成了××、××两个结防监测县的技术指导工作。先后有××天到监测县指导和了解工作情况，并准确无误地完成了卫生部要求上报的各种监测数据和表格。受卫生部结核病控制中心的委托承办了全国结核病项目工作会议，受卫生厅委托筹办了全省结核病归口管理研讨会，参与接待WHO、世行和卫生部结核病联合督导团到我所及××、××、××检查指导工作。

6. 继续把好防痨药品质量关，为基层提供方便。为了更进一步保证发现病例的治疗效果，我们加强了防痨药品的管理，以求逐步实施固定供应药品的归口管理工作。在对结核病的有效化疗中，用药的配方、规律及药物质量起着至关重要的作用，而防痨药品的正常供应又是规范用药的基本保证。今年除调拨发放卫生部项目县用药×××××外，为了把好药品质量关和解决基层不易购齐等困难，成立了所级药事委员会，并要求药械科人员选择质量好、信誉高、价格低的药品进行订货，这样既保证了质量又减少了患者的药费开支，深受基层的欢迎。

二、积极开展结核病门诊和住院病人的治疗工作

我们在抓好全省防痨工作的同时，为了解决省会所在地区患者及基层疑难病人的诊治问题，提高省属专业技术水平，不断加强和完善住院病人的管理和治疗工作。同时，通过不断学习新技术、增加新项目（如开展纤支镜检查等），成功地收治和抢救了危重病人，加之良好的服务态度，患者对我院的医疗技术水平更加信赖，使我院知名度不断提高。截至×月底，完成门诊病人×××人次，其中专家门诊×××人次，收住院治疗×××人，胸透××人次，摄片×××余人次，B超×××人次，PPD×××人次，BCG接种×××人次，纤支镜检查××人次，生化检测×××人次，痰片×××人次。同时，还主动外出体检，主动发现病人和帮助院校、厂矿进行查、防、管、治，今年对××地区的师大、××学院等××所大专院校及国防工校等××所中专学校、师大附中、附小等进行了体检和结核菌素普查，受检××××人，查出结核菌素强阳性者×××人。并利用流动X线车外出对×××余个单位进行摄片体检×万多人次，查出活动性肺结核×××例，疑似患者××例，肺部肿瘤××例。

三、做好院内建设，稳定结防队伍

1. 针对结防人员待遇差，队伍不稳定的问题，一方面院党委根据目标的内容利用政治学习的时间摆事实、讲道理，讲老结防人员的创业精神，讲我省以及全国、全世界结核病疫情的重要性，讲白衣天使的奉献精神，讲结防工作在社会中的重要地位；另一方面积极组织力量创收，解决职工的后顾之忧，较好地做到了两个文明一起抓，两个成果一起要。年内在资金紧缺的情况下，自筹与拨款相结合，疏通了道路，完善了病员食堂，购置了车辆，解决了工作、生活中的部分实际问题。

2. 积极完成院内日常人事、保险、劳资、老干、红十字会、工会、共青团的工作。财务上接受了政府三大检查组重点检查，结果认定：收支管理规范，未发现违纪问题。

四、培训人才与提高教学、科研水平

1. 在人才培养上，一方面积极培养院内人员，另一方面又抓好了对基层人才的培养。今年医院派出××人分别到××医科大学和北京等地参加学习和进修，派人参加了北京和呼和浩特两个学术会议，以及省急诊培训班等短期学习班。举办了全省结防科长统计培训班、项目办技术指导组强化短训班、结核菌检验规程研讨班和结核病控制项目县启动前的专业人员培训班共×期，共培训×××余人。接受××名基层结核病防治人员到医院进修。

2. 科研工作是反映一个单位人才和学术水平的一个重要指标。今年我院在全国一级刊物发表论文××篇，在《中国防痨通讯》刊登××篇，在××预防医学杂志刊登××篇。

五、宣传工作

鉴于全球结核病流行的回升，世界卫生组织于1993年宣布了全球结核病紧急状态，号召全球紧急行动起来，加强结核病控制工作，并把每年3月24日作为"世界结核病防治日"。我国卫生部去年将结核病由丙类传染病管理提升为乙类传染病管理，并将肺结核列入"九五"期间五个重点疾病之一。我省是全国结核病疫情较重，而且疫情上升的省份之一。今年全省卫生工作会议已把肺结核列入我省"九五"期间的重点防治疾病之一，并且从省财政列出防治结核病专项经费。掌握时机，加强宣传是摆在我们面前的一项重要任务。

今年我们除了在"红十字日"、"儿童计免日"等节日上街宣传外，还积极组织在"3·24""世界结核病防治日"与全省卫生工作会议期间上街义诊和宣传，还要与省广播电台协作开设专栏进行结核病知识咨询和讲座。通过义诊、发放结核病知识的宣传材料和讲座咨询，提高了结核病医院的知名度，提高了人群对结核病知识的了解。全年共印发宣传材料××万余份。

六、存在的问题

1. 我省结核病疫情严重，宣传工作力度不够，部分领导和群众仍然对其认识不足，大部分医疗单位领导和医院的医务人员仍然不了解现代结核病管理手段和先进的治疗方法。

2. 结防机构和人员不稳定，一些已建起来的机构因待遇和经费等原因而撤并，使工作不能开展，今年报卡的结防科已降至××个。占总人口××%的非项目县，新登病人只占全省的××%。

3. 非项目县归口管理仍然未解决，很多肺结核病人到医院或普通诊所治疗，由于经济困难和不规则治疗而形成耐药，难治复治病人增多。

4. 部分专业技术人员的积极性没有得到充分的发挥，出现忙闲不均，如何调整是有待今后认真研究的问题。

5. 业务学习抓得不紧，未能有计划、有目的地安排专业学习。

××省结核病医院

××××年××月×日

【分析】这是一份××省结核病医院的工作总结。文章以目标合同为基础，抓好全省结防工作、积极开展结核病门诊和住院病人的治疗工作、做好院内建设，稳定结防队伍、培训人才与提高教学、科研水平、宣传工作与存在的问题等六个方面总结了医院一年来所取得的成绩，同时也提出了存在的问题。可以说内容充实，条理清楚，起到了全面汇报工作的作用，并对今后工作有重要的参考价值。

（三）总结的结构和内容

总结一般由标题、正文和落款三部分组成。

1. 标题　总结的标题有文件式、文章式和双标题三种形式。

（1）文件式标题：与计划标题相似，由四要素组成。如《2010年××儿童医院护理部工作总结》。

（2）文章式标题：用简练的语言概括总结的主要内容或基本观点，标题中不出现文种。如《技术改造是企业振兴之路》、《我们是如何实行销售与服务相结合的》。

（3）双标题：由正标题和副标题组成，正标题概括主要内容或揭示主题，副标题补充说明单位、时限、内容和文种。如《抓改革促管理增效益——××人民医院2010年工作总结》。

2. 正文　总结的正文包括前言、主体、结尾三部分。

（1）前言：总结的前言写法比较灵活，通常是开门见山，简明扼要地概括基本情况，往往要说明工作背景和主要成绩。前言的结尾往往用"现将工作情况总结如下"等惯用语与主体部分衔接。

（2）主体：常规的工作总结通常包括"成绩与经验"、"问题与教训"两个板块。总结是议论文，要求观点鲜明、材料典型，叙议结合。

这部分内容较多，又需要对事实进行理论上的分析、归纳，通常在写作中采取三种方式来结构文章：纵式、横式、纵横式。纵式结构就是按时间顺序或工作进程来写。横式结构就是把经验体会上升到一定理论高度，归纳出并列的观点，按照其逻辑关系来安排内容和层次。纵横式结构就是综合运用以上两种结构方式，或纵中有横，或横中有纵。

（3）结尾：主要针对工作中的实际问题，提出改进措施和下一步的工作设想，有的总结在最后展望前景，表示决心和信心等。行文要求简短、有力、自然，具有鼓动性和号召力。

3. 落款　总结的落款与计划一样包括署名和日期两项内容，写作方式也与计划相同。

（四）相关知识

1. 总结的特点

（1）实践性：总结是以回顾实践或工作的全过程为前提的，它的对象和材料都来自于实践，观点也是从实践中提炼出来的。

（2）理论性：总结的目的在于得出规律，以便在今后工作中能够正确把握事物的客观规律，提高工作效率。这是一个把感性认识上升为全面的、系统的理性认识高度的过程。

2. 总结与计划的联系和区别　一件工作的开始，我们写计划；这件工作结束了，我们写总结。新工作开始了，我们以上一阶段的总结为基础写新计划，工作结束了，我们再写总结。在计划与总结周而复始的轮回中，个人得到成长，工作得到推动，社会得到发展。

（1）总结与计划联系：总结与计划有着密不可分的关系，总结可以检验计划的优劣得失，计划可以依据总结得出的经验制订得更科学、合理。计划与总结既是相互依赖、制约的关系，同时又是相互促进，不断提高的关系。计划—实践—总结—再计划—再实践—再总结……如此周而复始，循环无穷，不断提高，这就是计划与总结最本质最有价值的联系。

（2）总结与计划的区别：计划是在工作之前制订的，总结则是在工作到一定阶段或计划完成后进行。计划的内容是为完成一定任务所设想的具体步骤、方法和措施，重在叙述说明；总结则是对一定阶段的工作或计划执行的情况作出总分析、总评价，重在找出有规律的东西，作出理论概括。计划所要回答的问题是"做什么"、"怎样做"、"做到什么程度"，总结要回答的问题则是"做了什么"、"做得怎样"、"有何工作规律"。

3. 总结写作注意事项

（1）实事求是：工作总结中常常出现两种倾向：一种是好大喜功，只提成绩，不谈问题；另一种是将总结写成检讨书，把工作说得一无是处。这两种倾向都不是实事求是的态度。写总结要从实际出发，实事求是地反映事物本来面目，概括总结出事物本身固有的而不是主观臆造的规律性东西。

（2）找出规律：总结的根本任务在于总结经验，找出规律性的东西，不断把工作推向前进。因此要求作者从客观实际出发，从分析研究事实入手，发掘事物的本质特点，找出取得成绩的原因或存在问题的根源，从而提出合理的意见，明确今后工作的任务和努力的方向。

（3）叙议得当：总结是一个把感性认识上升到理性认识的过程。因此在写作中，交代工作过程、表明情况、列举典型事例的时候，应当采用叙述的表达方式；分析原因、总结经验、指明努力方向时，应采用议论的表达方式。

第四节　启事　声明

一、启事

（一）启事的含义及作用

1. 含义　启事是国家机关、社会团体、企事业单位或个人，有事情需要公开说明，或请求援助、支持的有关事宜，用简明文字公之于众的一种事务文书。启事一般张贴在公共场所或刊登在报刊上，也有的在广播或电视中播出。

2. 作用　启事能够起到广泛告知的作用，使社会公众了解有关事宜，或参与有关事务。启事对于公众来说，没有强制性，公众对启事的事务可以介入，也可以不介入。

（二）实例分析

实　例：

2010 年 ×× 省吉港县医疗卫生单位招聘启事

为适应我县医疗单位业务开展和医药卫生体制改革的需要，进一步规范用人程序，结合用人单位的实际，根据《事业单位公开招聘人员暂行规定》，经县委、县政府同意，现就我县 2010 年医疗单位面向社会公开招聘工作人员有关事宜公告如下：

一、招聘原则

坚持公开、平等、竞争、择优的原则。

二、招聘范围

面向社会公开招聘，招聘对象不限地域。

三、招聘计划

计划招聘 289 人。其中：县直三家医院 189 人（县人民医院招聘 80 人，第二人民医院招聘 67 人，县中医院招聘 42 人）；乡镇卫生院 100 人。

此次招聘计划如完不成，将于 2011 年继续按此方案招聘直至招满为止。

四、招聘条件

（一）基本条件

1. 拥护中国共产党的领导，热爱社会主义，热爱卫生工作，遵纪守法，品行端正。

2. 身体健康，能胜任本职工作。

3. 已被县卫生局招募到乡镇卫生院工作的人员和县直三家医院原自聘人员，不准报考。

（二）学历、资历和年龄要求

1. 县直三家医院招聘条件：

①具有国家承认的普通全日制高等院校学历（不包括成人教育和自学考试学历）。各职位学历、资历和年龄要求以县直三家医院公开招聘工作人员职位一览表为准。

②2010 年毕业的医药卫生类本科（专科）毕业生和硕士研究生凭所在学校证明（或就业推荐书）可以报考。

2. 报考乡镇卫生院的考生具备下列条件之一者均可报名：

①取得国家认可的相关专业普通高等院校全日制大专以上学历；

②取得护士执业资格的中专学历者可报考护理岗位；

③45 周岁（即 1964 年 12 月 31 日后出生）以下，具有执业医师资格的人员；

④35 周岁（即 1974 年 12 月 31 日后出生）以下，具有助理执业医师资格的人员。

（三）其他要求

报考乡镇卫生院的考生和硕士学历毕业生不受报考比例限制，报考县直医疗单位的考生报名人数与招聘职位的比例不小于 2：1，达不到规定比例的减少报名人数或取消招聘职位。考生所报考职位被取消的，可改报其他符合报考条件的职位。

五、录用程序

（一）报名

1. 报名时间：2010 年 1 月 25 日—2010 年 3 月 20 日，上午 8：00—11：30、下午

2：30—5：30（节假日除外），逾期不予报名。

2. 报名地点：吉港县卫生局（吉港县城光大道128号县卫生局四楼人事股，联系电话：0758-8812168；0758-8832063）。

3. 报名应提交的材料及注意事项：

（1）报名时必须本人携带有效身份证（第二代身份证）、学历、学位证书、执业资格证书原件，近期免冠二寸彩色照片4张。

（2）报考县直医院的按招聘职位进行报名，每人限报一个单位的一个职位。报考乡镇卫生院的不受单位和职位限制。

（3）填写《吉港县2010年医疗单位公开招聘工作人员资格审查表》，经招聘人事股初审，如发现弄虚作假者，随时取消报名资格。

4. 初审合格人员，按规定交纳笔试费用，每人每科45元。面试入围者，按省教育厅文凭验证中心的收费标准收取验证费省内40元、省外60元，验证费自付。

（二）考试及相关事项

1. 笔试（由领导小组办公室组织实施，考务方案另行制订）

（1）笔试采取封闭的办法，笔试时间和笔试地点以准考证为准。2010年3月25日前由本人到吉港县卫生局人事股领取准考证。

（2）笔试内容分值及时限：综合考试卷包括基础类知识和专业类知识，分值100分，考试时间150分钟。

（3）笔试科目

①报考临床医学、护理、医学检验技术、麻醉、医学影像技术、药剂专业岗位的，考试科目为：基础医学理论知识和各专业的专业知识。

②报考中医临床医生专业岗位的，考试科目为：中医基础理论知识和中医临床知识。

③报考医疗器械维修专业岗位的，考试科目为：基础医学理论知识和专业知识（包括电子、机电、医疗设备维护知识）。

④报考卫生管理和卫生信息统计专业岗位的，考试内容为：基础医学理论知识和各专业的专业知识。

⑤报考文秘岗位的考试内容为：无纸化办公技能和文秘专业知识。

⑥报考医事法学岗位的考试内容为：法学基础理论知识和卫生法律法规。

⑦报考会计岗位的考试内容为：财会基础理论知识和会计电算化技能。

⑧医药卫生类硕士研究生和报考乡镇卫生院的医药卫生类普通高等院校全日制本科毕业生考生不参加笔试。

2. 面试（由领导小组办公室组织实施，面试工作方案另行制订）

（1）报考乡镇卫生院的考生全部参加面试，面试不打分，采取否决的办法。

（2）报考县直医疗单位的考生面试按招聘职位计划数1：1.5的比例，依据笔试成绩从高分到低分确定面试对象，笔试成绩并列的按专业类知识考试成绩从高到低排序。面试实行百分制，硕士研究生和报考乡镇卫生院的本科生面试成绩必须达到60分以上；其他学历笔试成绩和面试成绩按6：4的比例合成得出考试总成绩。

3. 加分因素　取得报考职位执业医师资格和执业护士资格的加3分（报考护理职位的中专毕业生不再加分），报考医技专业取得相应职位师级技术职称的加3分。

4．根据笔试、面试合成的成绩，加上加分因素得出总成绩，总成绩并列者按笔试成绩从高分到低分排序。

5．录用办法　根据考生的总成绩：①县直医疗单位按招聘职位一览表提供的职位数由高分到低分录用；②乡镇卫生院的录用人员，采取从报考乡镇卫生院和未被县直三家医院录用的考生中，由高分到低分各录用50名。其中：临床专业各20名、护理专业各20名、医技专业各10名。

六、体检与考核

（一）体检和考核由招聘办公室组织进行。按考试总成绩1∶1的比例确定体检考核对象。体检参照人事部、卫生部《公务员录用体检通用标准（试行）的通知》进行。考核参照《××省国家公务员考核录用细则（试行）》等有关规定组织实施。

（二）体检、考核不合格的，以及自动放弃的，报考县直医疗单位的考生，在同一职位面试人员中按考试总成绩从高分到低分依次等额递补；报考乡镇卫生院的考生，在同一专业面试人员中按考试成绩的高低依次等额递补。分数并列者以基础医学理论知识高低排序。

七、公示、聘用

体检、考核合格人员名单在新闻媒体和网站进行公示，时间7天。公示期间，发现不符合招聘条件的，取消招聘资格，不再递补。经公示无异议的，被县直医疗单位录用的人员由用人单位发给招聘录用通知书；被录用到乡镇卫生院的工作人员由卫生局负责分配。

八、相关待遇

被录用人员的福利及相关待遇由各用人单位根据本单位实际自行解决。

九、纪检监督

此次招聘工作邀请人事局指导、县纪委派驻第二纪检组全程监督。0758-8832157（监督举报电话）

附件：1．县人民医院招聘职位一览表（略）
　　　2．县第二人民医院招聘职位一览表（略）
　　　3．县中医院招聘职位一览表（略）

吉港县卫生局（印章）
二〇一〇年一月二十日

【分析】这是一例县医疗卫生系统招聘启事。这则启事的开头介绍招聘工作人员是根据医药卫生体制改革的需要，进一步规范用人程序与《事业单位公开招聘人员暂行规定》精神，经县委、县政府同意，严格按照"招聘原则、招聘范围、招聘计划、招聘条件、录用程序、体检与考核、公示、聘用、相关待遇、纪检监督"内容进行招聘工作人员。这则启事文字通俗简朴，内容条理清晰，有效地传达了该县医疗卫生系统的招聘信息。

（三）启事的结构和内容

启事一般由标题、正文和落款三部分组成。

1．标题　标题的写法可以有这样几种：第一种是用文种名称作为标题，如"启事"。第二种是由事由加文种构成，如"招工启事"、"开业启事"等。第三种如果启事重要和紧迫，还可标明"重要启事"或"紧急启事"。第四种是用事由作为标题，如"招聘"。

2. 正文　不同类型的启事正文内容有所不同，一般包括：启事的目的、意义、具体办理方法、要求、条件等。正文是启事的主要部分，主要说明启事的事项，要写具体、明白、准确，简练通俗，千万不可模糊、含混、模棱两可，以免产生歧义。

（1）段落式：即采用一段文字，直接陈述有关事情和要求。这种写法适合内容简单的启事。

（2）条款式：即在开头先简明扼要地写明发布启事的缘由、目的，作为总叙。然后分条列项地写明具体事项。这种写法适合内容复杂的启事。

3. 落款　即署名和日期。在右下角写启事单位名称或个人姓名。视具体情况，有的还要写上地址和启事时间。在标题和正文中已写明启事者，结尾中可省略，只写日期。

（四）相关知识

1. 启事的特点

（1）告知性：启事是公开发布的告知性应用文，是向社会公开告知有关事项，需要在电台、电视台、报纸传媒播放，刊登，或在公共场所张贴，使全社会广泛知晓，具有明显的告知性特点。

（2）简明性：启事的语言应具有简明性的特点。启事多刊登在报刊上，或张贴在街头、路边等引人注意的公共场所，或在电台、电视台播出，因此撰写启事要尽量采用通俗易懂的语言表达方式，尽量把事项写得简明扼要，明确直白。

2. 启事的类型

（1）寻找类启事：是为了求得公众的响应和协助。这类启事有寻人启事、寻物启事、招领启事等。

（2）征招类启事：是为了求得公众的配合与协作。这类启事有招生、招考、招聘启事；征文、征订、征集设计启事等。

（3）周知类启事：是为了开展工作和业务，把某些事项公之于众，以便让公众知晓。这类启事有开业启事、迁址启事、变更启事、婚庆启事等。

知识链接

启事与启示

"启事"和"启示"，是人们日常生活中用得较频繁但又容易混淆的两个词。遗失了东西，写一张"寻物启事"；某单位要招工，贴一份"招工启事"。但是，上述"启事"却常被人写成"启示"。

"启示"是启发指示、使人有所领悟的意思。如："老师，这个问题怎样解答，请您给我一些启示！""启事"则是为公开声明某事而刊登在报刊上或张贴在墙壁上的文字。

因此，为寻找失物、招聘职工或其他事情写个文告，都应当称"启事"才对，如果自称"启示"，那不仅于文意有悖，而且似乎摆出一副居高临下、自以为给别人启发的架势，这就闹出了笑话。

3. 启事写作注意事项

（1）事项完备，条理清楚：各类启事基本上都应条理分明地告知有关时间、地点、任务、原因、结果、请求、联系地址、联系方法等，如有附带的经济报酬，也应写明具体的数额，使所有的告知内容一次性表达完毕，以保证启事的效力。

（2）语言简练，篇幅短小：在事项完备，条理清楚的前提下，要注意言简意赅、短小精悍。行文应简洁明确，将主要事项交代清楚即可，不必追求辞藻华丽，更不可拖泥带水、长篇大论。

（3）实事求是，诚恳礼貌：写启事，意在向公众说明、宣传需要知晓或提供帮助的事情，从而达到某种特定的目的。因此，作者应将事情真实地叙说清楚，这样他人才有可能了解真情，或愿给予帮助。语言应真诚、恳切、谦和、礼貌，使他人乐于接受并自愿采取帮助行动。

二、声明

（一）声明的含义及作用

声明是就有关事项或问题向社会表明自己立场、态度的应用文体。机关单位、社会团体、企事业单位、其他组织或公民个人均可发表声明。声明可以在报刊登载，也可以通过广播、电台播发，还可以进行张贴。声明有表明立场、观点、态度的作用；有警告、警示的作用；有保护自己合法权益的作用。

（二）实例分析

实　例：

严 正 声 明

近日在网上发现有所谓"协和皮肤病医院"，公然盗用"中华医学会推荐"等名义销售所谓"协和紫丹银屑胶囊"，致使一些患者上当受骗。为保护患者利益，维护中华医学会的合法权益，现郑重声明：上述行为盗用中华医学会名义，属于违法行为，严重侵害了中华医学会的权益，由此产生的一切后果与中华医学会无关。在此，警告侵权当事人必须立即停止侵权行为，中华医学会保留通过法律途径追究当事人责任的权利。提醒患者切勿上当受骗。

中华医学会
二〇〇六年十一月十五日

【分析】北京协和医院，在许多人心目中是一块金字招牌——不少老北京，即使只是伤风头痛、感冒咳嗽，也要去协和挂个号；更多慕名而至的求医者，不远千里而来，就是因为信赖协和的先进医疗技术和权威专家。然而近年来，名为"协和"的医院遍地开花，全国各地"协和医院"多达数十家。这些冠以"协和"之名的医院与北京协和医院之间到底是什么关系——同宗同祖？一脉相承？沾亲带故？还是毫无关联仅为巧合呢？其实，全国其他所有冠以"协和"二字的医院，和北京协和医院都没关系。北京协和医院也曾咨询过注册商标的事情，但从工商部门得到的答复是：不能注册"协和"二字，只能注册"北京协和医院"。从国家工商条例来看，全国各地都可以再注册某地协和医院，"北京协和医院"即使注册成了商标，也对其他协和医院没有约束力。

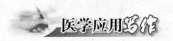

　　"协和"这块牌子是北京协和医院的宝贵财富，事实上老百姓对北京协和医院的认知也是独一无二的。其他地方也用"协和"作为医院的名称，这其实是各地医疗卫生部门和工商部门之间缺少沟通的表现，因为医院名称是工商部门审批的，而且现在这种现象在全国普遍存在，因为跨地区，北京协和医院也没有权力去干涉他们，现在这种全国'协和'遍地开花的情况，是一件很无奈的事。这份声明起到了保护消费者利益和生产企业权益的作用。格式正确，内容完整，语言严肃。

　　（三）声明的结构和内容

　　声明一般由标题、正文和落款三部分组成。

　　1. 标题　一种是由文种作为标题，如《声明》；另一种由事由和文种构成，如《遗失声明》；还有一种采用发文机关名称和文种构形式，如《××大学附属医院郑重声明》。

　　2. 正文　简明扼要地写明发表声明的原因，表明对有关事件的立场、态度。如果声明的事宜简短，可用段落式的方法表达；如果声明的事宜较多，可以用条款式的方法表达。

　　3. 落款　除署名和日期两项内容之外，有的声明正文内容中写有希望公众检举揭发侵权者的意思，还应附注自己单位的地址、电话、传真号码以及邮政编码，以便联系。

　　（四）相关知识

　　1. 声明的特点　声明与启事一样具有告知性和简明性的特点，除此之外还具有严肃性的特点，因为声明的事宜通常是为了维权，是非常严肃的事情，有的声明为了强调其严肃性，并引起公众关注，在标题中写明"郑重声明"、"严肃声明"。

　　2. 声明的类型　声明通常有两类：一类是当自己的某种合法权益受到侵害，为维护自己的合法权益、引起公众关注，并要求侵权方停止侵害行为的声明。另一类是在自己遗失了支票、证件等重要凭据或证明文件时，为防止他人冒领冒用而发表的声明。

　　3. 声明写作注意事项

　　（1）实事求是，条理清楚：无论是维权声明，还是遗失声明，都应实事求是地反映事物本来面目，让公众了解实际情况。还要注意表述的条理，说明事件的因果关系，如果声明的事项繁多，可采用分条列项的方法。

　　（2）语言简练，措辞严肃：声明的事项说清楚讲明白即可，不必发表议论，要言简意赅；为了保证声明的严肃性，在措辞方面也要有所选择。

学习小结

一、学习内容

文种	主要内容	注意事项
规章制度	标题：一是由制文机构名称和文种构成；二是由事由加文种构成 正文：结构一般有章条式和条文式两种 落款：签署制发机关和制发时间	依法制定，联系实际 条文具体，用语简洁 征求意见，切实可行

续表

文种	主要内容	注意事项
简报	报头：由简报名称、期数、编发单位、日期、密级与编号组成 报核：由按语、目录、标题、正文组成 报尾：发送对象、范围和印刷份数	选材要准 速度要快 文字要简
计划	标题：由单位名称、适用时限、计划内容、计划种类四要素组成 正文：由前言、主体、结尾组成 落款：署名和日期	从实际出发，统筹兼顾 突出重点，主次分明 目标明确，步骤具体
总结	标题：有文件式、文章式和双标题三种形式 正文：由前言、主体、结尾组成 落款：署名和日期	实事求是 找出规律 叙议得当
启事	标题：一是用文种名称作为标题；二是由事由加上文种构成；三是如果启事重要和紧迫，还可标明"重要启事"或"紧急启事"；四是用事由作为标题 正文：结构一般有段落式和条款式两种 落款：即署名和日期	事项完备，条理清楚 语言简练，篇幅短小 实事求是，诚恳礼貌
声明	标题：一是由文种作为标题；二是由事由和文种构成；三是采用发文机关名称和文种构成形式 正文：简明扼要地写明发表声明的原因，表明对有关事件的立场、态度 落款：署名和日期，有的附注联系方式	实事求是，条理清楚 语言简练，措辞严肃

二、学习方法体会

本章的学习主要采用实例学习法。首先认真分析每一个实例，形成该文种的基本印象，再结合每个文种的写作理论和了解相关知识的基础上进行实训演练。从而提高写作水平。

目 标 检 测

一、单项选择题

1. 某单位老李，因看不惯办公室有人不讲卫生，自己写了一份《卫生公约》贴在办公室的墙上。对该做法以下评论最恰当的是（　　　）

A. 合乎情理，但不合法。

B. 正确，用公约约束某些不良行为。

C. 不正确，公约应当是大家共同商定的。

D. 公约不属于单位或某些机构的法规性文件，贴出来也没用。

2. 简报特点下列提法不正确的是（　　　）

A. 简明性　　　　　　B. 新鲜性　　　　　　C. 法规性　　　　　　D. 保密性

3. 某同学在学习计划中写道：我在本学期内，除了课堂知识外，还要大量学习计算机知识：学习《C语言与编程》、《网络数据库》、《多媒体制作》和《3D动画》。对该做法的以下评论最恰当的是（　　　）

A. 该同学学习热情高，应该予以鼓励。

B. 该学习计划脱离实际，在一个学期内是完不成的，应当修改。

C. 学习计划是给教师看的，与实际无关。

D. 世上无难事，只要肯登攀。

4. 下面是某企业的评估工作总结主体部分的写作提纲，它的结构形式是（　　　）做好评估前的思想动员；做好评估中的组织落实；做好评估后的善后工作。

A. 横式　　　　　　B. 纵式　　　　　　C. 纵横式　　　　　　D. 综合式

5. 声明的特点，不正确的一项是（　　　）

A. 告知性　　　　　　B. 简明性　　　　　　C. 严肃性　　　　　　D. 鲜明性

二、多项选择题

1. 章条式规章制度的正文一般由（　　　）组成

A. 总则　　　　　　B. 前言　　　　　　C. 分则　　　　　　D. 附则

2. 下列项目属于简报报核部分的有（　　　）

A. 密级　　　　　　B. 按语　　　　　　C. 编者　　　　　　D. 目录

3. 下列提法属于计划写作注意事项的有（　　　）

A. 从实际出发，统筹兼顾。　　　　　　B. 突出重点，主次分明。

C. 目标明确，步骤具体。　　　　　　D. 实事求是，找出规律。

4.《×省人民医院检验科2010年工作总结》属于（　　　）

A. 文件式标题　　　B. 文章式标题　　　C. 双标题　　　D. 单标题

5. 总结写作注意事项正确的是（　　　）

A. 实事求是　　　B. 找出规律　　　C. 叙议得当　　　D. 分析原因

6. 下列属于征招类启事的有（　　　）

A. 寻物启事　　　B. 征稿启事　　　C. 迁移启事　　　D. 招聘启事

三、简答题

1. 规章制度大致可分为哪三大类？常用的九个文种分别是什么？

2. 请你制作一个简报格式的示意图。

3. 计划的特点是什么？计划有哪些作用？

4. 计划与总结的联系是什么？二者的区别又是什么？

5. 声明的标题有哪几种形式？

四、实例分析

1. 分析与评点下面这篇计划文案

××医科大学附属肿瘤医院工作计划

2009年我们虽然取得了一定的成绩，但还有许多不足有待改正解决，在新的一年中，我院将以党的"十七大"精神为指导，坚持医疗卫生工作方针，实践科学发展观，构建发展新平台，以改革为动力，借项目抓机遇，用服务争市场，依科技做支撑，靠诚信塑形象，增强自我发展能力，提升保健医疗水平，依据"一法两纲"和全省医疗卫生工作计划，努力完成各项任务指标；大力推进内涵建设，实现经济效益和社会效益双丰收；综合我省医疗卫生工作实际，紧紧围绕"以病人为中心，以质量为核心，为患者提供安全、温馨的就医环境"的活动主题，提高医疗质量，强化医疗服务，使医院再上新水平、再登新台阶；继续抓紧抓好医院三大管理，为全省医疗卫生提供满意优质的医疗保健服务。结合我院实际制订2010年度工作计划。

指导思想：以卫生部卫生工作会议精神为指导，深入践行科学发展观，以病人为中心，进一步优化诊疗流程，规范诊疗行为，确保医疗质量与安全；以学科建设为主线，加强医院内涵建设，进一步打造特色、优势学科，巩固重点学科，发展支撑学科，全面推进医院各项工作向前发展。

发展预期目标：医院业务收入与自治区经济发展保持同步增长，力争实现医院总收入两位数增长；门诊诊疗突破12万人次；出、入院人数突破3.7万人次；平均住院天数力争控制在21天以内；病床使用率达到95%；药品比例控制在57%以内；体检突破16 000人次。

为实现以上目标，具体做好以下工作：

一、加强干部队伍建设，提供发展组织保障

（一）领导班子建设方面，坚持以科学发展观为指导，切实加强医院领导班子的政策理论学习，以适应医疗体制改革的新形势、新局面；不断改进工作作风，开好民主生活会，认真开展批评与自我批评；提高管理水平，增强行政执行力。强化民主协商、个别酝酿、集体决定的工作原则，不断增强班子团结，把班子建设成为勤政廉洁、务实创新、充满活力的领导集体。

（二）基层党组织建设方面，坚持党委中心组学习制度，认真探讨医院改革发展、科室和支部建设等问题；根据医科大学党委目标管理办法，结合医院实际，对全院各党支部实行量化考核，进一步提高党支部的战斗力和凝聚力，使其成为推动医院持续发展的坚实力量。进一步强化党委委员深入支部、参加支部活动制度的落实。

（三）中层干部队伍建设方面，坚持党管干部的原则，着力培养，科学授权，对中层干部实施量化绩效考评、动态管理机制，努力建设一支精干务实、敬业创新的管理队伍，为医院的可持续发展提供组织保障。分步骤完成临床、医技班组长以上干部、护士长的续聘及竞聘工作。

二、继续以学科建设为主线，努力实现医疗、教学、科研工作协调发展

（一）强化制度落实，切实保障医疗质量与安全

......

（二）积极推进质量工程建设，不断提高教学水平

……

（三）围绕肿瘤学博士点创建，着力提高科研实力

……

三、深化医院改革，加强医院管理

（一）加强财务监督管理，重视制度落实与执行

……

（二）完善和优化经济分配，进一步发挥经济管理职能

……

（三）扎实稳步地实施岗位设置管理制度和岗位聘用制度

……

（四）深入调研，完善规划

按照医院党委学习实践科学发展观的要求，根据医科大学未来十年发展规划，在充分调查研究、充分发扬民主的基础上，制定医院发展规划。

四、进一步完善基础设施和公共服务设施建设

（一）在信息化建设一期工程平稳运行的前提下，积极稳妥地推进二期工程建设。

（二）拟建地下停车场、扩建或重建门诊楼；完成垃圾中转站的迁移工作；力争完成1～7号楼外墙保温工程。

（三）按计划有序完成放疗、核医学设备迁移、安装工作，保证正常医疗活动有序开展。

（四）制订医院院容院貌总体规划方案，努力营造治安良好、环境优美的花园式单位。

（五）进一步提高后勤保障部门的服务能力，进一步优化服务流程，改进服务态度，建设一支专业、高效的后勤服务队伍，为医院医疗工作提供坚实的后勤保障。

五、加强行业作风建设，树立良好的社会形象

（一）加强医护人员医德医风、依法行医、合理诊治教育，树立救死扶伤、忠于职守、爱岗敬业、开拓进取、乐于奉献、文明行医的行业风尚。做好新职工、实习生的医德医风与法律的教育。

（二）结合医院工作实际，针对工作中的薄弱环节，完善对重点部门、重点环节、重点岗位的监督制度。

（三）加强反腐倡廉宣传教育，坚持以领导干部为重点，把反腐倡廉教育贯穿于领导干部的培养、选拔、管理、使用全过程。

（四）全面落实《医务人员医德医风考评制度》，建立与医德医风直接挂钩的激励和约束机制，把医德医风和纠风工作纳入到年度考核和评价之中。

六、履行公立医院职能，积极做好社会公益事业

（一）继续按计划组织实施2010年度支援农村卫生工作，继续免费为基层医院培训医护及管理人员。

（二）继续探索具有新疆特色的医疗服务模式。要进一步调动和发挥抗癌之家、宁养义工的作用，实现零距离互动。

（三）持续做好第三届"关爱女性健康新疆行"巡回义诊暨健康知识宣传活动。

（四）力争与各地州医院建立协作关系，使肿瘤患者得到更加规范的诊疗。

七、精神文明建设

（一）积极筹备，扎实做好各项工作，为申报全国精神文明单位奠定基础。

（二）要重视医院文化建设和品牌建设，加大宣传力度。以医疗工作为中心，结合各临床医技科室的特点，广泛宣传医院知名专家和学科带头人，让患者和社会充分了解医院，进一步巩固和扩大医院的知名度。

（三）要进一步推行院务公开，加强民主管理，鼓励职工积极参政议政，为医院发展献计献策。

（四）要认真做好社会治安综合治理、消防安全和计划生育工作，努力创造良好的医疗工作环境，保障医疗活动有序开展。继续抓好职工的普法教育工作，努力提高职工的法律意识和法制观念，确保无违法案件的发生，积极争创市级治安模范单位。

在新的一年里，让我们继续深入贯彻党的十七大精神，认真践行科学发展观，按照卫生厅和医科大学党委的部署，解放思想，实事求是，真抓实干，团结奉献，为实现我们的目标而努力奋斗！

二〇一〇年一月

（1）请按照计划标题的四要素分析这篇计划的标题。

（2）指出这篇计划写作的结构形式。

（3）从计划写作要求的角度分析这篇计划的优点与不足。

2. 指出下面这篇工作经验总结在结构安排上有什么优缺点。

促销工作总结

本人在寒暑假和节假日参加了一些社会实践活动，如商品促销、市场调查等，有一些实践经验总结如下：

1. 用短时间（大约3秒）吸引顾客。比如"欢迎光临"、"迎五一大酬宾"、"十一期间大礼相送"等口号，会把顾客的目光吸引到本产品上来。

2. 讲货。随着现代科技发展，同一产品有许多不同品牌，市场竞争日益激烈，讲货就显得尤为重要。关键是把自己的产品在同类产品中的特点讲出来。例如："本产品经过ISO9001认证，是消费者信得过的品牌。"其次就是把本产品的专利向消费者说明，例如："本产品可达到168H保温，作用比同类产品长若干小时。"这使消费者更好地了解了产品，并加以比较。

3. 追货。在消费者大致了解产品后，可能还是会犹豫，这时促销员就必须引导顾客在短时间内作出决定。关键是了解顾客犹豫的根本原因，是商品的售后服务不够好？还是资金不够？如果能了解消费者犹豫的原因，成交率就会提高。在轻松的谈话中慢慢诱导消费者，这一点尤其重要，有些促销员忽略了这一点，使成交率大大降低。如果顾客还是犹豫，促销员可以说"本商品是限量版。""本商品是打折的最后一天。"这样，帮顾客作出最后的决定。

4. 消费者在你的细心推销之后，如果还是没有购买，那么促销员也不要灰心。这时，可以说"没关系，欢迎下次光临，我还是会以最热情的服务接待您。"这种温暖人心的话语会给顾客留下很好的印象，为下次成交打下基础。

五、写作

1. 请根据以下情况，为××公司拟定一份工作计划。

××公司为了调动员工的积极性，保证完成和超额完成生产任务，决定在全公司内推行岗位责任制先进经验：要求开好三个会（动员会、经验交流会、总结表彰会），搞好试点工作，组织职工讨论，充分发扬民主，各方面配合，从7月上旬开始，利用1个半月至2个月的时间完成这项任务。

2. 以小组为单位，以本校校园生活为内容，采写三篇校内新闻，并编辑成一份校园生活简报。

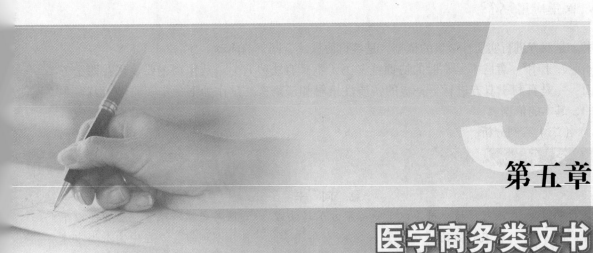

第五章

医学商务类文书

学习目标

学习目的

通过本章基本理论知识的学习，要求能阅读和写作意向书、经济合同、招标书、投标书、订货单、市场调查报告和可行性研究报告，为以后的经济活动储备相关知识和奠定基础。

知识要求

掌握意向书、经济合同、订货单的含义、特点、种类和作用；掌握市场调查报告和可行性研究报告的含义、特点；

熟悉意向书、经济合同、市场调查报告、可行性研究报告、订货单的结构和写作要求；了解招标书和投标书的写作。

能力要求

掌握写法、规律、技巧、方法、要求等，能写出各种合格的商务文书，满足未来工作的需要。

运用经济合同等文书处理经济事务；运用市场调查报告、可行性研究报告为经济决策提供依据。

第一节　意向书　经济合同

一、意向书

（一）意向书的含义及作用

1. 含义　意向书是双方或多方就某一问题或事项经过初步协商而达成共同意向的文

书。是双方进行实质性谈判的依据，是签订协议（合同）的前奏。

2. 作用　意向书是临时的协商性文书，不具有法律效力。其作用主要表现在两个方面：一是有利于双方进行下一步的实质性接触和谈判；二是作为下一步实质性谈判客观的、基本的依据。

（二）实例分析

实例：

意　向　书

中国××医疗器械公司（以下简称甲方）与法国××医疗器械有限责任公司（以下简称乙方），经过友好协商，双方于××××年×月×日在深圳市，就在中国深圳市建立合资医疗器械有限责任公司事宜达成意向，内容如下：

1. 甲、乙双方愿以合资或合作的形式建立合资医疗器械有限责任公司，暂定名为×××医疗器械有限责任公司。建设期为×年，即从××年至××年全部建成。双方意向书签订后，即向各方有关上级申请批准，批准的时限为×月，即××××年×月×日至××××年×月×日完成。然后由甲方办理合资企业开业申请。

2. 总投资××万元人民币，折合×万美元。××部分投资人民币××万元（折合美元×万元）；××部分投资人民币××万元（折合美元×万）。甲方投资××万元人民币（以公司现有厂房、医疗器械制作设备、水电设施等现有设备折款投入）。乙方投资×万元人民币（以折美元投入，购买设备）。

3. 利润分配：各方按投资比例分配。

4. 合资企业生产能力：（略）

5. 合资企业自营出口或委托有关进出口公司代理出口，价格由合资企业定。

6. 合资年限为×年，即××××年×月至×××年×月。

7. 合资企业其他事宜按《中外合资法》有关规定执行。

8. 双方将在各方上级批准后，再行具体协商有关合资事宜。

本意向书一式两份。作为备忘录，各执一份备查。

中国××医疗器械公司（甲方）　　法国××医疗器械有限责任公司（乙方）

代表：×××（印章）　　　　　　　代表：×××（印章）

联系地址：　　　　　　　　　　　联系地址：

电话：　　　　　　　　　　　　　电话：

二○一○年×月×日　　　　　　　二○一○年×月×日

【分析】本意向书以文种作为标题，正文的导语部分写明了双方单位的名称及简称、双方合作的项目和遵循的原则。主体部分条款表明了双方的合作方式、投资份额、利润分配等初步意向，结尾交代了意向书的份数。最后的落款写清了双方单位名称、代表签字和联系方式。本文结构清晰、完整，语言准确，突出了意向书的原则性和灵活性特点。

（三）意向书的结构和内容

1. 标题　意向书的标题主要有三种类型。一是事由加文种，如"关于合作开发×医疗器械项目的意向书";二是合作单位、合作项目加文种,如"×市医疗器械公司、××市 × × 机械厂合作经营 × 医疗器械项目的意向书";三是只有文种。

2. 正文 意向书的正文一般由导语、主体和结尾三部分组成。

(1)导语:先写明各方的单位名称、签订意向书的依据、目的或遵循的原则等,然后用"现达成如下意向"或"双方达成意向如下"等过渡到主体部分。

(2)主体:主体是意向书的主要内容,一般是分条款写明双方经协商达成的共识。就通常情况而言,主要写合作项目、方式、双方的义务、合作期限等。

(3)结尾:结尾部分书写有关事项的说明,如意向书份数、生效日期等。

3. 落款 写明签订意向书单位的法定名称,洽谈代表签字,加盖印章,并注明签订时间、联系方式等。

(四)相关知识

1. 意向书的特点

(1)原则性:意向书表达的是双方当事人通过初步洽谈、协商一致的若干原则性意见,一般是确定重大问题的各项条款,不涉及具体细节。

(2)灵活性:意向书的行文措辞一般比较灵活,其内容、条款形式可根据具体情况和双方(或多方)协商意愿随时修改。

(3)临时性:意向书是初步洽谈、协商的结果,也是今后进一步洽谈的基础。一旦签订正式协议或合同,便完成了其使命。

2. 意向书写作注意事项

(1)协商一致,表明意愿:意向书须在双方共同协商的基础上,表明双方的合作意愿,对合作中涉及的系列问题只作轮廓性的表述,无须详细具体。

(2)求同存异,平等互利:意向书的条款要基于平等互利的原则,共同协商,求同存异,既不能迁就对方,也不能把自己的要求强加给对方。

(3)态度诚恳,措辞严谨:意向书仅仅是各方共同意向的记录,没有法律效力,一般不写入对各方有约束性的条文,一般不用强制性语气,如"必须"、"应该"等。

二、经济合同

(一)经济合同的含义及作用

1. 含义 合同是平等主体的自然人、法人及其他组织之间设立、变更、终止民事权利义务关系的协议。当事人订立合同,应当具有相应的民事权利能力和民事行为能力或依法委托代理人订立合同。

经济合同是指平等民事主体的法人、其他经济组织、个体工商户、农村承包经营户相互之间,为实现一定经济目的,明确相互权利义务关系而订立的合同。订立经济合同,必须遵守法律和行政法规,应当遵循平等互利、协商一致的原则,任何一方不得把自己的意志强加给对方;任何单位和个人不得利用合同进行违法活动,扰乱社会经济秩序,损害国家利益和社会公共利益,牟取非法收入;任何单位和个人不得非法干预。

2. 作用

(1)有利于保护当事人的合法权益,实现当事人经济目的:经济合同依法成立,即具有法律约束力，当事人必须全面履行合同规定的义务，任何一方不得擅自变更或解除合同。如果当事人之间发生纠纷，可把合同作为依据，进行交涉或诉诸法律。合同的内容是为双方当事人的经济目的服务的，当事人必须全面履行合同规定的义务，合同履行的过程即是经济目的得以实现的过程。

（2）有利于维护社会经济秩序，保障社会主义市场经济的健康发展：经济合同法的颁布和实施，是促进社会主义市场经济的繁荣、维护社会经济秩序的重要措施，使经济活动在客观经济规律的引导下，有序进行。

（二）实例分析

实 例：

医疗器械设备购销合同

甲方（买方）：××市××区中心医院　　合同编号：20101124-1

　　　　　　　　　　　　　　　　　签约地点：××市××区中心医院

乙方（卖方）：上海××医疗仪器有限公司　时间：　　年　月　日

甲、乙双方根据《中华人民共和国合同法》规定，合同双方在平等互利、协商一致的基础上，签订本合同。

1. 合同标的

甲方同意向乙方购买以下设备器械（以下设备器械均简称设备）：

设备名称	规格型号	品牌	原产地	数量	单位	报价	成交金额
床边监护仪	PM-9000Express	迈瑞	广东深圳	4	台	12 000	47 200
彩色超声诊断仪	200豪华型		美国	1	台	28 000	26 000
手动轮椅车	电镀双翻式-SY424-A		河北霸州	6	辆	600	3120
台式高速冷冻离心机	TGL22M		湖南长沙	4	台	16 800	64 000
离心机（自动平衡）	LDZ4-12		上海市	6	台	8000	45 600
合计成交金额（大写）：壹拾捌万伍仟玖佰贰拾元整						整（RMB）185 920	

本合同若有详细的双方签字的配置清单，请详见附件。

2. 设备的交付期

乙方在合同生效的____天内向甲方交付上述设备，逾期将按照第7条规定执行。

3. 设备运输、安装和验收

3.1　乙方确保设备安全无损地运抵甲方指定现场，并承担设备的装卸、运输、保险等费用。

3.2　甲、乙双方对设备进行开箱清点检查验收，如果发现数量不足或有质量、技术等问题，乙方应在_____天内，按照甲方的要求，采取补足、更换或退货等处理措施，并承担由此发生的一切损失和费用。

3.3　设备到货后，乙方应在接到甲方通知后_____天内安装调试完成。

3.4　甲、乙双方在符合国家相关技术标准的基础上，根据合同的技术标准（见附件）进行技术验收，验收合格后，双方在甲方《验收合格单》上签字确认。

4.　付款方式

甲方在合同生效后_____内先以_____方式预付货款_____％计_____；安装调试验收合格正常使用后以_____方式付货款的_____％计_____，在两个月后、三个月内付清。

5.　伴随服务

5.1　乙方应提供设备的技术文件，包括相应的图纸、操作手册、维护手册、质量保证文件、服务指南等，这些文件应随同设备一起发运至甲方。

5.2　乙方还应免费提供下列服务：

（1）设备的现场安装和调试。

（2）提供设备安装和维修所需的专用工具和辅助材料。

（3）乙方应派专业技术人员在项目现场对甲方使用人员进行培训或指导，在使用一段时间后可根据甲方的要求另行安排培训计划。

6.　质量保证及售后服务

6.1　乙方应保证所供设备是在_____（年月）后生产的全新的、未使用过的，并符合国家有关标准、制造厂标准及合同技术标准要求。如果设备的质量或规格与合同不符，或证实设备是有缺陷的，包括潜在的缺陷或使用不符合要求的材料等，乙方应在接到甲方通知后7天内负责采用符合合同规定的规格、质量和性能要求的新零件、部件或设备来更换有缺陷的部分或修补缺陷部分，其费用由乙方负担。同时，乙方应按本合同规定，相应延长修补或更换件的质量保证期。

6.2　乙方应提供保修期_____月，保修期的期限应以甲乙双方的验收合格之日起计算，保修期内免费更换零配件及工时费。乙方在保修期内应确保开机率为95％以上，如达不到此要求，即相应延长保修期。

6.3　报修响应时间_____小时，到场时间_____小时（不可抗拒力量下除外）。

6.4　保修期满后，人工费为单次故障不高于_____元，年度定期预防性维护保养次数，不少于_____次。

6.5　乙方负责设备的终身维修并应继续提供优质的服务，储备足够的零配件备库，保修期满后，以_____的优惠价供应维修零配件，消耗品的供应应由双方另设协议决定。

7.　索赔条款

7.1　如经国家食品药品监督管理局检验确认货物不符合本合同约定，买方有权选择下列方式之一要求卖方进行补救：

7.1.1　同意甲方退货，并将全额货款偿还甲方，并负担因退货而发生的一切直接损失和费用。

7.1.2　按照货物的疵劣程度、损坏的范围和甲方所遭受的损失，将货物贬值。

7.1.3 调换有瑕疵的货物，换货必须全新并符合本合同规定的规格，质量和性能，乙方并负责因此而产生的一切费用和买方的一切直接损失。

7.2 如果乙方没有按照合同规定的时间交货和提供服务，甲方应从货款中扣除误期赔偿费而不影响合同项下的其他补救办法，延期交货和延期服务的赔偿费均按每周迟交仪器的合同价的百分之零点五（0.5%）计收，直至交货或提供服务为止。但误期赔偿费的最高限额不超过合同价的百分之五（5%）。一周按7天计算，不足7天按一周计算。一旦达到误期赔偿的最高限额，甲方有权终止合同。

7.3 乙方应保证甲方在使用该设备或其任何一部分时免受第三方提出侵犯其专利权、商标权或工业产权的起诉。

8. 争端的解决

双方如在履行合同中发生纠纷，首先应友好协商，协商不成，双方均应向合同签订地法院起诉。

9. 合同生效

9.1 本合同在甲、乙双方签字盖章后生效。

9.2 本合同一式＿＿＿＿份，以中文书就，甲方执壹份、乙方执壹份，具有相同的法律效应。

10. 合同附件　合同附件是合同的不可分割的组成部分，与合同具有同等法律效力。

10.1 配置清单　　　设备的配置清单

10.2 技术标准　　　投标文件的技术响应　　　设备技术说明

11. 特别约定

甲方：	乙方：
（印章）	（印章）
甲方法人代表或授权委托人	乙方法人代表或授权委托人
＿＿＿＿＿＿＿＿＿＿＿	＿＿＿＿＿＿＿＿＿＿＿
日期：二〇一〇年十月×日	日期：二〇一〇年十月×日

【分析】这是一份条款和表格结合式合同，分项罗列，一目了然。引言说明双方签订合同的目的和依据，接着为标的名称、数量（大写）、标的质量、价款（金额大写），履行合同的期限、地点（写明是"现所在地"，准确）和方式，着重强调设备的运输、安装、验收、售后服务、索赔等有关条款（写明包装、运输费用均由乙方负担），包装标准，合同份数、持有者等内容。交货的地点、期限和结算方式具体、准确。特约事项是指一方提出、双方同意的特定内容。也可以写成"其他"。最后是落款，包括双方单位名称、地址、代表人姓名、电话，并签字、盖章与合同签订日期，行文具体、详细。这份合同一旦执行起来，能够避免不必要的纠纷和损失。

（三）经济合同的结构和内容

经济合同一般有条款式、表格式、条款与表格结合式等式样。条款式合同是把双方达成的协定列成几条，写入合同；表格式合同是按印制好的表格，把协商同意的内容逐项填入表中，它一般用于一方同意另一方的条件而达成的协议；条款与表格结合式合同，则是两者的综合。其结构有以下四个部分：

1. 标题　标题一般由合同的性质和文种组成，如"建筑工程承包合同"、"融资租赁合同"、"企业承包经营合同"等。有的合同还在标题下方书写合同的编号。

2. 当事人 当事人是指签约双方（或各方）单位名称和代表人姓名。单位要写全称，企业应按营业执照上核准的名称填写。为了行文称谓的方便，可规定一方为"甲方"，另一方为"乙方"；亦可称为"供方"、"需方"或"买方"、"卖方"等。若有第三者，可与"甲方"、"乙方"并列称作"丙方"。

3. 正文 正文是合同的主体部分，首先以引言简要说明签订合同的目的或依据，常用的表达句式为"为了（根据）……，签订合同如下"作为过渡，引出主体。主体应逐条写出标的、数量和质量、价格和酬金、履行期限、地点和方式及违约责任、解决争议的方式等主要条款的各项内容，以及其他如合同份数、有效期限等内容。

在一般情况下，任何经济合同都必须具备以下基本内容：

（1）标的：标的是指合同中各方权利和义务所共同指向的对象。合同的标的，既可以是货物，也可以是货币，还可以指劳务、科技成果、专利权或工程项目等。没有标的的合同或标的不明确的合同不能成立。

（2）数量和质量：数量是衡量标的的尺度，如产品的数量，借款的金额等，是确定双方权利和义务大小的标准，数量要准确，要符合国家法定计量标准和计量单位的要求。质量是标的的性质和特征，应符合我国产品质量法规的相关规定，如产品的品样、型号、规格等，是履行经济合同的具体条件之一。没有数量和质量，双方权利和义务的大小就无法确定，合同也不能生效。

（3）价款或酬金：价款或酬金是取得合同标的的一方向他方所支付的代价和报酬，是标的的价值，以货币数量来表现。价款或酬金是经济合同中权利义务平等的具体体现，是关系到合同能否顺利执行的关键内容。价款或酬金应该写明支付的总金额、计量单位、计价的货币名称等。

（4）履行的期限、地点和方式：经济合同的期限主要指合同的有效期限和履行期限。有效期限是指合同具有法律效力的时间；履行期限是指合同兑现的时间。经济合同的履行期限是双方履行义务和享有权利的时间依据，是确定经济合同是否按时履行的客观标准。

履行的地点，是当事人履行合同义务的地方，指交货、提货、付款和建设的地点。它可以是双方当事人的所在地，也可以是双方商定的其他地方，或者是标的物所在地。履行地点不仅与实现经济目的有关，而且有时还关系到履行费用问题。

履行的方式是指当事人采用什么方式和手段来履行合同的义务，如交货方式、结算方式、一次完成还是分批完成等，在经济合同中都应明确注明。

（5）违约责任：违约责任是指协约者不能履行或不能完全履行经济合同时，必须承担的经济责任和法律责任。承担违约责任的主要方式是支付违约金和赔偿金。

（6）解决争议的方法：解决争议的方法是指在经济合同的内容中约定，发生纠纷、自行协商不成时解决分歧的办法，包括和解、调解、仲裁、诉讼等，应在条款中写明。《仲裁法》规定："没有仲裁协议，一方申请仲裁的，仲裁委员会不予受理。"因此，在选择仲裁方式解决纠纷时，必须在"解决争议的方法"中注明。

（7）其他条款：如对一些特殊物品、危险品、易变质农副产品等，在包装、验收、仓储等各方面规定双方各自的责任，以及不可抗力条款、合同份数、有效期限等，都应按照实际情况在经济合同中——写清。

4. 落款　正文的下方落款，应写明订立合同双方（各方）单位的全称、法定代表人姓名，并加盖印章，双方通讯地址、电报、电话号码、开户银行和账号等。如有公证机关审核，则需署上公证机关名称和代表人姓名，加盖印章。最后注明签订合同的日期和地点。

（四）相关知识

1. 经济合同的特点

（1）合法性：经济合同是一种具有法律效力的文书，首先是合同订立人应当具有相应的民事权利能力和民事行为能力；其次是内容合法；再次是对经济合同的订立、履行、变更、解除、违约责任等，必须按照国家的有关方针、政策、法律、法规签订。经济合同签订之后即具有法律效力，受到国家法律的承认与保护。

（2）规范性：《经济合同法》对经济合同的主要条款及不同种类的经济合同所应具备的主要内容的写作都有明确的规定，不能随意撰写。

（3）完整性：在经济合同中，当事人双方的权利、义务和责任都要写清楚，对任何可能出现的情况都要有所顾忌，条款要全面，不能有遗漏。

（4）互利性：订立合同必须贯彻平等、互利、协商、等价原则。合同各方当事人的法律地位是平等的，有权自愿表述自己的意见，任何单位和个人都不得干预或包办代替，不能把自己的意志强加给对方。

（5）约束性：签订经济合同是当事人各方的法律行为，所以其权利与义务是相互的，各方都必须享有要求对方信守的权利，也应承担保证对方权利实现的义务。它对各方都有约束性，必须严格地按合同办事，不得违约。如果违约，则要承担相应的法律责任。

2. 经济合同的类型　经济合同是合同中的一大类别，普遍应用于经济活动的各个方面。根据经济合同的性质，可将其分为购销合同、加工承揽合同、建筑工程承包合同、货物运输合同、仓储保管合同、供用电合同、财产租赁合同、借款合同、财产保险合同。

3. 经济合同写作注意事项

（1）标的明确：标的是指合同中各方权利和义务所共同指向的对象，没有标的的合同或标的不明确的合同不能成立。如在买卖合同中，不具体写明商品名称、型号等，就会导致合同无法履行。

（2）条款齐全：经济合同的必备条款不能缺，否则，合同的履行就很困难。如建筑工程承包合同不写明质量、交付时间和违约责任等，就会致使工程项目无法按时交工。

（3）内容要具体：经济合同的写作要求格式规范、内容完备，条款齐全，规定具体，责任明确。在经济合同中不明确写清楚产品的数量、计量单位、质量等，都会给合同的履行带来麻烦。

课｜堂｜互｜动

1. 简述经济合同必须具备的基本内容。

2. 我们在生活中，签订过哪些合同，从中享受哪些权利，履行哪些义务？

3. 讨论意向书和经济合同的区别、联系。

（4）语言准确：在经济合同中不仅格式和主要条款要完善，内容表述也要求周密、严谨，书写工整，文面整洁，避免发生漏洞。如在借款合同中写道"一个月后开始还借款"，就会产生还款时间分歧；在买卖合同中写道"无腐烂，杂质"，当买方发现有杂质时，卖方就会利用标点进行辩解，认为杂质是可以存在的。

第二节　招标书　投标书

一、招标书

（一）招标书的含义及作用

1. 含义　招标书又称招标说明书，是指招标人在进行某项医疗器械采购、医疗器械产品开发、技术攻关、工程建设、合作经营或大批物资交易之前，所发布的用以公布项目内容及其要求、标准和条件，以期待择优选择承包对象而制作的文书。其主要为项目内容、标准、要求、条件等。一般正式招标书都采用广告、通告、通知、公告等形式发布。

2. 作用　向社会公布招标信息，吸引众多投标人，有利于引入竞争机制，选择最优对象；公布招标条件，有利于明确切实执行约定事项，避免招标工作的随意性。

（二）实例分析

实　例：

××市中心医院医疗设备招标书

我公司受××市中心医院的委托，对该院医疗设备进行公开招标采购，欢迎具有合法投标资格的厂家、代理商参加投标。

一、招标人：××市中心医院

地址：××市天怡路148号

二、招标货物名称及数量：

项目包一　麻醉机（国产）　壹台

项目包二　麻醉机（进口）　壹台

项目包三　呼吸机　壹台

项目包四　脑干诱发电位仪　壹台

项目包五　全自动生化仪（进口）　壹台

项目包六　血球分析仪　两台

三、招标编号：HSMTZB200718号

四、招标编码：CBL——20111008_3030028

五、报名时间：2007年9月21日起上午8：30-11：30；下午14：30-17：30。报名地点：××市招投标交易服务中心501室（星光新村）、××市明天卫生健康咨询有限公司（博太花园）。

六、报名时须提交下列材料：营业执照正本复印件（加盖公章）、副本原件及复印件（加盖公章）；医疗器械生产、经营许可证正本及副本复印件（加盖公章）；医疗器械产品

注册证及备案表复印件（加盖公章）；法定代表人身份证复印件（加盖公章）及授权委托书（原件）；被委托人身份证复印件（加盖公章）；代理商参与投标的，须提供生产厂家授权代理证书（原件）。

七、招标项目技术要求详见招标文件技术要求部分。

八、出售标书时间：另行通知。

九、标书费：200元/套，标书一经出售，谢绝退还。

十、投标书送达地点：××市招投标交易服务中心501室（星光新村）。

十一、投标书送达截止时间：另行通知。

十二、开标时间：另行通知。

十三、开标地点：××市招标投标交易服务中心501室（星光新村）。

招标代理：××市明天卫生健康咨询有限公司（博太花园）。

联系地址：××市沈下路博太花园7#-101室

联系人：黄××

联系电话：0418-6570755、3617739、6209356

传真：0418-6570755

××市明天卫生健康咨询有限公司（印章）

二〇一一年×月×日

【分析】本招标书的标题由招标单位、应标项和文种构成。前言用简练的语言说明标的的名称、且招标的项目已具备招标条件，开始招标。主体部分列小标题的方式，清楚明白，一目了然。首先是医疗设备属性及招标内容的简要介绍。接着是对投标人资格的要求。再是招标的有关事项，一是报名时间、地点、医疗设备项目审查办法、标书售价（并说明标书一经出售，概不退还招标文件资料费，以免日后产生纠纷，这是招投标的惯例）。使投标者对招标情况有所了解，以决定是否投标。报名时间精确到"时"，体现出招标书严谨认真的特点。二是资格后审时需要法人代表或委托人携带的有关证件。结尾具体写明招标单位的名称、地址、联系人、联系方式，招标代理机构的名称、联系人、联系方式等内容，便于投标者顺利投标。招标事项全面，语言表达简洁准确。

（三）招标书的结构和内容

1. 标题　招标书的标题主要有四种形式：一是由招标单位、应标项和文种构成，如"××省××县政府采购中心医疗器械项目招标书"；二是只写事由和文种，如"×型号奥林巴斯显微镜招标书"；三是招标单位和文种，如"××县政府采购中心招标书"；四是只写文种。

2. 正文　正文由引言、主体、结尾三部分构成　引言应写明招标的目的、依据、招标项目的名称、数量和招标的范围等。文字要求开宗明义，简明准确。

主体是招标书的核心，要求将标的概况、投标方式、招标范围、投标程序、标的质量、合同规则、权利义务、招标的起止时间、开标的时间和地点、组织领导以及有关注意事项等，一一交代清楚，力求具体、明确，表达规范。

3. 结尾　应写明招标单位的名称（全称）、法人代表、签署日期、联系地址、电话、邮政编码、电传、电报挂号和联系人等。如果是国际招标，应将招标书翻译成外文，并写明国别、付款方式以及用什么货币付款等。

（四）相关知识

1. 招标书的特点

（1）规范性：招标书的内容必须符合国家的法律规定。

（2）具体性：招标书必须对招标项目、招标要求、技术质量要求、招投标时间等表达具体、完整。

2. 招标书写作注意事项

（1）招标方案要切合实际，具有可操作性。

（2）招标标准要明确，表达准确，无歧义。

二、投标书

（一）投标书的含义及作用

1. 含义　投标书是投标人按照招标书的要求，提出自己的应标能力和条件，投送给招标单位的文书。

2. 作用　有利于促进招标活动顺利进行，开展合理的竞争；有利于增强投标者的责任感，进一步提高经济效益；有利于与国际市场接轨，推动社会主义经济建设的深入发展。

（二）实例分析

实　例：

投 标 书

××大学附属第×医院：

我方对贵方的 2010-EQ-69-GC-66 号招标书作了详细的研究论证，认为我方能提供贵方所需的医疗器械设备，因此我方愿意投标。现正式授权 ×××为签字人，代表我方提交下述文件正本一份和副本一式　　　份。

（1）开标一览表（略）

（2）投标价格表（略）

（3）货物简要说明一览表（略）

（4）按投标须知第 14、15 条要求提供的全部文件

（5）资格证明文件

（6）投标保证金，金额为人民币　　　元

据此函，签字代表宣布同意如下：

1. 所附投标报价表规定的应提供和交付的医疗器械设备投标总价为人民币　　　元。

2. 我们将按照招标文件的规定履行合同责任和义务。

3. 我们已详细审查全部招标文件，包括修改文件（如需修改）以及全部参考资料和有关附件。完全理解并同意放弃对这方面有不明及误解的权利。

4. 其投标自开标日期有效期为　　　个工作日。

5. 我们完全同意，我们所递交的投标文件已充分考虑了各种外部因素对报价的影响；同意投标文件规定的投标截止时间。如果在规定的开标日期后，投标人在投标有效期内撤

回投标，其投标保证金将被贵方没收。

6. 我们同意提供照贵方可能要求的与投标有关的一切数据或资料，完全理解不一定要接受最低价格的投标或收到的任何投标。

7. 我们完全同意评标委员会和招标人按综合得分的高低，根据相关法规确定中标单位的要求，并同意自行承担为投标所发生的一切费用。如果我单位中标，我们完全同意招标单位拟定的设备价款结算和拨付方式，同意将我单位的承诺报价及所有内容作为结算的依据。

8. 与本投标有关的一切正式往来通信请寄：

投标单位：××医疗器械有限责任公司（印章）

投标单位法人代表：

委托代理人：

投标单位地址： 投标单位邮编：

投标单位电话： 投标单位传真：

××年×月×日

附件：××医疗器械有限责任公司基本情况介绍

【分析】这是一份竞标医疗器械设备采购项目的投标书，标题简易，只写文书名称。先顶格写投标单位的全称，引言部分陈述投标依据、投标意愿及提供的投标文件。开宗明义，言简意赅。主体列出医疗器械设备项目、标价、标期、责任和义务外，还承诺完全理解招标文件的含义，不对招标结果有任何异议。其中价格是投标书的关键，是招标单位评标、定标的重要依据，放在首位。其余各项都是根据招标单位要求和招标内容而列。结尾写明投标单位及其地址、电话、法人代表、受权代表人，加盖公章和个人签名盖章。这是一份结构完整、规范的投标书。投标书条理清楚、行文严谨。

（三）投标书的结构和内容

1. 标题 投标书的标题形式如同招标书的标题，主要有四种形式：一是由招标单位、应标项和文种构成，如"××医疗器械有限责任公司承包×机械厂投标书"；二是只写招标单位和文种，如"××医疗器械有限责任公司投标书"；三是只写应标项和文种，如"××医疗器械项目投标书"；四是只写文种。

2. 称谓 即投标书递送的对象。应在标题下行顶格位置写明其全称。

3. 正文 正文部分应写的内容有：一是引言：一般交代投标的缘起、投标单位的基本情况，如投标单位的名称、性质、资质、技术力量、应标能力等，表明愿意参加投标的态度和保证事项。二是主体：叙写完成投标项目的具体内容、措施、步骤，对投标的各项文件材料及投标条件予以说明。这部分作为投标书的重心所在，应分项详细写清楚。如工程标价、质量、工期、施工方案、主要材料指标，或者是商品价格、规格、数量交货日期等，力求具体、完整，有说服力，使招标者信服。

4. 落款 落款部分写清楚投标单位的名称、代表姓名，分别签字盖章，注明投标日期。

（四）相关知识

1. 投标书的特点

（1）针对性：投标书的内容应按照招标书提出的项目、条件和要求来写作，针对性强。

（2）求实性：投标书对其项目的分析、具备的技术条件、拟采取的措施等都要求实事求是，切忌浮夸。

2. 投标书写作注意事项

（1）要认真吃透"投标要求"：投标人应当有针对性地研究招标文件，须对招标人提出的问题做出正面、具体回答，既满足招标人的要求，又体现投标人的优势和特点。

（2）要实事求是：投标书的写作要求数据准确，目标可信，措施可行，表达清楚。

（3）要突出重点：在投标书中要着重突出明确的目标、实施的方案、技术的保障、售后服务等重要内容，体现出投标者的竞争实力。

课|堂|互|动

1. 简述招标书、投标书的结构和内容。

2. 讨论招标书、投标书的区别和联系。

知识链接

招标、投标的程序

招标、投标是在法律的监督和保护下进行的，它的程序如下：

1. 招标准备　一是建立招标机构并配备工作人员。二是确定招标项目，测算标底（在开标前要绝对保密，不能泄露标底）。三是确定招标的原则和方式方法。四是准备招标材料，如《招标书》《投标企业资格审查表》《招标程序》等。

2. 招标　发出招标书；审查投标企业资格；向投标单位提供招标文件，接待咨询。

3. 投标

4. 开标　按规定程序，在公证机关及有关领导、投标单位代表共同参加监督下，公开开标，确认预选中标单位。

5. 中标　与预选中标单位再次协商、比较，以各项条件综合最佳者为中标单位，并向中标单位发出中标通知书。

6. 签订合同　与中标单位签订合同。

第三节　订　货　单

一、订货单的含义及作用

订货单是需方向供方订购货物时所填写的单据。它是货物买卖交易的依据或凭证。为方便填写，常采用表格的形式。

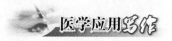
二、实例分析

实例：

××卫生职业技术学院订货单

订货方	×卫生职业技术学院	供货方	×医疗器械有限公司
收货地址	×省×市×路×号	地址	市×区×街×号
邮编	330078	邮编	440012
联系人	黄伟人	联系人	樊书林
电话	0791—8802869	电话	020—87654321
传真	0791—8802870	传真	020—10345678
发运方式			

产品编码	产品名称	单位	规格	单价（元）	数量	金额
2002	彩色打印机	台	lj2200L	1320	1	1320
2003	监护除颤仪	台	CARDIOSER	43 000	2	86 000
2004	心脏监护仪	台	CARDIOSER	42 000	4	168 000
2005	摄影显微镜	台	XTL-3300	69 500	2	139 000
2006	电热恒温干燥箱	台	202-3 型 1500	2680	6	16 080
2007	血细胞分析仪	台	TEK-2000	76 000	1	76 000
2012	酶标仪机	台	AT-838	26 800	2	53 600
2014	综合产床	张	DGC-1	4800	3	14 400
2018	胎儿监护仪	台	D20B5	32 400	2	64 800
2019	压片机	套	旋转 2F-33	28 690	1	28 690
总金额	大写：肆拾玖万陆仟陆佰玖拾元整（单位：人民币）					496 690 元

订货方（签章）：　　　　　　　　供货方（签章）：××医疗器械有限责任公司

经办人（签名）：　　　　　　　　经办人（签名）：

××××年×月×日　　　　　　　××××年×月×日

请将货款汇至以下账户：

户名：××医疗器械有限责任公司

开户银行：×××银行××支行××分理处

账号：××××××××××××

【分析】本订货单为供货方提供，是常见的表格形式，清楚、准确地呈现了订货单应必备的要素。标题由文种组成，表格中明确方便地提供了收货人应填写的基本信息及订货信息，最后是双方的单位签章和经办人签名及日期并注明了结算的方式。

三、订货单的结构和内容

订货单必须包括标题、主体和尾部三个部分。

（一）标题

订货单的标题一般有三种形式：一是单位名称和文种，如"×公司订货单"；二是产品和文种，如"×医疗器械订货单"；三是只有文种。

（二）主体

订货单的主体必须具备三部分：

1. 收货人地址信息，包括收货单位、联系电话、收货地址等。

2. 收货人订货资料信息，即收货人或单位所订货物。包括产品名称、规格、单价、数量等。

3. 款项支付信息，一般写明款项的支付方式和开户银行账号。

（三）尾部

在结尾部分写明主体部分以外的其他要求。在表格形式的订货单中，常常以备注的方式出现，如供方的联系方式、货物运输方式、付款形式、售后服务电话等。

四、相关知识

（一）订货单的特点

1. 履约性　买方填写了订货单，便等于认同与卖方有过协商，买方和卖方都必须认同及信守订货单中各项条款和约定。

2. 严肃性　填写订货单有近似签订合同的性质，对买方和卖方来说。都是一种与人财物有关的负责任的行为，无疑具有严肃性。

（二）订货单写作注意事项

1. 要素完整　订货单主体的收货人、订货清单和汇款信息必须明确、完整地呈现出来，以方便填写。

2. 表达准确　在写作订货单时，对于货物的规格、型号、单价、单位等需准确、清楚，避免产生分歧。

> **课｜堂｜互｜动**
>
> ×医疗器械有限公司销售 TG328A 电光分析天平、1600 倍 2S 生物显微镜、迈瑞 50GB 测心电监护仪，分别售价为 9800 元／台、1860 元／台、58 000 元／台。根据所学知识，请你为该医疗器械有限公司设计一份订货单。

第四节　市场调查报告

一、市场调查报告的含义及作用

（一）含义

市场调查是指以市场为对象的调查研究活动。具体地说，市场调查是运用科学的方法有目的有计划地系统搜集、整理、分析和研究消费者和市场活动的真实情况以及资料，从而了解市场、认识市场、获取市场信息的调研活动。

市场调查报告，则是以市场为对象开展调查研究以后，对其调查过程及其成果所写成的书面报告。

市场调查报告有狭义和广义之分：狭义的市场调查报告，单指医疗器械企业为推销产（商）品和服务，对用户、消费者的消费需求、购买动机、购买行为进行调查、分析后写成的报告；广义的市场调查报告是对生产、供应、经营、储运、销售和产（商）品、服务的质量、品种、款式、特色、时尚、价格以及用户、消费者、合作者、竞争者等各方面情况进行全面、系统的调查和分析后写成的各种专题报告。本书采用狭义的市场调查报告含义。

（二）作用

在社会主义市场经济条件下，市场情况日趋复杂多变，越来越不易把握，市场调查也显得越来越重要。为了更好地引导生产，保证产销对路，满足社会需要，为了提高企业经营管理水平、竞争能力和经济效益，就必须进行市场调查，了解、掌握市场需求变化规律。其作用体现在：

1. 为经济部门和企业单位进行市场预测、制定政策和决策提供依据。

2. 通过市场调查可以了解消费者的需要，有利于企业按消费者的需要生产，研制适销对路的产品，提高产品市场占有率。

3. 有利于提高经济部门和企业的应变能力、竞争能力和经营管理水平。

二、实例分析

实例1：

临床检验仪器市场调查报告

人类文明的进步与人类医疗技术的进步息息相关。20世纪初，由于相关基础学科和相关技术的发展，带来了临床检验的飞速发展。临床检验室及其设备已发展成为医院的一个重要的部门，其所需设备可以划分为十几大类，品种上百。

按大类，现代实验室所需设备大致可分为：生化分析类、免疫类、血细胞类、分子生物类、血凝类及其他。

××公司对现今各医院使用检验设备的情况做了调查，并对主要检测仪器进行了统计和分析。

一、生化分析仪

（一）生化分析仪的分类状况

由于生化分析仪的品种太多，型号、功能复杂，现行通用的分类方法见表5-1。

表5-1　生化分析仪分类方法

分类方法	类别名称
按自动化程度	全自动与半自动
按反应方式	普通和干式

分类方法	类别名称
按反应数置结构	离心式"分立式"
按仪器复杂程度	大、中、小型
按配置	单一型、附加型、组合型
按性能、特点	普通型、专门型

（二）生化分析仪市场及医院使用现状

1. 进口、国产品种注册情况

90 年代初，进口生化分析仪最先进入国内市场的是日本和德国的，而注册数量最大的是日本和美国。国产生化仪最早注册的厂家是北京生化仪厂（1996 年）。国内自行研制的品种绝大多数是半自动。2000 年后开始出现中、低档全自动生化仪，主要是合资企业研制开发的。

2. 医院使用情况

调查结果见表 5-2。

表 5-2 医院购买生化分析仪基本信息

医院类型	调查医院数量（家）	拥有设备医院数量（家）		设备拥有数量（台）	设备平均数量（台）
		n	%		
A	163	138	84.66	276	1.69
B	190	125	65.79	170	0.89
C	148	80	54.05	85	0.57
D	26	3	11.54	3	0.12
总数	527	346	65.65	534	1.01

A：病床数大于 500（含 500）

B：病床数 300～500（含 300）

C：病床数 100～300（含 100）

D：病床数小于 100

医院购买进口生化分析仪厂商排名，前 10 位依次为：（略）。

医院购买国产生化分析仪生产地区排名依次为：上海、北京、山东、长春、天津、广州、香港及其他地区。

医院使用生化分析仪按价格分段情况见表 5-3。

表 5-3　医院使用生化分析仪情况（按价格分段）

价格（万）	设备数量（台）				总数	医院分类			
	国产		进口			A	B	C	D
	n	%	n	%					
<10	60	17.05	292	83.95	352	105	116	122	9
10-20	0	0.00	44	100	44	29	11	4	0
20-30	2	2.13	92	97.87	94	15	12	9	1
≥30	3	0	363	99.18	366	197	128	41	0
总数	65	7.57	791	92.41	856	346	267	176	10

二、免疫分析仪

（一）免疫分析仪的分类

目前国内外自动免疫分析仪种类众多，根据标记物的种类可将其分为两大类：一是酶免疫分析仪；二是免疫发光分析仪（包括自动化荧光免疫分析仪；自动化化学发光免疫分析仪和电化学免疫发光分析仪）。

（二）酶标仪注册、医院使用情况

1. 进口酶标仪截至 1999 年年底时已统计有 20 种，以美国为最多，达 9 个品种，国产品种的注册自 2000 年后开始抬头。

2. 医院使用情况

调查结果见表 5-4。

表 5-4　医院购买酶标仪基本信息

医院类型	调查医院数量（家）	拥有设备医院数量（家）		设备拥有数量（台）	设备平均数量（台）
		n	%		
A	163	155	95.09	408	2.5
B	190	172	90.53	320	1.68
C	148	134	90.54	206	1.39
D	26	11	42.31	11	0.42
总数	527	472	89.56	945	1.79

医院购买进口产品的厂家排名前 10 位依次为：（略）

医院购买国产酶标仪生产地区排名依次为：南京、台湾、北京、上海、郑州及其他地区。

医院使用酶标仪价格分段情况见表 5-5。

表 5-5　医院使用酶标仪情况（按价格分段）

价格（万）	设备数量（台）				总数	医院分类			
	国产		进口			A	B	C	D
	n	%	n	%					
<10	104	27	283	73	383	193	122	68	3
10-20	1	3	32	97	33	19	7	7	0
20-30	1	9	10	91	11	8	2	1	0
≥30	0	0.00	14	100.00	14	11	3	0	0
总数	106	23.87	338	76.13	444	231	134	76	3

三、血凝类分析仪

目前国内使用的血凝仪主要为进口仪器，卫生部 2000 年对参加全国凝血试验室所使用的仪器进行了统计（见表 5-6），基本上代表了各种型号血凝仪在全国中等以上医院的分布情况。

表 5-6　参加全国质量评比的实验室使用仪器的分布情况

厂商	仪器系列	使用该仪器的实验室所占的百分比	各系列仪器所占比例最多的型号
美国 BECKMANCOULTER	IL	30.6	ACL200
日本 Sysmex	CA	25.7	CA1500
法国 Stago	Stago	7.1	STACompact
美国 Organon	Organon	7.1	CogamateXM
德国 TECO	TECO	6.0	TECO
一	其他	23.5	分布全国各地

四、分子生物学仪器

国内外常用分子生物学仪器包括：ABI Prism 7000 型荧光定量 PCR 仪、Light Ycler 定量 PCR 系统（罗氏）；PCR 仪有：PE 5000 定量 PCR 系统（PE）。

用于基因分析仪：Gel Documentation System 图像分析系统、Quipe Genetic Workstation 染色体分析系统。用于基因合成仪：Biomek 2000 分子生物学样本处理自动化系统。用于 DNA 芯片的有：基因芯片点样仪、基因芯片扫描仪等。

五、血气、血细胞类仪器

（一）血气分析仪

在我国最常见的进口血气分析仪有：Corning 238/288、IL-1400、AVI-OMNI/918 等。

（二）血球计数仪

1. 进口、国产品种注册情况

2000 年以前各国进口品种注册共计 26 个，而同期国产品种仅有 2 个。

2. 医院使用情况

调查情况见表 5-7。

表 5-7　医院购买血球计数仪基本信息

医院类型	调查医院数量（家）	拥有设备医院数量（家）		设备拥有数量（台）	设备平均数量（台）
		n	%		
A	163	148	90.80	340	2.09
B	190	163	85.79	250	1.32
C	148	120	81.08	148	1.00
D	26	9	34.62	10	0.38
总数	527	440	83.49	748	1.42

医院购买进口血球计数仪厂家排名前 10 位分别为：东亚医用电子株式会社、贝克曼库尔特公司、倍肯公司、雅培公司、光电工业株式会社、麦道尼克公司、东芝公司、麦瑞公司、ABX 公司、SEAC 公司。

医院购买国产血球计数仪厂家排名依次为：北京阿尔让公司、深圳迈瑞电子有限公司、北京千山医疗设备、南京、香港及其他。

医院使用血球计数仪按价格分段情况见表 5-8。

表 5-8　医院使用血球计数仪的情况（按价格分段）

价格（万）	设备数量（台）				总数	医院分类			
	国产		进口			A	B	C	D
	n	%	n	%					
<10	33	29.46	79	70.54	112	47	36	26	3
10～20	15	4.48	320	95.52	335	134	110	85	6
20～30	1	0.81	122	99.19	123	56	43	23	1
30～40	2	4.00	48	96.00	50	36	12	2	0
40	0	0	34	100	34	21	11	2	0
总数	51	7.80	60.30	92.20	654	294	212	138	10

摘自《中国医疗》2002 年第五期

【分析】这是一篇以表格式关于我国临床检验仪器市场调查报告。标题由调查内容和文种组成，前言部分交代了调查的范围和主旨，强调所调查内容——临床检验仪器。主体部分介绍了医院临床检验室及其设备已发展成为医院的一个重要的部门，其所需设备可以划分为十几大类，品种上百。其现代实验室所需设备大致可分为：生化分析类、免疫类、血细胞类、分子生物类、血凝类及其他等问题。对现今各医院使用检验设备的情况做了调查，并对主要检测仪器进行了统计和分析。结构紧凑，完整，内容集中，让人一目了然。

实例2：

××市住院病人医疗费用状况调查

目前，社会群众反映看病难、看病贵，因此医院的医疗收费、药品价格问题日益成为人民群众关注的热点，也是医患之间容易产生矛盾的焦点。为了解我市住院病人医疗负担情况，以指导今后卫生改革和卫生事业发展提供相关依据，我们对2003～2006年2月享受城镇职工基本医疗保险（以下简称城保）和城乡居民大病医疗保险（以下简称农保）的住院病人进行了调查。

一、基本情况

1. 住院人数

（1）2003年度享受城保的住院病人总数4675人，占参保人数的9%。其中市中心医院住院2404人，占住院病人数的51.4%；市中医院538人，占11.5%；市二院406人，占8.7%；市三院148人，占3.2%；市妇保院56人，占1.2%；北苑中心卫生院41人，占0.9%；徐元医院375人，占8.0%；湖州医院272人，占5.8%；其余镇街中心卫生院共46人，占0.98%；转外就医的389人，占8.3%。

（2）2004年度享受城保的住院病人总数5918人，占参保人数的11.7%。（略）

（3）2005年度（2005年7月～2006年2月）享受城保的住院病人总数4023人，占参保人数的7.9%。（略）

（4）2005年度（2005年6月～2006年2月）享受农保的住院病人总数6858人，占参保人数的1.8%。（略）

2. 人均医疗费用

（1）2003年度我市人均住院医疗费（城保）11 204元，本地住院的人均费用为10 672元，外地住院的人均费用为16 917元；其中市中心医院人均住院医疗费12 249元，其余市属公立医院基本在11 000元左右，镇街中心卫生院也基本在6000～8000元（北苑、熟杨中心卫生院在4000余元）。徐元医院人均住院医疗费5500元，湖州医院7366元。转外就医的人均住院医疗费16 917元。自费药品占总费用的比率平均为6.1%，超过此标准的仅市中心医院一家。

（2）2004年度我市人均住院医疗费（城保）12 856元，本地住院的人均费用为11 817元，外地住院的人均费用为18 957元。（略）

（3）2005年度我市人均住院医疗费（城保）10 204元，本地住院的人均费用为8474元，外地住院的人均费用为17 443元。（略）

（4）2005年度我市人均住院医疗费（农保）8318元，……转外就医的人均住院医疗费

16 555 元。自费药品占总费用的比率平均为 11.17%，超过此标准的仅市中心医院一家（转外就医的平均数也超过此标准）。（略）

二、调查数据反映的现象及存在的问题

1. 反映出的现象

（1）根据以上住院数据显示，我市的住院人数逐年上升，且基本集中在市属医院，乡镇中心卫生院仅占 2% 左右；在市中心医院住院的比率逐年下降，从 2003 年的 50.4% 到 2005 年的 34.8%，而在中医院治疗的比率从 11.6% 上升至 21.1%；转外地住院人数明显增长，从 8.5% 上升到 19.3%；其余单位的住院比率基本维持不变，如民营医院基本在 7%～8% 左右。2005 年农保病人的分布情况与城保相似。

（2）本地的住院费用分别为外地的 63%、62%、48%。自费药品的自负比率（自费药品占总费用的比）本、外地均呈上升趋势，自负比率无明显区别。

（3）2003～2004 年市属公立医院的人均费用除市中心医院上升较快外，其他单位变化不大；2003～2004 年市属公立医院人均费用全面下降，降幅基本达到 20%，其中市中医院降幅最大，从人均 9400 元降至 2450 元（城保）。民营医院的人均费用则呈上升趋势或基本稳定。

（4）从各医疗机构费用看，市中心医院住院费用为最高，其他各公立医院在 2003 年普遍高于民营医院、2004 年与民营医院无明显差别、2005 年则普遍低于民营医院。

2. 存在的问题

（1）从各医院的住院人数分析，医院规模或级别越高，住院病人越集中，说明人们对医疗技术、医疗质量的关注，也可以解释为什么转外就医者呈逐年上升的事实。反映出本市群众对高质量医疗服务的需求，从另一侧面可看出本市的医疗技术尚不能满足病人的需要。

（2）从 2005 年各公立医疗机构的医疗费用全面低于民营医院看，药品顺加作价的政策表现明显；同时在公立医疗机构费用明显下降后，民营医疗机构的住院率并无明显改变，也说明了医疗市场的竞争并不能明显降低医疗费用，此调查结果与在《宁苏台等地医疗体制改革的考察报告》中所述基本一致，即在目前医院靠药品和检查取得收入补偿的情况下，竞争很难成为控制医疗费用的手段。

（3）住院费用较高的问题普遍存在，且医院规模或级别越高，医疗费用相对较高。这虽然与重症者多到大医院就诊相关，但是 2005 年除中心医院外的其他医院住院费用低于湖州医院，说明病情并不足以解释上述现象。从现行的医疗收费政策看，各级别医院的医疗技术服务收费水平基本相当，造成费用差异的最大可能就是药品收入与各项检查收入，而这恰恰是人们反映最多的滥用药、滥检查、药费贵问题。

三、医疗费用高的原因分析

本文主要针对医疗费用情况进行分析，因此对上述存在的第一个医疗技术不能满足病人的需求不作讨论。医疗费用不断上升的主要原因：一是国民收入提高，扩大了医疗需求；二是疾病谱发生变化，费用构成中像心脑血管疾病、肿瘤等高费用疾病成分扩大；三是人口老化，发病、就诊、住院率提高；四是现代科技带来大型昂贵仪器设备的高成本；五是药品价格的暴涨；六是部分医生医德的变异，患者存在部分灰色支出，虽不属诊疗费用，但必须由个人负担；七是缺乏有效的费用约束机制。

1. 收入提高扩大医疗需求 经济发展后，群众收入提高，随之要求提供更高质量的医疗服务，医疗需求明显增高，特别是部分已参加医疗保险或不需自己支付医疗费用的患者，将比未投保或自费时消费更多的医疗服务、更长的住院时间、更加昂贵的药物及采用更先进的设备进行诊疗。

2. 发病率提高及疾病谱变化　由于人口老化，导致发病、就诊、住院率提高，再加上经济发展后疾病谱发生变化，心脑血管疾病和肿瘤等难以一次根治的高费用的疾病增多，使得医疗费用明显提高。

3. 昂贵仪器设备的高成本　现代科技的不断发展，昂贵的检查设备大量涌现，其运行成本较以往明显提高，引起费用上涨。再加上由于医疗行业的高度专业性和技术性，医生相对拥有较强的医疗技术信息，因为信息的不对称和疾病治疗的不确定性，使得医生有诱导需求和提供过度医疗服务的能力，如建议病人做某项检查或使用某种药物，病人将很难判断是否需要。使医生产生诱导需求的动机过去主要是开单提成，而现在的原因主要为上述的医院补偿不足，以检查收入作为补偿；另外，由于疾病治疗的不确定性，在诊断界限不明确的情况下，为了增加治疗的确定性，减少医疗技术事故的风险，医生从最大限度地减少自身损失的角度出发，往往建议患者做"高、精、尖"医疗设备的检查。上述原因导致检查频繁、滥检查，更加重了病人的负担。

4. 药品价格虚高　药价虚高的原因较繁杂，一是我国药厂低水平重复建设的现象严重，药厂将很多钱花在营销环节上，甚至出现销售费用高于制造成本，因此不得不抬高出厂价格，让病人来承担这部分成本，导致很多药品的价格一出厂就成了一个怪胎，成了一个严重水肿的胎儿。二是中间流通环节混乱，大部分和药品利润丧失在流通领域，因为药品经销层次太多，各个层次都需一定的利润，因此药品成本自然无法降低。三是国家最高零售限价政策不完善，原为限制药品暴利而设的政策因为时间的变化而不起作用，最高限价是国家价格管理部门在一定时期根据各药厂生产条件、成本、内在质量的不同，依据其平均成本而制定的，但随着各种条件的改进，绝大部分药品生产成本已大大低于原来的水平，而价格主管部门未能及时调整。四是药厂的投机取巧，采用换包装、改名称、转剂型等手法大幅提价。五是现行财政体制和医疗体制不完善，由于医院的收入主要为医疗技术服务收入、药品收入及财政补偿三部分，在财政补偿占医院收入比例越来越低、医疗技术服务收费基本为成本或低于成本收费的情况下，药品及检查收入就成了医院主要的收入来源，由于用药利益与医院经济利益一致，医疗机构为了生存，为了给职工谋福利，必然会考虑多卖药多检查。而医生的个人收入往往与医生为医院创造的经济收入相关，这样容易造成医生提供过度医疗服务的倾向，导致大处方现象，这就是某些药品在大幅降价后逐渐在医院消失的原因。因此只要实行以药养医的政策，就很难改变目前的现象，医院只能是以利润为原则而不会以病人的利益为原则进药。

5. 部分医生医德的变异　部分医生医德的变异，可能会收受患者的红包，或因为药品回扣，而滥开大处方、用高价药。

6. 缺乏有效的费用约束机制　现在无论是自费病人还是医保病人都缺乏有效的费用约束机制，自费病人由于是个体，并且由于医疗技术信息的不对称、疾病治疗的不确定性，包括疾病患者个体的差异性、治疗手段的不确定性和治疗结果的不确定性，使得患者很难比较医疗服务的价格与质量，也难以确定某项服务的需要与否，更谈不上费用控制。医保病人的第三方付费制，且为按服务项目付费的医疗保险制度下，医生与患者利益一致（一般来讲，提供高质量、高价格的治疗方法或提高患者的医疗消费量有利于增加医生的收入），医生愿意提供数量大、质量高、价格昂贵的医疗服务以增加收入，患者则希望得到优质足额的医疗服务以提高自身效用，在此种情况下第三方来进行控制也是很难的，更何况现行医疗保险的控制主要为对医疗机构的事后监督。

四、对策

医疗费用的控制从长远来看应从医药分家经营、提高医院补偿机制（提高医疗技术服务收费）、增加财政投入、完善药品价格政策等入手，但上述手段非卫生部门一家所能决定，因此下面仅探讨较能操作的对策。

1. 采用名医挂牌制　药品价格虚高的治理要从药厂、流通环节、价格管理等综合进行，卫生部门所能进行的治理只能是在合理用药方面。刚才在上面讨论了医院医生开大处方、滥检查的主要原因是为了补偿医院经费的不足，间接地为增加个人收入，因此对患者乱开大处方，这其实只能解释部分原因。我们可以看到，开大处方现象在医院和短期承包的门诊部里相对严重，如果完全说医生开大处方是为取得较高的收入，那么个体诊所医生应该比医院医生更有动力开大处方（因为个体医生的医疗收入全部归己所有，而医院医生的医疗收入只能分配到少部分）。其实最为关键的是乱开大处方的收益是增加现阶段收入，其代价是损害声誉而降低未来收入，对于个体医生来说其个人声誉与诊所声誉等价，乱开大处方对诊所声誉的损害产生的后果完全由他个人承担，因此理性的医生会自觉限制现阶段收益。而医院医生则迥然不同，普通医生没有自己独特的声誉，之所以取得患者信任，靠的是医院声誉。但是医院声誉是所有医生的资源，乱开大处方对医院声誉损害产生的后果由全体医务人员承担，如果医生收入与其创造的医疗收入相关的话，那每位医生都有利用医院声誉乱开大处方的动机，在其他医生不开大处方以维护医院声誉情况下，某医生的最佳策略是乱开大处方以增加个人收入；在其他医生乱开大处方损害医院声誉情况下，某医生的最佳策略也是乱开大处方以减少个人收入损失。这就是医院医生乱开大处方多于个体医生的必然性所在。而医院内的名医则不同，其既依靠医院声誉又依靠个人声誉，出于维护个人声誉的激励，使得医院名医较其他医生规范；另外因其为名医，病员较多，无须开大处方即能有较高收入，所以开大处方的名医较少。

综上所述，可在医院内试行组成以名医或科室主任为首的团队，称首席专家制或首席名医制，实行挂牌行医制度（这与现行的挂牌上岗不同），采用名医的名称与科室的字号并列或以名医的名称作为科室的字号，明确医院声誉与医生声誉的区别，首席专家有权检查其团队内各医生的处方并拥有较大的经济分配权。这样使得每位医生的声誉损害的后果将由其个人或团队承担，从而减少乱开大处方的现象。

2. 医疗信息公示制　可试行将各大医疗机构的有关信息定期在报纸或其他媒体中公示，具体信息如病人的门诊或住院的人均医疗费用、治愈率、人均住院床日、大型检查的阳性率、门诊量等医疗质量或医疗费用的相关指标，通过病人选择医院而促进各医疗机构注重提高医疗质量、降低医疗费用。

3. 大力发展社区卫生服务、构建完善的双向转诊机制　现行的三级医疗网络基本形同虚设，转诊制度名存实亡，三级医院忙于治疗常见病，而一、二级医疗机构则利用不足而逐渐萎缩。因此须大力发展社区卫生服务，构建完善的双向转诊机制。因为高效的医疗服务体系是建立在社区卫生服务站或社区卫生服务中心与二、三级医院双向转诊制度的基础上，社区医疗机构用较少的资源解决大多数患者的健康问题后，大医院利用高、精、尖的优势治疗转诊来的少数疑难重症患者，避免小病大治，导致医疗费用的急剧增长。另外在社区卫生服务站建设、构建完善的双向转诊机制的同时，还需解决医保定点、患者在社区卫生服务站医疗费用的报销等问题，才能真正形成小病进社区、大病到医院的格局。

4. 开展特需医疗　现行的医院服务内容、模式与层次单一，供求结构失衡，不能适应人民群众的多样化、多层次的医疗卫生保健需求，导致高收入群与低收入人群的医疗服务需求都得不到满足，从上面数据中也反映出转外就医逐渐上升。因此，我们可以针对不同人群，开设特需医疗，给予提供高价、优质的药品、检查、服务等项目来满足高收入人群的服务需求；同时完善基本医疗提供低价、相对优价的服务来体现公立医疗机构卫生福利事业性质。这样既可以通过特需医疗取得一定的经济补偿，又能满足高收入人群的需要，还能提高群众的满意率。

5. 政府增加基本医疗保障投入、医保费用控制改革　我市医保、农保的覆盖人群较少，农保的医疗保障程度较低，人民群众对医疗费用敏感度很高。基本医疗作为公共产品，政府应当承担一定的责任，增加财政投入，可补给需方，增加农村居民大病医疗保险覆盖面，加大筹资力度，提高群众抵御医疗风险的能力。另外完善医疗保险制度，建立医疗费用的约束机制，探索医疗保险制度的创新，如采用按病种付费或按平均费用付费等。

6. 探索试行医疗服务与医疗保险一体化　为了从制度上规避医疗机构的上述道德风险，可试行医疗服务与医疗保险一体化，即组建医疗保险集团（医疗保险机构同时举办医疗机构如社区卫生服务站及医院），由于医疗服务和医疗保险纵向一体化，医疗保险集团将会有更多的动力做好疾病的预防和保健，而这些服务的成本要大大低于疾病治疗的成本，同时医疗保险集团成本内在化，不得不加强管理和医疗成本的核算，对医疗费用的控制也更积极，降低医疗费用并提高医疗卫生资源的经济效益。当然这需医疗卫生体制与医疗保险体制改革协调配合，整体推进，才为可行。

【分析】这是一份××市从2003～2006年2月住院病人医疗费用状况调查。全文分基本情况、调查数据反映的现象及存在的问题、医疗费用高的原因分析与对策四个部分，其重点是落在医疗费用高的原因分析与对策上，对百姓看病难看病贵的问题找得准，剖析透彻。作者通过对住院病人医疗费用状况的调查，为领导就这方面情况决策提供了很好的依据。全文数据可靠，实事求是，逻辑性强，结构紧凑，是一篇非常好的学习范文。

三、市场调查报告的结构和内容

市场调查报告的结构一般包括标题、前言、正文、结尾四个部分。

1. 标题　市场调查报告的主要有以下三种形式。一是由调查单位、调查内容和文种组成，如《岳州市医疗纠纷调查报告》。二是由调查内容和文种组成，如《城乡合作医疗调查报告》。三是直接提出调查中发现的问题和得出的结论，如《农村医疗条件现状调查报告》、《医疗纠纷中"医闹"现象调查分析报告》、《从安全性角度对药品说明书异同的调查分析》、《××品牌一次性注射器为何如此热销》。无论采用哪种标题，都要与内容相符，简洁精练，并力求做到新颖、醒目。

2. 前言　前言部分是简明扼要地说明调查的缘由和调查方法。调查缘由一般包括调查的主旨、时间、地点、对象、范围和目的等。

市场调查报告前言部分常见的写法有以下几种：

（1）叙述式：简要介绍调查活动的一般情况，如调查目的、时间、地点、对象、范围、方式等，让读者对调查起因有个总体印象。

（2）概括式：概括介绍调查对象的基本情况或全文主旨，使读者对调查情况有一个初步了解。

（3）问答式：就提出涉及报告主旨，提出问题，引出正文，或提出问题后立即作简要解答，以引起读者的关注。

（4）引论式：由作者引用一段某个权威人士、调查对象的言论或展开一番议论，启迪读者领会主旨。

3. 正文　正文是市场调查报告的主体部分，包括调查的基本情况和调查情况分析后得出的结论，并提出相应的对策。

（1）基本情况：包括历史情况和现实情况。简要的历史回顾调查对象的历史概况。

重点应放在对现实情况的介绍上。要求真实地反映调查对象的面貌，分析其特点或存在的问题，常以数字、图表加以说明。

（2）分析及结论：在基本情况叙述清楚后，就要进行分析研究。通过对资料认真深入地分析研究，得出针对调查目的的结论，或预测市场未来的发展趋势。重点应阐述调查情况的实质，发现问题、找出原因、提出对策。常分成若干条项或小标题的形式进行阐述。

（3）展望和建议：这是市场调查报告的落脚点，是在预测之后准备采取的行动计划、措施。建议或措施要写得有针对性、可行性。

正文是详细展开报告内容和基本观点的部分，可分为纵式结构和横式结构。纵式结构就是先摆情况，然后分析这一现状产生的原因，最后针对问题进行预测，提出建议。横式结构就是把问题分成几部分，按各部分之间的逻辑关系安排层次，通常可使用小标题，各部分分析完后，再合起来提出措施建议。

4. 结尾　结尾是全文的收束部分，也是对前言的照应，或强调观点，或是总结全文，应写得简明扼要。最后，在正文之后右下角注明调查单位名称及时间。

四、相关知识

1. 市场调查报告特点

（1）针对性：市场调查必须有针对地、有选择地进行，一般是抓住市场经营活动中某一方面的问题或环节展开调查，写成调查报告。

（2）真实性：通过调查获取客观、真实的信息，写出客观反映市场状态和变化规律的市场调查报告，为企业经营决策服务。

（3）时效性：市场瞬息万变，只有及时、迅速和准确地反映市场新的情况和问题，才能让决策者及时掌握情况并作出相应的决策，从而提高企业的应变能力和竞争能力。过时的市场调查报告不仅没有任何价值，反而还会影响企业的决策和发展。

2. 市场调查报告写作注意事项

（1）深入调研：市场调查报告来源于对市场深入、细致的调查研究，这是写好市场调查报告的基础和前提。如果调查浮光掠影，又不进行科学分析，那是写不好市场调查报告的，甚至出现误导。

（2）实事求是：客观介绍市场情况和发展变化的趋势，如实反映市场中存在的问题，有针对性地提出对策和建议。

（3）观点正确：就是材料典型，观点和材料统一。

（4）重点突出：一份市场调查报告，一般以回答一两个重要问题为宜，切忌面面俱到，如果调查涉及的内容过多，可以分专题写成几份市场调查报告，做到重点突出。

3. 市场调查方法

调查研究的方法主要有文献法、问卷法、访谈法、观察法等。

文献法是指收集调查与课题有关的书籍、报纸杂志、文件、档案、工作记录、汇报总结、统计数据、各种声像资料等，用于了解研究对象的历史和基本情况，为进一步调查和比较分析做准备。

问卷法是以书面提出问题的方法搜集资料的一种研究方法。通常是将研究的问题编制成问题表格，由被研究对象填写，以了解他们对某一现象或问题的态度、看法和意见，分为开放式问卷和封闭式问卷。

课堂互动

深入探讨问卷调查法，并根据本班同学的应用文学习情况拟一份调查报告。其中应包括应用范围、学习应用文的目的、教师的授课方式和满意度、学习方法等问题。

访谈法是指调查研究者通过与被调查者面谈来了解情况、搜集资料的一种形式。

观察法是调查人员运用自己的感觉器官或借助一定的科学仪器有目的、有计划地观察调查对象，记录结果并进行分析的一种直接调查方法。

第五节 可行性研究报告

一、可行性研究报告的含义及作用

（一）含义

可行性研究报告是指国家、企事业单位在投资、建设或科研立项之前，对该项目实施的可能性、有效性、技术方案合理性等进行具体、深入、细致的可行性论证和经济评价之后形成的书面报告。

（二）作用

它是在全面调查、科学预测、系统分析的基础上形成的政策合理、技术先进、效益合算的最优可行方案。它是决定项目能否立项的重要依据。

二、实例分析

实 例：

医疗器械项目可行性研究报告（提纲）

1 医疗器械项目总论

1.1 项目背景

1.2 可行性研究结论

1.3 主要技术经济指标表

1.4 存在问题及建议

2　医疗器械项目背景和发展概况

2.1　项目提出的背景

2.2　项目发展概况

2.3　投资的必要性

3　医疗器械项目市场分析与建设规模

3.1　市场调查

3.2　市场预测

3.3　市场推销战略

3.4　产品方案和建设规模

3.5　产品销售收入预测

4　医疗器械项目建设条件与厂址选择

4.1　资源和原材料

4.2　建设地区的选择

4.3　厂址选择

5　医疗器械项目工厂技术方案

5.1　项目组成

5.2　生产技术方案

5.3　总平面布置和运输

5.4　土建工程

5.5　其他工程

6　医疗器械项目环境保护与劳动安全

6.1　建设地区的环境现状

6.2　项目主要污染源和污染物

6.3　项目拟采用的环境保护标准

6.4　治理环境的方案

6.5　环境监测制度的建议

6.6　环境保护投资估算

6.7　环境影响评论结论

6.8　劳动保护与安全卫生

7　医疗器械项目企业组织和劳动定员

7.1　企业组织

7.2　劳动定员和人员培训

8　医疗器械项目实施进度安排

8.1　项目实施的各阶段

8.2　项目实施进度表

8.3　项目实施费用

9　医疗器械项目投资估算与资金筹措

9.1　项目总投资估算

9.2　资金筹措

9.3 投资使用计划

10 医疗器械项目财务与敏感性分析

10.1 生产成本和销售收入估算

10.2 财务评价

10.3 国民经济评价

10.4 不确定性分析

10.5 社会效益和社会影响分析

11 医疗器械项目可行性研究结论与建议

11.1 结论

11.2 建议

12 财务报表

12.1 基本报表

12.2 基本报表辅助报表

12.3 敏感分析报表

13 医疗器械项目可行性研究报告附件（略）

××××（印章）

二〇一〇年×月×日

【分析】本报告对开发医疗器械项目作了细致的分析和研究。前言部分介绍了项目的基本情况，对开发生产前景作出了市场预测。主体部分对医疗器械项目建设条件与厂址选择、技术方案、环境保护与劳动安全、投资估算与资金筹措等进行了全面、翔实、透彻的分析。最后得出了可行性的结论。本报告观点明确，重点突出，体现了可行性研究报告的科学性和真实性特点。

三、可行性研究报告的结构和内容

可行性研究报告一般由首页、正文、附件和落款四部分组成。

（一）首页

一般包括可行性研究报告的名称、项目主办单位、负责人姓名等。

可行性研究报告的名称即标题，一般由项目单位、项目名称加文种组成，如"××医疗器械有限公司一次性医疗器械生产可行性研究报告"、"××医疗器械有限公司开发可行性研究报告"。也可省略项目单位，只有项目名称和文种，如"心电图机开发可行性研究报告"。

（二）正文

正文是可行性研究报告的基本内容，分为三个部分：

1. 前言 简要介绍立项的依据、背景、目的及实施该项目的意义、承担可行性研究的单位和实施单位的基本情况等。

2. 主体 包括项目方案的论证选择、经济效益分析评价、不确定因素分析等，要求以大量的数据和资料为依据，这是可行性研究报告的核心内容。

3. 结论和建议 是在主体论证的基础上，对项目的可行性进行整体评价，得出是否可行的结论，也可以提出建议，供决策者参考。

（三）附件

即附在正文后面的有关资料和说明性文件，如实验数据、附表、附图、有关报告书、委托书等。

（四）落款

在正文右下方，签名（盖章），写上完成可行性研究报告的时间。

四、相关知识

（一）可行性研究报告特点

1. 预测性　可行性研究是对将要开展的投资项目及其效果进行预测，是在事情没有发生之前的研究，是对未来的发展和结果进行的科学的估量。

2. 科学性　任何重大项目的开发，可行性研究报告是必须的工作步骤，它是项目开发和投资的决策依据。因此，要有科学的理念和态度，对调查研究所获得的资料进行客观分析，提出科学、合理的建议，指导项目开发和投资。

3. 真实性　主要是针对调查研究的材料而言。可行性研究报告必须对拟投资开发的项目进行全面调查、分析、研究，其数据和材料必须是真实可信的。这关系到能否对拟投资项目作出正确的分析和判断，是决定是否开发投资的重要依据。

4. 可行性　可行性是可行性研究报告的关键。可行性研究报告必须从经济、技术、方案等各个方面进行评估，选择最佳方案，从而确保其可行性。

（二）可行性研究报告类型

1. 按照内容性质　分为建设项目可行性研究报告；改（扩）建项目可行性研究报告；开发项目可行性研究报告；商业性建设可行性研究报告和引进国外技术可行性研究报告。

2. 按研究的范围　分为一般性项目可行性研究报告和大中型项目可行性研究报告。

（三）可行性研究报告写作注意事项

1. 设立方案　可行性研究报告的主要任务是对提出的方案进行论证，所以须预先设计多而全的可行性方案，才能明确论证对象。

2. 内容真实　可行性研究报告所运用的数据、资料，都要绝对真实可靠，不许有任何的偏差和失误，以确保决策的正确性。

3. 科学预测　可行性研究报告是在决策之前撰写的，它是对未来的发展状况、可能遇到的问题和结果的预测。因此，就要充分占有资料，科学、准确地作出预测。

4. 论证严密　论证性是可行性研究报告的一个显著特点。要求运用系统分析方法，对影响项目投资建设的各种因素进行全面、系统的分析。

知识链接

可行性研究报告写作的基本思路

写作可行性研究报告时，应该依次思考以下几个问题：①项目是什么？②有没有必要投入？③条件是否具备？④经济上是否合理？⑤社会效益是否好？⑥潜在因素有哪些？⑦结论和建议。

第六节　医药产品说明书

一、药品产品说明书的含义及作用

（一）药品产品说明书的含义

药品说明书，是指药品生产企业印制并提供的，包含药理学、毒理学、药效学、医学等药品安全性、有效性重要科学数据和结论的，用以指导临床正确使用药品的技术性资料。药品说明书的内容应包括药品的品名、规格、生产企业、药品批准文号、产品批号、有效期、主要成分、适应证或功能主治、用法、用量、禁忌、不良反应和注意事项，中药制剂说明书还应包括主要药味（成分）性状、药理作用、贮藏等。药品说明书能提供用药信息，是医务人员、患者了解药品的重要途径。说明书的规范程度与医疗质量密切相关。因此，药品说明书是载明药品的重要信息的法定文件，是选用药品的法定指南。新药审批后的说明书，不得自行修改。

（二）药品产品说明书的作用

药品说明书是药品情况说明重要来源之一，也是医师、药师、护师和病人治疗用药时的科学依据，还是药品生产、供应部门向医药卫生人员和人民群众宣传介绍药品特性、指导合理、安全用药和普及医药知识的主要媒介。我国对药品说明书的规定包括：药品名称、结构式及分子式（制剂应当附主要成分）、作用与用途、用法与用量（剧毒药品应有极量）、不良反应、禁忌、注意事项、包装（规格、含量）、有效期贮藏、生产企业、批准文号、注册商标等项内容。

医师、护士等应根据说明书内容综合考虑患者病情给予服药指导。同时不鼓励患者自行治疗，当患者自行服药治疗时，应选择对应病症的药物，并严格遵照说明书的用法及用量服药，以不超过最大用量为原则。

二、实例分析

实例1：

香雪牌抗病毒口服液使用说明书
（纯中药新药）

本品系以板蓝根、藿香、连翘、芦根、生地、郁金等中药为原料，用科学方法精心研制而成。是实施新药审批法以来通过的，第一个用于治疗病毒性疾患的纯中药新药。

本品经中山医科大学附属第一医院、第一军医大学南方医院和广州市第二人民医院等单位严格的临床证明对治疗上呼吸道炎、支气管炎、流行性出血性结膜炎（红眼病）、腮腺炎等病毒性疾患有显著疗效。总有效率达91.27%。其中，对流行性出血性结膜炎（红眼病）和经病毒分离阳性的上呼吸道炎疗效均为100%，并有明显缩短病程的作用。

本品疗效确切，服用安全、方便，尤其适用于儿童患者，是治疗病毒性疾病的理想药物。

〔性状〕本品为棕红色液体，味辛，微苦。

〔功能与主治〕抗病毒药。功效清热祛湿，凉血解毒，用于治疗风热感冒、瘟病发热及上呼吸道感染、流感、腮腺炎等病毒感染疾患。

〔用法与用量〕口服，一次10ml，一日2～3次，宜饭后服用，小儿酌减。

〔注意事项〕临床症状较重，病程较长或合并有细菌感染的患者应加服其他治疗药物。

〔规格〕每支10ml。

〔贮藏〕置阴凉处保存。

【分析】这是一份抗病毒中成药口服液使用说明书。最突出的优点，是其对药品的介绍，用了名牌医科大学附院等单位的临床疗效以作证明，其次对消费者的需要和利益也考虑得比较周到。本文语言明晰、准确，很好地体现了产品说明书的说明性、实事求是性和指导性的特点。

实例2：

一次性使用输液器说明书

产品注册证：国食药监械（准）字2007第3660348号

生产企业许可证：赣食药监械生产许2006021号

使用说明

本品只能重力输液。

取下穿刺器保护套，将穿刺器插入输液器瓶胶塞中央。将液体引入滴斗，排尽软管内气泡，穿刺静脉，调整滴数，即可输液。

三通加药，用0.8注射针穿刺三通乳胶头即可加药，严谨打开盖帽加药。

滴管滴出20滴蒸馏水相当于1ml±0.1ml。

使用前请将输液针座旋转（出厂前未进行完全装配）。

注意事项

撕开初包装，立即使用。

单包装破损，有异物或保护套脱落禁止使用。

本产品经环氧乙烷灭菌，无菌、无热源。

仅供一次性使用，用后销毁，有效期二年。

输液针规格见下表（特殊规格合同要求见包装内检验合格证）

规格	0.45×15	0.5×20	0.55×20	0.6×25	0.7×25	0.8×25	0.9×25
颜色	褐色	橙色	中紫色	深蓝色	黑色	深绿色	黄色

生产企业：江西省赣抚医用器械有限公司

地址：江西省抚州市宏林大道中段

电话：（0794）8422892 传真：（0794）8422899

【分析】这是一份一次性输液器产品说明书。说明书对产品的注册证、生产企业许可证、使用说明、注意事项以及生产企业、地址、联系电话等内容作了较好介绍，让用户放心使用。语言明晰、准确、简明，较好地体现了产品说明书的说明性、实事求是性和指导性的特点。

三、产品说明书的结构和内容

（一）产品说明书的结构内容与写法

1. 产品说明书的结构内容

（1）标题 一般是由产品名称加上"说明书"三字构成，如《地奥血康胶囊说明书》。有些说明书侧重介绍使用方法，称为使用说明书，如《香雪牌抗病毒口服液使用说明书》。

（2）正文 通常详细介绍产品有关知识：产地、原料、功能、特点、原理、规格、使用方法、注意事项、维修保养等知识。不同说明书的内容侧重点也有所不同。一般的产品说明书分为①家用电器类。②日用生活品类。③食品药物类。④大型机器设备类。⑤设计说明书。

（3）附文 厂名、地址、电话、电挂、电传、联系人和生产日期等。出口产品在外包装上写明生产日期、中外文对照。

2. 产品说明书的写法

（1）条目式 即分条目进行说明，按照条条罗列的行文方式安排所有的内容。这种样式的好处是：有利于逻辑性的加强，内容易于表达，层次自然显得清楚，看起来醒目，好接受、好对照。医药品种、医疗器械和设备常用这种样式。但是条文的设立要按照科学事实进行，减少人为的因素。

（2）短文式 就是不分条目，而是以单独的短小文章进行概括说明和介绍。比较注意完整性和文采。这种样式在医学科学技术说明类用得很少。

（3）条目、段落结合式 把条目和文字段落结合起来进行说明的样式。医疗器械和设备、医药品种都可以采用这样的说明样式。

（4）文字图解式 这种说明书的样式，使用了比较多的图片、画面，并在图片画面上标明序号或其他符号，在另处以对应的文字解说。医疗器械、设备更适合这样的说明样式。例如设备的安装、设备摆放地点、配套设施的方位等都必须用图解说明。与科技说明书的样式相关的是说明书的印制类型。有简约型和精致型的两种。所谓简约型就是印制成单页的，所谓精致型的就是印制成小册子，有的是多页的精美画片形式，有封面、封里，产品和厂家概述，目录和主要内容。如医疗设备说明书应包括装箱清单，产品特征、各个部件的名称、位置及功能，安装或装置方法，开启或启动，检查故障方法或调试程序，正常运行的标志，各种控制按钮的操作方法，注意事项或严格禁止的违规操作，放置地点的温度、光线、通风要求、近火限制、电压电流使用数据，保修卡、售后服务和意见征询，保养注意事项。还在封底标明厂家名称、厂址、电话、电报挂号及 E-mail 地址等。

（二）药品产品说明书的结构和内容

药品说明书应当包含药品安全性、有效性的重要科学数据、结论和信息，用以指导安全、合理使用药品。药品说明书的具体格式、内容和书写要求由国家食品药品监督管理局制定并发布。药品生产企业应主动跟踪药品上市后的安全有效性情况，需要对说明书修订

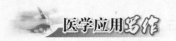

的，应当及时提出申请。同时强调，药品生产企业未根据药品上市后的安全性、有效性情况及时修订说明书，或者未将药品不良反应在说明书中充分说明的，由此引起的不良后果由该药品生产企业承担。

【药品名称】

按下列顺序列出：

通用名称：属《中国药典》收藏的品种，其通用名称应当与药典一致；药典未收载的品种，其名称应当符合药品通用名称命名原则。

商品名称：未批准使用商品名称的药品不列该项。

课|堂|互|动

说说生活中你所见到的产品说明书中主要存在哪些问题？

英文名称：无英文名称的药品不列该项。

汉语拼音：

【成分】说明药品是由什么原材料构成。处方组成及各成分含量与该药品注册批准证明文件一致。成分含量按每一个制剂单位（如每片、粒、包、支、瓶等）计。单一成分的制剂须写明成分通用名称及含量，并注明所有辅料成分。表达为"本品每 × 含 ×××××。辅料为：×××××××"。复方制剂须写明全部活性成分组成及各成分含量，并注明所有辅料成分。表达为"本品为复方制剂，每 × 含 ×××××××。辅料为：×××××××"。

【性状】包括药品的外观（颜色、外形）、气、味等，依次规范描述。性状应符合药品标准。

【作用类型】按照国家食品药品监督管理局公布的该药品非处方药类别书写，如"解热镇痛类"。

【适应证】按国家食品药品监督管理局公布的非处方药适应证书写，不得超出国家食品药品监督管理局公布的该药品非处方药适应证范围。

【规格】指每支、每片或其他每一单位制剂中含有主药的重量、含量或装量。生物制品应标明每支（瓶）有效成分效价（或含量）及装量（或冻干制剂的复溶体积）。计量单位必须以中文表示。每一说明书只能写一种规格。

【用法用量】用量按照国家食品药品监督管理局公布的该药品非处方药用量书写。数字以阿拉伯数字表示，所有重量或容量单位必须以汉字表示。

用法可根据药品的具体情况，在国家食品监督管理局公布的该药品非处方药用法用量和适应证范围内描述，用法不能对用药人有其他方面的误导或暗示。

需提示患者注意的特殊用法用量应当在注意事项中说明。老年人或儿童等特殊人群的用法用量不得使用"儿童酌减"或"老年人酌减"等表述方法，可在【注意事项】中注明"儿童用量或（老年人用量）应咨询医师或药师"。

【不良反应】不良反应是指合格药品在正常用法用量下出现的与用药目的无关的或者意外的有害反应。

在本项目下应当实事求是地详细列出该药品已知的或者可能发生的不良反应，并按不良反应的严重程度、发生的频率或症状的系统性列出。

国家食品药品监督管理局公布的该药品不良反应内容不得删减。

【禁忌】应列出该药品不能应用的各种情况，如禁止应用该药品的人群和疾病等情况。

国家食品药品监督管理局公布的该药品禁忌内容不得删减。【禁忌】内容应采用加重字体印刷。

【注意事项】应列出使用该药必须注意的问题，包括需要慎用的情况（如肝、肾功能的问题），影响药物疗效的因素（如食物、烟、酒等），孕妇、哺乳期妇女、儿童、老人等特殊人群用药，用药对于临床经验的影响，滥用或药物依赖情况，以及其他保障用药人自我安全用药有关内容。

必须注明"对本品过敏者禁用，过敏体质者慎用"、"本品性状发生改变时禁止使用"、"如正在使用其他药品，使用本品前请咨询医师或药师"、"请将本品放在儿童不能接触的地方"。

对于可用于儿童的药品必须注明"儿童必须在成人监护下使用"。处方中含兴奋剂的品种应注明"运动员应在医师指导下使用"。

对于是否适用于孕妇、哺乳期妇女、儿童、老人等特殊人群尚不明确的，必须注明相应人群应在医师指导下使用。

国家食品药品监督管理局公布的该药品注意事项内容不得删减。【注意事项】内容应采用加重字体印刷。

【药物相互作用】应列出与该药生产相互作用的药物及合并用药的注意事项。未进行该项实验且无可靠参考文献的，应当在该项下予以说明。

必须注明"如与其他药物同时使用可能会发生药物相互作用，详情请咨询医师或药师。"

【贮藏】按药品标准书写，有特殊要求的应注明相应温度。

【包装】包括直接接触药品的包装材料和容器及包装规格，并按该顺序表述。

【有效期】是指该药品在规定的储存条件下，能够保持质量稳定的期限。药品标签中的有效期应当按照年、月、日的顺序标注，年份用四位数字表示，月、日用两位数表示。也可以用数字和其他符号表示为"有效期至×××××.××."或者"有效期至×××××/××/××"等。

【执行标准】列出执行标准的名称、版本或药品标准编号，如《中国药典》2000年版二部、国家药品标准WS—10001（HD—0001）—2002。

【批准文号】是指该药品的批准文号、进口药品注册证号或者医药产品注册证号。

【说明书修订日期】是指经批准使用该说明书的日期。

【生产企业】国产药品该项应当与《药品生产许可证》载明的内容一致，进口药品应当与提供的政府证明文件一致。按下列方式列出：

企业名称：

生产地址：

邮政编码：

电话号码：（须标明区号）

传真号：（须标明区号）

网址：（如无网址可不写，此项不保留）

如有问题可与生产企业联系

该内容必须标注，并采用加重字体印刷在【生产企业】项后。

化学药品非处方药说明书各项内容书写要求：

非处方药说明书还应当使用容易理解的文字表述，以便患者自行判断、选择和使用。药品说明书对疾病名称、药学专业名词、药品名称、临床检验名称和结果的表述，应当采用国家统一颁布或规范的专用词汇，度量衡单位应当符合国家标准的规定。此处以化学药品非处方药说明书为例，介绍如下：

"核准和修改日期"核准日期为国家食品药品监督管理局批准该药品注册的时间。修改日期为此后历次修改的时间。核准和修改日期应当印刷在说明书首页左上角。修改日期位于核准日期下方，按时间顺序逐行书写。

"非处方药、外用药品标识"在说明书首页右上角标注。外用药标识为红色方框底色内标注白色"外"字，样式：外。药品标签中的外用药标识应当彩色印制，说明书中的外用药标识可以单色印制。

"×××说明书"中的"×××"是指该药品的通用名称。请仔细阅读说明书并按说明使用或在药师指导下购买和使用该忠告语必须标注，采用加重字体印刷。

"警示语"是指对药品严重不良反应及其潜在的安全性问题的警告，还可以包括药品禁忌、注意事项及剂量过量等需要提示用药人群特别注意的事项。有该方面内容，应当在说明书标题下以醒目的黑体字注册。无该方面内容的，不列该项。

（三）医疗器械产品说明书的结构和内容

医疗器械说明书应当真实、完整、准确、科学，并与产品特性相一致。必须使用中文，可附加其他文种。中文的使用应当符合国家通用的语言文字规范。医疗器械说明书的文字、符号、图形、表格、数字、照片、图片等应当准确、清晰、规范。根据《医疗器械说明书、标签和包装标识管理规定》第七条规定：医疗器械说明书应当符合国家标准或者行业标准有关要求，一般应当包括以下内容：

【产品名称】（通用名称或商品名称）

通用名称应在说明书、标签和包装标识显著位置标注，并与医疗器械注册证书中产品名称一致。如有商品名称，可同时标注，商品名称的标注有以下要求：

1. 应与医疗器械注册证书中标注的商品名称相一致，不得使用夸大、断言产品功效的绝对化用语，不得违反其他法律、法规的规定。

2. 商品名称与通用名称应分行，不得连写。

3. 商品名称大小应不得大于通用名称的两倍。

【型号、规格】与注册登记表相一致。

【生产许可证编号】《医疗器械生产企业许可证》号。

【注册证书编号】取得医疗器械产品注册证后填写。

【产品标准编号】与产品执行标准号码相一致，应标注年代号。

【产品性能】依照注册产品标准及检测报告中的实测结果，内容不得超出注册产品的覆盖范围。

【主要结构】与注册登记表相一致，不得擅自增减。

【适用范围】与注册登记表相一致，不得擅自增减。

【禁忌证】指因为医疗器械的使用对人体造成直接影响或者伤害，须禁止使用的病症和症状，包括绝对禁忌和相对禁忌。依据临床试验报告及专家评审意见，不得擅自增减。

【注意事项、警示以及提示性内容】

1. 产品使用可能带来的副作用。

2. 产品在正确使用过程中出现意外时，对操作者、使用者的保护措施以及应当采取的应急和纠正措施。

3. 一次性使用产品应当注明"一次性使用"字样或者符号。

4. 已灭菌产品应当注明灭菌方式，注明"已灭菌"字样或者标记，并注明灭菌包装损坏后的处理方法。

5. 使用前需要消毒或者灭菌的，应当说明消毒和灭菌的方法；产品需要同其他产品一起安装或者协同操作时，应当注明配合使用的要求。

6. 在使用过程中，与其他产品可能产生的相互干扰及其可能出现的危险性。

7. 产品使用后需要处理的，应当注明相应的处理方法。

8. 根据产品特性，应当提示操作者、使用者注意的其他事项。

【标签所用的图形、符号、缩写等内容的解释】对标签、包装标识的图形、符号、缩写等内容的解释。应符合《医疗器械说明书、标签和包装标识》中的相应要求及国家有关标准（如 YY0466-2003、GB/T191-2000、YY/T0313-1998 等）。

【安装说明或图示】

1. 产品安装说明及技术图、线路图。

2. 产品正确安装所必须的环境条件及鉴别是否正确安装的技术信息。

3. 其他特殊安装要求。

【使用说明或图示】

1. 产品正确使用说明或图示。

2. 产品正确使用所必须的环境条件及是鉴别是否正确使用的信息。

3. 其他特殊使用要求。

【产品维护和保养方法】依照注册产品标准的内容和产品维护保养的特殊要求。

【特殊储存条件和方法】依照注册产品标准的内容和产品储存的特殊要求。

【有效期限】适用于限期使用的产品，依照注册产品标准的内容及产品的使用特性。

【产品标准中规定的应当在说明书中标明的其他内容】

【生产企业名称】与医疗器械生产企业许可证内容一致。

【委托生产企业名称】如有

【注册地址】与医疗器械生产企业许可证内容一致。

【生产地址】与医疗器械生产企业许可证内容一致。

【委托生产企业地址】如有

【联系方式】与企业实际情况一致。

【售后服务单位】与企业实际情况一致。

加盖企业公章及法定代表人签字：说明书页数超过两页，应加盖骑缝章。

四、相关知识

（一）药品与医疗器械产品说明书的特点

1. 说明性　说明、介绍产品，是主要功能和目的。

2. 实事求是性　必须客观、准确反映产品。

3. 指导性　还包含指导消费者使用和维修产品的知识。

4. 形式多样性　表达形式可以文字式，也可以图文兼备。

（二）药品与医疗器械产品说明书的撰写要求

1. 内容要全面、真实　如实介绍产品的各项技术指标和产品的优点，对大型产品、贵重产品、特定使用范围的产品，尽量作全面、真实、客观的介绍，使人们正确认识产品，避免因不了解产品或操作失误造成损坏，或因不能满足需要造成用户与厂家的纠纷。

2. 突出产品的特点或主要用途　产品使用说明书具有实用性的特点，在写作时必须考虑其内容重点和表述要求，抓住产品的关键问题进行说明。同时要考虑到用户的实际情况，针对用户在使用产品时产生的难点与疑点，进行解释说明。

3. 语言要简明准确、通俗易懂　产品使用说明书面对的读者文化层次差别很大，为了使不同层次的用户都能明白说明书的内容，必须本着认真负责的态度，将专业性很强的科学技术术语通俗化，尽量运用大众化的语言，简单明白地进行解释。必要时，可以采用图文对照的方式，具体说明其操作步骤、使用方法等。

说明书必须包括以下内容：药品名称、成分、适应证或者功能主治、用法、用量、不良反应、禁忌、注意事项、规格、有效期、批准文号和生产企业。

药品说明书还必须包括孕妇及哺乳期妇女用药、药物相互作用，缺乏可靠的实验或者文献依据而无法表述的，说明书保留该项标题并应当注明"尚不明确"。

药品说明书还应当包括临床研究、儿童用药、老年用药和药物过量、药理毒理和药代动力学。缺乏可靠的实验或者文献依据而无法表述的，说明书不再保留该项标题。

化学药品、治疗用生物制品、中药、预防用生物制品说明书书写的具体内容和格式按照《化学药品及治疗用生物制品说明书规范细则》、《中药说明书规范细则》、《预防用生物制品说明书规范细则》的规定执行。

医疗器械说明书应当符合国家标准或者行业标准有关要求，一般应当包括以下内容：

（1）产品名称、型号、规格。

（2）生产企业名称、注册地址、生产地址、联系方式及售后服务单位。

（3）《医疗器械生产企业许可证》编号（第一号医疗器械除外）、医疗器械注册证书编号。

（4）产品标准编号。

（5）产品的性能、主要结构、适用范围。

（6）禁忌证、注意事项以及其他需要警示或者提示的内容。

（7）医疗器械标签所用的图形、符号、缩写等内容的解释。

（8）安装和使用说明或者图示。

（9）产品维护和保养方法，特殊储存条件、方法。

（10）限期使用的产品，应当标明有效期限。

（11）产品标准中规定的应当在说明书中标明的其他内容。

（三）注意事项

突出产品特点。要注意广告和说明书的区别。语言要求准确、通俗、简明。尽可能图文并重。如：

药品说明书的注意事项多半为警语。其中包括：注意避免滥用；注意选择最适宜的给药方法；注意防止蓄积中毒；注意年龄、性别及个体差异；注意配伍方面的相互作用和与食品等方面的关系等情况。

根据《医疗器械说明书、标签和包装标识管理规定》第十三条，医疗器械说明书中有关注意事项、警示以及提示性内容主要包括：

1. 产品使用可能带来的副作用。

2. 产品在正确使用过程中出现意外时，对操作者、使用者的保护措施以及应当采取的应急和纠正措施。

3. 一次性使用产品应当注明"一次性使用"字样或者符号。

4. 已灭菌产品应当注明灭菌方式，注明"已灭菌"字样或者标记，并注明灭菌包装损坏后的处理方法。

5. 使用前需要消毒或者灭菌的应当说明消毒或者灭菌的方法。

6. 产品需要同其他产品一起安装或者协同操作时，应当注明配合使用的要求。

7. 在使用过程中，与其他产品可能产生的相互干扰及其可能出现的危险性。

8. 产品使用后需要处理的，应当注明相应的处理方法。

9. 根据产品特性，应当提示操作者、使用者注意的其他事项。

根据《医疗器械说明书、标签和包装标识管理规定》第九条规定，下列内容禁止出现在医疗器械说明书、标签和包装标识上面：

1. 含有"疗效最佳"、"保证治愈"、"包治"、"根治"、"即刻见效"、"完全无毒副作用"等表示功效的断言或者保证的。

2. 含有"最高技术"、"最科学"、"最先进"、"最佳"等绝对化语言和表示的。

3. 说明治愈率或者有效率的。

4. 与其他企业产品的功效和安全性相比较的。

5. 含有"保险公司保险"、"无效退款"等承诺性语言的。

6. 利用任何单位或者个人的名义、形象作证明或者推荐的。

7. 含有使人感到已经患某种疾病，或者使人误解不使用该医疗器械会患某种疾病或加重病情的表述的。

8. 法律、法规规定禁止的其他内容。

知识链接

1. 部分产品应标示的内容不全或内容过于简单，说而不明。

2. 一些产品尤其是高科技产品的说明书，所列的配置、功能与产品的实际情况不一致。

3. 有的产品说明书随意扩大适用范围，夸大功效。

4. 说明安全警示内容的文字表述模糊，不具体。

5. 用语不通俗、表达不简明。使用技术用语和外文太多，众多消费者看不懂。

6. 有的产品说明书字号太小，老年人阅读特别吃力；或印刷字迹模糊，使人不易看清；或印刷纸张质量太差，打开包装时说明书极易缺损。

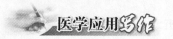

第七节　商务信函　医药广告

一、商务信函

（一）商务信函的含义及作用

　　传统的商务信函形式主要指通过邮政渠道传送的信件、电报、电传等文本资料。由于近几年来，信息传送技术发展迅速，快速、轻便、丰富的新型传送手段已经渗透到我们的家庭和工作中，并为提高人们的生活质量和工作效率发挥了巨大的作用。传统的三大块除邮政信函还在发挥作用，电报、电传基本都弃置不用了，人们更倾向使用传真、电子邮件（E-mail）、网页（Web）进行交流。因此，它是用于联系商务活动的一种信函。其作用是沟通情况，磋商问题，保持良好的贸易关系，使商务活动协调、顺利地进行。

（二）实例分析

实例1：

询　价　函

（　　）字（　　）号

敬启者：

　　我方在"××卫视"上看到贵公司的广告，对贵公司生产的医用电动检查床、检查床及心电图机器械推车，甚感兴趣。

　　请贵方附表内之项目，以ＣＩＦ新加坡报价函告，并将最早交货日期、付款条件及经常订购的折扣，亦一并予以说明。

　　本公司对各类医疗器械设备每年需求量甚大，请贵方惠赠一份目录及详细说明。

　　顺致

敬意！

发函单位：×××（印章）

二〇一一年×月×日

　　【分析】先说明对对方产品感兴趣，目的是引起对方注意。然后向对方索取价目表及相关交易条件。语言简洁利落，内容完整。

实例2：

北京××医疗器械有限公司销售函

尊敬的领导及同仁朋友：

　　我公司成立于1992年，公司集科研、生产、经营为一体，是目前国内规模较大，品种最全的进口医疗仪器及国产名优医疗器械国内总经销商。我公司是北京医疗器械对外销售的主要窗口，同时被多家国外厂商作为进口医疗设备在北京独家总代理。

　　为深化医疗卫生事业的改革，配合各类各级医院上等级考核达标及创一流的现代化医院设备。在改革开放和市场经济的飞速发展，医疗器械空间的延伸，北京这座现代化大都市的崛起，铸成了中国企业再创辉煌的绝佳机遇，我们积极运行国际 ISO9002 质量体系的管理，将隆重推出进口、国产医疗器械最新产品供货总汇，并以品种齐全、技术先进、质量可靠、价格合理、敢于竞争、诚信服务的崭新面貌，面向市场。

当您打开我公司网站产品展示后，请向贵院各科室负责人传阅，征求各科室所需设备的意向，汇总征订意向，通过电话或传真给我公司，公司立即提供贵单位所需设备的各类型产品的性能说明书、图片、优惠价、订购方式、运输安装及售后保修的一切有关手续。在收到我公司提供的第一手资料后，在性能、价格、服务同其他供货单位作以比较后，再与我公司联系洽谈有关方面事项，或派人员来我公司参观考察洽谈。我公司长年为全国客户办理电话传真订购，函购，预约订货，市内免费送货，免费办理包装托运（邮购），新建医院装备咨询等成套业务，我公司将热情为您服务（如由政府投标采购方式，请同时转告我公司竞标）。

"以诚为本、以信取人、以优取胜……立足北京、服务全国各地"的服务承诺。产品质量实行"三包"，保修一年、终身维修；免费办理包装、托运、邮购；——"关爱生命，呵护健康"质量第一，服务至上。

联系方式

联系人：马力

地址：北京市海淀区月坛街丙 1228 号康乐商务会馆 228 室

邮编：100032

电话：010-680167109

传真：010-70366379

网址：http://www.xmxyj.com

Email：xmxyj689@163.com

营业执照号：3424253201601

开户行：农行北京分行海淀区支行营业部

账号：340009900086599

（注：本函及医疗器械设备品种一览表长期有效）

北京 ×× 医疗器械有限公司（印章）

二〇一一年 × 月 × 日

【分析】这是卖方主动向客户推销医疗器械产品的信函。主要介绍医疗器械公司产品基地的规模、信用、产品的品种及数量。联系方法的说明非常详细，能给客户带来方便。本文写法平实，没有传统信函的客套。

（三）商务信函的结构和内容

1. 标题 标题有两种形式：

（1）事由加文种，如《关于要求支付购买 ×× 医疗器械商品贷款的函》。

（2）直接写事由，如《事由：接受代理》、《事由：接受订单》等。也有省略信函标题的。

2. 称谓 已定客户称姓名、职务或姓氏、职务不明的称先生或女士；未定客户称"亲爱的客户"、"尊敬的客户"等。

3. 正文　简明扼要地说明行文的目的、要求、事项等内容。一般分两个层次写，第一个层次直截了当，写明来函原因；第二层次是具体写明来函事项、要求等，是标题事由的展开部分，是信函的主体部分，是常用信函正文部分的写法。

4. 结束语　用一些简单的习惯性用语作结束语。但目前有不少商函不用这些习惯用语，以便使信函更加简明利落。

5. 落款　写上发函单位的名称。以个人名义写的商函除写单位名称外还要写自己的姓名和职衔。下面写发函日期，年、月、日要写全。

（四）相关知识

1. 商务信函特点

（1）内容单一，目的明确：内容必须紧紧围绕促进交易这个宗旨。

（2）语言简要：使用含混的、有歧义的语言容易造成理解上的错误，给商务活动带来不必要的麻烦。结构明晰。分开头、主体和结尾三部分。

2. 商务信函类型　建立贸易关系函、询问函、报价函、销售函、订购函、装运发货函、付款索款通知函、索赔函等。

知识链接

　　医疗器械商务信函利用普通信函进行企业产品宣传及销售，发行征订商务会议、招商、展览等活动，已成为继电视、广播、报纸、杂志之后的第五大广告媒体。是目前最有效的商务手段和营销渠道之一。

3. 商务信函写作注意事项

（1）开门见山，直叙其事。

（2）措辞得体，平等待人。

二、医药广告

（一）医药广告含义和作用

1. 含义　药品广告，是指凡利用各种媒介或者形式发布的广告含有药品名称、药品适应证（功能主治）或者与药品有关的其他内容，为药品广告。

医疗器械广告，是指利用各种媒介或形式发布用于人体疾病诊断、治疗、预防、调节人体生理功能或替代人体器官的仪器、设备、装置、器具、植入物、材料及相关物品的广告。

课堂互动

　　1. 电视、网络与报刊上看到哪些医疗器械的广告？举例说说商业广告用途有哪些？

2. 作用　一是可传播市场信息，沟通产销渠道；二是可促进生产发展，提高经济效益；三是可如实介绍商品，正确指导消费；四是可促进市场竞争，活跃市场经济；五是可开拓国际国内市场，了解市场行情；六是可美化市容环境，丰富文化生活。

（二）实例分析

实例 1：

半导体激光治疗仪产品广告

产品类别：医用电子仪器及超声、激光设备

规格型号：LHH-500IVB-增强

适用范围：用于人体体表照射治疗，对于各种疼痛及功能障碍运动系统急、慢性损伤，感染及非感染性炎症均有疗效。

阶梯式双波长（810/980nm）半导体激光治疗仪。

810nm 波长的激光可以抑制疼痛，加速疼痛物质的代谢；而 980nm 激光可以加快组织炎症物质的吸收，消除水肿，加速组织的修复。

应用领域：该产品主要用于人体体表照射治疗，对于各种疼痛及功能障碍运动系统急、慢性损伤，感染及非感染性炎症均有疗效。适用于疼痛科、骨伤科、针灸科、康复科、理疗科、脉管炎科、神经内科、风湿免疫科、儿科等。

技术参数：阶梯式双波长（810/980nm）复合激光，双路输出

A 辐射器激光功率 500mw；B 辐射器激光功率 2800mw

增强三联辐射器激光功率 4200mw

企业名称：北京 ×× 医疗科技发展有限公司

单位地址：北京市 ×× 区南家桥定泗路雅安商厦 C 号 C 座 306

联系电话：010-91662881　98110818（招商电话）

传真电话：010-61769317

电子邮件：sionhuihenglaser@186.com

公司网址：http//：www.lyh-mecical.com

【分析】这例产品广告实际也是一例产品介绍，首先介绍了产品类别、规格型号与适用范围，接着介绍该产品的适用范围和技术参数，让读者阅后了解该产品的功效与适应人群，如有需求者再看生产企业名称、地址与联系方式等一清二楚。产品介绍广告是沟通买卖双方的媒介，只有通过它的宣传介绍，消费者或使用者才可了解该产品，因此，撰写产品广告必须实事求是、毫不浮夸地宣传本企业的产品，"取信于民"，这是所有企业最好的、最富有说服力的广告。本范文条理清晰，脉络清楚，是一篇难得的范文，尤其是在产品介绍等各方面做了详细的说明。

实例 2：

999 皮炎平软膏广告词

999 皮炎平软膏

止痒快人一步！

画面的左半边清晰地显示三棵距离不一的几乎在同样高度的树，都有一块树皮被磨掉且颜色一棵比一棵暗，那光滑的部分还带有血迹。右半边显示不远处一头动物正使劲地在一棵树上来回地摩擦着身子，看上去非常痒，从这头动物不顾受伤一棵树接一棵树地享

受着"痒"所带来的瞬间的享受及痛苦。右下角则写上广告语：幸好我们有999皮炎平软膏，止痒快人一步。

【分析】广告目的是最终实现产品的销售。医药广告难点在于"破"，要结合药品广告本身的规律与特性，从药品广告的具体实践中寻求广告基本理论的支撑。只有真正分析清楚产品病理、药理，以及这种药对于消费者来说最迫切的需求是什么，这样写出的文案才能与消费者产生共鸣，最终达到销售目的。这就需要对本品、同类竞争品种有充分的了解，并有一定病理、药理上的医学支撑，才能写出逻辑清楚、道理浅显易懂的好广告。如：中年男人压力大爱吸烟，吸烟伤肺。"清华清茶"提出了一个全新的"洗肺"概念！但这个概念如果对中年男人去讲无疑要"多费口舌"，因此广告诉求人群转换成爱老公的妻子："老公：烟戒不了就洗洗肺吧！"一语中的、破局成功，产品实现热卖。因此，一则精彩优秀的广告词必须经过看、走、钻、想、定、破、推、听的过程。同时还要求简短易记，通俗易懂；用词朴素，合于音韵；真实幽默、新奇独特；以情动人，扣人心弦。

（三）医药广告的结构和内容

一则完整的广告文案主要包括广告标题、广告正文、广告附文、广告标语等几部分。

1. 广告标题　广告标题就是广告的题目，是广告主题的集中表现，是区分不同广告内容的标志。由于人们阅读广告的方法是先浏览标题，所以，标题写作质量的高低直接决定广告的可读性。写作标题最基本的要求是要引人注目、便于记忆、有吸引力。

广告标题按表现的形式分，有直接标题、间接标题和复合标题三种。

（1）直接标题：直接标题是以简明的语言直接表明广告的内容，使人们一眼便知道该广告推销的是什么商品，购买该商品会给消费者带来什么利益。例如：

"恢复胃动力，找吗丁啉帮忙"。（西安杨森医药有限公司广告）

"胃胀腹胀不消化"（江中药业健胃消食片广告）

（2）间接标题：间接标题是指标题并不直接介绍产品或服务，只向读者提醒或暗示，用迂回的方法引人注意、诱发阅读的兴趣。例如：

以人为本，追求卓越；关爱生命，支撑健康。（××市康辉医疗器械有限公司广告）

（3）复合标题：复合标题是直接标题和间接标题的综合运用，主要用于内容多、较复杂的广告。形式上可以是正题和副题，引题和正题，甚至是引题、正题、副题三者的结合。例如：

今年夏天最冷的热门新闻（引题）

西泠冷气全面启动（正题）（××西泠空调广告）

2. 广告正文　正文是广告文案的核心部分，以说明广告为主要目的。它通过对标题的进一步阐释，说明、论证广告的可靠性和合理性，以弥补标题信息量的不足，从而进一步激发公众的欲望，达到获得响应的目的。正文的文体是多样化的，说明体、证书体、诗歌体、故事体、问答体、抒情体都可以，写作方法也不拘一格，大可多样化。成功的正文制作要求一是注意内容的可信性、可证性与可比性；二是材料安排得体，即材料详略得当与安排有序。这样不仅能使广告简洁、具体地介绍商品，满足消费者的需要，解除消费者的疑虑，而且可以赢得消费者的好感与信赖，激发购买欲望，促使消费者采取购买行动。

广告正文通常由开头、中心、结尾等部分组成。开头部分要紧扣主题，以便自然、准确地引出下文。中心部分重在表达所要宣传的内容，如医疗器械产品的性能、特点等。结尾部分一般要敦促人们采取响应的行动。

3. 广告附文　又称广告随文，是传达商品名称、商标牌号、商品销售日期、价格、商品购买方法、企业名称、电报电话、联系人等附加性信息，位于广告文案结尾处的语言文字。

广告附文并不是可有可无的，它是广告整体结构的有机组成部分，对广告作用的发挥有不可忽视的意义。消费者阅读广告正文后若产生购买的动机与欲望，就需要附文的指导才能进行实际购买。因此，附文内容表现不好，往往直接影响到广告效果。

写作广告附文的要求是既要清楚、明白、详细、具体，又不可喧宾夺主。根据广告宣传的要求，附文的内容也可有所选择，突出重点。

（四）相关知识

1. 医疗器械广告的特点

（1）真实性：医疗器械广告的生命在于真实。医疗器械广告是使医疗器械企业与消费者之间建立起一种互相信任的关系，这种关系存在的基础就是真实。医疗器械广告代表了医疗器械生产企业的真诚，其可信度直接影响到医疗器械商品的销售，直接关系到生产厂家在竞争中的胜败。

（2）艺术性：医疗器械广告的最终目的是激发消费者购买欲望。医疗器械广告其艺术性强往往给人以美的感受，容易在人的心里激起波澜，引发购买欲。且比平庸的广告给消费者更大的信息量。

（3）浓缩性：医疗器械生产厂家往往希望医疗器械广告能将更多的信息传递给消费者，而事实表明，医疗器械广告篇幅越长撼人力量越弱。因此，医疗器械广告制作一定要讲究浓缩的艺术，将巨大的信息浓缩成精华，在有限的篇幅内，将医疗器械生产企业产品最闪光的一面展现在公众面前，这样才能收到良好效果。

（4）鼓动性：只有将消费者消费欲望鼓动起来，才能达到广告宣传最终目的。故医疗器械广告设计一要对医疗器械产品质量具有足够的信心。二要对特定的消费群体有深入的了解，只有这样，才能使广告有的放矢，达到促进消费的目的。

2. 医药报纸广告的特点

（1）广告版面有多大，就能容纳多少字。

（2）巨大的广告标题。

（3）多用字，少用图。

（4）文案中的重点语句加粗。

（5）"症状描述"的内容排在醒目的位置上。

（6）广告中有产品照片。"卖货"广告唯一的图片就是产品照片，图片很小，位置也不一定明显，但它却是广告要素之一。

（7）经销药店名单、地址、电话。

3. 医药广告的类型

按媒体划分：印刷广告、电讯广告、交通路牌广告、公共场所广告。

按表达形式划分：口头广告、文字广告、图像广告。

按内容划分：商品广告、劳务广告、观念广告。

按内容的表现特点：印象型广告、说明型广告、情感型广告。

4. 医药广告写作注意事项　广告是营销的工具和手段，营销功能应被视为广告与生俱来的本质功能。营销离不开传播，传播功能是广告的最基本功能，广告通过信息的传播起到促进、劝服、增强、提示的作用。总的来说，是为了加强诉求对象对企业、产品或服务的印象而在广告中长期、反复使用的简短口号性语句，它要基于长远的销售利益，向消费者传达一种长期不变的观念，因此，我们在进行医疗器械广告写作时应注意以下事项。

（1）简洁凝练：广告应简明扼要，抓住重点，没有多余的话。不简短就不便于重复、记忆和流传。在形式上没有太多的要求，可以单句也可以对句。一般来说，字数以 6～12 个字（词）为宜，一般不超过 12 个。这样的例子我们随处可见，能够在社会上广泛流传的基本都是很简短的。如海尔集团的广告语"海尔——真诚到永远"；爱立信手机"沟通就是爱"；最少的还有一个词的，比如 IBM 公司的"Think"，都是非常简练的。正是应了那句话："浓缩的是精华！"

（2）明白易懂：广告文字必须清楚简单、容易阅读、用字浅显，符合潮流，内容又不太抽象，使受过普通教育的人都能接受。使用诉求对象熟悉的词汇和表达方式，使句子流畅、语义明确又因其浅白、贴近生活流传甚广。如某理疗产品的广告语是"颈椎疾病不稀奇，我有极高治愈率"，浅显易懂又十分亲切。类似的例子还有某医疗器械有限公司的"胜不骄利于民，真诚服务，用心经营。"等等，听起来就像每天发生在我们身边的一点一滴的事情。既宣传了产品又便于流传。

避免生词、新词、专业词汇、冷僻字词，以及容易产生歧义的字词，也不能玩文字游戏，勉强追求押韵。西铁城表曾经使用过这样一则广告"质高款新寰宇颂，国际名表西铁城"，由于过于追求音韵的平仄起伏，使这则广告给人的整体感觉十分晦涩，是西铁城公司的一个失败之作。

（3）朗朗上口：广告语言要流畅，朗朗上口，适当讲求语音、语调、音韵搭配等，这样才能可读性强，抓住受众的眼球和受众的心。我们不难发现，许多广告语都是讲求押韵的，比如"科技创造未来"，"好空调，格力造"某医疗器械设备公司广告语"和慈理疗，专业制造。和风温暖，慈爱万家。"、"一根神奇梅花针，斑秃、脱发发又生"等等，俯首即是。

（4）新颖独特，富有情趣：要选择最能为人们提供信息的广告语言，在"新"字上下工夫。如新产品或老产品的新用途、新设计、新款式等。广告语言的表现形式要独特，表达方法要别出心裁，切忌抄袭硬套，可有适当的警句和双关语、歇后语等，迎合受众的好奇心和模仿性，唤起心灵上的共鸣。比如某电话机"勿失良机"，巧妙地利用了"机"字的双关；又如前些年流传甚广的"万家乐，乐万家"前后两句运用顶真与回环，既包含了品牌名称又朗朗上口，而"给电脑一颗奔腾的芯"真是一语双关，既突出品牌又贴切地体现出奔腾微处理器功能和澎湃的驱动力。

但在追求独特，关联的同时要注意选择恰当。红牛饮品的一则广告语是"汽车要加油，我要喝红牛"，虽然给汽车加油和给自身补充能量之间有一定的关联性，但听起来总让人觉得不太舒服。

（5）主题突出：广告的标题是广告正文的高度概括，它所概括的广告主体和信息必须鲜明集中，人们看到它就能理解广告主要宣传的是什么。一条广告语可以选择不同诉求点，即强调的东西不同，但总要突出某一方面。比如神州热水器"安全又省气"，让人很轻易地就记住了热水器的与众不同之处，且抓住了消费者对品质方面的特殊要求。又如某医疗器械公司的一条广告语"科技以人为本"，虽然这句话并不是该医疗器械公司最先提出来的，但却向消费者展示了该公司的创业理念，使大家对该公司产生一种信服感，从而对产品的质量、售后服务等有了信赖感。

在如今这个信息时代，广告已深入到社会生活的各个方面，它用简练、生动的语言，集中而形象地表明商品的特色和性格，表达消费者的愿望和要求；它用富有感情色彩的语言来吸引受众、感染受众，不仅使人们了解其商品、信任其商品，同时也成为一种社会文化。

广告语的创作是一项需要灵感与不断创新的工作，广告语的文体形式并无定式，需要从业者在具体工作中不断创造和完善。

知识拓展

成功品牌的广告知名度是怎样得来的？

在广告上是同行业的先导者和领军者，比同行业竞争对手更早地意识到知名度对产品销量提升的作用，便在行业对手尚未意识到或者未能实施的情况下已经进行品牌知名度的宣传推广，最先占有消费者。

在对手已经先期进行广告宣传，并且在大众心中留有一定印象时，有助于帮助消费者加深对该产品的认知，如加大力度对自身产品品牌进行宣传，那么对手所做的广告投入不过是替自身产品省却了概念启蒙的宣传费。

现今消费者已厌倦铺天盖地的无休止的说教广告，只有其因为某种原因对某产品开始关注时，才会主动接触、收集此类信息，否则大量的广告费用有可能会打了水漂。

突破以往的广告惯例，不拘泥于本行业传统的推广手法，在广告形式、广告创意、广告规模、广告广度、广告诉求等方面进行创新，以获得消费者新的认知和关注。

医疗器械产品有明显区别于其他品牌的功能或特点，可使自身产品从众多对手的广告包围中脱颖而出。这种区别于其他品牌的功能或特点不仅要体现在广告上，也要体现在产品本身上，以便授予消费者更多的购买理由。

广告宣传的知名度是基于消费者在某种程度上对产品的需求，不是可以简化理解为任何时候提升广告的知名度都可以提升产品的销售量的。有些时候产品在有了一定的广告知名度后，在一定时间内可能并未能推动产品销售量，消费者对该产品的认知，还需要一定时间的启蒙或者消费者对该产品处于观望期。

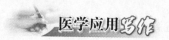

学习小结

一、学习内容

文种	作用	主要内容	注意事项
意向书	有利于实质性接触和谈判；是下一步实质性谈判的基本依据	标题：一是事由和文种；二是合作单位、合作项目和文种；三是只有文种。正文：一般由导语、主体和结尾三部分组成。落款	意向书表明双方的合作意愿。条款要平等互利；措辞要诚恳、严谨
经济合同	有利于保护当事人的合法权益，实现当事人经济目的	标题：一般由合同的性质＋文种组成。当事人：双方（或各方）单位名称，全称。正文：简要说明签订合同的目的或依据；逐条写出主要条款的各项内容。落款	合法合理合格完善、明确
招标书	公布信息，吸引投标者，引入竞争机制，择最优对象；公布招标条件，明确约定事项，避免招标工作随意性	标题：①招标单位＋应标项＋文种构成；②事由＋文种或招标单位＋文种；③只有文种。正文。结尾应写明招标单位的名称（全称）、法人代表、签署日期、联系人、联系地址等	方案要切合实际，具有可操作性。招标标准要明确，表达准确
投标书	有利于促进招标活动顺利进行，开展合理的竞争；增强投标者的责任感，提高经济效益；有利于与国际市场接轨，推动社会主义经济建设的深入发展	标题（同招标书）。称谓：即投标书递送的对象。正文：由引言和主体两部分组成。落款：写清楚投标单位的名称、代表姓名分别签字盖章，注明投标日期	吃透"投标要求"；数据准确，目标可信，措施可行；注意细节
订货单	货物买卖交易的依据或凭证	标题：①单位名称＋文种；②产品和文种；③只有文种。主体：①收货人地址信息；②收货人订货资料清单；③收货人汇款信息。尾部：注明主体部分以外的其他要求	要素完整；表达准确
市场调查报告	提供决策依据；扩大市场占有率；提高应变力、竞争力和管理水平	前言部分是简明扼要说明调查缘由和方法。正文是调查的基本情况和调查情况分析后得出的结论，并提出相应的对策。结尾重申观点，或是总结全文	调查要求实事求是；材料要典型，观点要正确；突出重点；及时完稿
可行性研究报告	决定项目能否立项的重要依据	正文：包括前言、主体、结论和建议。落款：在正文右下方，设立方案；签名（盖章），完成的时间。附件：即附在正文后面的有关资料和说明性文件	设立方案内容真实论证严密科学预测

续表

文种	作用	主要内容	注意事项
医药产品说明书	宣传推销，指导消费	产品的基本情况，如产品的性能、用途、构造及使用方法、保养维修常识	了解产品情况，抓住特征；实事求是，恪守信誉；封面要做到图文并茂
商务信函	用于联系商务活动的一种信函	1. 标题　标题有两种形式：（1）事由＋文种；（2）直接写事由。2. 称谓　3. 正文　简明扼要地说明行文的目的、要求、事项等内容。4. 结束语　用一些简单的习惯性用语作结束语。5. 落款　写上发函单位的名称	（1）开门见山，直叙其事 （2）措辞得体，平等待人
医药广告	传播市场信息，沟通产销渠道；促进生产发展，提高经济效益；介绍商品，正确指导消费；促进市场竞争，活跃市场经济；开拓国际国内市场，了解市场行情；美化市容环境，丰富文化生活	标题：按表现的形式分，有直接标题、间接标题和复合标题三种。 正文：是广告文案的核心部分，以说明广告物为主要目的。 附文：位于广告文案结尾处的语言文字	（1）简洁凝练 （2）明白易懂 （3）朗朗上口 （4）新颖独特，富有情趣 （5）主题突出

二、学习方法体会

本章的学习主要采用实例学习法，即首先认真分析每一个实例，形成该文种的基本印象，再结合每个文种的写作理论和了解相关商务文书的基础上进行实践练习。注意加强基本知识、基础理论、阅读能力、分析能力、写作能力的学习与训练，在学习中要多下工夫，鼓励多读、多看、多写，力求精讲多练，切实提高学员写应用文的能力，从而提高写作水平。

目 标 检 测

一、单项选择题

1. 下列提法正确的是（　　　）

A. 意向书具有法律效力　　　　　　　　B. 经济合同具有法律效力

C. 意向书的标题主要有事由和文种　　　D. 意向书对双方没有约束力

2. 经济合同特点下列提法不正确的是（　　　）

A. 完整性　　　　　　B. 合法性　　　　　　C. 规范性　　　　　　D. 真实性

3. 经济合同中标的是指合同中各方权利和义务所共同指向的对象。关于合同标的提法不正确的是（　　　）

A. 物   B. 工程项目

C. 劳务   D. 不是专利权，因为它不是物

4. 当经济发生纠纷时，解决纠纷的办法其提法不正确的是（   ）

A. 协商   B. 解除合同   C. 调解   D. 仲裁

5. 招标书具有的特点是（   ）

A. 规范性   B. 互利性   C. 针对性   D. 求实性

6. 订货单的特点是（   ）

A. 求实性   B. 履约性   C. 针对性   D. 互利性

7. 市场调查报告的结构不包括（   ）

A. 标题   B. 前言   C. 正文   D. 附件

8. 调查研究的方法不包括（   ）

A. 资料法   B. 观察法   C. 访问法   D. 问卷法

二、多项选择题

1. 意向书的正文一般由（   ）组成

A. 标题   B. 导语   C. 主体   D. 结尾

2. 经济合同的结构包括（   ）

A. 标题   B. 当事人名称 / 姓名   C. 附注   D. 正文

3. 经济合同必备的内容有（   ）

A. 标的   B. 数量、质量

C. 价款、酬金   D. 履行期限、地点、方式

4. 招标文书一般采用（   ）形式

A. 广告   B. 口头讲述   C. 通告   D. 公告

5. 投标书的主体应写明（   ）

A. 投标单位的技术力量   B. 实现投标项目的措施、步骤

C. 应达到的质量   D. 投标项目的标价

6. 市场调查报告的作用有（   ）

A. 实现对市场的预测。

B. 它为经济部门和企业单位进行市场预测、制定政策和决策提供依据。

C. 提高经济部门和企业的应变能力和竞争能力。

D. 提高经济部门和企业单位的经营管理水平。

7. 可行性研究报告一般由（   ）组成

A. 首页   B. 正文   C. 附件   D. 落款

8. 可行性研究报告的特点是（   ）

A. 预测性   B. 科学性   C. 真实性   D. 灵活性

三、简答题

1. 经济合同的作用是什么？

2. 招标、投标的程序有哪些？

3. 简述市场调查报告的结构和内容。

4. 简述可行性研究报告的特点。

四、实例分析

（一）指出下面经济合同的错误

经 济 合 同

××大学附属医院医疗器械及设备采购合同

甲方：××大学

乙方：××医疗仪器设备有限公司

为了保护甲乙双方合法权益，根据《中华人民共和国政府采购法》、《中华人民共和国合同法》等相关法律法规的规定，就××大学医院医疗器械及设备采购项目（采购编号 NMCX10Z-0036A）订立如下合同条款：

一、合同标的

1. 乙方为甲方医院提供骨密度测试仪等设备及负责安装调试，设备清单详见附件《骨密度测试仪等设备清单》。

2. 凡乙方供应的设备应是全新的原装正品，技术先进且是成熟可靠的。

二、合同总金额

小写：¥1 160 000.00 元。

说明：总金额中包括所需设备、安装调试、技术培训、运输、售后服务等费用及税金。此价格为固定不变价，双方不得以任何理由要求对合同总价进行调整。

三、付款方式

乙方为甲方医院所供设备及负责安装调试正常使用后，经甲方验收合格15个工作日内，甲方需支付乙方合同款总额的50%，即人民币：¥580 000.00 元，6个月后产品如无任何质量问题，甲方需支付乙方合同款总额的40%，即人民币：¥464 000.00 元，1年后产品如无任何质量问题，甲方需支付乙方合同款总额的10%，即人民币¥116 000.00 元。

四、交货时间、地点及数量

合同签订之日起国产设备15天、进口设备30天内交货。地点：××大学南校区。

五、制造、安装和验收

（一）设备制造须按国家标准或行业标准。

（二）设备交货

1. 乙方应将设备一次运至交货地点。并应该于到货前48小时将到设备名称、型号、数量及注意事项等，以书面形式通知甲方，以便配合乙方安排接货。

2. 设备包装应符合国家颁发的标准，以保证设备在运输过程中不受损伤，由于包装不当造成设备在运输过程中有任何损坏或丢失，由乙方负责。

3. 包装箱应有明显的包装编号，包装箱内应有详细的装箱单和合格证。

4. 甲方有权对设备进行收货前的检验，乙方应提供检验报告，并对检验报告的准确性和完整性负责。

（三）安装

1. 由乙方负责设备的现场安装调试和技术服务，直至各项指标达到正常运行的要求。

2. 乙方应自带用以安装调试过程中所需的各种工具、仪器仪表及易损件。

3. 乙方应按双方确认的实施方案进行现场安装调试和技术服务。

4. 设备安装调试完毕后，应在甲方相关技术人员的监督下进行使用前的测试，以证明其可以进行使用。

5. 甲方的使用单位在该合同中负责设备安装调试过程的监督协调工作。

（四）最终验收

乙方安装调试完毕后，向采购办提出书面验收申请，采购办负责组织使用单位和相关技术专家等组成验收小组，按内蒙古师范大学设备采购项目验收办法进行验收。具体验收办法由采购办制定。

六、设备质量保证与售后服务

1. 乙方应严格按国家有关标准和规范进行制造和检验，并提供有效证明。材料及所有设备和各部件均须为全新未用过的，且符合本合同中的相关规定，以确保设备质量。

2. 自双方签署最终验收报告之日起为质量保证期，各项设备质保期一年，生产厂家有明确超过一年质保承诺的按承诺执行。质保期内正常使用中出现故障，由乙方提供免费维护、维修并更换损坏的硬件。其他事项执行《竞标文件》中的售后服务方案。

3. 乙方应本着先处理问题，后区分责任的原则，处理影响设备正常运行的一切问题。如乙方在规定的时间内没有答复或处理问题，则视为乙方承认质量问题，并承担由此而发生的一切费用。

4. 质保期满后，乙方仍应保证提供及时的维修服务，并以优惠的价格提供终身所需的配件。

5. 在质量保证期内，设备及其配套设备如发生任何故障，乙方应在接到用户故障信息后2小时内响应，2个工作日内免费排除故障。在此期间如发生重大质量及安全问题可进行退货处理，退货发生的一切费用全部由乙方承担，也可进行更换，更换所发生的一切费用全部由乙方负责。

6. 产品在使用过程中，发现使用的设备在安全、健康、环保、放射性物质、有毒物质等方面有不符合国家规范和本合同要求的，必须免费给予更换，给操作人员或患者造成损害或损失的由乙方承担全部经济赔偿和法律责任。

七、违约责任

1. 乙方不能按期全部交货（完工）和交付验收的，除不可抗拒的力量因素外，乙方应向甲方支付延期违约金，每日按合同总价的1‰计。违约金总额不超过合同总额的10%，如乙方延期超过30日，甲方有权解除合同，并保留因此向乙方追究经济赔偿的权利。

2. 甲方延期付款时（正当拒付除外），应向乙方支付该次延期付款数额的违约金，每日按该次延期付款金额的1‰计。违约金总额不超过该次延期付款金额的10%。

3. 设备安装后，必须保证甲方能够正常使用。如因该设备没有达到设计要求或文件要求，乙方必须及时采取有效措施，在规定的时间内予以解决，乙方不解决或无法解决导致甲方损失，乙方应承担赔偿责任。甲方保留终止合同的权利，并赔偿甲方因此造成的损失。

八、合同争议的解决

如双方在履行合同期间发生纠纷，应尽量协商解决；协商不成，可向合同履行地人民法院提起诉讼。

九、其他

1. 对本合同的任何修改或取消由双方书面协议决定，所形成协议是本合同的一部分。合同中某一条款发生歧义或纠纷，在双方没有达成一致意见前不影响其他条款的执行。

2. 本合同未尽事宜，双方另行协商解决。协商达成的书面协议为本合同的组成部分，与本合同具有相同的法律效力。

3. 订立本合同的主要依据

甲方的《××大学医院医疗器械及设备采购项目》（采购编号 NMCX10Z-0036A）、乙方的《××大学医院医疗器械及设备采购项目竞标文件》、中标通知书、与成交价相一致的《竞标一览表》等。

4. 本合同附件是合同不可分割的部分。

5. 本合同一式二份，甲乙双方各执一份。

（二）指出下面投标书的错误并改正

致××市人民医院招标书：

接到××市人民医院的招标通知书，我们觉得凭借自己的实力一定能够中标。因此。我们决定投标。

1. 医疗器械设备总报价：1000 万元人民币。

2. 投标保证书一份。

3. 资格审查文件一式三份。

另外，我们必须郑重声明，我们拥有以下权利和义务：

1. 我们将根据招标文件的规定履行合同的权利和义务。

2. 投标人要求放弃你们进一步的招标文件。

3. 如果在开标之后的投标有效期内撤标，则投标保证金归你们所有。

4. 鉴于以上情况，我们认为贵公司一定会选择我们中标。

××医疗器械有限责任公司

二〇一一年×月×日

（三）指出下列《产品说明书》的毛病，并加以修改

消　咳　喘

对气管炎、咳喘病，医者患者都大伤脑筋，至今尚无奇特良方。经多年反复临床试验，采用我国东北特产"满山红"为主要原料，通过精心加工，提炼有效成分，制成——"消咳喘"，对治疗急、慢性气管炎和感冒咳嗽确有显著疗效。本品出厂后，博得男女老幼患者赞美和好评，患者一致认为对支气管炎止咳、平喘特有奇效。患者纷纷来函寻求本品，因此亦称止咳平喘之药。

成分：满山红

功能主治：止咳、祛痰、平喘。适用急、慢性支气管炎，感冒咳嗽。

用法与用量：每日三次 7～10ml，用温开水送。小儿酌减。本品有少许沉淀，服时振摇。

贮藏：密闭阴凉处保存。

五、写作

1. 选择一款自己感兴趣的产品，如 MP3、MP4、手机或电脑等，在本校范围内进行一次产品消费情况调查，撰写一份市场调查报告。

2. ×大学附属医院需购买 2 台遥控 X 射线透视机、美国电气（中国）医疗集团超声部 LOGIQ P5 型号的 B 超仪 2 台、天津市兰标电子科技发展有限公司 LK98B 规格型号 3 台微量元素检测仪。根据内容拟一份投标书。

3. 请拟写一份采购日本产计算机放射成像系统（DR）（规格型号为柯尼卡美能达 MODEL110）的招标书。

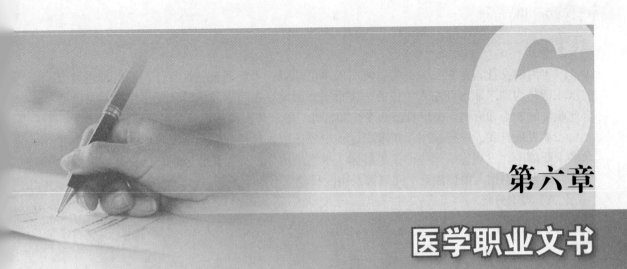

第六章

6

医学职业文书

学习目标

学习目的

通过本章的学习，能阅读和写作求职信、个人简历、职业生涯规划书、述职报告、竞聘演讲稿，为以后的工作储备相关知识和奠定基础。

知识要求

掌握求职信、个人简历、职业生涯规划书、述职报告、竞聘演讲稿的含义、作用、特点、结构和写作要求；

熟悉求职信、个人简历的结构和写作要求；

了解职业生涯规划书、述职报告、竞聘演讲稿的写作。

能力要求

学会求职信、个人简历的写作，并会制作求职文件；

运用本章所学的求职信、个人简历的写作能力，处理就业中的事务，并形成相应的公关能力。运用职业生涯规划书规划自己大学学习期间的学业，为今后职业生涯打下坚实基础。

第一节　求职信　简历

一、求职信

（一）求职信的含义及作用

1. 含义　求职信也叫自荐信，是求职者向有关单位推销自己，以获取某个职位的专用书信。它包含了应届毕业生、在职人员和待业人员的求职信。

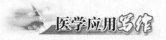

2. 作用

（1）沟通交往，意在公关：为了使用人单位认识、了解甚至欣赏自己，一份表述恰当的求职信是沟通求职者和用人单位的一座桥梁。因此，在写求职信时，要尽量展示自己适合此职位的才干和资格，突出自己的专长和特殊技能，以赢得用人单位的好感。

（2）表现自我，求得录用：在求职过程中要让用人单位在完全不了解你的情况下，在众多求职信中，发现你，记住你，了解你，最终录用你，必须充分展现自己在某方面的优势，以此来吸引用人单位注意，实现被录用的目的。

（二）实例分析

实例 1：

自 荐 信

尊敬的领导：

　　您好！

　　首先，感谢您在百忙之中看了我的自荐信。我是××卫生职业技术学院的应届毕业生，就读于护理专业。

　　我院自建校以来，一直保持着治学严谨的优良传统。在这么一个学术气氛、创新精神较为浓厚的环境中，在老师的严格要求及个人的努力下，从入校的第一天起，我就牢记"健康所系，性命相托"的医学生誓言，决心把自己的一生奉献给崇高的护理事业。大学的学习生涯为我的人生抹上了浓重的一笔，使我能向社会交出较为满意的答卷：被评选为市级优秀学生干部、院级三好学生各一次，获得××奖学金甲等与特等各一次。获得国家大学英语四级、计算机应用知识和能力一级、普通话水平测试二级甲等证书。经过在××医科大学附属医院长达一年的轮转实习，已拥有基本的独立工作能力，被评为优秀实习生。

　　对人生理想的追求和实干精神使我成为中共预备党员，热情开朗使我能与人融洽相处，较好地履行了学院学生会文艺部长和医院实习小组长的职责。广泛的兴趣和爱好使我获得市大学生卡拉OK大赛二等奖、院运动会女子100米短跑第一名、校"走进社区"演讲比赛一等奖并在院刊上发表诗文5篇、科技论文1篇。

　　可以说，经过两年专业课的学习和一年的临床实践，我已具备了较为扎实的专业基础知识和临床经验，整体素质有了较大的提高，培养了敏锐的观察力，正确的判断力，独立完成工作的能力，严谨、踏实的工作态度；并以细心、爱心、耐心、责任心对待患者，能适应整体护理的发展需要，因此，我对自己的未来充满信心。我热爱护理事业，殷切期盼能够在您的领导下为这一光荣事业繁荣发展添砖加瓦，并在工作中不断学习、进步。

　　青春的抉择永不言悔，请时间作证，我将用行动来证明自己的庄严承诺！

　　此致

敬礼

　　（附：个人有关材料）

自荐人：××卫生职业技术学院护理专业
章欣南

【分析】这是一位护理专业学生的自荐信。信中清楚表述了求职者个人情况和求职意向等事宜，并且准确定位了自己的角色。如在个人情况介绍上，表现的是学习成绩优秀、知识面开阔，具有一定的社会实践能力和吃苦耐劳的性格特点，处处体现了态度诚恳，内容真实，突出优势，展示个性。

实例2：

求 职 信

尊敬的××医院领导：

　　首先，为我的冒昧打扰向您表示真诚的歉意。在即将毕业之际，我怀着对贵院的无比信任与仰慕，斗胆投石问路，希望能成为贵院的一员，为贵院服务。

　　我是××卫生职业技术学院医学检验系检验技术专业××级学生，将于今年7月毕业。在大学三年中，我努力学习各门基础课及专业课，并取得了良好成绩，英语已通过四级考试。本人不仅能熟练地掌握学校的专业课程（分子生物学、生物化学、医学统计学、医学免疫学、临床检验学及检验技术、检验仪器学、寄生虫病学及检验技术、微生物学及检验技术、免疫学及检验技术、血液学检验技术、实验室管理学、临床生物化学及检验技术等12门主要专业课程），而且还选修了公共关系、人力资源管理等社会科学课程，也获得了优异成绩。

　　作为一名新世纪的大学生，我非常注意各方面能力的培养，积极参加社会实践，曾在××医院检验科做维修员，在肯德基做过星级训练员，还在腾龙信息有限公司作过网络工程师。有责任感，能吃苦耐劳。

　　本人企盼能成为贵院一员，从事医学检验技术等方面的工作。诚然，我现在还缺乏丰富的社会经验和广泛的社会关系，如果贵院给我机会，我会用我的热情、勤奋来弥补，用我的知识、能力来回报贵院的赏识。

　　盼望您能给我一次面谈的机会。随信附上简历、学校推荐表、英语等级证书、获奖证书的复印件等。

　　此致

敬礼

×××　敬上
二〇一〇年六月六日

【分析】这是一封医学检验技术专业学生的求职信。信中基本清楚地表述了求职者个人情况和求职意向等事宜，并且准确定位了自己的角色。如在个人情况介绍上，表现的是学习成绩优秀、知识面开阔，具有一定的社会实践能力和吃苦耐劳的性格特点，又如在求职意向的表述上，处处体现了对对方的尊重和谦逊勤勉的个人修养。

（三）求职信的结构和内容

　　求职信一般由标题、称谓、正文、祝颂语和落款五部分组成。

　　1. 标题　求职信的标题可直接用文种标明，如《求职信》、《自荐信》。位置在首行居中，写得醒目一些。

　　2. 称谓　称谓是对用人单位的称呼，有两种方式：一种是用单位名称做称谓，如

"××公司人力资源部";另一种是用有关领导泛称做称谓,如"贵公司有关负责人"、"尊敬的领导"。注意称呼得当,修饰语得体。

3. 正文 求职信的正文包括开头、主体、结尾三部分。

(1)开头:简单表述自荐缘由。表达的方法有很多,有的说明通过什么渠道获得求职信息;有的说明企业发展前景好,有吸引力;有的说明大学所学专业与该单位专业对口。

(2)主体:表述个人基本情况和自荐优势。个人基本情况包括姓名、性别、年龄、籍贯、政治面貌、就读院校、专业等,这些要素要如实写清,要特别注意不能用填写表格的方式罗列,而应将这些要素有机地融入完整的说明性文字之中,并与下文自然衔接。自荐的优势与特长是求职信的重中之重,写作时要注意针对谋求的职位,突出重点,揭示自己的才能与未来工作的关系,用自身的闪光点吸引对方,让其了解自己的优势。

(3)结尾:表述愿望与决心。表明期盼对方回复的愿望和如被录用将如何去做,字里行间要体现出自己对此职业的热爱和乐观自信的精神状态。

4. 祝颂语 这是表示礼貌的套语,要典雅得体,常用的祝颂语有"此致 敬礼"、"祝工作顺利"。

5. 落款 在信尾右下方,先署名"求职者:×××",署名下方写日期,要年月日俱全。还要写明自己的通讯地址、邮编和电话号码等信息,以便于联系。

随求职信还应附上足以证明自己的才能、专长的材料复印件,如个人简历、学历证书、资格证书、获奖证书、发表的文章等。

课|堂|互|动

下面两种对个人情况的陈述,你认为哪种更得体?

1. 我毕业于著名的××大学,我的论文首屈一指,被评为××最高奖,我有档案资料可供查考。

2. 我叫××,××年×月出生,××大学毕业,我擅长××,先后发表过××、××等文章,得过××奖。

(四)相关知识

1. 求职信的特点

(1)针对性:写求职信目的是为了寻找一份适合自己的工作,所以写作时要有一个准确定位,要做到有的放矢。既要对用人单位有所了解,又要对自身进行客观评价。在写作中把自己的能力和特长与用人单位要求联系起来,要能换位思考,考虑到读信人的心理。

(2)自荐性:求职信是让用人单位了解自己、获取工作的一种途径,因此必须恰如其分地表现自我。要用自己的成绩、特长、优势,甚至个性和闪光点,去吸引打动用人单位,从而在众多求职者中脱颖而出。

(3)竞争性:求职本身就是一种竞争,凡是条件好的职位,人人都向往,要想在竞争的夹缝中求得生存，就必须证明自己确实出类拔萃、充满自信，让用人单位感到非你莫属，愿意与你进一步交流。

2. 求职信写作注意事项

（1）树立对方意识：写好求职信要树立对方意识，依据用人单位的立场来思考问题，来组织自己的说明和说服过程。求职者要了解用人单位历史状况、经营状况，要了解所求职位的具体要求，这样才能写出有针对性的求职信。

（2）扬长避短，写出特色：写求职信要善于扬长避短，针对求职目标，抓住自己的闪光点，多角度、多方位、多层次地表现自我。所展示的能力应该是人无我有，人低我高，单位必需。如果泛泛而谈，好像自己无所不能，就等于一无所能，那就不能顺利求得职位。

（3）表意恳切，行文简洁：求职信写得真实、恳切、谦虚，才会使读信人对你产生信任。行文还需要简洁，有条理，因为用人单位可能会收到很多求职信，如果你的信拖泥带水，会让对方的工作人员无暇阅读，而且还表现出写信人办事缺乏干练果断的品质。

二、简历

（一）简历的含义及作用

简历是求职信的附件，是求职者对个人的教育背景、实践经历、能力特长等方面进行概括介绍的实用文书。

简历是求职者找工作的重要工具之一，是求职者多角度展示自己职业素质，使用人单位初步了解自己的一个途径。

（二）实例分析

实　例：

个 人 简 历

个人资料	姓名	黄××	出生年月		1989.9	
	性别	女	民族	汉	身高	166cm
	是否党员	中共预备党员	视力	1.5	体重	51kg
	联系地址	××省××市××区××街××号				
	邮编	230046	联系电话		0891—6342689	
求职意向	从事医院护理或社区护理等方面的工作					
教育背景	就读院校：2007年9月至2010年7月××卫生职业技术学院 所学专业：护理专业					

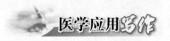
	主要专业课程有：
专业能力	基础类：邓小平理论、医学应用写作、英语、计算机应用基础、医用化学、医用生物学、人体形态学、人体功能性、免疫学与病原生物学、病理学、药理学 临床类：护理学基础、护理评估、内科护理学、外科护理学、妇产科护理学、儿科护理学、五官科护理学、老年病护理学、精神病护理学、急救医学与护理、临床营养学、预防医学 人文类：护理心理学、护理伦理学、现代护理管理学、护理人际沟通、社会学基础、卫生法律法规 选修类：医学文献检索、护理科研、音乐欣赏、形体训练 通过学习有了较高的护理的理论基础，掌握了护理专业较为扎实的专业基础知识和临床经验
实践经历	2009.6—2010.5　××医院毕业实习 2009.2—2009.5　××高等职业技术学院护理实训室训练 2009.1—2009.2　肯德基餐厅　星级训练员 2008.7—2008.9　××药店做售货员
英语计算机水平	英语水平：国家大学英语四级 计算机水平：国家计算机等级考试二级
获奖情况	2009—2010学年　荣获二次　一等奖学金 2008—2009学年　荣获三科　单科状元 2009—2010学年　荣获一次　优秀学生干部 2008—2009学年　荣获一次　三好学生 2007—2008学年　荣获二次　优秀寝室
自我评价	待人真诚、热情。工作认真负责，积极主动，能吃苦耐劳。基本掌握了专业技能，认真实践，虚心进取，能够把所学知识应用于实际。有较强的实际动手能力和团队协作精神，能迅速地适应各种环境并融入其中。在校期间学习认真，能积极配合老师完成工作任务，并多次参加社会实践活动和校级活动，在自己能力和素质上有了很大提高，相信自己能够适应这个社会

【分析】这是一份表格式个人简历。栏目涵盖了个人资料、求职意向、教育背景、专业能力、实践经历、英语计算机水平、获奖情况和自我评价几个方面的内容，比较全面地展示了求职者的有关情况。条理性好，版面设计美观，使内容一目了然。

（三）简历的结构和内容

一般来说，简历由标题和正文两部分组成。

1. 标题　简历的标题通常就是用文种作为标题，如《简历》或《个人简历》。

2. 正文　简历的正文通常有表格式和文字式两种。表格式如本节例文所示；文字式是把自己的基本信息用分条列项的方式罗列出来。不管选择哪种形式的正文，都要对简历所列的项目进行合理的选择，从而充分表现自己的求职信息。可以设计以下几个项目：个人资料（或基本情况）、求职意向、教育背景（或学历）、专业能力、实践经历（或工作经历）、英语计算机水平、获奖情况和自我评价（或兴趣特长）。

知识 拓展

网上求职技巧

☆求职邮件应该简明扼要、重点突出。既要把自己在某一方面的特长讲清楚，又不要过于冗长。应该在邮件的主题里及邮件正文中注明申请的是何职位。许多用人单位同时招聘多个职位，如果求职者没有写明自己的求职范围，会导致工作人员不知所以而失去机会。

☆如果不是用人单位特别要求，不要把简历贴在附件里发送。一是因为邮件太多，有时看邮件的工作人员不愿意打开；二是因为电子邮件病毒流行，许多用人单位不愿打开电子邮件的附件；三是因为格式的不同，有些附件在用人单位那里可能是打不开的。

☆一封电子邮件应聘一个职位，不要同时在一家公司应征数个职位。一般来说，在用人单位看来，你越是对某一职位志在必得，他们会感觉你是认真的，这样应聘的成功率自然也就比同时应聘几个职位要高。

☆求职者可以建立个人的求职网站。求职者可以在发求职信的同时将自己的网址告诉给用人单位，利用求职网站充分展示自身特色，吸引用人单位的目光。个人求职网站应该图文并茂，内容包括自己的求职信、简历、论文、实习报告、日记、个人论坛以及见报文章等。

（四）相关知识

1. 简历的特点　简历与求职信一样具有针对性、自荐性和竞争性，另外简历还具有简要性的特点。简历贵在"简"字，它所达到的最佳效果是让用人单位在最短的时间内获得关于求职者最多的信息，所以言简意赅、流畅简练、令人一目了然的简历是最受欢迎的，也是我们工作能力最直接的反映。

2. 简历写作注意事项

（1）真实准确：简历的写作虽然有很多技巧，但真实准确是一个基本的原则。因为简历中的任何字句都有可能成为面试的话题，如弄虚作假，将会露出破绽，不被录用；再者大多数用人单位将诚信视为求职者最为重要的品质，一旦作假，会因人格问题出局。准确还有另一层的含义，是指语言的准确，在简历中涉及的名词术语要正确恰当。

（2）有的放矢：不同的用人单位和不同的职位都会有不同的要求，作为求职者要充分了解和权衡，要针对这些不同情况采用不同的个人简历。如果求职的方向是营销工作，那么简历中的材料就要围绕这个核心来组织，表现自己在口才、公共关系、社交礼仪方面的能力。

（3）简明扼要：用人单位可能会扫视你的简历，用30秒的时间决定是否通知你面试。如果简历长篇大论，会影响用人单位的工作效率，从而起到负面作用。所以简历一定要简明扼要，文字式简历不要超过1000字，表格式简历不要超过一页。如果有很多经历，就要写出最有说服力的那部分，删除那些不重要的部分。

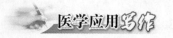

第二节　职业生涯规划书

一、概述

（一）职业生涯规划书的概念

所谓职业生涯规划，是指每个人根据其自身的主客观因素和客观环境分析，确立自己的职业生涯发展目标，选择实现这一目标的职业，以及制定相应的工作、培训和教育计划，并按照一定的时间安排，采取必要的行动，实现职业生涯目标的过程。由此写成的计划书就称为职业生涯规划书。

个人的职业生涯规划一般包括目标设定、职业生涯机会分析、目标实现策略、反馈与修正等内容。

（二）职业生涯规划的作用

1. 职业生涯规划可以发掘自我潜能，增强个人实力　行之有效的职业生涯规划将会：①引导正确认识自身的个性特质、现有与潜在的资源优势，帮助重新对自己的价值进行定位并使其持续增值；②引导对自身的综合优势与劣势进行对比分析；③促进树立明确的职业发展目标与职业理想；④引导评估个人目标与现实之间的差距；⑤引导前瞻与实际相结合的职业定位，搜索或发现新的或有潜力的职业机会；⑥促进学会如何运用科学的方法采取可行的步骤与措施，不断增强职业竞争力，实现自己的职业目标与理想。

2. 职业生涯规划可以增强发展的目的性与计划性，提升成功的机会　职业生涯发展要有计划、有目的，不可盲目地"撞大运"，很多时候我们的职业生涯受挫就是由于生涯规划没有做好。好的计划是成功的开始，古语讲，凡事"预则立，不预则废"就是这个道理。

3. 职业生涯规划可以提升应对竞争的能力　当今社会处在变革的时代，到处充满着激烈的竞争。物竞天择，适者生存。

职业活动的竞争非常突出，要想在这激烈的竞争中脱颖而出并立于不败之地，必须设计好自己的职业生涯规划。大学生应当在大学一年级开始，就要有一种未雨绸缪的心态，确立职业发展目标和方向，制定职业发展策略，明确具体的职业生涯发展途径，设计详细的活动计划，以周密扎实的学习提升活动，增强自己的职业意识、职业技能，方能增强竞争能力，在未来的求职活动中立于不败之地。

4. 职业生涯规划是组织开发人才的有效手段　随着知识经济时代的到来，知识已成为推动社会发展的主要动力，而掌握和创造这些知识的恰恰就是人。现代许多管理学家认为，早期的传统产品属"集成资源"，而未来的产品则属于"集成知识"，企业应更加注重人的智慧、技艺和能力的提高与全面开发。

（三）职业生涯规划的原则

1. 清晰性原则　规划一定要清晰、明确，能够把它转化成为一个可以实行的行动，人生各阶段的路线和实施路径划分与安排一定要具体可行。

2. 挑战性原则　规划要在可行性的基础上具有一定的挑战性，完成规划需要付出一定的努力，成功之后能有较大的成就感。

3. 可行性原则　规划要有事实依据，要根据个人特点、组织和社会发展需要来制定，不能做不着边际的梦想。

4. 长期性原则 规划一定要从长远来考虑，只有这样才能给人生设定一个大方向，使之集中力量紧紧围绕这个方向作出努力，最终取得成功。

5. 适时性原则 规划是预测未来的行动，确定将来的目标，因此，各项活动何时实施、何时完成、都应有时间和顺序上的妥善安排，以作为检查行动的依据。

二、职业生涯规划书的写作

（一）写作程序

1. 个人基本情况分析和职业倾向定位 规划个人职业生涯，首先要对自己个人的基本情况和潜在的能力作出全面、客观、真实的测定和评价，这是合理规划职业生涯的前提条件。在自我剖析、自我评定时，既要实事求是，一分为二，看到优势，找出差距；又要以发展的眼光看待自己，充分认识自己的潜能和未来发展的希望。

2. 社会环境和行业、职业的分析 社会环境对每个人的职业生涯及发展都有重大影响，通过对社会大环境进行分析，了解所在国家和地区的政治、经济、文化、法制建设的发展方向，以寻找各种发展机会。

行业分析是对目前所在行业或将来想从事的目标行业的环境分析，其内容包括行业发展现状、国内外重大事件对该行业的影响、目前行业优势及问题所在、行业发展前景预测等。职业分析则是人们需要认清所选定的职业在社会环境中的发展过程和目前的社会地位，以及社会发展趋势对职业的影响。因此，进行职业生涯规划，必须对所选定的职业有深刻的认识，这样才能根据个人实力和社会发展趋势，坚定职业长期方向，明确职业具体目标。

3. 职业生涯目标设定 目标设定是基于自我认识和对社会环境及有关行业、职业的分析，对自己未来职业生涯设定明确的方向和目标。总之，一个人在选择职业主攻目标时，必须考虑自己的主客观因素，即个人的文化基础、智力水平、兴趣爱好、职业或所学专业现状、自身素质的优劣、时间的充分程度和社会的需要、时代的客观环境、单位和家庭的微观环境。权衡优劣利弊得失之后，确定长期目标和近期目标，宏观目标和微观目标，从而把握个人发展的方向。

4. 确定实现职业生涯目标的策略和措施 首先，要找出个人在思想观念、知识水平与结构、心理素质与能力等与目标要求之间的差距。其次，根据这些差距，采取相应的措施和行动，如提升个人对组织的价值，进一步展示和证明自己的实力，增强人际交往能力，参加教育和培训，获取未来目标成功所需的知识与技能等。最后，制定职业生涯规划书，明确实施路径、步骤和时间。

5. 及时反馈与修正职业生涯规划 事物都是在运动变化中的。由于在制定职业生涯规划时，人们对自身和外部环境了解有限，最初确定的目标也可能比较模糊。随着时间的推移、规划者认识的提高、自身及外部环境的变化，经过一段时间执行后，应不断总结经验教训，重新评估职业生涯规划，并根据具体情况，对其进行修正，纠正规划目标与现实目标的偏差，使之更加行之有效，以增强规划者实现职业目标的信心和决心。

（二）写作要求

1. 要本着量体裁衣的原则，实事求是、真实、客观、全面地剖析自己，给自己的社会角色和职业取向以明确的定位。

2. 要充分评估内外环境因素对自己职业生涯规划发展带来的机遇和影响。

3. 职业生涯目标要明确、具体，高低恰到好处。既符合社会组织的需要，又适合自身的能力、性格和兴趣偏好。

4. 规划书内容要具体深入、条理清晰，前后要有一定逻辑性。

5. 实施职业生涯目标的措施具有可操作的特点，要具体明确，切实可行。

（三）格式与写法

职业生涯规划书有表格式和文章式两种，其基本格式都由标题、前言、正文、落款构成。

1. 标题　一般就写"职业生涯规划书"即可。

2. 前言　主要是概括说明规划人目前的基本情况，规划的原因、依据、目的和方法等。

3. 正文　主要由规划的职业目标和目标的分解、组合及其实现各阶段目标的具体措施和行动组成。同时，对目标实现提出希望和要求。

4. 落款与日期　由规划人签署自己的姓名和成文日期。

实　例：

护士职业生涯规划书

一、前言

现今的社会是一个职业竞争相当激烈的时代，我们必须具备更加强大的竞争优势。这就需要我们对未来有一个长久的规划，对现有的资源和时间有一个合理的统筹规划，以提前适应市场的竞争力度。因此，我们必须撰写一份职业生涯规划书，并在以后的学习和工作中不断地将它落到实处。当然，生活充满了变化，我们必须不断地更新和修改，以助于我们更好地完成它。

二、大学毕业后的十年总体规划

时间：（2008～2018 年，24～34 岁）

美好愿望：工作进程顺利，家庭美好幸福

职业方向：临床护理

总体目标：完成硕士、博士的学习，进入三甲以上医院，踏实完成近十年的临床护理工作，认真积累并总结工作经验，为成为一名成功的护理教育者积累经验，努力尽早成为护理教育者。

已进行情况：读完本科

（一）社会环境规划和职业分析（十年规划）

1. 社会一般环境

中国政治稳定，经济持续发展。在全球卫生事业发展迅速的形势下，中国卫生事业也在突飞猛进地发展，所以我国高素质的医学人才也是层出不穷的。

2. 卫生职业特殊社会环境

中国卫生事业的发展需要更多的高素质、高技术、高能力的医学人才，特别是临床经验丰富的老师，老师是培育"青出于蓝，而胜于蓝"的使者。中国卫生事业的发展，必须要适合中国的国情，这就为当代卫生事业的发展提出了切实的要求与任务。

（二）行业环境分析

行业分析：就中国的医疗体系中医护比例而言，中国仍需要大量的临床护理工作者，临床护士的市场需求较大，对具有丰富的理论知识、扎实娴熟的技术，临床护士更是急需。

（三）个人分析与角色建议

1. 个人分析

（1）自身现状：英语水平一般，尤其需要提高口语水平；尽快适应工作和社会，精通各项护理技术操作；具有较强的人际沟通能力；思维敏捷，表达流畅；在大学期间培养了较强的组织协调能力；有很强的学习愿望和能力。

（2）性格：内外兼有。

特长：中医刮痧。

爱好：听音乐，读书，写随想，参加各种有意义的活动。

2. 角色建议

父亲：积极向上，不断学习，能力要强；工作要努力，有发展，自己提高的真正受益者是自己。

母亲：工作要上进，婚姻不要误。

老师：确定目标，勇往直前。

同学：寄希望与你，希望进军卫生部！

三、职业目标分解与组合

职业目标：业务能力高的护理人士，优秀的护理教育者。

1. 2008～2010 年

成果目标：通过临床工作，总结出适合当代中国护理教育的理论。

学历目标：硕士研究生毕业，取得硕士学位；取得主管护师资格证、通过英语高级口语考试。

职务目标：护士长

能力目标：精通各项护理技能的操作，通过实习具有一定的实践经验；具备精湛的业务能力；有一定的科研能力，发表 2 篇以上论文。

经济目标：2000～5000 元／月

2. 2010～2013 年

学历目标：通过副主任护师的晋级，取得教师资格证。

职务目标：护士长，优秀教师

能力目标：熟练处理医务工作，工作业绩在同级同事中居于突出地位；成为受欢迎的教师。

经济目标：4000～7000 元／月

3. 2013～2018 年

学历目标：攻读并取得博士学位

职务目标：大学教授

能力目标：科研能力突出，在国外权威刊物发表论文；形成自己的护理管理理念，有很高的演讲水平，具备组织、领导一个团队的能力；带领更多的护理教育者，提高中国护理教育工作水平；具备应付突发事件的心理素质和能力；有广泛的社交范围，在业界有一定的知名度。

经济目标：6000～10 000元／月

四、成功标准

我的成功标准是个人事务、职业生涯、家庭生活的协调发展。顺利进入医院，掌握总结经验后尽快转入教育工作。当然只要自己尽心尽力，能力得到较好发挥，每个阶段都有切实的自我提高。

五、职业生涯规划实施方案

实施存在的障碍：①缺乏丰富的临床经验；②缺少技能和创新能力；③快速适应能力欠缺；④身体适应能力有差距；⑤社交圈太窄。

六、解决方法

1. 教育培训方法

（1）充分利用硕士研究生毕业前在校学习的时间，为自己补充所需的知识和技能。包括参与社会活动、广泛阅读相关书籍、选修和旁听相关课程、报考技能资格证书等。

（2）充分利用临床实习阶段的时间多学，多做，多看，多问，多听。

（3）积极参加各种有意义的社会实践活动。

2. 讨论交流方法

（1）在校期间多和老师、同学讨论交流，毕业后选择和其中某些人继续经常进行交流。

（2）在工作中积极与直接上司沟通，加深了解；利用校友众多的优势，参加校友联谊活动，经常和他们接触、交流。

3. 实践锻炼方法

（1）锻炼自己的注意力，在嘈杂的环境里也能思考问题，正常工作。有意识地进行自我训练。

（2）养成良好的学习习惯，多总结，善于动脑筋，思考出更简洁的操作技术。

（3）充分利用自身的工作条件扩大社交圈，重视同学交际圈，重视和每个人的交往。

七、本人对于职业规划的看法

1. 职业规划为大框架的职业信息方向；沿着自己的目标向前走，一直向前进步。

2. 规划是对未来的计划，但计划总有变化，要因时而异，随周围环境的变化而变化，但不变的是积极向上。

3. 每个人心中都有一座山峰，雕刻着理想、信念、追求、抱负；每个人心中都有一片森林，承载着收获、芬芳、失意、磨砺。一个人，若要获得成功，必须拿出勇气，付出努力、拼搏、奋斗。成功，不相信眼泪；成功，不相信颓废；成功不相信幻影，未来，要靠自己去打拼。

八、结束语

一个人成功必定在很久以前就做好了长久的打算，拥有了一份属于自己的人生规划书。只有全面地认识自己，深刻的了解这个社会的发展，并为自己做好规划，成功才会向你走来，我不甘被社会淘汰，那我只能朝着设计好的将来一步一个脚印地走下去，去适应甚至战胜它。

【分析】这份护士职业生涯规划书根据自身的情况从八个方面规划了自己的职业生涯，写的客观实际，也容易操作，目标明确，思路清晰、层次分明，给人留下清晰的印象，但有些语句啰嗦不够精练。

第三节　述职报告

一、述职报告的含义及作用

（一）含义

述职报告是指机关、团体及企事业单位的领导或工作人员，向所在单位的人事部门、上级主管机关或本单位员工陈述自己在一定时间内履行岗位工作的成绩、问题等的书面报告，是一种自我评述性的应用文。

（二）作用

1. 考核作用　述职报告是人事考核材料之一，组织人事部门和分管领导通过述职报告能全面细致地了解任职者的履职情况及工作能力和水平，为考察、选拔、任用干部及聘任各种岗位人员提供依据。

2. 监督作用　群众可以通过述职报告对述职者进行监督，监督其是否履行职责、履行职责的能力、履行职责的成绩怎么样。

3. 自我提高作用　通过撰写述职报告，述职人可以对照本岗位职责及具体目标任务，对自己的工作进行回顾、反思，这样可以进一步提高述职者的自身素质和工作水平，也会增强其工作的主动性、积极性。

二、实例分析

实　例：

述　职　报　告

×××医院副院长述职报告

各位领导、各位同志：

2009 年是医院深化改革的关键年，一年来，我们紧紧围绕医院年初制订的总体目标，坚持"以人为本"的科学发展观，围绕"以病人为中心，以提高医疗服务质量为宗旨"的医院管理年工作主题，坚持把追求社会效益、维护群众利益、构建和谐医患关系放在第一位，积极探索建立科学管理的长效机制，保障医院可持续发展，全方位提升了医院的医疗质量。作为分管医疗工作的业务院长，做了自己应该做的工作。现将一年来所做的工作向各位同仁及院领导汇报如下：

一、一年工作回顾

（一）落实医院管理年活动有关工作

医院管理年活动，本人作为领导小组成员之一，兼医院管理年办公室主任，根据

×××省及×××《医院管理年活动考核细则的通知》精神，对医院管理年活动的内容任务进行了分解，制订了本院《医院管理年活动方案》、《医院管理年活动工作计划》及本院《医院管理年活动考核细则》，其中对质量与安全要求相关的质量指标等方面的内容，正在组织实施过程中。

（二）医疗管理工作

1. 不断完善和落实医疗工作制度

修正完善的我院医疗工作制度已汇编成册，待校对后即可发给本院医务人员。本制度涵盖了各项关键性医疗制度及常用医疗工作制度、医疗事故纠纷防范和处理预案、突发性公共卫生事件应急处理预案以及本院抗感染药物应用实施细则等。同时，对关键性医疗制度强化了环节管理，把每周一次的定期检查与不定期检查相结合，统一了全院关键性医疗制度落实过程中的八个登记本，规范了记录的要求，医院各项制度的落实正在向规范化方面进行，并取得了一定的成效。

2. 强化基础质量管理，提高医务人员整体素质

全面提升全院医务人员的"三基"水平是强化基础质量的关键之一。今年则重点抓了学习，抓学习首先要抓学风与学习制度的落实，尤其要侧重医务人员实际工作水平的提高与应急能力的综合素质的提高；第二是抓学习制度的落实，规定每周二为医院业务学习日；第三是抓学习的内容，包括相关法律法规、技术操作常规、各项规章制度及规范以及专业相关的专业理论及医学进展；第四是抓学习的方法，包括全院性及科室业务讲座、病例讨论、远程教育、外出参加学术活动，选送上级医院进修及短期培训，在人员紧缺的情况下克服困难，选派了数十名医务人员去上级医院进修与短期培训，针对我院的现状，尤其侧重了高级职称人员的继续再教育问题；第五是以考促学，注重考试的实用性以及考试的深度与广度。强化"三基三严"训练，对全院45周岁以下在职在编的医技人员举行三基考试2次，参考人数达268人，在参考人员中随机抽取83人再次考试，两次成绩均达良好。

3. 抓病历、处方质量的提高（略）

4. 规范管理，坚持合理检查、合理用药、因病施治（略）

5. 不断提高医务人员的医疗安全意识及防范措施（略）

6. 注重学科建设，增强医院发展后劲（略）

7. 制定医疗质量管理方案与考核细则（略）

8. 其他工作（略）

（三）防保工作

1. 传染病管理

会同防保科对全院医护人员分期分批进行了流脑防治知识培训和霍乱防治知识培训以及相关工作的落实。督查本部和分院传染病疫情报告情况。传染病总登记本和肺结核转诊登记本完善情况。

2. 健康教育

在"4·7世界卫生日"、"5·31世界无烟日"、"6·6爱眼日"分别组织医务人员进行健康教育知识宣教3次，上街、赴社区义诊3次，累计接受义诊、健康咨询560余人次。按创卫要求整理了近几年的健康教育资料，并对分院集中培训。

（四）药剂管理

（1）进一步强化服务意识，树立良好的窗口服务形象，坚持站立收方服务。

（2）狠抓药品质量，坚持药品质量"三把关"制度，即验收、领药、发药三把关，未发生假劣药品事件。

（3）坚持双人复核调配制度，一年来没有差错事故发生。

（4）召开全科人员会议，狠刹购销领域不正之风。严禁药剂人员参与药品供应商的任何经营活动。门诊处方双人统计装订，严禁统方。

（5）积极筹备市药监局、市卫生局创建星级药房的工作并顺利通过了市药监局的初验。

（6）完成了制剂室的净化设计、装修和净化室的净化监测及制剂室换证前的前期准备工作。

（7）积极配合×××××药品统一招标配送工作，协调处理配送过程中的相关事宜。

（五）医保工作

（1）组织学习有关法律法规，重申了医保病人的具体要求，抽查了280余份医保病历，着重检查合理用药的情况。

（2）针对医保工作存在的问题，如：用药档次高，用药数量偏大，部分用药不合理或无指征，出院带药超剂量，住院时间较长，用药无医嘱等问题，分别在中层干部会议及全院医生会议上进行了传达，加强了督查的频率与力度。目前以上现象已得到有效控制。

二、存在问题与改进措施

由于本人既是一个领导又是一个医生，因此常常难以正确摆正管理与业务的关系，在某种程度上由于手术等原因影响管理工作。又由于我院以往在管理上缺乏一套严密的管理方案与制度及考核细则，今年看书动笔制定软件资料较多，因此某些问题的落实还没有完全到位；也由于历史的原因在过去的管理上"欠债"较多，面对一大堆问题，有时难免有畏难情绪，工作的力度还不够大，今后要注意改进以下几方面的工作：

1. 进一步加强医疗管理工作的力度

排除外界的干扰，合理安排业务工作与管理工作，把主要时间与精力放在管理上。同时进一步加强管理力度，对重点难点问题实行各个击破，使管理水平与医疗质量同步提高。

2. 进一步加强科学化、规范化管理

努力学习国内先进的管理理念与管理经验，学习《现代化医院管理评价指南》，结合医院管理活动的具体要求，使自己的管理理念、管理水平得到提升，使管理迈入科学化、规范化的轨道。

3. 进一步加强管理上的"落实"问题

到目前为止，应该说其软件资料已初步完善，要使全院的工作都能步入正常的轨道，重点就是抓"落实"二字，做到有章必循，有法必依，坚持一切按制度、按规范、按操作常规办；同时必须经常性地深入临床第一线进行调研，督促检查，因为医疗管理中的许多工作就是要不厌其烦地周而复始地进行，

4. 较好地把各项工作落到实处。

三、明年工作要点

（1）进一步完善修订门诊、急诊工作制度。

（2）建立完善的医疗质量管理网络体制。

（3）进一步加强医疗质量检查考核，尤其侧重在狠抓关键性医疗制度的落实上下工夫。

（4）进一步提高病历处方质量，每周检查一次，检查情况及时反馈，并提出整改意见。

（5）抓好医疗安全，杜绝和减少医疗事故、医疗纠纷的发生，尤其侧重手术科室。

（6）加强对抗生素分线使用和合理使用的督查力度。

（7）严格执行手术分级管理制度，结合本院情况制定具体要求。

（8）积极投入医院管理年活动，把各项工作落到实处。

（9）组织讨论 EMSS 建设方案，根据情况进行分步实施。

（10）抓好下伸点的规范建设与验收工作。

（11）重点学科建设的阶段总结。

（12）防保工作。

（13）社区服务工作。

（14）设备管理与设备的论证与采购工作。

（15）积极配合医院中心工作与其他相关工作。

（16）开展新技术新项目工作。

依据以上述职报告，我以为自己是称职的。

述职者：×××

二○○九年六月

【分析】这是一位医院副院长任职一年的述职报告。正文导言简述了所任职务、任职时间及"做了自己应该做的工作"。全面回顾了本人一年来的工作，具体介绍了自己的工作思路、工作内容、取得的成绩、存在的主要问题和明年的工作设想。很好地突出述职报告的自述性。报告目的明确，思路清晰、工作具有创新性，成绩突出。对成绩善用具体的数字加以说明。有了这些自述性的材料，推出"我以为自己是称职的"这一自我评价便显得水到渠成，颇富说服力。本文语言通俗，富于节奏感，适合口述。在写法上用了小标题，将履行岗位职责的情况分门别类报告，层次分明，有利于给人留下清晰的印象。

三、述职报告的结构和内容

述职报告一般由标题、称谓、正文和落款四部分组成。

（一）标题

述职报告的标题以较大的字体居中写在第一行，常见的写法有三种结构形式：

（1）文种式标题：题下签署职务和姓名。如：

述 职 报 告

职务：×× 姓名：×××

（2）由任职时间、职务和文种构成的标题：如：

×××× 年任 ×× 职务期间的述职报告

（3）文章式标题：用正题或正副题配合的标题。如：

医院经济效益要结合社会效益一起抓——×× 医院院长 ××× 的述职报告。

（二）称谓

即听取述职报告的对象或述职报告呈送的部门，是对听取或阅读报告者的称呼，称谓要根据会议性质及听众对象而定。如：

"×× 领导或 ×× 部门"，也可以是"各位领导、各位同志"。

（三）正文

述职报告的正文，由引言、主体、结尾三部分组成。

1. 前言 述职报告应该在引言部分交代任职的基本情况，用最精练的文字概括地交代，包括：何时任职，变动情况及背景；岗位职责和考核期内的目标任务情况及个人认识；对自己工作任职的整体评价、确定述职范围和基调。可以高度概括主要的经验或教训，主要的成绩或存在的问题。这部分应写得简明扼要，给听者一个大体印象。

2. 主体 主体是述职报告的中心内容，写法依据报告的场合和对象而定，主要陈述在职期间履行岗位职责和具体工作的情况，一般包括成绩经验、问题教训和今后计划三部分。这一部分，要写得具体、充实、有理有据、条理清楚。由于这部分内容涉及面广，量多，所以宜分条列项写出。其中的"条"、"项"要注意内在的逻辑关系。

（1）成绩经验要分层次来证明主题，每一层次都要有一个小的主题，层次中间要恰当运用材料进行说明。

（2）问题教训要实实在在，要有条理，不要避重就轻。

（3）今后计划可以包括目标、措施、要求三要素，要切实可行：这部分与总结不同，数量少一些，一般占全文 1/5 以下。

3. 结尾 述职报告的结尾主要概述有待解决的问题，对工作中的失误以及针对问题提出的整改措施，并在总结全文的基础上，对自己任职期间的情况作出最终评价，提请上级领导部门评价。最后写结束语，如："以上报告，请审阅"、"以上报告，请审查"、"特此报告，请审查"、"以上报告，请领导、同志们批评指正"等。

4. 落款 述职报告的落款，写上述职人姓名和述职日期或成文日期。如果署名已写在标题上，就只需写上成文日期即可。

（四）落款

署上述职人的姓名和述职日期。

四、相关知识

（一）述职报告的特点

1. 述职的自我性 即自我评述，是述职报告不同于一般的工作总结、工作报告的显著特点。述职报告首要的是"述职"，述职就是述说自己在任职的一定期限内履行职责的情况，既要述（检查、总结自己的工作情况），又要评（解剖、评价自己的工作），总是用单数第一人称的口吻。因此，写述职报告要首先把握好述职的自我性特点，不能写成回顾整个单位或他人工作情况的工作总结、工作报告。

2. 内容的规定性 述职报告不像一般总结和报告那样，内容涉及面较广，而是根据当前组织人事部门考核领导干部的有关规定，要求对任职的一定时期德、能、勤、绩四个方面来述职，尤其是绩（即政绩），是评价干部好坏的主要标志，述职报告要充分呈现述职人的工作政绩，应实事求是地写出来，不能夸大，也不能过于谦虚而缩小，做到事实确凿无误，切忌弄虚作假。

3. 语言的通俗性　述职报告尽可能让个性不同、情况各异的听众全部听懂。即使是专业性、学术性很强的内容，也要尽可能明晰准确，以让听众理解为标准。述职报告不同于一般的公文，最明显的特点就是语言的口语化。只有这样才能拉近报告者和听众的距离。

4. 论述的确定性　写述职报告，是对自己在任职一定时期内所做工作的评述。这里有一个客观标准，就是岗位职责和一定时期的目标任务。写述职报告要依据这个标准去评价自己的工作，而一般的工作总结、工作报告的评价标准是不固定的，往往是以上级部门的工作部署和基本要求为依据的。

5. 述职的严肃性　报告人以被考核、接受评议、监督的人民公仆的身份，履行职责做报告。是向上级汇报工作、接受领导和群众的检查，因此是严肃地、庄重地、正式地汇报。述职人必须持严肃、认真、慎重的态度，既要对自己负责，也要对组织负责，对群众负责。要客观地评价自己的成绩和过失，报告中所涉及的数字、事例必须完全真实，不可夸夸其谈，浮华夸饰。

（二）述职报告的类型

述职报告的分类，可以从几个不同的角度进行划分：

1. 根据报告的内容划分

（1）综合性述职报告：报告内容是一个时期所做工作的全面、综合的反映。

（2）专题性述职报告：报告内容是对某一方面工作的专题性汇总与回顾。

（3）单项工作述职报告：报告内容是对某项具体工作的汇报。这往往是临时性的工作，又是专项性工作。

2. 根据述职报告的目的划分

（1）任期述职报告：是指对任现职以来的总体工作进行报告。一般说来，时间较长，涉及面较广，要写出一届任期的情况，通常用于领导干部一届任职期满后，接受有关部门和群众的考核和评议。

（2）年度述职报告：是一年一度的述职报告，写本年度的履职情况，目前多用于干部的年终考核。

（3）竞岗述职报告：是指干部岗位聘任中，汇报过去的业绩，同时表明自己具有担任新的岗位职务的能力和信心的一种报告，是干部竞岗聘用过程中用得较多的报告。

3. 根据报告的表达形式划分

（1）口头述职报告：用口语化语言写成的述职报告，主要用于向选区选民述职，或向本单位职工群众述职的报告。

（2）书面述职报告：是指向上级领导机关或人事部门报告的书面汇报任职情况的报告。

（三）述职报告的撰写要求

1. 态度诚恳，语言得体　要客观真实地反映出自己在任期内的工作成绩和问题。同时，语言必须严谨得体，尽量不使用一些空洞和结论性的语言，对成绩和问题尽可能用事例和数据来说明。

2. 实事求是，具体深刻　对自己的评价要实事求是，不夸大，不缩小。对成绩要总结经验，对问题要找出根源。

3. 抓住重点，突出个性 应把最能显示工作成绩的大事件或关键事件写入述职报告，以这段时期工作中突出而富有典型意义的事件来反映这一段工作的特色。凡是重点工作、经验、体会或问题等，一定要有理有据，充实具体，而对一般性、事务性的工作，则宜概括说明，不必面面俱到。

4. 分析材料，找出规律 要把已知的材料分门别类地进行分析、比较、整理，把零散的事实与材料上升到理性的高度，引出让人看得见、摸得着、用得上的规律。这样才会对以后的工作具有指导意义。

（四）述职报告与工作总结的区别

述职报告与工作总结两者既有相同之处也有区别。

述职报告与总结有相同之处，都有对过去一段时期工作的回顾，都可以谈经验、教训，都要求事实材料和观点紧密结合等。

述职报告与总结毕竟是两种不同的文体，因为它们的目的、作用不同，写作时的侧重点也应有所不同：

1. 内容重点有所不同 个人总结的重点在于全面归纳工作情况，表现工作实绩；个人的工作述职报告则必须以履行职责方面的情况为重点，突出表现德、能、勤、绩，表现履行职责的能力。因此，写作时总结要回答的是做了什么工作，取得了哪些成绩，有什么不足，有何经验、教训等。述职报告要回答的则是承担什么职责，履行职责的能力如何，是怎样履行职责的，称职与否等。总结主要运用叙述的方式和概括的语言，归纳工作结果；述职报告则可以采用夹叙夹议的写法，既表述履行职责的有关情况，又说明履行职责的出发点和思路，还要申述处理问题的依据和理由。

2. 涉及的工作范围不同 总结可以把个人所做的全部工作进行归纳、概括；述职，述的主要是职责所在的工作，述职绝不等于个人全部工作的总结，需要有的放矢。假如你是医院的一位科主任，那就该讲述如何管理好你们的科室、如何带领全科室的人完成了业绩指标的情况，而不能去讲述你同时作为一个主任医师做了什么工作，哪怕你的主任医师做得再出色，那也不是你要述的职责；假如你是学院里的一个系主任，那就讲述一下你是如何领导一个系去开展工作的，除非你是要显示你在繁忙的工作中依然能履行好自己的主任职责，或者是想显示一下自己以身作则、率先垂范，勇于承担教学任务，否则，大谈自己作为一名教师担任了多少门课的教学任务对述职没有什么意义，反而显得不得要领，离题万里。

（五）述职报告写作注意事项

1. 抓住重点 述职报告是任职者在一定期限内任职情况的报告，用以表明自己是否称职。任职者在这一阶段内一定做了很多工作，有很多成绩，述职报告写作既要全面反映各方面的工作情况，又要重点突出。对主要工作、重点工作及主要业绩，应写得详尽具体，对一般工作略作介绍即可。

2. 一分为二 陈述工作成绩要一分为二，要客观地陈述自己在任职期间取得的成绩和存在的问题。既要充分展示自己的成绩，又要如实汇报工作中存在的不足。

3. 注意分寸 述职者要把集体的成绩和个人的贡献区分清楚，参与某项工作可能不止一个人，述职者要摆正心态，根据自己的身份和管辖的工作范围，正确评价自己在工作中所起的实际作用，切不可随意夸大，将集体功绩占为己有。

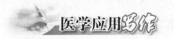

第四节 竞聘演讲稿

一、竞聘演讲稿的含义及作用

（一）含义

竞聘演讲稿是竞聘者在竞选中为竞争某一职位，争取听众信任和拥护，获得评委认可而准备的演讲用文稿。它是我国现阶段人事制度改革过程中应运而生的新型应用文书。

（二）作用

1. 提高素质　撰写竞聘演讲稿，竞聘者必须进行深入的调查研究，对所聘的岗位进行认真的思考，并提出有效的施政构想，包括近期的工作安排和远期的发展规划，这个写作过程就是一个学习和提高的过程。

2. 展示自我　竞聘者要对自我有一个基本的估价，要在竞聘演讲稿中阐述自我竞聘条件、优势及被聘用后的工作设想和打算，成功的竞聘演讲就是一次成功的自我展示。

3. 聘用依据　我国干部人事制度改革中坚持"公开、平等、竞争、择优"的原则，在公开招聘干部和其他人员的整个过程中，竞聘演讲稿具有重要的作用，它是竞聘者能否被聘用的重要文字依据。

二、实例分析

实　例：

竞选 ×× 医院办公室副主任的演讲稿

尊敬的各位院领导、评委、同事：

大家好！首先感谢院党委给我提供这样一个良好的机会，让我有幸参加今天的竞选。领导干部竞争上岗，是大势所趋，是时代的呼唤、现实的选择，是贯彻落实《党政干部选拔任用工作条例》的要求，是新时期人事制度改革的迫切需要。我参加竞争的目的，并不是想伸手向党和人民要官，而是想通过竞争来展现自我、挑战自我、超越自我、追求进步，主动给自己更大的压力，并积极化压力为动力，勇挑更重的担子，敢负更大的责任，更好地为我们医院工作，为单位的文秘工作作出更大的贡献，同时也通过自己勤奋的工作来实现新的人生价值。

我今天参加主管文秘的办公室副主任这一职位的竞选，主要有以下几点优势：

一是思想上进，具有较高的政治思想觉悟。我能积极参加各项政治学习，认真学习邓小平理论和"三个代表"重要思想以及科学发展观，不断提高政治觉悟和思想境界，以一个党员的标准严格要求自己，以身作则，起模范带头作用，依法办事，为政清廉。

二是努力工作，具有较高的丰富的 ×× 工作经验。我自1992年参加 ×× 工作，十八年来，先后从事 ×× 工作五年，×× 工作三年，×× 管理干事四年，办公室秘书六年，无论做什么工作我都能恪尽职守、敬业奉献，做到干一行、爱一行、钻一行。并能认真总结经验，积极撰写 ×× 工作论文，在省级以上刊物发表论文十余篇，其中《论新时期医疗改革工作的主要矛盾及其对策》一文获全省卫生系统卫生改革论文比赛一等奖。在平时的工作中，吃苦耐劳、踏实肯干，力求把每一项工作干得更出色，尽量把领导交给的每一次任务完成得更好。调入本单位后，在近十余年的考核中，有六年被评为优秀。

三是勤奋学习，较熟悉文秘工作业务。2000年调入办公室后，单位先后三次送我参加文秘工作培训，使我系统地学习了新闻报道、保密工作和公文写作知识，我也自学了大量文秘业务书籍，并得到领导和同志们大量的指导和帮助，从而使自己的业务水平提高很快，从采写信息到编辑简报，从写一般通知到写重要报告，从撰写领导讲话到起草单位工作计划，几乎所有的公文文种和日常的事务文书，我都得到了具体实践和很好的锻炼，所写的材料多次获得领导和同志们的好评。

四是热爱写作，具有较扎实的文字基本功。××医学高等专科学校毕业后，我通过自学考试，先后获得了南昌大学中文专业大专、本科文凭，为写作奠定了良好的基础，同时我能较好地把读书与写作相结合，勤奋练笔，积极宣传单位好事新风，仅去年就在《健康报》《江西日报》《党风》《南昌晚报》等报刊上发表各类文章十多篇，其中《患者的贴心人》获2009年度江西省好新闻二等奖。

当然，成绩和经历只能说明过去，关键在于如何开创未来。雄关漫道真如铁，而今漫步从头越。如果这次竞选能够如愿以偿，我将努力做到：

一是摆正位置。办公室副主任只是一个"副手"，要找准自己的坐标，把握好"为副"的角色。首先要增强正职的核心意识，明确自己的从属地位，在主任的领导下开展工作；其次要牢固树立配合意识，积极主动，全力以赴支持"一把手"的工作。自己做到多汇报、多维护，不争"红花"，甘当"绿叶"。

二是理顺关系。正确处理好为领导服务、为科室服务、为基层服务之间的关系，既要积极为领导服务，又要热情为群众办事。对领导做到急事急办、特事特办，让领导可用；对科室、基层做到有求必应，有问必答，让大家感到可信。

三是加强修养。办公室角色复杂，头绪纷繁，任务艰巨，作为办公室领导，要特别加强个性修养，敢受压力，敢担责任，不怕苦，不怕累，不怕委屈，磨炼坚强的意志，培养良好的性格。多与领导交心，多沟通、多交流，做到配合默契、工作得力。懂得理解人、宽容人，与下属和谐相处，团结一心。

四是规范办文。重点把握好"两关"，第一关是公文审核关，坚持实事求是、精简高效的原则，做到行文确有必要、用语规范、结构合理、重点突出。第二关是公文制作关，严格按照公文制作新标准，进一步规范公文格式，加强文秘人员公文制作学习培训，确保有关人员熟练掌握公文制作知识，共同促进我院公文规范化、标准化。

五是勇于创新。为领导当好参谋，不仅要善于领会意图，还要深入进行调查研究，多为领导提出新思路、新对策，但是切记不给领导出"馊主意"，做到创造新局面。各位领导、各位评委，说得好不如做得好，实践出真知，学习长才干！无论这次竞选成功与否，我都真诚地感激大家对我的鼓励、支持和帮助。胜不骄、败不馁，忠于职守，不断进步，努力在今后的工作中做得更好。谢谢大家！

李天轶
二〇一〇年十一月六日

【分析】这是一份竞聘医院办公室副主任的竞聘演讲稿。演讲稿中介绍了自己的基本情况；点明了竞争的职位和自己竞聘的条件与优势；陈述自己的施政纲领和措施；表明自

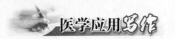

己对竞聘成败的态度，能正确看待竞聘结果。这是一份内容完备，具有一定竞争性竞聘演讲稿。

三、竞聘演讲稿的结构和内容

竞聘演讲稿一般由标题、称谓、正文和落款四部分组成。

（一）标题

竞聘演讲稿的标题一般有三种结构形式。一是直接用文种名称作标题，即《竞聘演讲》；二是由竞聘职务加文种构成，如本节例文标题《医务科室主任竞聘演讲稿》；三是采用双标题，如《让××医院腾飞起来——关于××医院院长一职的竞聘演讲》。

（二）称谓

即对评委和听众的称呼。一般采取泛称，如"各位领导、同志们"、"各位评委"等。得体的称谓体现出竞聘者对听众的尊重之情，有利于自然导入下文。

（三）正文

竞聘演讲稿的正文一般由开头、主体和结尾三个部分组成。

1. 开头　开头可以渲染气氛，以情动人。如"谢谢大家给我一个站在这里演讲的机会"、"恳请各位评委及与会同志指教"，由这样礼节性的致辞导入正题。也可以开门见山，介绍自己的简历，并引出要竞聘的职位。开头应写得简明扼要，自然真切，干净利落，切忌刻意堆砌一些过分谦虚的话和套话，以免令人反感，影响演讲效果。

2. 主体　这部分是竞聘演讲稿的重点和核心，可围绕以下两方面来写：

（1）介绍竞聘者的基本条件和优势：可以从政治素质、管理能力、业务能力和工作态度几个角度来介绍，这部分要写得有针对性，针对竞聘的职位来介绍自己的相关情况，多用事实说话，让评委及听众从事实中自然而然得出结论。

（2）阐述对竞聘职位的认识，提出施政构想：这部分是竞聘演讲稿的重中之重，因为评委除了看竞聘人的基本素质条件之外，更关心的是竞聘人对该职位的认识和任职后的做法。因此，竞聘人应对竞聘职位有正确清醒的认识，尤其要鲜明突出地提出自己的施政目标和措施。这些内容要围绕听众对新岗位较为关注的热点、难点和重点问题，要明确具体，有可操作性，并且密切联系实际。

3. 结尾　结尾是主体内容的自然延伸，一般用以表明竞聘上岗的决心和信心、竞聘成败的态度以及向听众致谢等，以示郑重。结尾要写得简明扼要，自然贴切，意尽旨远。

（四）落款

署上竞聘人的姓名和竞聘日期，但在演讲时不必说出。

四、相关知识

（一）竞聘演讲稿的特点

1. 目标的明确性　竞聘演讲稿的写作目标只有一个，就是竞聘成功。写作时要明确这一目标，无论是主题的确立、材料的选择，还是结构的安排、语言的使用，都要始终围绕这一目标进行组织和处理，做到目标明确，话不离题。

2. 内容的竞争性　竞聘演讲的过程是听众在候选人之间进行比较、筛选的过程，也就是候选人之间就未来推行的施政构想和方案进行竞争的过程。因此这种内容的竞争性体现在一份讲稿是否有明确先进的施政目标、有深度有创意的施政构想、切实可行的施政措施，只有具备这些，才会在竞争中取胜。

3. 语言的口语性　竞聘演讲稿的写作目的是为了竞聘时的现场演讲而做准备，应选择短句子和通俗易懂的词语，体现语言表达口语性的特点，使评委和听众容易听明白演讲的内容。

（二）竞聘演讲稿写作注意事项

1. 有的放矢，明确具体　竞聘演讲稿是针对某一具体职位展开写作的，因此写作前要进行深入调研，从而发现问题，寻找对策，有的放矢地提出符合客观实际的施政构想。竞聘的目的、理由、条件、成功后要达到的工作目标及采取的各种措施，都必须写得明确具体、实在，切实可行。

2. 突出优势，把握好度　竞聘就是毛遂自荐，要勇于表现自己，在自身的特点和条件中找出那些具有优势的地方，把它们突出表现出来。但另一方面要注意把握好度，不可铺张，面面俱到，更不能为了自荐成功而说大话，说谎话。

3. 言辞得当，态度诚恳　竞聘演讲稿在语言表达上必须适合演讲的场合，符合竞聘人的身份，言辞要得当，态度要诚恳。要多用符合口语表达习惯和听觉习惯的句子，避免书面语过多的倾向。写作时还要注意不要哗众取宠，言之无物。

学习小结

一、学习内容

文种	主要内容	注意事项
求职信	标题：直接用文种标明 称谓：称谓是对用人单位的称呼，一种是用单位名称做称谓；另一种是用有关领导的泛称做称谓 正文：由开头、主体、结尾组成 祝颂语：表示礼貌的套语 落款：署名和日期。还要写明联系方式	树立对方意识 扬长避短，写出特色 表意恳切，行文简洁
个人简历	标题：由文种直接构成 正文：结构一般有文字式和表格式两种	真实准确 有的放矢 简明扼要
职业生涯规划书	标题：职业生涯规划书。前言：概括职业规划人的基本情况，规划的原因、依据、目的和方法等。正文：职业目标及分解、组合与实现目标的措施和行动组成，同时提出希望和要求。落款与日期	要量体裁衣；评估内外因素的影响；内容具体、条理清晰，逻辑性强

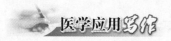

文种	主要内容	注意事项
述职报告	标题：文种式标题；文章式标题；由任职时间、职务和文种构成的标题三种。称谓：要根据会议性质及听众对象而定。正文：由引言、主体、结尾三部分组成	态度诚恳，语言得体实事求是，具体深刻抓住重点，突出个性分析材料，找出规律
竞聘演讲稿	标题：一是直接用文种名称作标题；二是由竞聘职务加文种构成；三是双标题 称谓：对评委和听众的称呼 正文：由开头、主体、结尾组成 落款：竞聘人的姓名和演讲日期	有的放矢，明确具体突出优势，把握好度言辞得当，态度诚恳

二、学习方法体会

本章的学习主要采用实例学习法。首先认真分析每一个实例，形成该文种的基本印象，再结合每个文种的写作理论和了解相关知识的基础上进行实训演练，从而提高写作水平。

目标检测

一、单项选择题

1. 求职信也叫自荐信，是求职者向有关单位推销自己，以获取某个职位的是（　　　）

A. 推荐信　　　　　　B. 书信　　　　　　C. 专用书信　　　　　　D. 求职信

2. 求职信一般由几个部分组成，其中提法不正确的是（　　　）

A. 标题　　　　　　　　　　　　　　B. 称谓

C. 正文祝颂语　　　　　　　　　　　D. 因为是个人推荐，故不存在落款问题

3. 简历写作注意事项，下列提法不正确的是（　　　）

A. 真实准确　　　　B. 有的放矢　　　　C. 表意恳切　　　　D. 简明扼要

4. 下列选项哪个不是职业生涯规划书写作的注意事项（　　　）

A. 要量体裁衣　　　　　　　　　　　B. 评估内外因素的影响

C. 内容具体、条理清晰，逻辑性强　　D. 真实准确，扬长避短

5. 下列选项哪个不是求职信写作的注意事项（　　　）

A. 树立对方意识　　　　　　　　　　B. 扬长避短，写出特色

C. 全面介绍，没有遗漏　　　　　　　D. 表意恳切，行文简洁

6. 竞聘演讲稿写作中要把重中之重放在（　　　）

A. 开头部分的渲染气氛，以情动人　　B. 简历部分的自然真切，干净利落

C. 介绍优势部分的真实性和针对性　　D. 施政构想部分的鲜明性和操作性

二、多项选择题

1. 求职信写作注意事项正确的是（　　　）

A. 树立对方意识　　　　　　　　　B. 扬长避短，写出特色

C. 针对性，自荐性　　　　　　　　D. 表意恳切，行文简洁

2. 下列选项哪些是简历写作中可忽略的（　　　）

A. 封面设计要精致漂亮

B. 突出介绍自己与所聘职位相匹配的专长、个性

C. 内容真实，表达简洁

D. 称谓和落款要写清楚

3. 职业生涯规划的原则包括（　　　）

A. 适度性原则　　　B. 挑战性原则　　　C. 可行性原则　　　D. 长期性原则

4. 述职报告的撰写要求包括（　　　）

A. 态度诚恳，语言得体　　　　　　B. 实事求是，具体深刻

C. 抓住重点，突出个性　　　　　　D. 分析材料，找出规律

5. 竞聘演讲稿的主体部分应围绕下列哪些选项来写（　　　）

A. 表明自己的决心和请求　　　　　B. 竞聘者的基本条件和优势

C. 对竞聘职位的认识和施政构想　　D. 对评委表示感谢

6. 竞聘演讲稿写作注意事项（　　　）

A. 有的放矢，明确具体　　　　　　B. 突出优势，把握好度

C. 言辞得当，态度诚恳　　　　　　D. 态度诚恳，语言得体

三、简答题

1. 求职信和简历分别有什么特点？

2. 竞聘演讲稿的写作重点是施政构想，如果你想竞选班长，请列出你的施政构想要点。

四、实例分析

指出下面这份求职信在写作中存在的问题。

××医院：

我的运气真好啊！就在我即将毕业之际，贵院住院大楼庆典并投入使用，首先我向贵院表示热烈的祝贺！

我是全国闻名的××卫生职业技术学院的应届毕业生。在校三年来，我德智体全面发展，各科成绩一贯优异，专业知识扎实，动手能力强，除了长期担任小组长外，还有多种特长和爱好：能讲善辩，能歌善舞，能写善画，各项球类都有一定的水平。大家都夸我是全才，当然我不能因此而骄傲，但是，实事求是地说，我还真有两下子：说、拉、弹、唱、打球、照相，样样精通。至于水平嘛，都称得上OK！

到贵院为病人服务是我梦寐以求的要求，我真希望美梦成真！企盼这一天的早日到来！

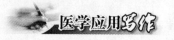

我有能力胜任各方面的工作。不知贵院能否答应，恳请立即回复为盼，以免误事。
顺致最崇高的敬意

求职人：×××

二〇一〇年三月四日

五、写作

如果你想勤工俭学，到某药店做药品促销员，请你写一封求职信和一份个人简历。

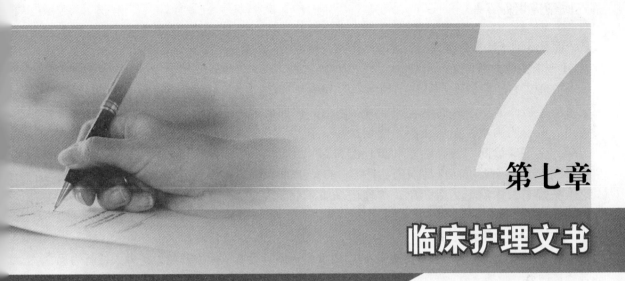

第七章

临床护理文书

第一节　临床护理文书概述

一、临床护理文书的含义及作用

临床护理文书是适应临床护理工作需要而产生的具有特定格式的应用文，是护士处理日常护理工作、传递信息、交流经验、协调工作、解决有关问题时所使用的一种应用文体。随着现代医学科学技术的不断发展和医学模式的转变，护理工作的范围也在逐步扩大，它已从简单的生活护理，扩展到治疗、康复、保健、咨询等诸方面。这就要求护理人员一方面要根据医生的诊断和治疗制订出相应的护理计划，并按照计划严格地观察病情，正确地做好护理记录和写好护理交班报告等；另一方面又要将积累的护理资料加以概括、提炼，进行护理科研，写出护理论文来指导临床护理工作。这样不仅可以提高护理工作质量，而且有助于提高护理人员的业务水平和科研能力。

（一）护理文书含义

护理文书是指护理人员在护理活动过程中形成的文字、符号、图表等资料的总称。它主要包括体温单、医嘱单、手术清点记录、护理记录单（含病重病危护理）、护理评估单、血糖监测单、血液透析治疗记录单，在患者出院后归档。它是护理工作的全面记录，是正确诊断、抉择治疗和护理的科学依据，体现着医院医疗、护理质量、管理水平和护士业务素质，也是临床、教学、科研的重要资料。根据《医疗事故处理条例》第十条规定，体温单、医嘱单、护理记录属于病人复印或复制资料的范围，因此具有法律效力。

（二）护理文书的作用

1. 护理文书是患者诊断、治疗、护理的重要依据　患者从入院开始，护理人员就为患者测量体温、脉搏、呼吸、血压等生命体征，观察病情，了解患者状况，并及时、准确地记录于护理文书上。特别是危重症患者及围手术期患者，更是需要严密观察，必要时几分钟就要测量生命体征，记录病情观察结果。再者护理文书中的医嘱、护理记录单等记录着护理人员在执行医嘱，完成各项抢救、治疗、护理措施的详细情况，是临床第一手观察资料，为医生诊断、抢救、治疗病人提供重要的决策依据，对顺利完成抢救、手术、治疗及早日康复具有重要的意义。

2. 护理文书是护患纠纷判定法律责任的重要佐证资料　《医疗事故处理条例》及《病历书写基本规范》明确了护理文书的法律地位。随着人们法律意识的提高，患者依照法律规定，衡量医疗护理行为和后果的意识不断增强，护理文书的法律敏感性显得尤其重要。因此，应将法律意识教育及政策法规性文件学习纳入护理工作及护理管理的始终，从而增强护理人员的职业法律意识，明确法律与护理工作的关系，提高护理文书书写中运用法律知识的能力，强化对患者负责和对护理人员负责，增强自我保护意识，使护理文书真正成为护理工作举证倒置的重要资料。

3. 护理文书是医疗文书的重要组成部分　护理文书是护理临床实践的原始记录文件，是具有科学价值的资料。其主要内容包括：交班报告、危重患者护理记录单、一般患者护理记录单、医嘱本、体温单、医嘱单、整体护理病历等，是医院分级管理护理文书书写合格率要求达标的表格。护理文书是由各班护理人员共同努力完成。因此护理文书不仅是医院病历的重要组成部分，也是医院医疗、护理、教学、科研、预防、保健及管理工作的重要档案资料。

4. 护理文书是护理质量的重要内容　护理文书反映医院的服务质量和技术水平，它既是医院管理的重要信息，又是考核护理人员的参考资料。护理文书是一项严谨而重要的工作，是护理人员根据医嘱和病情，对患者进行护理过程的客观记录，其质量的好坏不仅反映护理人员的实际工作能力、工作责任心，还反映护理管理的整体水平。护理文书中的各种表格书写质量，很大程度上反映了护理工作状况及护理质量，是医院分级管理质量评价指标的重要一项，因此，应高度重视提高护理文书的书写质量。

5. 护理文书是教学与科研的重要资料　护理文书准确、及时、全面记录了伤病发生、发展、转归的临床护理全过程，是护理学科理论、技术的具体转化和体现。通过护理文书的学习，可使书本的理论知识和具体实践紧密结合，巩固书本所学知识，故护理文书是护理教学的重要资料。护理文书还是护理科研取之不尽，用之不竭的宝库。通过护理文书的归纳、分析，总结出对某一伤病护理客观规律和成熟的经验，从而促进护理学科发展和护理水平的提高。

6. 医学统计的原始记录　病案资料是医学统计的原始记录，可提供防病治病和流行病学的调查。

二、护理文书书写的基本规则

1. 符合国务院颁布的《医疗事故处理条例》及卫生部下发的有关法律法规要求的原则。

2. 符合医疗护理常规、制度、职责和规范的原则。

3. 符合维护护患双方合法权益，防患医疗护理纠纷的原则。

4. 符合病人早诊断、早治疗、早康复的原则。

5. 符合客观、真实、准确、及时、完整地记录病人病情变化的原则。

6. 符合有利于提高护理质量的原则。

7. 符合为医疗、教学、科研提供可靠客观资料的原则。

8. 符合集科学性、规范性、技术性、实用性和可操作性为一体，体现现代护理专业特点和学科发展水平的原则。

9. 符合有利于科学、规范护理管理，预防护理差错事故及纠纷的原则。

10. 符合方便、快捷，提高工作效率的原则。

三、护理文书的特点与书写的基本要求

（一）护理文书的特点

1. 目的明确，实用性强　临床护理文书是进行医疗、护理工作的依据，是为了处理日常医疗、护理事务而撰写的，其目的明确，实用性强。一份护理计划，一个护理交班报告，一张体温记录单，都十分明确地传递着患者的信息，与医疗、康复等息息相关。

2. 资料丰富，格式固定　临床护理文书是临床医疗、护理、康复的真实记录，它资料丰富，形式多样，是进行科学研究与论文撰写不可缺少的基本资料。在长期的临床实践中，临床护理文书已经逐渐形成了较为固定的格式和惯用的符号。如体温单的填写与绘制、治疗单及出入液量单的书写与使用等，都有自己的固定格式和表达符号。这些固定格式和表达符号在相当的时间内是较为稳定的，也是医护人员必须遵守的。

（二）护理文书书写的基本要求

1. 护理文书是病历资料的组成部分，书写应当客观、真实、准确、及时、完整、规范签全名，盖章无效。内容应与其他病历资料有机结合，避免重复和矛盾。使用蓝黑墨水或碳素墨水。

2. 内容简明扼要，重点突出，表述准确，不主观臆断；文字工整，字迹清晰，表述准确，语句通顺，标点符号正确，书写者签全名。书写过程中出现错别字时，用原色双横线画在错字上，需修改的文字当时在双横线右侧连续书写，保留原记录清楚、可辨，之后修改的用红笔在双横线上方书写，并注明修改时间，然后更正后签全名。不得采用刮、粘、

涂等方法掩盖或去除原来的字迹。

3. 每种表格的楣栏内容应包括科室、床号、姓名、住院病历号。

4. 护理文书应按规定内容书写。实习生或试用期护理人员书写的护理文件，须经本医疗机构已执业注册的护理人员（带教老师）审阅，修改并签全名，用红笔加签全名并注明日期；进修护士由接受进修的医疗机构核定其执业资格后方可书写。

5. 护理文书书写应使用中文、通用的外文缩写和医学术语　无正式中文译名的症状、体征、疾病名称等可以使用外文。使用规定的点、线、圈。

6. 因抢救危重症病人未能及时书写记录时，当班护士应在抢救后 6 小时内及时据实补记，并加以注明。

7. 日期用公历，时间用北京时间，24 小时制记录。文书中使用的计量单位一律采用中华人民共和国法定计量单位。

8. 为保持医疗及护理记录的一致性，负责护士应与主管医生多沟通和交流，避免引起不必要的误会和纠纷。

第二节　护理文书的管理

护理文书是护理人员为病人实施护理服务活动过程中的真实记录，是护理质量的主要组成部分，也是判定法律责任及举证倒置的重要资料。因此加强护理文书管理具有十分重要的意义，是护理管理者的主要职责之一。

一、护理文书书写中存在的问题

1. 护医记录相矛盾　主要表现在同一时间内病程记录不相符。护理记录的所有内容均要与医生的记录相一致，不仅内容要相符，而且时间也应相同。有的表现为对危重病人意识障碍程度描述不相符，如在同一时间内护理记录病人意识呈"浅昏迷状态"，而医生记录为"意识模糊"。医生注明病人请假外出，护理记录单上仍有 2 小时 1 次的生命体征观测数据，主要是因为医生未及时停止医嘱，而护士虚填观测结果。抽查的死亡病历中也可见病人死亡时间医护记录不一致的情况，主要原因为医护沟通不够，对病情判断不一致。当这种护理记录出现在法律诉讼中时，就会使护理记录的可信度降低，破坏了护理记录的法律凭证作用，在医疗纠纷中会承担本不该承担的责任。

2. 护理记录不完整　一是存在护理记录内容不客观、不准确。主要见于抄写医生专科检查内容，主观地对病情进行分析，如"病人头痛剧烈，考虑与……有关，建议病人……"；对病情描述不准确，未使用可以量化的词句或数字，如"大便次数多，呕吐中等量的咖啡色液体，生命体征平稳"等，无准确的大小便次数、性状、呕吐量及生命体征测量数据的描述。二是护理记录内容过于简单，无连续性。护理记录书写存在最普遍的问题是内容过于简单，公式化，无动态的病情观察及处理过程的记录。有的护理记录内容围绕医嘱的落实，二级护理、三级护理病人除简单记录血压、脉搏外，常只有"未诉特殊不适，入睡好"等字句，忽视非操作性护理措施的记录，如心理护理、疾病知识宣教、化验检查阳性结果等内容，书写公式化，重点不突出。危重病人的护理缺乏连续性，对出现的病情变化有处理措施而无结果，如"病人呼吸困难，口唇发绀"，给予平喘、吸氧等措施后无继续观察呼吸改善、发绀减退等内容。如患者入院时评估"右臀部皮肤破损",后无采取何种护理措施,局部皮肤情况交接班等动态记录。

3. 护理记录缺失　主要表现在一是缺页少项,导致对患者治疗护理全过程记录不完整,这种情况多见转科期间,交接班不严格;二是护士执行了危重患者护理医嘱,但没有记载危重患者的记录。此外,少数是患者出院时,因质控人员整理病历不认真,导致遗失。

4. 及时性和准确性不够　及时性主要表现在执行医嘱时间不准确。如医嘱 15:30p.m. 静推西地兰 0.4mg,立即执行,而护理记录为 16:00p.m. 执行,如发生医疗纠纷可引申为护士没有及时给药,病情得不到控制而导致患者死亡。护理记录不准确,有时为护理级别未按医嘱执行,患者入院医嘱为"一级",而护理记录为"二级";其次是急诊手术患者入院后,无术前准备和进入手术室的时间记录;新入院患者时间、病情变化、抢救时间、死亡时间等与医生记录均有出入;另外就是护理记录有首页,当班护士不能及时评估,使一般护理记录不能按护理级别要求的频率及时记录,当护理人员发现一个微小的病情变化时,往往没有记录,有时只作为口头交班,易造成疏忽,以至于遗漏,导致医疗纠纷。

5. 客观性欠缺　护士在工作中大多数时间只兼顾到治疗性活动,与患者沟通交流少,忽视了患者的情绪与心理变化,甚至忽视阳性体征的表现。记录内容大多为生命体征与生理状况,不能客观反映患者住院情况、护理人员所做工作和观察到的内容在护理记录中难以体现。

有的护士对患者主诉治疗及客观资料描述不具体,缺乏量化指标的客观记录,记录中常使用"尚好"、"较差"、"一般"、"睡眠好"、"饮食好"等词汇。

6. 护理记录书写字迹潦草,随意涂改　由于护理工作的忙碌和琐碎,护理人员重做轻记,在书写护理记录时字迹潦草,容易出现错字和错句。有的护理人员为了片面追求护理记录的完整和整洁,一人笔迹重抄护理记录,并代签名。对错字处用刀片刮或随意涂改,使之不能辨认原先词句或数字,尤其是对一些关键词句或重要数字的涂改,给人的印象是企图改变或隐匿信息,如发生医疗事件争议,就存在举证不利的问题。破坏了护理记录的原始性和真实性。《病历书写基本规范(试行)》中规定病历书写过程中出现错字时,应当用双横线画在错字上,保留原记录清楚、可辨,并注明修改时间,修改人签名。不得采用刮、粘、涂等方法掩盖或去除原来的字迹。如护理记录的客观性和真实性受到质疑,必然会降低其法律效力。

二、护理文书的责任制管理

1. 按分工管理　护理文书分为医嘱记录单、体温单、一般患者护理记录单、危重患者护理记录单、病室交班报告、整体护理病历等。

根据护理人员的实际能力、知识水平、职称、工作年限进行分工,将护理文书记录落实到个人,每人每年负责一项,第二年初进行项目更换。工作满 5 年,具备护师以上职称,日常考评护理文书书写质量较高的护理人员,可主要负责病室交班报告、一般患者护理记录单、危重患者护理记录单、医嘱记录单、整体护理病历等文字书写类护理文书。工作 3~5 年的护士,护理文书书写质量较高的个人,可负责体温单等符号描画类护理文书

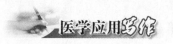

工作。

2. 按职责管理 护理人员应对护理文书负责，特别是护理文书病情描述不准确、记录不及时以及涂改等原因而引起的护理纠纷，或由于护理文书书写不合格使病区护理成绩受到影响者，均应由护理文书书写本人负责。应明确各项护理文书质量控制的职责，每项护理文书的质量控制员，或护师以上人员必须熟练掌握该项护理文书的书写要求及标准，并指导其他护理人员，积极采取各种质量控制措施，保证所负责的护理文书质量不断提高。

3. 按班次管理 护理文书是护理人员每班都要做的，人人都有责任的基础业务性工作，是护理人员处理日常工作、传递信息、交流经验、协调工作、解决有关问题、具有特定格式的应用文体。采取二级或三级管理后提高每位护士对表格质量把关的自觉性，如下一班为上一班查对，每日小查，每周大查，使护理文书管理形成一个较严密的质量控制系统，以保证其合格率达标。

三、护理文书的质量标准

护理文书的质量标准详见下表：

项目	合格率
体温单	≥95%
医嘱单	≥95%
护理记录单	≥95%
病室交班报告	≥95%
整体护理病历	≥90%

四、护理文书的质量监控

1. 实行二级或三级管理 首先组织护士长学习护理文书书写的标准及要求，举办护理文书书写骨干学习班，统一标准和要求，成立护理文书质量检查小组，每月对各病区护理文书进行检查督促，每季末组织检查评分，每次检查结果在护士长例会上进行公布反馈，以促进各病区护理文书质量的提高，推动全院护理文书质量达标。

其次，设有总护士长的医院由总护士长负责对所管科室护理文书实行质量监控。

第三，护士长对本病区护理文书进行质量管理，按照评分标准，组织科内护理人员学习。做到人人学标准、个个讲质量，使之熟练、准确地掌握绘制和书写。护士长每月对各班文书质量进行检查把关，及时纠正不足之处，确保护理文书质量。

2. 建立病区质量控制小组 在人员分工负责的基础上，以授权的方式，每一项护理文书设立一名质量控制员，所有质量控制员组成质量控制组，形成护士长－质量控制组－质量控制员－护士质量控制的系统，对护理文书进行全方位管理。

3. 抓好环节质量控制 建立护理文书检查记录本，内容包括：质量控制员随机检查、记录；质量控制员每周定期检查、记录；护士长每周抽查、记录等。建立归档病历护理文书检查本，由办公工作护士对每一份准备归档的护理文书认真检查并登记，统计护理文书的合格率，护士长随机抽查，做到不合格的护理文书不归档。

4. 及时准确地反馈信息 质量控制员要及时把护理文书质量检查的信息反馈给护理人员，督促其改正。此外，质量控制员或护士长每周要对所分管护理文书的质量控制情况进行总结，对于经常出错的问题，由质量控制小组进行集体分析，提出可行性的改进意见。

五、护理文书的培训管理

1. 加强学习，提高重要性的认识 护理文书是护理质量的重要组成部分，是为患者护理服务的真实记录，也是处理医疗纠纷、医疗保障等不可缺少的重要原始依据，具有民法、刑法等法律证据意义。由于护理文书具有严肃性、真实性和科学性，故在一定程度上护理文书的书写规范是履行法律义务而不是简单地完成任务。护理部或护士长应加强法律知识教育，引导临床护理人员学法、懂法、知法、依法行护，提高对护理文书书写重要性的认识。请医院法律顾问重点讲解护理文书中存在的相关法律性问题，并经常对护理人员进行考核，提高护理人员整体素质，保证护理记录质量，减少医疗纠纷的发生。克服护理文书书写缺陷，防止护理记录不规范，重做轻记等现象。定期组织护理人员学习护理文书内容，使每位护理人员都能按要求与标准撰写好护理文书。实行举证责任倒置后，提高护理人员严格遵守相关法律法规和各项规章制度意识。严格执行规章制度和护理技术操作规范，是防止护理纠纷的有效保障。

2. 落实规范，明确责任 按照《护理文书书写规范及管理规定》的要求，统一采用了新的一般护理记录单、危重病人护理记录单及手术护理记录单等表格，根据疾病严重程度、护理级别使用不同记录表格。严格按要求书写，规定最低记录频次等。要求所有护理记录必须由执业注册护士完成，做什么、记什么、谁执行、谁签名、谁负责。禁止伪造记录，代签名。如发现错字，应当用双横线画在错字上，在画线的错字或错句上方签全名，并应保持原记录清晰可辨，不得采用刮、粘、涂等方法掩盖或去除原来的字迹。如因抢救危重病人未能及时书写记录时当班护士应在抢救后6小时内据实补记，并加以注明。

3. 加强沟通，准确记录 医疗护理文书的不符主要是医护双方在收集病人资料过程中信息来源的误差而产生的。为了保持医疗护理记录的一致性，负责护士与主管医生应多沟通和交流。如仍有争议，可请上级医生和护士长一起组织业务查房和病历讨论，达成一致意见，避免医护记录相冲突。在书写护理记录时应尽可能使用客观、准确、可以量化的词句和数字，避免模棱两可的语言，保证护理记录的准确性。通过组织对护理观察内容和观察方法的学习，并进行护理程序、临床观察学习、疾病症状学等相关知识的培训，提高她们的专业技术水平，从根本上提高护理人员评估观察能力和记录水平，是保障护理文书书写质量的重要举措之一。

4. 加强检查评比，推动护理文书达标 可采用以下措施：一是把开展护理文书检查评比列为常规工作项目之一，不定期抽查，及时发现问题及时纠正；定期检查评比，促进护理文书达标不断提高。二是在全院病历检查评审中，将病历中的护理文书得分计入每份病历的总分中，直接与病历质量挂钩。三是经常举办护理表格展览评比与交流，组织护理人员参加学习，互相交流，统一格式和标准。四是可安排 1～2 名高年资护理人员固定在病案室专门负责病历中护理文书的终末质量控制。

5. 培养并提高护理管理者的证据意识　在严格要求护理人员严格执行规章制度和护理技术操作常规的同时，必须加强证据的收集和管理工作，创建服务的证据系统。如制定并出台统一的、细化的护理操作规程、质量标准、评价办法，规定一些关键操作要留有文字记录。对有创伤性的护理操作，不管病人是否选择做都要在相关记录上签名以示知情同意。在规定时间内开展与住院患者或家属的谈话活动，重要的告知和健康教育内容要在护理记录中体现等。护理过程本身就是一个寻找证据的过程，有了护理服务的证据系统，护理过程中形成的"证据"就能自动进入"系统"管理，护理人员就不会处于举证艰难的被动局面。

6. 妥善保管护理记录，严禁涂改　每种医疗文书都有可能是发生医疗裁决中的证据，因此护嘱记录单、护嘱本、交班报告等都应长期保存。《病历书写基本规范（试行）》中规定医疗机构应当严格病历管理，严禁任何人涂改病历。书写过程中出现错字时，应当用双横线画在错字上，保留原记录清楚、可辨，并注明修改时间，修改人签名。不得采用刮、粘、涂等方法掩盖或去除原来的字迹。

六、护理文书的风险规范管理

近年来，医疗纠纷的数量急剧增加，其范围的扩大超过了医护人员的思维及工作模式。医疗纠纷一旦告到法院，将直接追究医护当事人的责任。2002 年施行的《最高人民法院关于民事诉讼证据的若干规定》，明确规定医疗纠纷处理实行"举证责任倒置"，使得护理文书规范化直接影响护理工作质量和护理人员切身权益，故规范护理文书，预防医疗纠纷势在必行。

1. 护士自我保护意识与证据意识必须进一步加强　当前患者法律意识和自我保护意识日渐增强，在举证责任倒置的新形势下，护士应加强自我保护和证据意识。目前还有一些培养护理专业的院校教育和在职教育缺乏法律知识的教育，护士的法律意识和自我保护意识淡薄。长期以来护理传统也使得护士习惯处于医疗服务的主导地位，护士更多地考虑如何尽快地去解决影响病人健康的根本问题，而忽视潜在的法律问题，对一些可能引发的护理纠纷认识不足。在实际护理过程中忽略证据的收集和管理。

2. 护理工作的特殊性造成举证困难　护士经常单独值夜班，许多护理行为只有护士和患者两者参与，所有的谈话和操作不可能叫患者或家属及时地签字或知情，例如昏迷患者的护理。护理操作的许多环节不是在病房进行，也并无旁证，例如静脉输液的许多操作环节是在治疗室进行的。有些护理行为即使有了护理记录，患者也可不认可，例如患者的夜间巡视，床旁记录必然会影响患者休息，虽有巡视记录，但因为护理记录没在床旁公开，没有旁证患者也会不认可。由于护理职业的这些特殊性，所以出现这样的纠纷时，护方很难证明自己无过错。

3. 医学的复杂性、双重性、特殊性决定了护理职业具有高风险性　医学的复杂性、双重性、特殊性伴随着每一次护理行为而存在。医学科学技术含金量高，具有一定复杂性及风险性，临床上的因果关系很难一目了然。医学具有双重性，有治病的一面，也有致病的一面。医学的特殊性表现在其服务对象是患者，患者个体又存在差异。因此，护士在帮助患者恢复健康的同时，也可能造成患者的痛苦。有些护理操作如为昏迷患者吸痰，通过吸痰能保护呼吸通畅，防止窒息，但吸痰可能导致心跳、呼吸骤停。深静脉穿刺能给患者营养，减少患者痛苦，但可能出现意外和严重并发症。患者有知情权，但在履行让患者知情义务的同时，也有可能造成不良后果，而这些不良后果有时是预计不到的，医学的复杂性、双重性、特殊性决定了护理职业具有高风险性，有时风险和过失难以区分。因此，护士在护理工作中要严格执行职责、制度、常规，遵守各项规章制度，做好每一项操作，认真记录每一次护理文书，将风险降到最低限度。

七、护理文书的归档管理

卫生部、国家中医药管理局制定的《医疗机构病历管理规定》是护理文书管理的重要依据。护理文书的保存分为两大部分。体温单、医嘱单、护理记录单、手术护理记录单等护理文书是病历的组成部分，住院期间病历放在护士工作站保管，出院病历交病案室管理。另一部分病室交班报告可存在该科室的库房或资料室，保存时间一般为3～5年。

此外，对整体护理文书的保管，现卫生部及有关护理行政部门未做明确规定。但有的医疗单位规定，护理评估单及健康教育评价表可随病历归档。

第三节　护理文书的书写

一、体温记录单

（一）体温记录单书写内容

体温记录单为表格式，7天为一页，用于绘制患者体温、脉搏、呼吸的曲线，记录患者的生命体征及有关情况，内容包括患者姓名、科别、床号、入院日期、住院病历号（或病案号）、日期、住院、手术、分娩后天数；入院、出院、手术、分娩、死亡、转科、转院、体温、脉搏、呼吸、血压、出入量、大便次数、体重、页码等。分为楣栏、一般项目栏、生命体征绘制栏、特殊项目栏。

1. 楣栏、一般项目栏、特殊项目栏均使用蓝黑墨水、碳素墨水书写；药敏试验结果阳性和脉搏绘制用红笔；数字除特殊说明外，均使用阿拉伯数字表述，不书写计量单位。

2. 楣栏项目包括：姓名、科别、床号、入院日期、住院病历号，均使用正楷字体书写。

（二）体温记录单书写内容与要求

一般项目栏包括：日期、住院、手术、分娩后天数等。

1. 日期：住院日期首页第1日及跨年度第1日需填写年－月－日（如：2010-03-26）。每页体温单的第1日及跨月的第1日需填写月－日（如03-26），其余只填写日期，在一页中遇到新的月份需填写月－日。

2. 住院天数：自入院当日开始计数，直至出院。

3. ××后天数：自手术（分娩）次日开始计数，手术（分娩）当日为"0"，次日为手术（分娩）后第一天，连续书写10天，若在10天内进行第2次手术，则在"××后日数"栏内填写0/2，依此类推。

4. 体温、脉搏、呼吸描记栏：包括体温、脉搏及呼吸描记。

（1）体温：①40～42℃之间的记录：应当用黑色笔在40～42℃之间纵向填写患者入院、转入、手术、分娩、出院、转院、死亡等。除入院写具体时间，精确到分钟外，其余书写项目即可。如以上项目时间重叠，则先填写发生时间早的项目，然后在邻近相应时间格内填写其他项目内容。②体温符号：口温以蓝"●"表示，腋温以蓝"×"表示，肛温以蓝"⊙"表示。③每小格为0.2℃，按实际测量度数，用蓝色笔绘制于体温单35～42℃之间，相邻温度用蓝线相连。④体温不升时，可将"不升"二字写在35℃线以下。⑤物理降温30分钟后测量的体温，无论降低或升高，以红圈"○"表示，画在物理降温前温度的同一纵格内，以红虚线与降温前温度相连；体温未变者，则在原体温记录标记处加一小红圈。⑥新入院、手术（分娩）患者每天测体温两次（6Am、2pm），连续三天；一般患者每天2pm测体温、脉搏、呼吸一次；发热患者每天测体温三次，至平稳三天。⑦常规时间测体温后，突然发热的在相应栏内以蓝笔圆圈表示，并以蓝虚线与上次体温相连，但不连接下次体温。⑧患者因外出进行诊疗活动等原因未测常规体温的，应交下一班护士补测并记录。当日未补测体温，应据实在35℃以下纵向注明"外出"等，之间不连线。

（2）脉搏：①脉搏符号：以红点"●"表示，每小格为2次/分，相邻的脉搏以红实线相连。当出现脉搏短绌时，心率用红"○"表示，两次心率之间用红实线相连，短绌脉的脉搏和心率之间用红斜实线相连。脉搏超过150次/分，用红笔以数字纵向记录在相应时间格内。②脉搏与体温重叠时，先画体温符号，再用红色笔在体温符号外画"○"。

（3）呼吸：①所测的呼吸以蓝"○"表示，相邻呼吸以蓝线相连。②使用呼吸机患者的呼吸以R表示，在体温单相应时间内呼吸30次横线下顶格用蓝笔画R。③呼吸大于50次/分，或小于10次/分，用蓝笔纵向填相应数字，之间不连线。

呼吸与脉搏重叠时，呼吸圈在脉搏外。

5. 特殊项目栏包括：血压、入量、出量、大便、体重、药敏等需观察和记录的内容。

（1）血压：①记录频次：新入院患者当日应测量并记录血压，根据患者病情及医嘱测量并记录，如为下肢血压应当标注"L"。需每日2次以上测血压的，在护理记录单上记录。②记录方式：收缩压/舒张压（130/80）。③单位：毫米汞柱（mmHg）。

（2）入量：①记录频次：应当将24小时总入量记录在相应日期栏内，每24小时填写1次。②单位：毫升（ml）。

（3）出量：①记录频次：应当将24小时总出量记录在相应日期栏内，每24小时填写1次。②单位：毫升（ml）。

（4）大便：①记录频次：应当将前1日24小时大便次数记录在相应日期栏内，每24小时填写1次。②特殊情况：患者无大便，以"0"表示；灌肠后大便以"E"表示，分子记录大便次数，例：1/E 表示灌肠后大便 1 次；0/E 表示灌肠后无排便；1^1/E 表示自行排便 1 次及灌肠后排便 1 次；"※"表示大便失禁，"☆"表示人工肛门。③单位：次 / 日。

（5）体重：①记录频次：新入院患者当日应当测量体重并记录，根据患者病情及医嘱测量并记录。②特殊情况：如因病情限制或特殊原因不能测量者，在体重栏内可填上"卧床"、"平车"、"轮椅"等。③单位：公斤（kg）。

（6）空格栏：可作为需观察增加内容和项目，如药敏、皮肤、管路记录情况等。使用 HIS 系统等医院，可在系统中建立可供选择项，在相应空格栏中予以体现。

（三）体温记录单的格式（见书末彩色插页）

（四）质量考评

体温单书写质量考评内容

1. 体温单楣栏。填写齐全、准确。

2. 体温单顶栏。填写符合要求，有住院日数，有年、月、日。

3. 40 ~ 42℃之间填写内容齐全，正确无误。

4. 曲线绘制。点圆、线直、粗细均匀，次数符合要求。电子体温单绘制及时，与原始数据符合，满 7 天打印。

5. 呼吸记录符合要求。

6. 血压记录符合要求。

7. 大便记录。次数按要求记录，灌肠的大便次数（人工肛门、大便失禁）记录符合要求。

8. 体重记录符合要求。

9. 出入量记录。摄入液量和排出液量记录准确无误。

10. 术后天数记录准确无误。

11. 体温单页面清洁整齐、内容无涂改、无缺项（电子体温单要求相同）、填写项目齐全。

二、一般患者护理记录单

一般患者护理记录单是指护士遵医嘱和病情对住院患者从入院到出院期间病情变化、护理观察、各种护理措施等的客观动态记录。2010 年 3 月 1 日起施行的《病历书写基本规范》为切实节省护士时间，原则上取消一般患者即未报病危的一级护理、二级护理、三级护理患者的护理记录单。但是由于各个地区、各家医院情况不同，且不同患者的具体情况也不尽相同，例如突然发生病情变化的患者，手术后需记录生命体征、病情观察的患者等，其不属于危重患者护理记录为基础，结合临床护理实践中的实际情况，对原有的一般患者记录单进行了修改和简化。

（一）一般患者护理记录单书写内容

1. 楣栏内容　科别、姓名、床号、住院病历号（或病案号）、护理级别、记录日期和时间。

2. 项目内容　日期、时间、生命体征、基础护理、病情观察、护理措施及效果、护士签名等。

（二）一般患者护理记录单书写要求

1. 护士根据医嘱及护理级别于入院时建立患者护理记录单。

2. 用蓝黑墨水笔填写楣栏各项目，如遇转科、转床、更改护理级别时用箭头表示。

3. 准确记录日期和时间。

4. 记录生命体征：体温、脉搏、呼吸、血压等，均按护理级别要求进行记录。

（1）意识。根据患者实际意识状态选择填写：清醒、嗜睡、意识模糊、谵妄、昏睡、昏迷状态等。

（2）瞳孔。记录大小及反应。

（3）体温（℃）、脉搏（次/分）、呼吸（次/分）、血压（mmHg），直接在相应栏内填入测得数值，不需要填写数据单位。

5. 血氧饱和度。根据实际填写数值。

6. 吸氧。单位为升/分（L/min），可根据实际情况在相应栏内填入数值，不需要填写数据单位，并记录吸氧方式，如鼻导管、面罩等。

7. 出入量

（1）入量。单位为毫升（ml），入量项目包括：使用静脉输注的各种药物、口服的各种食物和饮料以及经鼻胃管、肠管输注的营养液等。

（2）出量。单位为毫升（ml），出量项目包括：尿、便、呕吐物、引流物、渗出物、穿刺液、引流液等，需要时写明颜色、性状。

（3）24小时总结时，仍在输液的，计算入量时应减去未输入的部分，并在总入量后面注明"余液××ml"；交班者已清空本班引流瓶（袋）的，及时记录，避免统计量的误差。

（4）每日记录12小时小结，24小时总结，统一用蓝黑笔书写。统计时间不足24小时的，按实际时间数记录，如"10小时总入量××ml"。

8. 皮肤情况。根据患者皮肤出现的异常情况选择填写，如压疮、出血点、破损、水肿等。

9. 病情观察及措施

（1）简要记录护士观察患者病情的动态变化情况，以及根据医嘱或者患者病情变化采取的措施。

（2）因抢救急危重患者未能及时书写护理记录的，护士可在抢救结束后6小时内据实补记，在"病情观察及措施"栏内顶格书写，书写前注明"抢救补记"；记录时间写补记的实际时间，具体到分钟。

10. 每次记录及巡视后签全名，若同一人同一班签名可首尾签全名，中间用箭头连接。

11. 医嘱改为"特别护理"或者"一级护理"的病危患者，护理记录应及时转记到"危重患者记录单上"；同时应在"患者护理记录单"的护理措施和病情记录栏内注明转单的原因，如遵医嘱改特级护理或一级护理病危。

12. 转单记录页码与原记录页码顺延，如在转换时现记录的记录单有空行的应在空行上写"以下空白"四字，再转下一张记录单，页码顺延。

13. 护理记录无论是日间或是夜间均使用蓝黑墨水笔书写。

（三）一般患者护理记录单格式

一般患者护理记录单通常有叙述式和表格式两种记录方式。

1. 叙述式　根据所记载的内容，按时间顺序记录。书写形式类似医师的病程记录。

一般患者护理记录单

科别＿＿＿＿＿　姓名＿＿＿＿＿　床号＿＿＿＿＿　住院号＿＿＿＿＿

2010/26/10　16：10

　　　　　　　　　　　　　　　　　　　　　　　　　护士签名：李倩

28/10　8：10

　　　　　　　　　　　　　　　　　　　　　　　　　护士签名：吴丽

4/11　8：00

　　　　　　　　　　　　　　　　　　　　　　　　　护士签名：刘艳

12/11　10：00

　　　　　　　　　　　　　　　　　　　　　　　　　护士签名：李倩

19/11　10：00

　　　　　　　　　　　　　　　　　　　　　　　　　护士签名：刘艳

24/11　10：00

　　　　　　　　　　　　　　　　　　　　　　　　　护士签名：吴丽

2. 表格式一般患者护理记录单　采用表格的形式记录日期和时间、生命体征、基础护理、病情观察、护理措施及效果。表格式直观明了、简便易行，既减轻了护士的工作量，又较好地反映了病情记录的完整性和连续性（见表7-1）。

（四）一般患者护理记录单书写质量考评

1. 根据护理级别要求，及时建立护理记录单。

2. 楣栏项目填写齐全、正确、无缺项，字迹清楚。

3. 日期和时间记录及时、准确、真实。

4. 病情巡视按要求记录，频次符合要求。

5. 生命体征、病情观察记录动态变化，描述准确，用医学专业术语。

6. 护理措施记录及时、准确。

7. 医嘱更改转单记录，符合要求、准确、页码正确。

8. 护理记录单页面清洁整齐，无错别字。

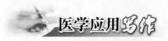

表7-1 一般患者护理记录单

科别_____ 姓名_____ 床号_____ 序号_____ 住院号_____

年	生命体征						基础护理措施										病情观察、护理措施及效果	护士签名
日/月 时间	体温(℃)	脉搏(次/分)	呼吸(次/分)	血压(mmHg)	神志	血氧饱和度(%)	口腔护理	雾化吸入	膀胱冲洗	会阴冲洗	吸氧吸痰	鼻饲导尿	体位	病情巡视	各类注射	AV置管护理		

神志：清醒√ 嗜睡/朦胧+ 浅昏迷++ 深昏迷+++ 病情巡视：患者在√ 患者不在×

9. 记录人签全名并清晰可认（见表 7-2）。

表 7-2 一般患者护理记录单书写质量考评表

科别： 考评人签字： 考评日期：

项目	内 容	分值	扣分	得分
楣栏 （10分）	根据护理级别要求，及时建立护理记录单	10		
记录内容 （60分）	1. 楣栏项目填写齐全、正确、无缺项，字迹清楚	5		
	2. 日期和时间记录及时、准确、真实	5		
	3. 病情巡视按要求记录，频次符合要求	15		
	4. 生命体征、病情观察记录动态变化，描述准确，用医学术语	20		
	5. 护理措施记录及时、准确	10		
	6. 医嘱更改转单记录，符合要求、准确、页码正确	5		
终末质量 （30分）	1. 护理记录单页面清洁整齐，无错别字	20		
	2. 记录人签全名并清晰可认	10		
合计 （100分）		100		

三、护理告知及知情同意书

《医疗事故处理条例》第十一条规定：在医疗活动中，医疗机构及其医务人员应当将患者的病情、医疗措施、医疗风险等如实告知患者，及时解答其咨询。随着我国医护人员及患者法律意识的增强，在进行各种护理活动和操作前告知患者及家属并取得其同意实属必要，这可有效地保护护患双方的合法权益。

（一）入院患者告知书

1. 入院患者告知书书写内容及要求

入院患者告知书是护理人员向新入院患者介绍病区工作人员、病区环境、住院制度等内容，并由患者或家属签字认可告知程序已履行的书面告知形式。

（1）入院患者告知应介绍病区工作人员，如科室主任、护士长、主管护师、责任护士、同室病友等。

（2）应告知病区环境、住院须知及规章制度。如病区环境、设施，作息时间，陪护探视制定，开水、饮食供应，呼叫系统的使用，病房管理要求，住院安全措施等。

（3）应告知治疗、护理、检查时间安排。如治疗、检查、查房、服药时间等。

（4）应告知患者享有的知情权。如对病情、检查、治疗、护理、医疗费等享有知

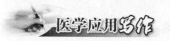

情权。

（5）应告知患者相关知识信息后及时让患者或家属在告知书上签名及日期，以确认告知过程已履行。

（6）急诊入院患者应以抢救为主，对家属或护送人员口头告知病情变化及治疗、护理等方面的情况，待病情平稳后，再补记告知相关内容。

2. 入院患者告知书格式

入院患者告知书

尊敬的＿＿＿＿＿＿病员：

您好！欢迎您来我院住院治疗，为了使你能得到及时满意的医疗服务，现将住院有关事宜告知如下：

一、你在 ×× 病区，科室主任是 ×××，你的主管护师是 ×××，病区的护士长是 ×××，你的责任护士是 ×××，我们科室电话是 0852—86523842。如果你有什么困难或需要，可以向我们反映，我们将尽力帮助你解决。

二、病区环境、住院须知及规章制度介绍

1.

2.

3.

4.

5.

……

三、治疗、护理、检查时间安排介绍

1.

2.

四、享有的知情权介绍

1.

2.

谢谢你的合作，祝你早日康复！如你已知晓以上告知内容，请你签名。

患者签名：   告知者签名：

家属签名：   家属与患者的关系：   签名时间：   年 月 日 时 分

签名时间：   年 月 日 时 分

（二）住院患者离院责任告知书

1. 住院患者自行离院责任书书写内容及要求

住院患者离院责任告知书是护理人员向住院患者告知不能擅自离院、擅自离院可能发生的后果及需要承担的责任等内容，并由患者或家属签字认可告知程序的书面告知形式。

（1）住院患者离院责任告知书应注明科室、床位、患者诊断，告知患者不能擅自离院的原因和重要性。

（2）应详细告知擅自离院可能发生的后果和严重性。

（3）应告知擅自离院需要承担的责任。

（4）应在告知患者相关知识信息后及时让患者或家属在告知书上签名及日期，以确认告知过程已履行。

2. 住院患者自行离院责任书格式

住院患者自行离院责任书

科别_____　姓名_____　床号_____　住院号_____　诊断_____

我于 2010 年 12 月 16 日入住消化内科 12 床，目前正处于住院治疗阶段，病情尚未稳定和康复。主管医、护人员已向我和我的亲属告知了医院有关住院患者应遵守的制度，强调了住院期间不能外出或外宿的原因，并向我们说明了擅自离院可能发生的后果，例如：

1. 医院外意外伤害；

2. 病情加重、恶化、严重并发症、感染、出血等；

3. 猝死；

4. 其他严重的不可预料的意外情况；

5. 医保病人因离院所造成的住院费用不报销等。

上述情况经本人及家属考虑后，愿意遵守医院规定，对自行离院可能发生的一切后果责任自负，与科室及医院无关。

患者签名：吴浩　　　　　联系电话：0791-38574687　　　　　告知者签名：柯敏丽
家属签名：吴天舒　家属与患者的关系：父子　签名时间：2010 年 12 月 16 日 16 时 20 分
签名时间：2010 年 12 月 16 日 16 时 20 分

（三）特殊护理操作知情同意书

1. 特殊护理操作知情同意书书写内容及要求

护理操作知情同意书是护理人员在为患者实施特殊、有创的护理操作前，以书面告知的形式向患者或家属说明操作的名称、目的、必要性、主要的操作程序步骤、操作中可能出现的风险、操作后的注意事项等内容，并由患者或家属签名认可后方可进行护理操作。

（1）护理操作知情同意书一般项目有：姓名、性别、年龄、科室、床号、ID 号、住院号，应填写完整，不得有漏项。

（2）正文为知情同意内容，包括护理操作名称、目的、操作中可能出现的不适、创伤性、应承担的风险及操作后的注意事项。

（3）签字内容包括护患双方签名、日期必须具体到年月日时分。护方由告知护士签名；患方签名应由患者本人签署，如患者不具备完全民事行为能力，应由其法定代理人签署。如患者因病无法签字时，应由其近亲属签名。

近亲属（及顺序）是指配偶、父母、子女、兄弟姐妹，祖父母、外祖父母，孙子女、外孙子女。近亲属知情同意时必须是完全民事行为能力人。为抢救患者，在其法定代理人或被授权人或近亲属或关系人无法及时到场签字的情况下，可由医疗机构负责人或者授权的负责人签字。常见有以下几种情形：①患者病情危重，意识丧失，急需抢救，无法与其代理人或近亲属、关系人联系；②患者病情危重，意识清醒，可与其代理人或近亲属、关

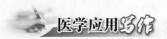

系人联系，但不能及时赶到医院签字；③意识丧失，虽无生命危险，但病情不能拖延，无法与其代理人或近亲属、关系人联系。如与亲属意见不一致，应首先尊重本人的意见。如因实施保护性医疗措施不宜向患者说明情况的，应由患者近亲属或者法定代理人或关系人签署并应及时说明。

2. 特殊护理操作知情同意书格式（见表7-3）

表7-3　特殊护理操作知情同意书

科别：肿瘤	姓名：吴庞	年龄：52 岁	床号：10	住院号：2636

临床诊断：鼻咽癌

护理操作项目名称：PICC 置管术

护理操作的目的：

1. 用于为患者吴庞提供中期至长期的静脉输液，可减少病人重复静脉穿刺的痛苦。

2. PICC 置管末端位于中心静脉，血管粗，血流量大，输入高渗性或刺激性药物时，浓度可迅速降低，保护外周血管不受损害，减少病人化疗药物渗出所致的静脉炎。

护理操作过程中可能出现的情况：

1. 穿刺失败；

2. 静脉炎；

3. 空气栓塞；

4. 感染；

5. 出血或血肿；

6. 心律失常；

7. 导管异位；

8. 导管阻塞或折断。

尽管护理操作人员严格遵守护理服务职业道德、医疗护理工作及操作常规，并及时采取了必要的预防和救治措施。但在进行 PICC 置管术过程中仍有可能会发生上述意外，给病人造成不同程度的人身损害和经济损失。病人或家属对知情同意书中的内容已经充分理解并同意使用。双方签名为证。

患者签名：吴庞　　　　　　　联系电话：0692-8574687　　　　　告知者签名：章丽丽

家属签名：李艾　　　家属与患者的关系：夫妻　　　签名时间：2010 年 10 月 16 日 16 时 20 分

签名时间：2010 年 10 月 16 日 16 时 46 分

四、病重（病危）患者护理记录书写要求及格式

病重（病危）患者护理记录是指护士根据医嘱和病情对病重（病危）患者住院期间护理过程的客观记录。

（一）病重（病危）患者护理记录书写内容

1. 记录对象　特级护理、一级护理报病危患者，需记录出入量，观察瞳孔患者。

2. 记录内容

（1）楣栏内容包括：科别、姓名、床号、住院号、护理级别。

（2）项目内容包括：日期、时间、生命体征、出入液量、基础护理、病情观察、护理措施及效果、护士签名等。

（二）病重（病危）患者护理记录书写要求

1. 用蓝黑笔填写楣栏各空白项目，不得有空项、漏项。如遇转科、转床、更改护理级别时用箭头表示。

2. 护理记录应当客观、真实、准确、及时、完整　使用规范医学术语，避免使用自编缩略语。通用的外文缩写和无正式中文译名的症状、体征、疾病名称等可以使用外文。护理记录无论是日间或是夜间均应当使用蓝黑墨水笔书写。

3. 时间记录　为"　　年　月　日"，具体到分钟。

4. 生命体征记录　根据医嘱要求准确填写，体温单位为"℃"，脉搏单位为次/分，呼吸单位为次/分，血压单位为 mmHg，血氧饱和度单位为%。神志记录为清醒、嗜睡、意识模糊、浅昏迷、深昏迷等。瞳孔的观察包括大小和对光反射，大小用数字记录，单位为"mm"；对光反射用符号记录，灵敏用"+"，迟钝用"±"，消失用"-"表示，记录于瞳孔标识的正下方。

5. 出入量记录　入量包括输液、输血、鼻饲、口服饮食含水量及饮水量等，如为输液应注明液体加入药物后的总量；出量包括大小便、呕吐量、出血量、各种引流液量、痰量等，同时应观察其颜色及性状并记录于病情栏内。

6. 基础护理措施记录　根据医嘱按时完成记录，在其相应栏目下打"√"。卧位可填写左侧、右侧、平卧、半卧、俯卧等。病情巡视按护理级别的要求进行。

7. 病情观察、护理措施及效果记录　要求重点记录患者病情的客观动态变化、护理措施及实施效果，如主诉、生命体征变化、皮肤、饮食、排泄、用药反应等异常情况。该栏内的所有记录，首行空两格。

8. 首页记录　新入、危重、抢救、手术、分娩后患者在首页开始时，应简述病情或手术情况、经过的处置及效果。

9. 患者接受特殊检查、治疗、用药、手术前后有相应内容记录。

10. 记录应体现专科护理特点　如外科手术患者的麻醉方式、手术名称、术中简况、患者返回病室时间、手术病情、伤口情况、引流情况等，或内科呼吸衰竭、心力衰竭者入本监护室的原因。

11. 皮肤记录　可用完好、破损、压疮等，后两项应在护理措施栏内记录部位、范围、深度、局部处理及效果。

12. 患者病情、生命体征、出入液量、用药、治疗效果、病情变化与护理措施及护理评价，应记录完整、及时、准确，并签全名。同一人同一班次签名可在收尾签全名，中间用箭头连接。

13. 特护、危重病人每班有病情小结并签班次及全名，签班次的顺序为 日班－晚班－夜班。格式为：病情小结完后另起一行空两格签班次，护士签名签在"护士签名"栏内。

14. 液体出入总量 应于下午19：00做12小时小结，在其格子上下用红笔各画一横线；至次晨7：00做24小时总结，在其格子上下用红笔各画一横线。根据病情需要如需进行分类小结的要先做分类小结，后总结。

15. 如新入院或手术后患者需要记录出入量，但记录的出入量时间不足12小时或24小时，在出入量记录单上实时记录其出入量。

16. 因故停止或更换液体时，护士应在记录入量栏内注明丢失弃量，在其数量前加"－"号表示，如"－100ml"，并在病情观察栏内说明原因。

17. 危重病人的抢救记录应与医生协调一致，记录及时、准确、客观、真实。

18. 实习护士、试用期护士、进修护士等非本机构注册护理人员不具备记录资格。

（三）质量考评

1. 楣栏和底栏 楣栏项目填写齐全、正确，无空白、漏项，用蓝黑笔填写，不得涂改。底栏页码不出现错误。

2. 护理记录内容

（1）时间记录具体到小时、分钟。记录时间真实，符合逻辑，不涂改。

（2）遵医嘱或病情变化，及时观察、准确记录生命体征。

（3）准确记录出入量。

（4）准确记录各种引流液的色、质、量和管道通畅情况。

（5）根据医嘱要求按时完成各项基础护理措施，频次符合要求。

（6）病情变化及时记录、护理措施及效果与实际相符，记录内容客观，无主观臆断语言。

（7）护理记录内容能体现相应专科的特点和重点，正确运用医学术语。

（8）护理记录内容客观，无主观臆断语言。签署全名，清晰可辨。

（9）抢救记录补记应在抢救结束后6小时内据实补记，注明补记时间并签名。

（10）护理记录无论日间或是夜间均应当使用蓝黑笔书写。

3. 书写质量

（1）文字工整，字迹清晰，页面整洁，表述准确，语句通顺，标点正确。

（2）护理记录单内容无涂改（见表7-4）。

表 7-4　危重病人护理记录单书写质量考评表

科别：　　　　　　　　　　考评人签名：　　　　　　　　　　考评日期：

项目	内　容	分值	扣分	得分
楣栏 （10分）	1. 用蓝黑笔填写楣栏，无涂改	4		
	2. 楣栏项目填写齐全、正确，无空白、漏项	6		
护理记录 （75分）	1. 时间记录具体到小时、分钟。记录时间真实，符合逻辑，不涂改	5		
	2. 遵医嘱或病情变化，及时观察、准确记录生命体征	10		
	3. 准确记录出入量	5		
	4. 准确记录各种引流液的色、质、量和管道通畅情况	5		
	5. 根据医嘱要求按时完成各项基础护理措施，频次符合要求	10		
	6. 病情变化及时记录、护理措施及效果与实际相符，记录内容客观，无主观臆断语言	10		
	7. 护理记录内容能体现相应专科的特点和重点，正确运用医学术语	10		
	8. 护理记录内容客观，无主观臆断语言。签署全名，清晰可辨	8		
	9. 抢救记录补记应在抢救结束后 6 小时内据实补记，注明补记时间并签名	7		
	10. 护理记录无论日间或是夜间均应当使用蓝黑笔书写	5		
底栏 （5分）	护理记录单页面清洁整齐，无错别字	5		
书写质量 （10分）	1. 文字工整，字迹清晰，页面整洁，表述准确，语句通顺，标点正确	5		
	2. 护理记录单内容无涂改，改错字画双线，将正确写在上方	5		
合计 （100分）		100		

（四）病重（病危）患者护理记录格式（见表 7-5）

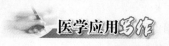

× × 医院

表7-5 危重患者护理记录单

科别：＿＿＿＿ 姓名：＿＿＿＿ 性别：＿＿＿＿ 年龄：＿＿＿＿ 床号：＿＿＿＿ 住院号：＿＿＿＿ ID 号：＿＿＿＿

护理级别：＿＿＿＿ 日期：＿＿＿＿

年	时间	生命体征						瞳孔				入量		出量		基础护理措施											病情观察护理措施及效果	护士签名
		体温（℃）	脉搏（次/分）	呼吸（次/分）	血压（mmHg）	血氧饱和度（%）	神志	大小（mm）		反应		名称或用法	量（ml）	名称	量（ml）	口腔护理	雾化吸入	膀胱冲洗	会阴擦洗	吸痰	吸氧	鼻饲	导尿	体位	病情巡视	AV置管护理		
日/月								左	右	左	右																		

神志：清醒 √ 嗜睡 △ 意志模糊 + 浅昏迷 ++ 深昏迷 +++ 瞳孔对光反射：灵敏 + 迟钝 ± 消失 –

五、手术护理记录单

（一）手术护理记录单

手术护理记录单是指巡回护士对患者术中护理情况及所用器械、敷料的记录。应当在手术结束后即时完成。

1. 手术护理记录单书写内容及要求

（1）书写内容 手术护理记录单应另页书写，内容包括一般项目、术前准备、术中护理、术后病人交接、所用器械和即时完成。

（2）书写要求

①记录书写内容必须真实及明确，记录逐项填写。

②与麻醉记录重叠的内容均以麻醉记录为据，如脉搏、呼吸、血压、尿量、出血量、输液量、输血量等，不在护理记录中重复。局部麻醉的患者由巡回护士记录麻醉记录单。

③物品的清点由巡回护士和器械护士在手术前，关闭体腔及深部切口前、后和手术结束后4小时清点并记录。对术中用于止血等填塞的纱布、纱条等物品进行清点，记录填塞数量、部位，并让手术医师签名。

④使用止血带时，应注明使用部位、压力，开始时间及结束时间。

⑤对术中病情出现变化者，在备注栏内进行简明扼要的说明。

⑥手术结束后，巡回护士及时将手术护理记录单归入患者住院病历中，与病房护士交接并签名，同时将患者带入手术室的物品与家属交接清楚并签名。

2. 手术护理记录单格式（表7-6）

表7-6 手术护理记录单

ID _____
住院号 _____

一般项目	科别_____ 姓名_____ 性别___ 年龄___ 床号___ 血型___ 术前诊断_____ 手术名称_____ 手术日期_____ 麻醉方式_____
术前准备	注意事项：禁食□ 禁水□ 避免携带钱及贵重物品入室□ 衣着：病号服□ 患者本人衣服□ 鞋□ 皮肤准备：清洁□ 不清洁□ 完整□ 不完整□ 管道固定通畅：胃管□ 尿管□ 引流管□ 中心静脉管□ 带入资料：X片□ CT片□ MRI片□ 其他： 病房护士签名：_____ 接病人护士签名：_____

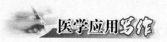

术中护理	体位：仰卧□ 侧卧□ 俯卧□ 截石位□ 折刀位□
	电凝系统：电刀□ 氩气刀□ 超声刀□ 双极电凝□
	导尿：□时间_____ 插胃管：□时间_____
	上止血带：□充、放气时间_____ 压力_____ kPa
	静脉穿刺：颈内静脉□ 锁骨下静脉□ 股静脉□ 上肢：左□、右□ 下肢：左□、右□
	术中填塞物_____ 填塞部位_____ 数量_____ 医师签名：_____
	引流管：腹腔引流管□ 胸腔引流管□ 橡胶管□ 负压球□ 潘氏引流管□
	手术物品灭菌效果： 器械：合格□ 不合格□ 敷料：合格□ 不合格□
	手术医师： 麻醉医师：_____ 洗手护士：_____ 巡回护士：_____
术后病人交接	输液情况：正常□ 外渗□ 红肿□
	病人精神状态：清醒□ 模糊□ 带气管插管回病房□
	导管情况：固定通畅□ 松脱□ 打折□ 堵塞□
	带（库血、自体血）回病房：□ 血型____ 血量____（病房核对者_____）
	物品送回：衣物□ X片□ CT片□ MRI片□（家属签名：_____）
	病房护士签名：_____
	接病人护士签名：_____

3. 手术护理记录书写质量考评

（1）记录单楣栏填写齐全、准确。

（2）术前病人准备情况认真查对，准确填写。

（3）术中手术体位填写正确无误。

（4）术中电灼器使用种类填写正确。

（5）导尿、插胃管各项填写完整。

（6）止血带压力、时间填写准确无误、完整。

（7）静脉穿刺位置记录准确无误。

（8）术中填塞物各项记录完整、准确，有医师签名。

（9）引流管、手术物品灭菌效果填写符合要求。

（10）手术物品清单填写正确无误，前后数字一致。

（11）手术后病人交接，各项记录完整。

（12）记录单页面整洁、内容无涂改、无缺项漏项，填写项目齐全（见表7-7）。

表 7-7　手术护理记录单书写质量考评表

科别：　　　　　　　　考评人签名：　　　　　　　　考评日期：

项目	内　容	分值	扣分	得分
楣栏（5分）	记录单楣栏填写齐全、准确	5		
环节质量（90分）	1. 术前病人准备情况认真查对，准确填写	10		
	2. 术中手术体位填写正确无误	5		
	3. 术中电灼器使用种类填写正确	2.5		
	4. 导尿、插胃管各项填写完整	2.5		
	5. 止血带压力、时间填写准确无误、完整	10		
	6. 静脉穿刺位置记录准确无误	5		
	7. 术中填塞物各项记录完整、准确，有医师签名	10		
	8. 引流管、手术物品灭菌效果填写符合要求	5		
	9. 手术物品清单填写正确无误，前后数字一致	30		
	10. 手术后病人交接，各项记录完整	10		
质量（5分）	记录单页面整洁、内容无涂改、无缺项漏项，填写项目齐全	5		
合计（100）		100		

（二）术前访视记录单

手术前一日到病房对病人进行访视，了解其病情、各种检查结果及告知手术的相关内容。通过访视、沟通与病人建立良好关系，消除病人的疑惑和不安，使病人在最佳状态下配合手术。

1. 术前访视记录单书写内容及要求

（1）认真对病人进行访视。

①查阅病历，采集信息。

②看望病人，自我介绍，说明来意，进行护理评估。

③根据获取的信息认真填写术前访视记录单，并将术前病人访视单 1 夹入病历内；将术前病人访视记录单 2 交给病人，请病人仔细阅读。

④与病人沟通，询问病人是否已理解术前病人访视记录单 2 内容，有无其他要求。对病人提出不便回答的问题，应巧妙回避，不能随口乱讲，以免引起不良后果。沟通时多运用保护性语言和安慰性语言。

⑤向手术医师了解有无特殊要求。

（2）认真填写访视单 1、2 的各个项目，不得有漏项及随意涂改。

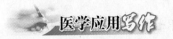

2. 术前访视记录单格式 术前病人访视单1、2格式分别见表7-8、7-9。

表7-8 术前病人访视单1

科别_____ 床号____ 姓名_____ 性别___ 年龄___ 住院号_____ ID 号_____

血型_____ 体重_____ 药物过敏史_____

手术前诊断_____

拟手术名称_____

1. 神志：□清醒 □意识模糊 □嗜睡 □浅昏迷 □深昏迷

2. 全身皮肤情况： □正常 □不正常

3. 肢体活动情况： □正常 □受限

4. 患者对手术态度： □紧张 □迫切 □犹豫 □医院决定

5. 身体状况： □健康 □一般 □虚弱 □极度虚弱

6. 静脉穿刺区皮肤及血管情况：

□清洁 □不清洁 □充盈 □较硬 □触不到

表7-9 术前病人访视记录单2

尊敬的_____病员：

您好！在你即将进行手术之前，手术室全体工作人员向你及你的家属致以真诚的祝福！我们将努力为你提供一个安全、舒适的环境。在术前访视时将手术前、手术中、手术后相关事宜告知如下，希望能得到你密切的配合，以保证手术的顺利进行。

一、手术前准备

1. 手术前一日请沐浴更衣，保持皮肤清洁，减少感染发生的机会。

2. 成人病员于手术前12小时禁食，8小时禁水；婴幼儿及特殊情况病员请听从医师指导。

3. 为了你的安全，请取下你的假牙、假发、发卡、眼镜、耳环、戒指、手表等物品。

4. 术晨请做好个人卫生（洗脸、刷牙、梳头）；为便于术中观察病情，请勿擦唇膏和指甲油。

5. 你的手术安排在　年　月　日的第　台。第一台手术病人请于术晨7：00前排尽大、小便（留置尿管病人除外），并在病房等候，我科有专人接你到手术室。如你不是第一台手术病人，也请你在病房耐心等候，不要离开病房，到时会有专人接你到手术室。由于各种原因，手术顺序可能发生调整，希望你能理解。

6. 请你贴身穿好病号服，如怕冷，请你将宽松的开衫衣服穿在外面，以便于术前术后的穿脱。

7. 请不要将贵重物品及现金带入手术室。

8. 请准备好你的X线片等，以便带入手术室。

二、手术中情况

1. 进入手术室后，我们将再次核查你的相关信息。

2. 我们将为你进行常规的手术准备，如有不适，请告诉我们。

3. 为防止坠床，将进行适当的肢体约束。

4. 留置导尿：根据手术需要而定。

5. 输液：通常选择静脉留置针。

6. 麻醉医师会有序进行麻醉前准备：胸部粘贴电极片；手臂上捆扎测血压的袖带；手指上戴血氧饱和度仪的探头。

7. 为保证手术安全的需要，通常作中心静脉穿刺和动脉穿刺。

8. 根据手术和麻醉的需要，我们会帮助你摆放不同的体位。

三、手术后注意事项

1. 手术结束后，为保证安全，将送你到我科术后复苏室，待生命体征的各项指标恢复较好后，我们会护送你回到病房。

2. 你带入手术室的物品将随你一道返回病房（衣物、摄片等），请注意查收。

3. 回到病房如有不适或问题，请与病房医师、护士联系，如需要我科解决，他们会与我科联系。

如你已知晓以上告知内容，请你签名。谢谢你的合作！

患者签名：   告知者签名：

家属签名：   家属与患者的关系：   签名时间： 年 月 日 时 分

签名时间：   年 月 日 时 分

六、手术护理清点记录书写要求及格式

（一）手术护理清点记录书写要求

内容包括患者科别、床号、姓名、性别、年龄、住院病历号（或病案号）、手术日期、手术名称、术中所用各种器械和敷料数量的清点核对、手术器械护士和巡回护士签名等。手术清点记录应当在手术结束后即时完成，由手术器械护士或手术医师和巡回护士签名。

1. 表格内的器械、敷料等清点数必须用数字说明，不得用"√"表示。清点数目必须清晰，不得漏项，不得采用刮、粘、涂等方法涂改。不能涵盖的重要内容记录在"备注"栏内。不能涵盖的手术器械，医院可根据实际设定器械名称。

2. 手术器械、敷料应在手术开始前、手术结束关闭体腔及皮肤缝合前、后分别清点核对一次，由巡回护士据实用阿拉伯数字填写在相应栏内，每一栏均顶格填写。

3. 手术中多次追加的器械、敷料数用阿拉伯数字以"+"号相连；清点核对由巡回护士和手术器械护士或手术医师各自签名。未使用的手术器械画"/"。

4. 手术结束未缝合体腔或皮肤前，发现器械、敷料数量与实际使用量不符，护士应及时告知手术医师共同查找，查找结果应记录在备注栏内，参加查找的医师、护士各自签名。

5. 眼、五官、体表浅手术和一些不可能遗留器械在内的手术，器械不清点，但手术中所用的针线、脑棉、敷料等物品必须核对清点，据实记录。记录中的器械名称，可根据专科特点列入。

6. "备注与内植入物条形码粘贴处"包括条形码粘贴与其他需要说明的事项，如无粘贴胶带，应该将植入的产品名称、型号、批号号码、厂家等详细内容转抄在该栏内，以便核查。

（二）手术护理清点记录格式（见表7-10）

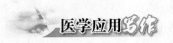

×× 医院

表7-10　手术清点记录单

手术间_____　科室_____　床号_____　姓名_____　性别_____　住院号_____

手术日期_____　入室时间_____　出室时间_____　年龄_____　术前诊断_____

手术名称_____　　　　　　　　　　　　　　药物过敏史：无　有_____

无菌包监测：合格（指示卡贴于后面）

品名	术前清点	术前核对	术后核对	品名	术前清点	术前核对	术后核对
纱布				棉片			
纱垫				纱球			
缝针				寸带			
棉签				棉球			

器械名称	术前清点	术前核对	术后核对	器械名称	术前清点	术前核对	术后核对	器械名称	术前清点	术前核对	术后核对
大弯血管钳				电刀头				组织取样钳			
中弯血管钳				取石钳				特殊器械			
小弯血管钳				胆道探子				线轴			
大直血管钳				肠钳							
中直血管钳				肾蒂钳							
小直血管钳				心耳钳							
弯蚊血管钳				脚叶钳							
直蚊血管钳				开胸钳							

续表

艾利斯钳		咬骨钳						
巾钳		关胸器						
持针器		肋骨剥离器						
卵圆钳		扁桃体钳						
刀柄		阻断钳						
组织剪		血管夹						
线剪		脊柱牵开器						
压肠板		骨刀						
直角钳		骨凿						
平镊		骨膜剥离器						
牙镊		剥离器						
拉钩		髓核钳						

备注及内植入物条形码粘贴处：

器械护士签名：　　　　　　　　　　　　　　巡回护士签名：

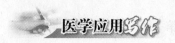

七、护嘱记录单

护嘱记录单是客观记录护士进行的护理活动和护理措施，真实地反映护理人员实施护理工作的全过程，是实施质量控制的书面资料。护嘱由护士长、责任组长或具有护师以上职称的护士下达，办公护士转抄于护嘱记录单上，由责任护士负责执行。

（一）护嘱记录单书写内容及要求

1. 长期护嘱　是指有效期在 24 小时以上并需反复执行的定期护嘱，在注明停止时间后失效。

2. 临时护嘱　是指有效期在 24 小时以内、一次完成的护嘱。

3. 转抄或停止及时、完整、准确无误、书面整洁、字迹工整，护士长或责任组长查对后执行。

（二）护嘱记录单格式（见表 7-11）

表 7-11　护嘱记录单

科别_____　　姓名_____　　床号_____　　住院号_____

长期护嘱								临时护嘱		
起始			内容	停止			日期		内容	执行时间
月	日	时间		月	日	时间	月	日		

续表

长期护嘱				停止			临时护嘱			
起始			内容				日期		内容	执行时间
月	日	时间		月	日	时间	月	日		

第四节　整体护理病历

整体护理病历是医疗护理文件的重要组成部分。它是护理人员对患者实施身心整体护理的全部记录和总结，是衡量护理质量的重要标志，同时也是临床教学、科研工作不可缺少的重要资料。整体护理病历主要包括入院病人护理评估单、护理计划单、健康教育评估单、护理查房记录单、护嘱记录单、住院病人护理评价单及出院指导单等。

一、入院患者护理评估单

入院患者护理评估单记录新入院患者在生理、心理、社会等方面的基本情况，为确定护理诊断、拟定护理计划、制定护理措施等奠定基础。

1. 入院患者护理评估单书写内容

（1）一般资料：包括一般项目、入院方式、入院诊断、既往史、家族史、传染病史、用药史等。

（2）护理体验：包括生命体征、意识状态、活动、语言、体位、听力、视力、营养等。

（3）生活状况：包括饮食、睡眠、排泄、烟酒嗜好、药物依赖、自理能力等。

（4）心理社会评估：包括情绪、住院态度、宗教信仰等。

（5）教育需求评估：包括学习能力、学习愿望、学习经历等。

（6）阳性资料描述。

（7）专科体征。

（8）评价日期及评价者签名。

2. 入院患者护理评估单书写要求

（1）入院患者护理评估应由当班护士本班内完成：遇急症手术、抢救等特殊情况不能及时评估时，在患者入院后 24 小时内完成。

（2）入院患者护理评估填写要求无漏项，评估后应在所选项目后的横线内打"√"表示。

（3）有既往病史者，应询问过去所患疾病的医疗诊断名称：有家族史者，应询问清楚家族遗传疾病的诊断名称。有异常者或障碍者，应有个体描述。

（4）饮食异常者，应注明糖尿病饮食、低盐低脂肪饮食等：有特殊嗜好者应注明，如喜酸、喜辣。有药物依赖，应详细写明药名，剂量。

（5）有宗教信仰，请注明宗教名称。

（6）放置有引流管，应注明管道名称、部位、畅通情况。

（7）皮肤有破损或褥疮时，应注明部位和详细情况。

（8）专科体征请简明扼要地描述。

（9）有阳性资料者，应详细描述阳性资料。

3. 入院患者护理评估单格式

患者入院护理评估单

姓名_____　　性别：□男□女　年龄_____岁　科室_____　　床号_____

住院病号_____　民族___　职业_____　　文化程度_____

入院诊断_____

入院日期、时间_____患者入院方式：□步行　□扶行　□轮椅　□平车　□救护车

入院主诉_____

体温___℃　脉搏___次/分　呼吸___次/分　血压_____mmHg　体重___Kg　身高___m

意识：□清醒　□嗜睡　□意识模糊　□昏睡　□昏迷

面部表情：□正常　□淡漠　□痛苦面容　□慢性病面容

精神状态：□良好　□抑郁　□焦虑　□幻觉　□妄想　□躁动

语言沟通：□正常　□言语不清　□言语困难　□失语　□普通话　□方言

既往史：□无　□有/_____药物过敏史：□无　□有/_____

过敏的物质：□无　□有/□碘酊；□酒精；□海鲜；□橡胶；□其他_____

饮酒史：□无　□偶尔　□经常/_____两/日　　持续_____年

吸烟史：□无　□偶尔　□经常/_____支/日　　持续_____年

是否生活在吸烟环境中：□是　□否

饮食：□正常　□异常/□流质　□半流质　□禁食　□鼻饲　嗜好：□无　□甜食　□咸食　□其他

营养：□正常　□中等　□恶病质　口腔黏膜：□完整　□破损　□活动性出血　□其他

食欲：□正常　□增加　□减低　□厌食　□恶心　□吞咽困难　□其他

睡眠：□正常　□难以入睡　□多梦易醒　□其他　辅助睡眠：□无　□有药物_____

自理程度：□自理　□需协助/□进食　□洗漱　□排泄　□完全依赖/□瘫痪　□畸形　□其他_____

活动：□自如 □受限/_____ 体位：□自动体位 □强迫体位/□坐位、□半卧位

皮肤黏膜：颜色：□正常 □苍白 □潮红 □黄染 □发绀

弹性：□正常 □破裂 □红斑 □薄如纸 □水肿 部位：_____ 程度：_____

完整性：□完整 □皮疹 □出血点 □破损 部位_____ 大小_____

排尿：□正常 □潴留 □失禁 □尿频 □尿急 □少尿 □留置导尿管 □尿管更换日期_____

排便：□正常 □便秘____天/次、最后一次排便时间____ □腹泻____次/天 □失禁 造口部位_____

对疾病的认识：□认识 □不理解 □不能正视 □隐瞒

照顾者对疾病的认识：□明白 □一知半解 □不了解 □基本了解

入院宣教：□已完成 □未完成

方法：□讲解 □示范 □视频 □免费资料 □讨论

宣教对象：□女儿 □儿子 □父亲 □母亲 □配偶 □朋友 □患者

接受能力：□能接受 □不能接受 □语言障碍 □文化差异 □教育水平低 □听力障碍

主要护理措施：

<blockquote>
评估人：
年 月 日
</blockquote>

二、护理计划单

整体护理规范要求建立标准护理计划单，其内容包括护理诊断、预期目标和护理措施。制定时可分别采用专科病（病种）、专业分类（分科）及共性与个性相结合三种形式。

（一）护理计划单书写内容及要求

1. 排列护理顺序 一个患者可同时存在多个护理问题，制订计划应在护理评估的基础上按其重要性和急迫性排出主次，通常可按以下顺序排列：

（1）首优问题：是指会威胁患者生命安全需立即行动去解决的问题。

（2）中优问题：是指虽不威胁病人生命，但能导致身体上的不健康或情绪上变化的问题。

（3）次优问题：是指人们在应对发展和变化时所产生的问题。

2. 护理诊断 依据护理问题确定护理诊断，并进一步查找相关因素和诊断依据。

3. 制定预期目标

（1）预期目标种类：短期目标——指一周内患者可达到的目标，适合于病情变化快，住院时间短的患者。长期目标——指一周以上甚至数月之久才能实现的目标。

（2）预期目标要求：一是通过护理手段能让患者达到的预期结果。二是每个目标都应有针对性，目标应在护理技能所能解决的范围之内，并要注意与医嘱一致。三是目标切实可行，在患者的能力范围之内。如某项功能锻炼，是患者经努力能够达到的。四是目标陈

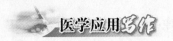

述的行为标准应具体，以便于评价。

4. 制定护理措施　护理措施应有针对性、可行性、安全性、配合性、科学性。

5. 护理评价

（1）经常性评价：有计划并系统地将患者健康现状与预期护理目标进行评价。

（2）定期评价：护士长和总责任护士检查护理措施的落实情况，每周至少一次，完成预期目标应及时评价。对不可预测的时间，每10天至少评价一次。

（二）护理计划单格式（见表7-12）

表7-12　护理计划单

科别_____　姓名_____　床号_____　住院号_____　　年___月___日

护理诊断（P）：生活不能自理（部分___完全___）进食___穿衣___洗漱___如厕___沐浴___其他___

相关因素：长期卧床_____手术疼痛_____重要器官功能障碍_____衰竭_____截瘫_____偏瘫_____

手术后依赖心理_____其他_____

预期目标：1. _____天/周，患者有所好转，自理能力增强

　　　　　2. _____天/周，相关因素未_____已_____

开始日期	护理措施（I）	终止日期	护士长、总责任护士检查情况		
			落实	部分落实	未落实
	1. 满足患者生活需要，保持床单清洁、平整、干燥				
	2. 按时巡视病房，日常用品及呼叫器放置在患者随手可取的地方				
	3. 监测生命体征，发现病情变化立即同医生联系，给予及时治疗				
	4. 发热者给予物理降温并观察体温变化				
	5. 做好各管道护理，患者活动时妥善固定，勿打折、受压、扭曲、防止滑脱。及时倾倒引流液，注意观察颜色、性质及量				
	6. 协助患者采取舒适体位、叩背、鼓励深呼吸、咳痰及生活起居。指导患者功能恢复锻炼				
	7. 关心体贴患者，给予语言及非语言安慰				

日期	时间	目标评价（O）	责任护士 签名	日期	护士长或总责任 护士目标评价	签名

三、健康教育评估单

健康教育评估单记录护士评估患者对健康知识程度的掌握情况，以对健康教育的效果进行评价。

（一）健康教育评估单书写内容

1. 入院教育　包括科室环境教育和设施介绍，住院期间安全教育，责任护师和护士介绍，就餐指导，标本留取方法等。

2. 住院教育（含围手术期健康教育）　包括疾病相关知识，等级护理活动范围，心理疏导，睡眠调解方法，服药、吸氧、输液、特殊检查的注意事项、如何预防褥疮和便秘，术前指导、术后康复锻炼等。

3. 出院教育　包括营养和药物指导，功能锻炼方法，如何预防疾病复发，复诊指导等。

（二）健康教育评估单书写要素

1. 入院教育及第一次住院教育由在班护士本班内完成。

2. 楣栏填写清楚，给患者或家属做了健康宣教，就在对应的栏目内打"√"表示，并让患者或家属签名，当班护士签名。

3. 表中未涉及但需要对患者进行健康教育的项目，应在其他项目内填写清楚。

4. 由于其他原因导致宣教中止，可在其他项目内注明。

5. 重复进行的宣教内容实施可在其他项目内注明。

6. 每位住院患者健康教育应不少于三次，即刚入院一次健康教育，住院期间一次健康教育，出院一次健康教育指导。

7. 手术患者及特殊检查（或操作）前、中、后都应有一次健康教育。

8. 患者住院时间较长者，每10天做一次健康教育。

9. 根据住院期间对患者治疗、护理、康复的要求，确定患者的健康需求，有的放矢地安排教育内容。

（三）健康教育评估单格式（见表7-13）

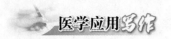

表 7-13　健康教育评估单

科别＿＿＿＿＿　姓名＿＿＿＿＿　床号＿＿＿＿＿　住院号＿＿＿＿＿

教育项目		效果评价										
		掌握	未掌握	掌握	未掌握	掌握	未掌握	掌握	未掌握	掌握	未掌握	掌握	未掌握
入院教育	科室环境，设施介绍												
	住院期间安全教育												
	介绍责任医生与护士												
	就餐指导												
	标本留取方法												
	其他												
住院教育（含围手术期健康教育）	疾病相关知识												
	等级护理活动范围												
	睡眠调解方法												
	服药注意事项												
	吸氧方法及注意事项												
	输液注意事项												
	如何预防褥疮												
	如何防止便秘												
	心理疏导												
	特殊检查配合												
	术前指导												
	麻醉方式介绍												
	肠道准备方法												
	特殊卧位的意义												
	深呼吸及咳嗽训练												
	床上排泄训练												
	置管的意义												
	缓解疼痛方法												
	术后康复训练												
	锻炼自理能力的意义												
	其他												

教育项目		效果评价											
		掌握	未掌握	掌握	未掌握	掌握	未掌握	掌握	未掌握	掌握	未掌握	掌握	未掌握
出院教育	营养指导												
	药物指导												
	功能锻炼方法												
	预防疾病复发												
	复诊指导												
	其他												
质控	教育对象	病人		家属		病人		家属		病人		家属	
	日期												
	责任护士签名												
	患者或家属签名												

四、护理查房记录单

护理业务查房分为三种形式：临床护理查房、护理个案查房、护理教学查房。护理查房记录单通常记录临床护理查房，它是护士长或总责任护士对责任护士向病人实施身心整体护理落实情况的检查；分析讨论急危重患者的护理，以及结合病例学习国内外护理新动态、新业务、新技术等的书面记录，是上级护士指导下级护士正确运用护理程序的体现。下面以临床护理查房为例，介绍护理查房记录单的书写内容、要求与格式。

（一）临床护理查房记录单书写内容

1. 查房时间。

2. 参加人数。

3. 主查人的姓名、职务、专业技术职称。

4. 查房目的。

5. 查房内容。主要包括责任护士对患者提出的护理问题是否恰当；护理措施是否到位；患者对健康教育的内容是否掌握；征求患者及家属对医疗、护理质量，病区环境等方面的意见等；可结合临床进行必要的教学工作，检查护理质量，研究解决护理中的难题问题。

（二）临床护理查房记录单书面要求

1. 一般由责任护士书写并签名。

2. 书面整洁、字迹工整，记录内容真实、精练，表述准确，语句通顺。

（三）临床护理查房记录单格式（见表7-14）

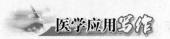

表 7-14　临床护理查房记录单

科别_____　姓名_____　床号_____　住院号_____

查房时间:	
参加人数:	
主查人:	
查房目的:	
主要内容: 1.	
2.	
3.	
……	
	记录者:

五、住院患者护理评价单

住院患者护理评价单记录患者对护理计划合理性、基础护理落实情况以及满意度的评价，以指导护理工作下一步的改进方向。

（一）住院患者护理评价单书写内容

1. 护理计划合理性　依据疾病制定护理计划，提出的护理问题切合实际，未遗漏患者的主要护理问题，并进行评价。

2. 基础护理落实情况　按患者病情和护理级别落实基础护理。

3. 健康教育效果　使患者不同程度地了解或掌握疾病、护理、治疗、饮食药物和卫生等方面知识；指导患者学会症状观察、活动量控制、节制饮食、改变不良习惯等自我护理方法，预防并发症。

4. 患者满意度　包括三方面内容：对患者护理的连续性；是否能以支持、干预的护理方式得到某种临床效果；是否实施有效的心理护理、消除患者的焦虑。

（二）住院患者护理评价单书写要求

1. 准确真实　及时、准确记录病情变化，疗效观察。

2. 重点突出　特别是对重患者、特殊患者重点交班，要针对每个患者的不同病情，提出重点护理内容，便于连续性处理，解决患者的实际问题。

3. 语言准确　用词准确、恰当，不用模棱两可的词语，使用医学术语恰当、准确、无误。

（三）住院患者护理评价单格式（见表7-15）

表7-15　住院患者护理评价单

科别：　　　　　　　　　考评人签名：　　　　　　　　　考评日期：

项目	评价内容	抽查患者床号（5人）					护士签名
护理计划合理性	护理计划合理，患者的主要护理问题未遗漏，相应护理措施合适						
	护理计划基本合理，患者的主要护理问题部分遗漏，相应护理措施基本合适						
	护理计划不合理，护理措施不合适						
基础护理落实情况	基础护理措施落实						
	基础护理措施基本落实						
	基础护理措施未落实						
健康教育效果	健康教育内容患者基本掌握并能复述主要内容						
	患者表示接受过健康教育，但仅能说出极少相关的内容						
	患者表示未进行健康教育						
病人满意度	护理措施落实，患者满意						
	护理措施基本落实，患者基本满意						
	护理措施未落实，患者不满意						

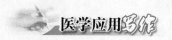

六、住院患者出院指导单

在病人即将出院前 1~2 天内，将需要注意的问题填写好交给患者，以指导患者及家属出院后的饮食起居、按时服药、预防疾病、复诊就医、功能锻炼等方面的注意事项。

（一）住院患者出院指导单书写内容

注意休息、适当锻炼、饮食指导、用药指导、自我保护，到院复查、专科疾病预防、康复指导等方面的具体内容。

（二）住院患者出院指导单书写

要求：认真填写，通俗易懂，对患者有指导意义。

（三）住院患者出院指导单格式（见表 7-16）

表 7-16 住院患者出院指导单

同志： 您好！ 　　你住院治疗护理已结束。为巩固疗效，增进健康，希望你出院后注意以下事项： 　　1. 注意休息。 　　2. 适当锻炼。 　　3. 饮食指导： 　　　　特殊饮食： 　　4. 用药指导： 　　　　特殊药物指导： 　　5. 自我保护：学会自我护理，随身携带小卡片，上面有本人姓名、疾病诊断、手术名称、家属姓名、家庭地址、联系电话等。 　　6. 复查时间和内容： 　　7. 专科疾病预防： 　　8. 康复指导：

七、整体护理病历质量考评

（一）整体护理病历质量考评内容

1. 入院患者护理评估　根据整体护理要求，及时对入院患者进行护理评估；阳性资料在 3 天内补齐，无缺项，与患者实际情况相符，前后不矛盾；评估者签全名。

2. 护理计划　反映患者的护理问题准确，制定的护理目标切合实际，护理评估及时。

3. 健康教育评估　按规定时间完成健康教育并认真记录，患者能复述健康教育主要内容。

4. 护理查房　查房内容切合临床实际，目的明确，切实可行；按规定及时加以记录，记录完整；护士长或责任组长检查细致，并能提出指导意见。

5. 护嘱　根据患者需要制定护嘱，护嘱切合实际，开、停及时。

6. 护理评价　护理计划合理、基础护理措施到位、健康教育落实及患者满意；记录完整、规范、及时。

7. 出院指导　出院指导内容通俗易懂，对患者有指导意义。

（二）整体护理病历质量考评格式（见表7-17）

表7-17　整体护理病历书写质量考评表

科别：　　　　　　　　考评人签名：　　　　　　　　考评日期：

项目	内　容	分值	扣分	得分
入院病人护理评估	根据整体护理要求，及时对入院患者进行护理评估；阳性资料在3天内补齐，无缺项，与患者实际情况相符，前后不矛盾；评估者签全名	20		
护理计划	反映患者的护理问题准确，制定的护理目标要切合实际，护理评估及时	20		
健康教育评估	按规定时间完成健康教育并认真记录，患者能复述健康教育主要内容	10		
护理查房	查房内容切合临床实际，目的明确，切实可行；按规定及时加以记录，记录完整；护士长或责任组长检查细致，并能提出指导意见	10		
护嘱	根据患者需要制定护嘱，护嘱切合实际，开、停及时	10		
护理评价	护理计划合理、基础护理措施到位、健康教育落实及患者满意；记录完整、规范、及时	20		
出院指导	出院指导内容通俗易懂，对患者有指导意义	10		
合计（100分）		100		

第五节　护理专业学生临床实习护理病历

护　理　病　历

一、一般资料

姓名：＿＿＿＿　性别：＿＿　年龄：＿＿＿　职业：＿＿＿＿　病案号：＿＿＿＿＿

民族：＿＿＿　籍贯：＿＿＿＿＿＿＿　婚姻：＿＿　文化程度：＿＿＿＿＿

宗教信仰：＿＿＿＿　主管医生：＿＿＿＿　收集资料日期：＿＿＿＿＿

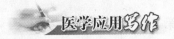

入院日期：_____

入院方式：步行、扶行、轮椅、平车、担架、背入

入院医疗诊断：

入院原因及主要治疗经过：

既往史：

过敏史：

家庭史：

父：健在、患病、已故　描述：_____

母：健在、患病、已故　描述：_____

兄弟姐妹：患病、已故　描述：_____

子女：

二、目前身体状况（系统问诊—Gondon 健康功能形态）

1. 健康认知与健康处理形态

（1）您感觉自身的身体状况如何？

（2）在过去的一年中，是否有因疾病而停学或停止工作？

（3）为了维持健康，您是否采取了一些措施（如经常体检、戒烟、戒酒等）？

（4）在过去，您看病是否很方便？

（5）您对所患疾病了解有多少？您知道如何做对您的病有好处吗？请问您得这个病有多长时间了？当初您感觉不舒服的时候有什么症状？给予什么处理了？结果如何？

2. 营养与代谢形态

（1）每天的进食量是多少？（描述）

（2）每天的饮水量是多少？（描述）

（3）您近期体重是增加了/减少了多少？身高增加了/减少了多少？

（4）您平时的食欲如何？

（5）在饮食方面：有无不适？吞咽困难？有何偏好？有何禁忌？消化情况如何？何时开始鼻饲的？每次鼻饲量是多少？每天鼻饲几次？腹透是从何时开始的？一般进出液量是多少？

（6）伤口愈合的快还是慢？

（7）皮肤有无破损、干燥？

（8）口腔有无疾患？

3. 排泄形态

（1）请描述大便情况。次数？特征？有无不适感？有无失禁？是否使用缓泄剂？

（2）请描述小便情况。次数？特征？有无不适感？有无失禁？

（3）平时容易出汗吗？您夜里睡觉时容易出汗吗？

（4）身体有无异味？

（5）出现呕吐现象吗？一般什么时候？呕吐过几次？量为多少？

4. 活动与运动形态

（1）精力如何？

（2）体育锻炼的方式？类型？规律性？

（3）业余时间从事何种娱乐活动（儿童：玩何种游戏）？

（4）基本的生活能力如何（作出分级的标记）？

进食_____ 梳洗_____ 沐浴_____ 穿衣_____

躯体移动_____ 床上活动_____ 如厕_____

做饭_____ 收拾房间_____ 购物_____

0级 完全自理

1级 需要借助设备或仪器

2级 需要他人协助

3级 需要他人和设备的协助

4级 完全依靠他人

5. 睡眠与休息形态

（1）睡眠或休息后精力恢复情况如何？

（2）有睡眠问题吗？需要用安眠药或借助其他方式入睡吗？睡觉时容易做梦吗？有早醒情况吗？中途有起夜现象吗？有午睡习惯吗？

（3）一般多长时间休息或放松一次？

6. 感知与认知形态

（1）听力如何？是否借助助听器？

（2）视力如何？戴眼镜吗？最后一次视力检查的时间？

（3）近期有无记忆力减退？

（4）做决策时是存在困难还是比较容易？

（5）学习事物最容易的方式是什么？有无学习困难？

（6）有无不适？疼痛？处理的方法是什么？

7. 自我感受与自我概念形态

（1）您的自我感觉怎样？

（2）近期身体有什么变化？您能为此做的事情有何困难？

（3）自从生病后对自己的看法有无改变？

（4）找出常令您生气的事情。

8. 角色关系形态

（1）您是独居吗？家里有什么人？平时都在身边吗？绘制家庭结构图。

（2）在处理家庭问题上有困难吗（核心家庭/扩展家庭）？

（3）家庭成员间是这样解决问题的？

（4）家里主要依靠您养家吗？那现在该如何解决这个问题？

（5）家庭其他人是如何看待您生病和住院的？

（6）住院期间孩子怎么办？存在困难吗？

（7）您属于某个社会团体吗？有好朋友吗？

（8）您工作（或学习）进行得怎么样？有收入不够的问题吗？

（9）邻里关系如何？有无被孤立的感觉？

9. 性与生殖形态

（1）您的婚姻状况如何？夫妇感情怎样？

（2）性生活满意吗？近期有无变化？是否存在问题？

（3）是否使用一定的避孕方法？是否存在问题？

（4）平时月经正常吗？您有几个孩子？

10. 压力与适应形态

（1）最近两年生活是否发生过很大的变化？是否发生危机事件？

（2）对处理压力时谁对您的帮助最大？现在是否还继续帮助您？

（3）存在持续紧张的关系时使用何种方法缓解？药物？麻醉剂？酒精？

（4）您现在感觉什么事给您的压力最大？您对这种情况是如何适应的？

（5）多数情况下，这种方法有效吗？

11. 价值与信念心态

（1）总的来说，您对生活的期望是什么？将来的计划是什么？

（2）生活中重要的宗教信仰是什么？再出现困难时信仰是否给您帮助？

（3）住院期间是否方便参加宗教活动？

12. 其他

（1）还有其他您想说的事情吗？

（2）还有什么问题吗？

三、身体评估

日期：＿＿＿＿＿＿＿＿　　时间：＿＿＿＿＿＿＿＿

（一）生命体征　T：＿＿＿＿＿　P：＿＿＿＿＿　R：＿＿＿＿＿　BP：＿＿＿＿＿

身高：＿＿＿＿＿cm　体重：＿＿＿＿＿kg　出入量：＿＿＿＿＿

（二）一般情况：

发育：正常　不良　超常

营养：良好　中等　不良　恶病质

面容：无痛苦　急性病容　慢性病容　其他

表情：自如　痛苦　忧虑　恐惧　淡漠

体位：自主　半卧立　其他：

步态：正常　不正常

神志：清楚　模糊　谵妄　昏睡　昏迷

（三）皮肤

色泽：正常　潮红　苍白　发绀　黄染　色素沉着

皮疹：无　有（类型及分布）：

毛发分布：正常　多毛　稀疏　脱落（部位）

温度与湿度：正常　冷　干　湿

弹性：正常　减退

水肿：无　有（部位及程度）

肝掌：无　有

蜘蛛痣：无　有

其他：

（四）淋巴结：全身浅表淋巴结：无肿大、肿大（部位及特征）

（五）头部：

1. 头颅大小：正常、大、小

　　畸形、无、有（尖颅、方颅、变形颅）其他异常：压痛、包块、凹陷（部位）：

　　其他：

2. 眼　眼睑：正常、水肿、下垂、倒睫

　　结膜：正常、充血、水肿、出血

　　眼球：正常、凸出、凹陷、震颤、运动障碍（左　　右　　）

　　巩膜：无黄染　有黄染

　　角膜：正常、异常（左　　右　　）

　　瞳孔：等圆、等大、不等、左：_____MM、右_____MM

　　对光反射：正常、迟钝、（左、右）消失（左、右）

　　视力：正常：_____　远 / 近视：_____　其他：_____　异常：_____

　　视野：正常：_____　异常（描述）：_____

3. 耳　耳郭：正常、畸形

　　外耳道分泌物：无、有（左　　右　　性质）

　　乳突压痛：无、有（左　　右　　）

　　听力粗测障碍：无　有（左　　右　　）

　　助听器：有、无

4. 鼻　外形：正常、异常（描述）：_____

　　其他异常：无、有（鼻翼扇高、鼻塞、分泌物）

　　鼻旁窦压痛：无、有（部位：　　　　　）

　　嗅觉：正常、减落、其他异常：_____

5. 口唇：红润、发绀、苍白、疱疹、皲裂

　　黏膜：正常、异常（苍白、溃疡、部位：　　　　　）

　　舌：正常、异常（舌苔、伸舌震颤、向左、有偏斜）

　　牙龈：正常、肿胀、溢脓、出血、色素沉着

　　牙：齐、缺牙、　　　　义牙

　　扁桃体：正常、异常（描述）：_____

　　咽：正常、异常（描述）：_____

　　声音：正常、嘶哑

（六）颈部　抵抗感：无、有

　　颈静脉：正常、充盈、怒张

　　气管：正中、偏移（向左、向右）

　　甲状腺：正常、肿大_____度、对称_____侧为主　质软 / 质硬

　　其他：

（七）胸部：正常、桶状胸、扁平胸、鸡胸、漏斗胸、胸骨叩痛：无、有

乳房：正常对称：

异常：左、右（包块、压痛、乳头扁平、乳头凹陷、乳头分泌物）

肺：视诊：呼吸运动：正常、异常：左、右（增强、减弱）

触诊：语颤、正常、异常：左　右

叩诊：正常清音、异常清音、实音、过清音、鼓音（部位：　　　　）

听诊：呼吸：规律、不规律　　呼吸音：正常、异常（性质部位：　　　　）

心：视诊：心前区隆重起：无、有

心尖搏动：正常、未见、增强、弥散

心尖搏动位置：正常、移动（距左锁骨中线内外_____cm）

触诊：心尖搏动：正常、增强、抬举感、触不清、

震颤：无、有（部位时期：　　　　　　）

叩诊：相对浊音界：正常、缩小、扩大（左　右）

听诊：心率：_____次/分　心律（齐、不齐）

心音　S1　正常　异常　S2　正常　异常

S3　无　有　　　S4　无　有

其他：

（八）腹部

视诊：外形：正常、膨隆、舟状

腹式呼吸：存在、消失

其他异常：无、有（腹壁静脉曲张、条纹、手术瘢痕、疝）

触诊：柔软、腹肌紧张

压痛：无、有

反跳痛：无、有

腹部包块：无、有（部位、大小、质地）

肝：未触及、可触及

脾：未触及、可触及

肾：未触及、可触及

叩诊：肝浊音界：存在、缩小、消失

移动性浊音：无、有

肾区叩痛：无、有（左　　右　　）

听诊：肠鸣音：正常、亢进、减弱、消失

其他：

（九）生殖器：未查、正常、异常＿＿＿＿＿＿＿＿＿＿＿＿＿＿＿＿＿＿

（十）肛门直肠：未查、正常、异常＿＿＿＿＿＿＿＿＿＿＿＿＿＿＿＿＿

（十一）脊柱四肢：脊柱：正常、畸形（侧凸、前凸、后凸）

棘突：压痛部位＿＿＿＿＿＿＿＿＿＿＿＿＿＿＿＿＿＿＿＿＿

活动度：正常、受限

四肢：正常、异常：畸形、关节红肿、关节强直、肌肉压痛、肌肉萎缩、下
肢静脉曲张、杵状指／趾

其他：

（十二）神经系统检查

1. 意识状态：清晰、嗜睡、昏睡、浅昏睡、深昏睡、意识模糊、谵妄

2. 精神状态：定方向：正常、障碍、错觉、幻想

理解力：正常、障碍、妄想、思维混乱

情绪：正常、不稳定、情感淡漠、兴奋、躁动

3. 脑神经检查：

（1）嗅神经：正常、减退、消失

（2）视神经：视野：正常、缩小

（3）动眼、滑车、展神经：眼裂：等大、增大、变窄、

眼睑：正常、下垂

眼球：正常、突出、内陷、斜视同向偏斜

瞳孔：正常、偏小、扩大、对光反射

（4）三叉神经：面部感觉：正常、异常：描述：＿＿＿＿＿＿＿＿＿＿＿

咀嚼肌运动：正常、萎缩：描述：＿＿＿＿＿＿＿＿＿＿＿

角膜反射：正常、异常：描述：＿＿＿＿＿＿＿＿＿＿＿

（5）面神经：外观：正常、异常　描述：＿＿＿＿＿＿＿＿＿＿＿

运动：正常、异常　描述：＿＿＿＿＿＿＿＿＿＿＿

味觉：正常、异常　描述：＿＿＿＿＿＿＿＿＿＿＿

4. 运动系统检查

（1）肌肉形态：正常、萎缩、肥大、部位：＿＿＿＿＿＿＿＿＿＿＿

（2）肌张力：正常、减低、部位：＿＿＿＿＿＿＿＿＿＿＿

增高、描述：＿＿＿＿＿＿＿＿＿＿＿

（3）肌力：0 级、1 级、2 级、3 级、4 级、5 级

（4）共济运动：指鼻实验：阴性、阳性

跟膝胫实验：阴性、阳性

快速轮复实验：阴性、阳性

反跳实验：阴性、阳性

闭目难立征：阴性、阳性

（5）姿势步态：正常、异常、描述：＿＿＿＿＿＿＿＿＿＿＿

（6）不自主运动：无、有，描述：＿＿＿＿＿＿＿＿＿＿＿

5. 感觉系统检查：

（1）深反射：动觉：正常、异常、部位：＿＿＿＿＿＿＿＿＿＿＿

温觉：正常、异常、部位：＿＿＿＿＿＿＿＿＿＿＿

触觉：正常、异常、部位：＿＿＿＿＿＿＿＿＿＿＿

（2）深感觉：运动觉：正常、异常

位置觉：正常、异常

6. 反射检查；

（1）深反射：膝反射：正常消失、减弱、增强、左、右

髌阵挛：左、右

肱三头肌反射：正常、消失、减弱、增强、左、右

髁反射：正常、消失、减弱、增强、左、右

髁阵挛：左、右

霍夫曼征：左、右

（2）浅反射：腹壁反射：正常、减弱、消失

（3）病理反射：Babinski：阴性、阳性

Oppenheim 征：阴性、阳性

Gordon 征：阴性、阳性

四、辅助检查（可作为护理诊断依据的检查结果）

五、治疗原则

六、用药（主要药理作用及副作用）

知识拓展

今后护理管理的发展趋势

今后护理管理的发展趋势主要有：以科学发展观指导护理工作与护理管理，以人为本将成为今后护理管理的基本策略，探讨有中国特色的护理模式将是今后护理管理的重点，同时还必须建立临床护理支持系统，使护士职能更专业化，计算机技术和信息技术在护理管理中的应用将更广泛，科学的管理思想、管理方法和管理技术将成为护理管理的重要工具，社区护理、循证护理将成为今后护理管理的重要内容，护理质量和绩效量化评估将成为提升护理管理质量的重要手段。

学习小结

一、学习内容

项目	主要内容	写作注意事项
临床护理文书概述	护理文书含义与作用；护理文书书写的基本规则；护理文书书写的基本要求	客观、真实、准确、及时、完整、签全名，盖章无效
临床护理文书管理	目前护理文书书写中存在的问题；护理文书的责任制管理内容；护理文书的质量标准与质量监控；护理文书的培训管理、风险规范管理、归档管理等内容	熟悉理论知识、熟练临床业务知识、实事求是、认真负责、一丝不苟
护理文书的书写	体温记录单、一般患者护理记录单、护理告知及知情同意书、病重（病危）患者护理、手术护理记录单、手术护理清点、护嘱	目的明确，切实可行；认真填写，通俗易懂；准确无误、书面整洁、字迹工整；做到针对性、可行性、安全性、配合性、科学性
整体护理病历	入院病人护理评估、护理计划、健康教育评估、护理查房、住院病人护理评价及出院指导等记录单；病历质量考评	
学生临床实习护理病历	病人的一般资料、身体状况、身体评估、辅助检查、治疗原则、用药（主要药理作用及副作用）	熟悉理论知识，并能较熟练地运用到临床护理业务书写整个过程中

二、学习方法

本章的学习应该是在掌握护理文书书写的理论基础上，注重实例学习法，即首先认真分析每一个实例，形成对护理文书各种文种的基本印象，再结合每个文种的写作理论和了解相关护理文书的基础上进行实践练习。注意加强基本知识、基础理论、阅读能力、分析能力、写作能力的学习与训练。

目标检测

一、单项选择题

1. 临床护理文书是病人的重要依据，其中不正确的是（   ）

A. 体检   B. 诊断   C. 治疗   D. 康复

2. 下列提法不正确的是（   ）

A. 临床护理文书是护理质量的主要组成部分

B. 临床护理文书是护理人员为病人实施护理服务活动过程中的真实记录

C. 临床护理文书是判定法律责任及举证倒置的重要资料

D. 临床护理文书是护理管理者的职责之一

3. 入院病人护理评估单记录不包括（　　　　）

A. 生理　　　　　　　B. 病理　　　　　　　C. 心理　　　　　　　D. 社会

4. 护理告知及知情同意书是根据（　　　　）

A. 医疗事故处理条例　　　　　　　　B. 医疗机构病历管理规定

C. 处方管理办法　　　　　　　　　　D. 病历书写基本规范

5. 健康教育评估单书写内容不包括（　　　　）

A. 入院教育　　　　　B. 住院教育　　　　　C. 出院教育　　　　　D. 教育效果

6. 临时护嘱是指有效期在（　　　　）以内、一次完成的护嘱

A. 6 小时　　　　　　B. 12 小时　　　　　　C. 24 小时　　　　　　D. 48 小时

二、多项选择题

1. 临床护理文书书写的基本规则，下列说法正确的是（　　　　）

A. 符合为医疗、教学、科研提供可靠客观资料的原则

B. 符合国家卫生部下发的有关法律法规要求的原则

C. 符合病人早诊断、早治疗、早康复的原则

D. 符合客观、真实、准确、及时、完整地记录病人病情变化的原则

2. 临床护理文书书写的基本要求，其正确的是（　　　　）

A. 因抢救危重症病人未能及时书写记录时，当班护士应在抢救后 6 小时内及时据实补记，并加以注明

B. 临床护理文书书写应客观、真实、准确、及时、完整、签全名，盖章无效

C. 临床护理文书应按规定内容书写。实习护士、试用期护士书写的内容，不需经本科室执业护士审阅，修改并签全名

D. 为保持医疗及护理记录的一致性，负责护士与主管医生必须多沟通和交流

3. 入院教育包括（　　　　）

A. 科室环境教育和设施介绍　　　　　B. 住院期间安全教育

C. 责任护师和护士介绍　　　　　　　D. 就餐指导与标本留取方法

4. 护理业务查房分为（　　　　）

A. 临床护理查房　　　　　　　　　　B. 护理个案查房

C. 护理教学查房　　　　　　　　　　D. 护理质量与病区环境查房

5. 住院病人护理评价单书写要求是（　　　　）

A. 内容丰富　　　　　B. 准确真实　　　　　C. 重点突出　　　　　D. 语言准确

6. 整体护理病历质量考评内容包括（　　　　）

A. 入院病人护理评估与出院指导　　　B. 护理计划

C. 护理查房　　　　　　　　　　　　D. 护嘱与护理评价

7. 临床护理文书的作用，其正确的是（　　　　）

A. 临床护理文书是病人诊断、抢救、治疗、康复的重要依据

B. 临床护理文书是护患纠纷判定法律责任的重要佐证

C. 临床护理文书是护理质量的重要内容

D. 临床护理文书是医疗文书的重要组成部分

三、简答题

1. 什么是临床护理文书？其书写的基本要求是什么？有何特点？

2. 为什么说要妥善保管护理记录？

3. 出院指导的内容包括哪些方面？其写作的基本要求是什么？

4. 护理告知及知情同意书的书写应注意哪些问题？

四、问答题

1. 临床护理文书书写的内容与要求是什么？

2. 2002 年国务院颁布了《医疗事故处理条例》，对整体护理病历书写提出了更高更严的要求，请你结合所学的知识谈谈自己的认识。

五、写作

通过整体护理病历书写的学习，请根据所学内容分别模仿撰写一份入院病人护理评估单、护理计划单、健康教育评估单、护理查房记录单、护嘱记录单、住院病人护理评价单。

第八章

医疗文书

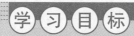

学 习 目 标

学习目的

通过本章的学习，能阅读和写作医疗文书含义与作用、常用病案的内容及格式、处方、医嘱、申请单与报告单书写要求及格式、知情同意书的种类、内容与书写要求，为以后的工作储备相关知识和奠定基础。

知识要求

掌握医疗文书、常用病案的内容及格式、处方、医嘱、申请单与报告单书写要求及格式、知情同意书的种类、内容的含义、作用、特点、结构和写作要求；

熟悉常用病案的内容及格式、处方、医嘱、申请单与报告单书写要求及格式、知情同意书的结构和写作要求；

了解医疗事故处理条例、处方管理办法与规范、电子病历基本规范有关法律法规等知识。

能力要求

学会阅读和写作医疗文书含义与作用、常用病案的内容及格式、处方、医嘱、申请单与报告单书写要求及格式、知情同意书的种类、内容与书写要求；

运用本章所学常用病案的内容及格式、处方、医嘱、申请单与报告单书写要求及格式、知情同意书的内容，在以后临床实习工作中和为今后工作打下坚实基础。

第一节　医疗文书概述

一、医疗文书的含义与作用

医疗文书既是医生观察诊疗的效果和调整治疗方案的重要依据，又是能体现医生的专业特点、学术发展水平和医疗内涵质量的法律凭证，同时它还是临床研究的主要素材和医学院校教学的宝贵资料，是最生动的教材。

（一）医疗文书的含义

医疗文书是医疗诊断、医学院校教学和科研等工作需要而产生的具有特定格式的应用文书，是医务人员在处理日常医疗事务及各种学术交流活动中互通信息、解决问题时所使用的一种特殊文体。它涉及基础医学、临床医学、社会保健、语言文学、医学教育、基础写作等学科，是医学科学与写作相结合的产物。对于广大医务工作者，特别是高等医学院校的毕业生而言，医疗文书写作是必须具备的一种基本功，应该熟练地掌握和运用。

（二）医疗文书的作用

医疗文书对医疗、预防医患纠纷、教学、科研、医院管理等都具有重要作用。

1. 医疗文书既是确定诊断、进行治疗、落实预防措施的资料，又是医务人员诊治疾病水平评估的依据，也是患者再次患病时诊断与治疗的重要参考资料。通过临床病历回顾，可以从中汲取经验和教训，改进工作，提高医疗质量。

医疗文书是医疗质量的重要内容。医疗文书是医疗质量的核心要素之一，是一项严谨细致而重要的工作，是医生根据医嘱和病情，对病人进行医疗过程的客观记录，其质量的好坏不仅反映了医生的实际工作能力、工作责任心，而且也反映了医疗管理的整体水平。医疗文书中的各种表格书写质量，在很大程度上反映了医疗工作状况及医疗质量，是医院分级管理质量评价指标的重要一项，因此，应重视提高医疗文书的书写质量。

2. 医疗文书是医患纠纷判定法律责任的重要佐证。2002年国务院颁发施行的《医疗事故处理条例》及卫生部和国家中医药管理局印发的《病历书写基本规范》中，进一步明确了医疗文书的法律地位。随着人们法律意识的提高，病人依照法律规定，衡量医疗行为和后果的意识不断增强，医疗文书的法律敏感性显得尤其重要。在医疗事故或医疗纠纷处理中，医疗文书是辨明是非、判明责任、进行医疗技术鉴定或司法鉴定的证据。医疗文书常见的内涵质量缺陷包括：年龄与实际不符、临时医嘱多、字迹不清或涂改、诊断缺乏客观性、主观性描述过多、医疗措施无执行或是无记录有执行、内容过于局限、与实际的病情不符合、医生书写的病历记录与医疗文书记录相矛盾。因此，应将法律意识教育及政策法规性文件学习纳入医疗工作及医疗管理的始终，从而增强临床医生的职业法律意识，明确法律与临床医疗工作的关系，提高运用法律知识在医疗文书书写工作中的能力，强化对病人负责和对医生负责，增强自我保护意识，使医疗文书真正成为医生工作举证倒置的重要资料。

3. 医疗文书是教学的宝贵资料，是最生动的教材。比如通过病历的书写与阅读，可以使所学的医学理论和医疗实践密切结合起来，巩固所学知识，开阔视野，培养医务人员和医学生的逻辑思维能力及严谨的医疗作风。

4. 医疗文书是临床研究的主要素材。通过临床病历总结分析，寻求疾病发生、发展、治疗转归的客观规律及内在联系，研究临床治疗、预防措施与疾病、康复的关系，发现筛选新的医疗技术和药物，推动医学不断发展。

5. 大量的医疗文书资料分析可以客观地反映出医院工作状况、技术素质、医疗质量、管理措施、医德医风等医院管理水平。病历中的许多素材是国家卫生统计的重要指标。因此，检查医疗文书、分析医疗文书，从中发现问题、解决问题，是了解医院工作状态、提高医疗质量的重要手段之一，也是加强医院管理、提高医院管理水平的重要措施。

二、医疗文书的特点与分类

（一）医疗文书的特点

1. 格式固定　医疗文书经过长期的临床实践，无论是病历、医案、医嘱、处方，还是各类申请单、报告单，都逐渐形成了较为固定的惯用格式。如标题、行款、称谓、术语及日期等，都有固定的习惯写法。这些格式在一个相当长的时期内比较稳定，有些甚至在国际上通用，医务工作者必须遵守。

2. 对象明确　医疗文书对象明确，一般只供专业读者阅读。无论是病历、医嘱单还是申请单，其阅读对象往往只限于特定的个人或单位，它远不像小说、诗歌、散文那样，阅读对象是社会上的广大读者，任何人都可以阅读、欣赏。

3. 实用性强　医疗文书实用性强，在整个医疗过程中必不可少。一份病历、医案、医嘱、处方，或是一张申请单、报告单等，都明确地传递着一定的信息，沟通着相互间的联系，成为阅读对象制定措施、处理问题、进行治疗或护理的依据。

4. 语言简明准确　医疗文书要求语言准确、简练。行文中不允许使用夸张、比喻、抒情等手法，也不能使用口语、方言，切忌含糊其辞、冗长拖沓、模棱两可、晦涩难懂和容易引起歧义的词语。

（二）医疗文书的种类

1. 病历　病历是指医务人员在医疗活动过程中形成的文字、符号、图表、影像、切片等资料的总和，包括门（急）诊病历和住院病历。是医务工作者在临床工作中用于记载患者疾病发生发展、演变预后、诊断治疗、防护调摄及其结果的原始档案，也是解决医疗纠纷、判定法律责任、医疗保险等事项的重要依据。规范病历书写格式，加强病历质量管理已成为医疗机构管理的一项重要工作。

病历书写是指医务人员通过问诊、查体、辅助检查、诊断、治疗、护理等医疗活动获得有关资料，并进行归纳、分析、整理形成医疗活动记录的行为。

2. 医嘱　医嘱是临床医师根据病情和治疗的需要为患者所制定的各种检查、治疗、护理等具体措施的指令，由医护人员共同执行。医嘱分为长期医嘱、临时医嘱、临时备用医嘱、自动停止医嘱和应变医嘱等。

3. 处方　处方是临床医师为病人治病时所书写的药单。它是医生对病人用药的书面文件，是药剂人员调配药品的依据，具有法律、技术、经济责任。

处方共有四部分：处方前记，包括医院全称、科别、病人姓名、性别、年龄、日期等；处方头，处方以"R"或"RP"起头，意为下列药品；处方正方，它是处方的主要部分，包括药品的名称、剂型、规格、数量、用法等；处方后记，包括医生、药剂人员、计价员签名以示负责，签名必须签全名。

4. 申请单、报告单

（1）申请单：申请单是临床各科医师向其他科室请求辅助诊断时书写的表格式记录，包括检验申请单、X线摄片申请单、心电图申请单、纤维内镜检查申请单、CT检查申请单等。其内容一般包括患者的一般项目、简要病史、查体所见及有关辅助诊断资料、临床诊断、请求协助诊断的原因、项目及要求等。

（2）报告单：报告单是接受辅助诊断申请的科室在完成辅助诊断检查后所填写的报告。如各种检查报告单、X线摄片检查报告、心电图报告单、超声波诊断报告单、骨髓检查报告单等。报告单除一般项目外，主要部分是诊断结果报告。

有的申请单和报告单为同一张表格，其前一部分为申请内容，后一部分为报告内容。

第二节　常用病案的内容及格式

病案内容包括：门诊病历、入院记录、入院病历、病程记录、交接班记录、会诊记录、各种辅导检查及治疗的记录（如化验记录单、手术记录单、治疗单等），转出或转入记录，出院记录或死亡记录等。

一、病历

（一）病历的概述

1. 病历与病历书写的概念

病历是指医务人员在医疗活动过程中形成的文字符号、图表、影像、切片等资料的总和，包括门（急）诊病历和住院病历。

病历书写是指医务人员通过问诊、查体、辅助检查、诊断、治疗、护理等医疗活动获得有关资料，并进行归纳、分析、整理形成医疗活动记录的行为。通过完整的病历可以充分体现出医疗质量和学术水平，因此，临床医生必须以实事求是的科学态度，以极端负责的精神去细心地采集病史，认真地书写病历，客观地反映患者的病情。

2. 病历的分类

（1）根据患者的就诊情况，可以将病历分为门诊病历和住院病历两大类。

（2）按种类：分为门诊病历、门诊手册、急诊病历、急诊留观病历和住院病历。

（3）按时间：分为运行病历和出院病历。

3. 病历的组成

（1）门（急）诊病历的组成：①病历首页（手册封面）；②病历记录；③化验单（检验报告）；④医学影像检查资料等。

（2）住院病历的组成：①住院病案首页；②入院记录：分为入院记录、再次或多次入院记录、24小时内入出院记录、24小时内入院死亡记录；③病程记录：包括首次病程记录、日常病程记录、上级医师查房记录、疑难病例讨论记录、交（接）班记录、转科记录、阶段小结、抢救记录、有创诊疗操作记录、会诊记录、术前小结、术前讨论记录、麻醉术前访视记录、麻醉记录、手术记录、手术安全核查记录、手术清点记录、术后首次病程记录、麻醉术后访视记录、出院记录、死亡记录、死亡病例讨论记录；④知情同意书：包括手术同意书、麻醉同意书、输血治疗知情同意书、特殊检查（特殊治疗）同意书、病危（重）通知书等；⑤医嘱单：分为长期医嘱单和临时医嘱单；⑥体温单；⑦辅助检查报告单：包括检验报告单、医学影像检查报告单、病理报告单等各种检查报告。

（二）病历书写基本要求

1. 病历书写应当客观、真实、准确、及时、完整、规范。

2. 按照规定格式内容在规定时限内完成（包括上级医师修改病历）。

3. 病历书写应当使用蓝黑墨水、碳素墨水，需复写病历资料可以使用蓝或黑色油水的圆珠笔。如需取消医嘱用红色墨水笔标"取消"字样。

4. 病历书写应当使用中文，通用的外文缩写和无正式中文译名的症状、体征、疾病名称等可以使用外文。

5. 病历书写应规范使用医学术语，文字工整，字迹清晰，表述准确，语句通顺，标点正确。

6. 病历书写过程中出现错别字时，应当用双横线画在错别字上，保留原记录清楚、可辨，并注明修改时间，修改人签名。不得采用刮、粘、涂等方法掩盖或去除原来的字迹。

上级医务人员有审查修改下级医务人员书写病历的责任。

7. 病历应当按照规定由相应的医务人员书写签名。各级医务人员只能签自己的名字，不得模仿或替代他人签名。实习医务人员、试用期医务人员书写的病历，应当经过本医疗机构注册的医务人员审阅、修改并签名。进修医务人员由医疗机构根据其胜任本专业工作实际情况认定后书写病历。

8. 病历书写一律使用阿拉伯数字书写日期和时间，采用 24 小时制记录。一般时间记录年、月、日、时，急诊病历、病危患者病程记录、抢救时间、死亡时间、医嘱下达时间等需记录至分钟。

9. 病历中各种记录单楣栏填写齐全（姓名、住院号等），标注页码，排序正确。每一内容从起始页标注页码，如入院记录第 1、2……页，病程记录第 1、2……页等。

10. 各种辅助检查报告单要按规定填写完整，不得空项。在收到患者的化验单（检验报告）、医学影像检查资料等检查结果后 24 小时内归入病历。

11. 对需取得患者书面同意方可进行的医疗活动，应当由患者本人签署知情同意书。患者不具备完全民事行为能力时，应当由其法定代理人签字；患者因病无法签字时，应当由其授权的人员签字；为抢救患者，在法定代理人或被授权人无法及时签字的情况下，可由医疗机构负责人或者授权的负责人签字。

因实施保护性医疗措施不宜向患者说明情况的，应当将有关情况告知患者近亲属，由患者近亲属签署知情同意书，并及时记录。患者无近亲属的或者患者近亲属无法签署同意书的，由患者的法定代理人或者关系人签署同意书。

（三）门诊病历

门诊病历指医师在门诊工作时对患者疾病所作的诊断、治疗的记录。门诊病历可分为初诊病历和复诊病历两种。

初诊病历要求简明扼要、重点突出、全面正确地反映出患者的病情。它包括必要的查体所见，实验室等辅助检查的结果，初步诊断和处理意见等。复诊病历可重点记录病情变化及治疗效果。急、重、危病人就诊时，要求记录得更为详细、准确。除记录简要病史及体征外，还应记录血压、脉搏、呼吸、体温、意识状态及诊断、救治措施等。对门诊抢救无效死亡的病例，应着重记录抢救经过及死亡时间、死亡诊断。所有门诊病历在接诊时必须完成。接诊医师要签名或盖规定印章。

门诊病历内容包括门诊病历首页（门诊手册封面）、病历记录、化验单（检验报告）、医学影像检查资料等。

1. 门（急）诊病历的书写要求

（1）门（急）诊病历内容包括：门（急）诊病历首页（门（急）诊手册封面）、病历记录、化验单（检验报告）、医学影像检查资料等门（急）诊病历。

1）门（急）诊病历首页：包括患者姓名、性别、出生年月日、民族、婚姻状况、职业、工作单位、住址、药物过敏史等项目。

2）门诊手册封面内容应当包括患者姓名、性别、年龄、工作单位或住址、药物过敏史等项目。

（2）门（急）诊病历记录应当由接诊医师在患者就诊时及时完成。急诊病历书写就诊时间应当具体到分钟。

（3）门（急）诊病历应标注页码。书写门（急）诊病历应当使用蓝黑墨水、碳素墨水，需复写的病历资料可以使用蓝或黑色油水的圆珠笔。计算机打印的病历应当符合病历保存的要求。

（4）门（急）诊病历记录分为初诊病历记录和复诊病历记录。

1）初诊病历记录：书写内容应当包括就诊时间、科别、主诉、现病史、既往史，阳性体征、必要的阴性体征和辅助检查结果，诊断及治疗意见和医师签名等。

①时间：按 24 小时制，一般患者记录到日，急危重症患者记录到分钟。

②主诉：扼要记录患者就诊的主要症状及持续时间。

③现病史：确切记录病人此次就诊的主要病史，要重点突出（包括本次患病的起病日期、主要症状、他院诊治情况及疗效等）。

④既往史、个人史、家族史：简要叙述与本次疾病有关的病史。

⑤体格检查：一般情况，重点记录阳性体征及有助于鉴别诊断的阴性体征。

⑥诊断或初步诊断：如暂不能明确，可在病名后标注"？"。

⑦治疗意见：包括进一步检查措施或建议，辅助检查结果；所用药品（药品名称、剂量、用法等）；出具的诊断证明书等其他医疗证明情况；向患者交代的注意事项（生活饮食注意点，休息方式与期限，用药方法及疗程，预约下次门诊日期，随访要求等）。须向患者或家属交代的病情及有关注意事项应记录在病历上或签署知情同意书。对患者需做手术、特殊检查（治疗）时，应请患者及家属知情同意后在病历上注明意见（或填写有关知情同意书）并签名，如"同意手术治疗"或"选择保守治疗，拒绝手术治疗"等。

⑧医师签名：能辨认的全名。

2）复诊病历记录书写内容应当包括就诊时间、科别、主诉、病史、必要的体格检查和辅助检查结果、诊断、治疗处理意见和医师签名等。

①主诉及简要病史：对同专业组、诊断明确且本次就诊为复诊的病历，可在主诉的位置写"病史同前"。现病史重点记录上次就诊后的病情变化情况、药物使用与其他治疗效果，有无药物反应，有否新的症状出现等。

②体格检查：重点检查上次所发现的阳性体征及其变化过程，并记录新发现的体征。

③辅助检查结果：对上次做的辅助检查报告结果加以记录。

④诊断：无变化者可写"同上"或不写，改变者应写新的诊断。

⑤治疗处理意见及医师签名：同初诊。

（5）患者每次就诊均应书写门诊记录。第一次在某科就诊按初诊病历记录要求；随诊、复诊、取药的门诊记录按复诊病历记录要求。

（6）门（急）诊患者的化验单（检验报告）、医学影像检查资料等在检查结果出具后24小时内归入门诊病历档案。

（7）法定传染病，应注明疫情报告情况。

（8）门诊病人如三次不能确诊者，经治医生应提出门诊会诊，或收入住院诊治，尽快解决诊断与治疗的问题。凡请示上级医师的事项、上级医师的诊查过程或指示，均应记录在门诊病历中。

2. 门（急）诊病历格式

（1）门（急）诊病历首页格式

患者姓名：　　　　性别：　　　　年龄：

民族：　　　　职业：　　　　婚姻：

工作单位或住址：

药物过敏史：

（2）门（急）诊初诊病历记录格式

就诊时间、科别：

主诉：

现病史：

既往史：

阳性体征：

必要的阴性体征和辅助检查结果：

诊断：

治疗意见：

医师签名：

（3）门（急）诊复诊病历记录格式

就诊时间、科别

主诉：

病史：

必要的体格检查和辅助检查结果：

诊断：

治疗处理意见：

医师签名：

（四）住院病历

1. 住院病历的组成

（1）住院病案首页

（2）入院记录：分为入院记录、再次或多次入院记录、24小时内入出院记录、24小时内入院死亡记录。

（3）病程记录：包括首次病程记录、日常病程记录、上级医师查房记录、疑难病例讨论记录、交（接）班记录、转科记录、阶段小结、抢救记录、有创诊疗操作记录、会诊记录、术前小结、术前讨论记录、麻醉术前访视记录、麻醉记录、手术记录、手术安全核查记录、手术清点记录、术后首次病程记录、麻醉术后访视记录、出院记录、死亡记录、死亡病例讨论记录、病重（病危）患者护理记录。

（4）知情同意书：包括手术同意书、麻醉同意书、输血治疗知情同意书、特殊检查（特殊治疗）同意书、病危（重）通知书等。

（5）医嘱单：分为长期医嘱单和临时医嘱单。

（6）体温单。

（7）辅助检查报告单：包括检验报告单、医学影像检查报告单、病理报告单等各种检查报告。

2. 病历首页书写要求

（1）病案首页是病案中信息最集中、最重要、最核心的部分，要求填写准确、完整、规范。

（2）由经治医师于患者出院或死亡后24小时内完成。

（3）病案首页可分为三个部分，第一部分是病人的基本情况，由住院部依据患者提供的信息录入；第二部分是医疗情况部分，由经治执业医师填写；第三部分为住院费用等，由财务部门填写，已实现计算机管理能提供住院费用清单的，住院费用可以不填。

（4）对于有多个疾病诊断的患者，主要诊断要选择本次住院过程中对身体健康危害最大，花费医疗精力最多，住院时间最长的疾病诊断。对于复杂诊断的主要诊断的选择，如果病因诊断能够包括一般的临床表现，则选择病因诊断。如果出现的临床症状不是病因的常规表现，而是疾病某种严重的后果，是疾病发展的某个阶段，那么要选择这个重要的临床表现为主要诊断，但不选择疾病的终末情况，如呼吸循环衰竭作为主要诊断。

例1. 高血压动脉硬化性心脏病

心律不齐

主要诊断选择：高血压动脉硬化性心脏病

例2. 冠状动脉粥样硬化性心脏病

急性下壁心肌梗死

主要诊断选择：急性下壁心肌梗死

例3. 老年性慢性支气管炎急性感染

支气管哮喘

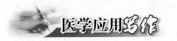

肺心病

主要诊断选择：老年性慢性支气管炎急性感染

例4. 老年性慢性支气管炎

支气管哮喘

肺心病

主要诊断选择：肺心病

例5. 39周妊娠分娩 $G_1P_1L_1$

脐带绕颈

主要诊断选择：脐带绕颈

（5）手术操作名称包括对病人直接施行的诊断性及治疗性操作，包括外科手术、诊断性或治疗性操作、实验室检查及少量对标本的诊断操作名称。完整的手术操作名称包括手术部位（手术范围）、手术方式、手术入路、特殊器械和方法、手术目的、疾病性质六个部分。某一个手术操作名称书写并非全部包括以上六个部分，但手术部位（手术范围）、手术方式是最基本的、最核心的部分，手术入路、特殊器械和方法、手术目的、疾病性质都将对手术操作编码产生影响。

例：部位＋术式＋入路＋目的＋特殊器械手法＋疾病性质（通常省略）

（6）病案首页的填写方法及具体要求按照《住院病案首页填写说明》卫医发〔2001〕286号文执行。

3. 住院病案首页填写说明

（1）凡栏目中有："□"者，需要在"□"内填写适当数字。栏目中没有可填内容者，填写"—"。如联系人没有电话，在电话处填写"—"。

（2）医疗付款方式分为：①社会基本医疗保险；②公费医疗；③大病统筹；④商业保险；⑤自费医疗；⑥其他。应在"□"内填写相应的阿拉伯数字。

（3）职业：须填写具体的工作类别，如：公务员、职员、教师、记者、煤矿工人、农民等，不能笼统填写工人、干部、退休等。不可把农民及小商贩者填为无职业者。

（4）身份证号：除无身份证号或因其他特殊情况而无法采集者外，住院病人入院时由住院处负责，如实填写身份证号。急诊抢救入院的病人由主管的住院医师负责填写。

（5）工作单位及地址：指就诊时病人的工作单位及地址。若无工作单位，填写"—"。

（6）户口地址：按户口所在地填写。

（7）转科科别：如果超过一次以上的转科，用"→"连接表示。

（8）实际住院天数：入院日与出院日只计算一天，例如：2010年6月12日入院，2010年6月15日出院，计住院天数为3天。

（9）门（急）诊诊断：指病人在住院前，由门（急）诊接诊医师在住院证上填写的门（急）诊诊断。

（10）入院时情况

1）危：指病人生命体征不平稳，直接威胁病人的生命，需立即进行抢救。

2）急：指急性发病、慢性病急性发作，急性中毒和意外损伤，须立刻对病人和伤者明确诊断和治疗。

3）一般：指除危、急情况以外的其他情况。

（11）入院诊断：指病人住院后由主治医师首次查房所确定的诊断。

（12）入院后确诊日期：指明确诊断的具体日期。

（13）出院诊断：指病人出院时主治医师所做的最后诊断。

1）主要诊断：指本次医疗过程中对身体健康危害最大，花费医疗精力最多，住院时间最长的疾病诊断。

产科的主要诊断是指产科的主要并发症或伴随疾病。

2）其他诊断：除主要诊断及医院感染名称（诊断）外的其他诊断。

（14）医院感染名称：指在医院内获得的感染疾病名称，包括在住院期间发生的感染和在医院内获得出院后发生的感染；但不包括入院前已开始或入院时已存在的感染。当院内感染成为主要治疗的疾病时，应将其列为主要诊断，同时在院内感染栏目中还要重复填写，但不必编码。医院感染的标准按《卫生部关于印发医院感染诊断标准（试行）的通知》（卫医发〔2001〕2号）执行。

（15）病理诊断：指各种活检、细胞学检查及尸检的诊断。

（16）损伤、中毒的外部原因：指造成损伤的外部原因及引起中毒的物质，如：意外触电、房子着火、公路上汽车翻车、误服药物中毒。不可以笼统填写车祸、外伤等。

（17）治愈：指疾病经治疗后，疾病症状消失，功能完全恢复。当疾病症状消失，但功能受到严重损害者，只计为好转。如：肝癌切除术，胃壁I型切除术。如果疾病症状消失，功能只受到轻微的损害，仍可以计为治愈，如：胃（息肉）病损切除术。

（18）好转：指疾病经治疗后，疾病症状减轻，功能有所恢复。

（19）未愈：指疾病经治疗后未见好转（无变化）或恶化。

（20）死亡：指住院病人的死亡，包括未办理住院手续而实际上已收容入院的死亡者。

（21）其他：包括入院后未进行治疗的自动出院、转院以及因其他原因而离院的病人。

（22）ICD-10：指国际疾病分类第十版。

（23）药物过敏：须填写具体的药物名称，不得空项或填错。

（24）HbsAg：乙型肝炎表面抗原。

（25）HCV-Ab：丙型肝炎病毒抗体。

（26）HIV-Ab：获得性人类免疫缺陷病毒抗体。

（27）输血反应：指输血后一切不适的临床表现。

（28）诊断符合情况。

1）符合：指主要诊断完全相符或基本符合（存在明显的相符或相似之处）。当所列主要诊断与相比较诊断的前三个之一相符时，记为符合。

2）不符合：指主要诊断与所比较的诊断的前三个不相符合。

3）不肯定：指疑诊或以症状、体征、检查发现代替诊断，因而无法作出判别。

4）临床与病理：病理诊断与出院诊断符合与否的标准如下：

①出院主要诊断为肿瘤，无论病理诊断为良、恶性，均视为符合。

②出院主要诊断为炎症，无论病理诊断是特异性或非特异性感染，均视为符合。

③病理诊断与临床前三诊断其中之一相符记为符合。

④指病理报告未作诊断结论，但其描述与出院诊断前三项诊断相关为不肯定。

（29）抢救：指对具有生命危险（生命体征不平稳）病人的抢救，每一次抢救都要有特别记录和病程记录（包括抢救起始时间和抢救经过），无记录者不按抢救计算。

抢救成功次数：如果病人有数次抢救，最后一次抢救失败而死亡，则前几次抢救计为抢救成功，最后一次为抢救失败。

（30）医师签名。

1）医师签名要能体现三级医师负责制。三级医师指住院医师、主治医师和具有副主任医师以上专业技术职务任职资格的医师。在部分实行主治医师负责制的三级医院中，病案首页中"科主任"栏签名可由科主任指定的主管病房的主治医师或副主任医师以上人员代签。其他级别的医院必须由科主任亲自签名。

2）进修医师：对于没有进修医师的医院病案首页可以不印刷或不填写。

3）编码员：指负责病案编目的分类人员。

（31）手术、操作编码：指 ICD-9-CM3 的编码。

（32）手术、操作名称：指手术及非手术操作（包括：诊断及治疗性操作）名称。

（33）麻醉方式：全麻、局麻、硬膜外麻醉等。

（34）切口愈合等级如下：

切口分级	切口等有/愈合类别	解　释
Ⅰ级切口	Ⅰ/甲	无菌切口/切口愈合良好
	Ⅰ/乙	无菌切口/切口愈合欠佳
	Ⅰ/丙	无菌切口/切口化脓
Ⅱ级切口	Ⅱ/甲	沾污切口/切口愈合良好
	Ⅱ/乙	沾污切口/切口愈合欠佳
	Ⅱ/丙	沾污切口/切口化脓
Ⅲ级切口	Ⅲ/甲	感染切口/切口愈合良好
	Ⅲ/乙	感染切口/切口愈合欠佳
	Ⅲ/丙	感染切口/切口化脓

（35）随诊：指需要随诊的病案，由医师根据情况指定并指出随诊时间。

（36）示教病例：指有教学意义的病案，需要做特殊的索引以便医师查找使用。

（37）病案质量：按医院评审标准填写。

（38）首页上的签名制度：病人出院后，24 小时内（最长不超过三天）主治医师要完成检查全病案内容后签名的工作；病人出院后一个月内，专业组主任要在检查病案内容（包括各项特殊检查资料的回报）后签名，表示病案已完成并归档，以后对病案内容任何人不得随意更改。

4. 住院病案首页格式（见表 8-1）

××医院

表 8-1 住院病案首页

病案号：＿＿＿＿＿＿＿＿＿＿ 第 ＿＿ 次住院 ＿＿＿＿＿ 医疗付款方式：□

姓名＿＿＿＿＿ 性别＿＿＿＿＿ 出生＿＿＿＿＿ 年龄＿＿＿＿＿ 婚姻＿＿＿＿＿
职业＿＿＿＿＿ 出生地＿＿＿＿＿ 民族＿＿＿ 国籍＿＿＿ 身份证号＿＿＿＿＿＿＿＿＿＿
工作单位及地址＿＿＿＿＿＿＿＿＿＿＿＿＿＿＿ 电话＿＿＿＿＿＿ 邮政编码＿＿＿＿＿
户口地址＿＿＿＿＿＿＿＿＿＿＿＿＿＿＿＿＿＿＿＿＿＿＿＿＿＿ 邮政编码＿＿＿＿＿
联系人姓名＿＿＿＿＿＿ 关系＿＿＿＿＿ 地址＿＿＿＿＿＿＿＿ 电话＿＿＿＿＿
入院日期＿＿＿＿＿年＿＿月＿＿日＿＿时 入院科别＿＿＿＿ 病室＿＿＿ 转科科别＿＿＿＿＿
出院日期＿＿＿＿＿年＿＿月＿＿日＿＿时 出院科别＿＿＿ 病室＿＿＿ 实际住院＿＿＿＿＿天
门（急）诊诊断＿＿＿＿＿＿＿＿＿＿＿＿＿＿＿＿＿ 入院时情况＿＿＿＿＿＿＿＿＿
入院诊断＿＿＿＿＿＿＿＿＿＿＿＿＿＿＿＿＿ 入院后确诊日期＿＿＿＿＿＿＿＿＿＿＿＿

出院诊断	出院情况					ICD-10
	治愈	好转	未愈	死亡	其他	
主要诊断						
其他诊断						
医院感染名称						

病理诊断
损伤和中毒的外部原因
药物过敏 HBsAg□ HCV-Ab□ HIV-Ab□ 0. 未做 1. 阴性 2. 阳性
诊断符合情况 门诊与出院 □ 入院与出院 □ 术前与术后 □ 临床与病理 □
放射与病理 □0. 未做 1. 符合 2. 不符合 3. 不肯定 抢救＿＿＿次 成功＿＿＿次
科主任 主（副）主任医师 主治医师 住院医师
进修医师 研究生实习医师 实习医师 编码员
病案质量 □1. 甲 2. 乙 3. 丙 质控医师 质控护士 日期＿＿＿＿＿年＿＿月＿＿日

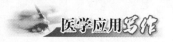

续表

手术操作编码	手术操作日期	手术操作名称	手术操作医师			麻醉方式	切口愈合等级	麻醉医师
			术者	Ⅰ助	Ⅱ助			

住院费用总计（元）_____床费_____护理费_____西药_____中成药_____中草药_____

放射_____化验_____输氧_____输血_____诊疗_____手术_____接生_____

检查_____麻醉费_____婴儿费_____陪床费_____其他_____、_____、_____

尸检 □ 1. 是 2. 否 　手术、治疗、检查、诊断为本院第一例 　□ 1. 是 2. 否

随诊 □ 1. 是 2. 否 　随诊期限 周 月 年 示教病例 □ 1. 是 2. 否

血型 □ 1. A 2. B 3. AB 4. O 5. 其他 Rh □ 1. 阴 2. 阳 输血反应 □ 1. 有 2. 无

输血品种 1. 红细胞 单位 2. 血小板 单位 3. 血浆 ml 4. 全血 ml 5. 其他 ml

　说明：医疗付款方式：①社会基本医疗保险（补充保险、特大病保险） ②商业保险 ③自费医疗 ④公费医疗 ⑤大病统筹 ⑥其他。住院费用总计：凡可由计算机提供住院费用清单的，住院首页中可不填。

（五）入院病历书写要求及格式

入院记录是指患者入院后，由经治医师通过问诊、查体、辅助检查获得有关资料，并对这些资料归纳分析书写而成的记录。可分为入院记录、再次或多次入院记录、24小时内入出院记录、24小时内入院死亡记录。

入院记录、再次或多次入院记录应当于患者入院后24小时内完成；24小时内入出院记录应当于患者出院后24小时内完成，24小时内入院死亡记录应当于患者死亡后24小时内完成。

1. 入院记录的要求及内容

（1）患者一般情况：

患者一般情况包括姓名、性别、年龄（实足年龄）、民族、婚姻状况、出生地（写明省、市、县）、职业、入院时间（急危重症患者应记录到分钟）、记录时间、病史陈述者（非患者本人叙述时应注明与患者的关系）。

（2）主诉：

主诉是指促使患者就诊的主要症状（或体征）及持续时间。

主诉应围绕主要疾病描述，简明精练，一般不超过20个字，能导出第一诊断。

主诉一般用症状学名词，原则上不用诊断名称或辅助检查结果代替。但在一些特殊情况下，疾病已明确诊断，住院的目的是为进行某项特殊治疗（如化疗、放疗）者，可用病名，如白血病一年，入院第四次化疗。一些无症状（或体征）的临床实验室、医学影像检查异常结果也可作为主诉，如查体发现心脏杂音三天；发现血糖升高一个月。

主诉症状多于一项时，应按发生时间先后顺序分别列出，一般不超过三个。例如"发热四天，皮疹一天"。在描述时间时，要尽量明确，避免用"数天"这种含糊不清的概念。急性起病、短时间内入院时，主诉时限应以小时、分钟计算。

（3）现病史：

现病史是指患者本次疾病的发生、演变、诊疗等方面的详细情况，应当按时间顺序书写。内容包括发病情况、主要症状特点及其发展变化情况、伴随症状、发病后诊疗经过及结果、睡眠和饮食等一般情况的变化，以及与鉴别诊断有关的阳性或阴性资料等。

1）发病情况：记录发病的时间、地点、起病缓急、前驱症状、可能的原因或诱因。

2）主要症状特点及其发展变化情况：按发生的先后顺序描述主要症状的部位、性质、持续时间、程度、缓解或加剧因素，以及演变发展情况。

3）伴随症状：记录伴随症状，描述伴随症状与主要症状之间的相互关系。

4）发病以来诊治经过及结果：记录患者发病后到入院前，在院内、外接受检查与治疗的详细经过及效果。对患者提供的药名、诊断和手术名称需加引号（""）以示区别。

5）发病以来一般情况：简要记录患者发病后的精神状态、睡眠、食欲、大小便、体重等情况。

6）与本次疾病虽无紧密关系，但仍需治疗的其他疾病情况，可在现病史后另起一段予以记录。

书写现病史时应注意：

①现病史描写的内容要与主诉相符。

②书写应注意层次清晰，尽可能反映疾病的发展和演变。

③凡与现病直接有关的病史，虽年代久远亦应包括在内。

（4）既往史

既往史是指患者过去的健康和疾病情况。内容包括既往一般健康状况、疾病史、传染病史、预防接种史、手术外伤史、输血史、食物或药物过敏史等。

书写既往史时应注意：

1）与本次疾病无紧密关系，且不需治疗的疾病情况应记录在既往史中，仍需治疗的疾病情况，可在现病史后予以记录。

2）应记录心、脑、肾、肺等重要脏器疾病史，尤其与鉴别诊断相关的。

3）对患者提供的诊断、手术名称、过敏药物需加引号（""）。

（5）个人史，婚育史、月经史、家族史

1）个人史：记录出生地及长期居留地，生活习惯及有无烟、酒、药物（用量及年限）等嗜好，职业与工作条件及有无工业毒物、粉尘、放射性物质接触史，有无野游史。尤其应详细记录与诊治相关的个人史。

2）婚育史、月经史：婚姻状况、结婚年龄、配偶健康状况、有无子女等。女性患者记录初潮年龄、行经期天数、间隔天数、末次月经时间（或闭经年龄），月经量、痛经及生育等情况。

3）家族史：包括父母、兄弟、姐妹健康状况，有无与患者类似疾病，有无家族遗传倾向的疾病。如已死亡，应记录死亡原因及年龄；如系遗传病，应至少询问记录三代家庭成员。

（6）体格检查

体格检查应当按照系统循序进行书写。内容包括体温、脉搏、呼吸、血压，一般情况，皮肤、黏膜，全身浅表淋巴结，头部及其器官，颈部，胸部（胸廓、肺部、心脏、血管），腹部（肝、脾等），直肠肛门，外生殖器，脊柱，四肢，神经系统等。

体格检查应注意：

1）应全面查体，不能遗漏上述内容。心脏及某些阳性体征（如肝脾大、明显的腹部包块等）必要时用图表示。

2）必要时检查记录肛门直肠、外生殖器。

3）与主诉、现病史相关查体项目要重点描述，且与鉴别诊断有关的体检项目应充分。

4）体检中不能用病名或症状学名词来代替体征的描述。如不可在体检中写"胸骨后进食时疼痛明显"等。

5）记录准确，用词不能模棱两可。如不可描述为"心浊音界扩大不明显"，"肝脾触及不满意"等。

（7）专科情况

专科情况应当根据专科需要记录专科特殊情况。

外科、妇产科、口腔科、眼科、耳鼻喉科等专科需写专科情况，主要记录与本专科有关的体征，体格检查中相应项目不必书写，只写"见专科情况"。专科检查情况应全面，应详细记录与诊断及鉴别诊断有关的阳性及阴性体征。

（8）辅助检查

辅助检查指入院前所作的与本次疾病相关的主要检查及其结果。应分类按检查时间顺序记录检查结果，如系在其他医疗机构所作检查，应当写明该机构名称及检查编号。

辅助检查包括血、尿、粪和其他化验检查，如X线、CT、磁共振、心电图、超声波、肺功能、内镜、血管造影、放射性核素等特殊检查。

实行辅助检查结果互认制度，根据《卫生部办公厅关于医疗机构间医学检验、医学影像检查互认有关问题的通知》（卫办医发〔2006〕32号）"各级地方卫生行政部门和医疗机构要充分认识开展医疗机构间检查互认工作的重要性，积极探索并逐步推广开展医疗机构间检查互认的有效措施……对于参加国家级质量控制的检查项目，有条件的省、自治区、直辖市之间可以探索开展检查互认；参加省级质量控制的检查项目，可以在本省、自治区、直辖市范围内实行检查互认。"的精神。凡被列入临床检验"一单通"名单的临床实验室认可专业的检验项目报告，未超出该检验项目周期性变化规律所允许的时间，在不影响正常诊断治疗，检验单据或复印件又能随同病例保存的情况下，在省、自治区、直辖市卫生行政部门作出本区域范围内各级各类医疗机构应对其予以认可的，检验报告复印件可存入病历作为诊疗依据，病历评价和质控不得将其列为缺陷病历。对于影像学检查，凡拍摄部位正确、影片质量可靠、达到诊断要求的X线片以及CR、CT、MRI、核医学成像（PET、SPECT），病人病情稳定未出现异常变化的不应重新拍片，可根据该影像学资料作出诊断结论，存入病历。

（9）初步诊断

初步诊断是指经治医师根据患者入院时的情况，综合分析所作出的诊断。如初步诊断为多项时，应当主次分明。对待查病例应列出可能性较大的诊断。

书写诊断时，病名要规范，书写要标准。书写全面，选择好第一诊断，分清主次，顺序排列，一般是主要的、急性的、原发的、本科的疾病写在前面，次要的、慢性的、继发的、他科的疾病写在后面；并发症列于有关疾病之后，伴发症排列在最后。不要遗漏不常见的疾病和其他疾病的诊断。

诊断应尽可能包括病因诊断、病理解剖部位、病理生理诊断、疾病的分型与分期、并发症的诊断和伴发疾病诊断。有些疾病一时难以明确诊断，可用主要症状或体征的原因待诊或待查作为临时诊断，如发热原因待诊、腹泻原因待诊、血尿原因待诊等，并应在其下注明可能性较大的疾病名称，如"发热原因待查，肠结核？"

（10）医师签名

入院记录由经治医师（执业医师）书写签名

2. 入院记录书写格式

入院记录

姓名： 出生地：

性别： 职业：

年龄： 入院日期：

民族： 记录日期：

婚姻： 病史陈述者：

主诉：

现病史：

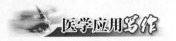

既往史：

个人史：

月经及婚育史：

家族史：

体 格 检 查

T　P　R　BP，（根据专科需要酌情记录身高及体重等情况）

一般情况，皮肤、黏膜，全身浅表淋巴结，头部及其器官，颈部，胸部（胸廓、肺部、心脏、血管），腹部（肝、脾等），直肠肛门（必要时检查），外生殖器（必要时检查），脊柱，四肢，神经系统等。

专科检查：

辅助检查：

检查日期、检查项目、结果、检查医院、检查编号

初步诊断：

医师签名：

附：

体格检查内容

体温（T），脉搏（P），呼吸（R），血压（BP），体重。

一般情况：发育（正常、异常），营养（良好、中等、不良、肥胖），神志（清楚、淡漠、模糊、昏睡、谵妄、昏迷）体位（自动、被动、强迫），面容与表情（安静、忧虑、烦躁、痛苦，急、慢性病容或特殊面容），对检查是否合作。

皮肤、黏膜：色泽（正常、潮红、苍白、发绀、黄染、色素沉着），温度，湿度，弹性，有无水肿、皮疹、淤点、紫癜、皮下结节、肿块、蜘蛛痣、肝掌、溃疡和瘢痕，毛发的生长及分布。

淋巴结：全身及局部淋巴结有无肿大（部位、数量、大小、硬度、活动度或粘连情况，局部皮肤有无红肿、波动、压痛、瘘管、瘢痕等。

头部及其器官：

头颅：大小、形状，有无肿块、压痛、瘢痕，头发（量、色泽、分布）。

眼：眉毛（脱落、稀疏）、睫毛（倒睫）、眼睑（水肿、运动、下垂）、眼球（凸出、凹陷、运动、斜视、震颤）、结膜（充血、水肿、苍白、出血、滤泡）、巩膜（黄染），角膜（云翳、白斑、软化、溃疡、瘢痕、反射、色素环），瞳孔（大小、形态、对称或不对称对光反射及调节与辐辏反射）。

耳：有无畸形、分泌物、乳突压痛，听力。

鼻：有无畸形、鼻翼扇动、分泌物、出血、阻塞，有无鼻中隔偏曲或穿孔、鼻窦有无压痛等。

口腔：气味，有无张口呼吸，唇（畸形、颜色、疱疹、皲裂、溃疡、色素沉着），牙齿（龋齿、缺齿、义齿、残根，斑釉齿）。牙龈（色泽、肿胀、溃疡、溢脓、出血、铅线）。舌（形态、舌质、舌苔、溃疡、运动、震颤、偏斜）。颊黏膜：（有无发疹、出血点、溃疡、色素沉着）。

咽：（色泽、分泌物、反射悬雍垂位置），扁桃体：（大小及有无充血和分泌物、

假膜）。

喉：（发音清晰、嘶哑、喘鸣、失音）。

颈部：是否对称，有无抵抗强直、压痛、肿块，活动是否受限。颈动脉有无异常搏动及杂音，颈静脉有无怒张。气管位置是否居中。甲状腺（大小、硬度、压痛，有无结节、震颤、血管杂音）。

胸部：是否对称，有无畸形，局部隆起或塌陷、压痛。呼吸（频率、节律、深度）。乳房（大小、乳头，是否有红肿、压痛、结节、肿块和分泌物等）。胸壁有皮下气肿、静脉有无曲张。

肺：

视诊：呼吸运动（两侧对比）呼吸类型、有无肋间隙增宽或变窄。

触诊：呼吸活动度、语颤（两侧对比）、有无胸膜摩擦感、皮下捻发感。

叩诊：叩诊音（清音、过清音、浊音、实音、鼓音及其部位）。肺下界及肺下界移动度。

听诊：呼吸音的性质（性质、强弱，异常呼吸音及其部位）、语音传导（减低、增强、消失）、有无干湿性啰音和胸膜摩擦音、哮鸣音。

心脏：

视诊：心前区隆起，心尖冲动或心脏搏动位置，范围、强度。

触诊：心尖冲动性质及位置（最强点），有无震颤或摩擦感（部位、时间和强度）。

叩诊：心脏左右浊音界，可用左、右第二、三、四、五肋间隙距正中线的距离（厘米）表示之，并于图下标明锁骨中线距正中线的距离。如图示：

右（cm）	肋间	左（cm）
	II	
	III	
	IV	
	V	

锁骨中线距前正中线　　cm

听诊：心率、心律、心音的强弱、P_2 与 A_2 的比较、有无心音分裂、额外心音、杂音（部位、性质、时期、强度、传导方向以及与运动、体位和呼吸的关系；收缩期杂音强度用六级分法，如描述三级收缩期杂音，应写作"3/6 级收缩期杂音"；舒张期杂音分为轻、中、重三度和心包摩擦音等。

桡动脉：脉率、节律（规则、不规则、脉搏短促），奇脉和交替脉等，搏动强度，动脉壁弹性，紧张度。

周围血管征：有无毛细血管搏动，射枪音、水冲脉、动脉异常搏动。

腹部：腹围（有腹水或腹部包块等疾病时测量）。

望诊：形状（对称、平坦、膨隆、凹陷），呼吸运动、胃肠蠕动波，有无皮疹、色素、

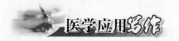

条纹、瘢痕、腹壁静脉曲张（及其血流方向）、疝和局部隆起（器官或包块）的部位，大小、轮廓、腹部体毛。

触诊：腹部紧张度、有无压痛、反跳痛、液波震颤，包块（部位、大小、形状、软硬度、压痛、移动度、表面情况、搏动）。

肝脏：大小（右叶以右锁骨中线肋下缘，左叶以前正中线剑突下至肝下缘多少厘米表示），质地（Ⅰ度软、Ⅱ度韧、Ⅲ度硬），表面（光滑度），边缘有无结节、压痛和搏动等。

胆囊：大小、形态、有无压痛、Murphy 征。

脾脏：大小，质地，表面，边缘，移动度，有无压痛、摩擦感，脾脏明显增大时以二线测量法表示。

肾脏：双手触诊肾的大小、形状、硬度、压痛、移动度。

膀胱：膨胀者记录上界，肾及输尿管有无压痛点。

叩诊：肝脾浊音界（上界以肋间计、下界以厘米计），肝区叩击痛，有无移动性浊音、高度鼓音、肾区叩击痛等。

听诊：肠鸣音（正常、增强、减弱、消失、金属音）；有无振水音和血管杂音等。

直肠肛门：视病情需要做检查。有无肿块、裂隙、创面。直肠指检（括约肌紧张度，有无狭窄、肿块、触痛、指套染血；前列腺大小、硬度，有无结节及压痛等），或肛门镜检查。

生殖器：

根据病情需要作相应检查

男性：包皮，阴囊，睾丸，附睾，精索，发育有无畸形，有无鞘膜积液。

女性：检查时必须有女医护人员在旁，必要时请妇科医生检查。包括外生殖器（阴毛、大小阴唇、阴蒂、阴阜）和内生殖器（阴道、子宫、输卵管、卵巢）。

脊柱：活动度，有无畸形如侧凸、前凸、后凸，压痛和叩击痛等。

四肢：有无畸形，如杵状指（趾），静脉曲张、骨折及关节有无红肿、疼痛、压痛、积液、脱臼，强直，水肿，肌萎缩，肌张力变化或肢体瘫痪等，记录肌力。

神经反射：

生理反射：浅反射（角膜反射、腹壁反射、提睾反射）。

深反射（肱二、三头肌反射、膝腱反射及跟腱反射）。

锥体束征：在一般情况下检查：弹指反射（Hoffmann 氏征），跖伸蹰反射（Babinski 氏征），Gordon 氏征，Chaddock 氏征，奥本汉姆征。

脑膜刺激征：颈项强直、（Kernig 氏征），布鲁津斯基征。

必要时做运动、感觉等及神经系统其他特殊检查。

专科情况：

辅助检查：

病历摘要：简明扼要、高度概述病史要点、体格检查和辅助检查的重要阳性和具重要鉴别意义的阴性结果，字数以不超过 300 字为宜。

初步诊断：

经治医师／书写医师签名：

3. 表格式 24 小时内入出院记录

×× 医院
24 小时内入出院记录

科室：　　　　　　姓名：　　　　　　职业：　　　　　　住院号：

性别：　　　　　　　　　　　　入院时间：

年龄：　　　　　　　　　　　　出院时间：

主诉：

入院情况：

入院诊断：

诊疗经过：

出院诊断：

出院情况：

出院医嘱：

医师签名：

4. 24 小时内入出院记录示例

姓名：李 ××　　　　　　职业：学生

性别：男　　　　　　　　入院时间：2010-03-02，15：00

年龄：7 岁　　　　　　　出院时间：2010-03-03，13：30

主诉：右腹股沟部可复性包块 5 年余。

入院情况：5 年前其家长发现患儿右腹股沟部有一包块，不痛，扪之质软，平卧后自行消失。以后在哭闹，咳嗽和用力时出现，并增至拳头大小，但无腹痛、呕吐，也无发热，家长用手按摩局部也可消失。未用过其他方法治疗。今住院要求手术治疗。查体：发育、营养良好，肺、心、腹无异常发现。站立时右侧腹股沟处可见椭圆形包块，约 4cm×3cm×3cm，达阴囊上方，质软，不透光，在包块处可听到肠鸣音。病人仰卧，用手法很容易将包块还纳，腹股沟外环可容 2 指。

入院诊断：右侧腹股沟斜疝

诊疗经过：入院后，给予询问病史、查体及对症处理治疗。因家中有急事，不能继续住院治疗，故要求出院。

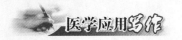
出院诊断：右侧腹股沟斜疝

出院医嘱：1. 避免剧烈运动

2. 择期手术

经治医师/书写医师签名：王××

（六）专科病历书写的重点要求

内科是各科的基础，而内科病历又是各科病历书写的基础。内科疾病通常分为消化、心血管、呼吸、血液、泌尿、内分泌、结缔组织、神经科等专业，病历书写除按住院病历书写要求的完整、有序、客观、真实、规范以外，还应根据各科的重点要求进行询问，并加以重点描述。我们在这里以消化内科病历书写为例反映专科病历书写的重点要求。

1. 消化内科病历书写的重点要求

（1）病史

1）现病史：消化系统疾病常见的症状有恶心、呕吐、腹痛、吞咽困难、呕血、便血等，这些症状也见于其他系统疾病，因此采集病史要细致，并客观地进行分析、归纳。

①恶心呕吐：发生的时间、诱因、程度，与进食的关系；呕吐次数，呕吐物性质、色泽、量及气味；既往有无同样发作史；有无伴随症状以及有无加重与缓解因素。

②腹痛：起病缓急，疼痛部位、性质、程度、病程，发作的时间、有无节律性、周期性或放射痛，诱发或缓解因素；伴随症状等。

③吞咽困难：发病年龄，吞咽困难出现的部位、程度，目前能进食食物的硬度，诱因及进展速度；伴随症状，如饮食反呛、呃逆、呕血等。

④呕血和便血：发病年龄、季节、诱因（如酗酒、药物或应激因素），出血的方式、性状及量，注意排除口腔、鼻咽部出血和咯血。便血与粪便的关系；伴随症状，如黄疸、发热等。

⑤腹泻：起病急缓、发病季节，腹泻次数，粪便性状（米泔水样、稀糊状、黏液血便或脓血便等）及量、气味；有无饮食不洁或集体发病史；伴随症状、腹泻与腹痛的关系等。

⑥便秘：起病方式，饮食及排便习惯；伴随症状，如呕吐、腹痛、腹泻、腹部肿块等。有无服用引起便秘的药物史。

⑦黄疸：起病方式、诱因（药物或毒物），黄疸程度，大、小便色泽，有无皮肤瘙痒；伴随症状，如发热、腹痛、腹水等，有无药物使用史，黄疸的时间与波动情况以及黄疸对全身健康的影响。

⑧腹水：了解起病缓急，腹水量的估计，如做腹腔穿刺应记录腹水的色泽。注意与腹部胀气、脂肪过多或卵巢囊肿鉴别；伴随症状，如发热、腹痛、肝脾肿大等。

⑨腹部肿块：发现时间、部位、大小、形状、质地、活动度及生长速度、触痛及搏动感；伴随症状，如疼痛、发热、黄疸、血尿、月经改变等。

⑩厌食和体重减轻：饮食习惯及其变化，引起厌食的可能原因；体重减轻程度和速度；伴随症状如呕吐、腹泻、呕血等。

2）既往史：有无胃肠病史、肝胆胰病史及腹部外伤手术史，有无代谢及遗传性疾病，有无糖皮质激素长期治疗史。

3）个人史：患者的居住地、饮食习惯、排便习惯、烟酒嗜好程度及年限，有无腐蚀剂损伤史等。

（2）体格检查

1）皮肤、黏膜有无黄染，有无瘀斑、瘀点，有无毛细血管扩张、蜘蛛痣、肝掌、色素沉着；有无浅表淋巴结特别是左锁骨上淋巴结肿大；有无腮腺、甲状腺肿大等。

2）腹部检查：为检查的重点。

①望诊：腹部外形（平坦、膨隆或凹陷），呼吸运动，有无皮疹、瘢痕、色素、腹纹、腹部搏动等，有无腹壁静脉曲张及血流方向，有无胃肠蠕动波以及疝，腹围测量。

②触诊：腹壁紧张度（柔软、柔韧或紧张），腹部压痛部位（局限性或弥漫性），有无反跳痛，腹部有无肿块（部位、大小、形态、硬度、压痛、搏动、移动度）液波震颤及振水音；肝脾是否肿大、压痛、形状，表面有无结节，质地（软、中、硬），边缘（锐、钝）；胆囊大小、形态、压痛。

③叩诊：肝浊音界，肝区叩击痛，有无移动性浊音。

④听诊：肠鸣音（正常、增强、减弱、消失），腹部有无振水音、血管杂音。

3）肛指检查：有无狭窄、包块或血迹等。

（3）辅助检查：根据病情需要选择。

1）实验室检查：血、尿、粪常规检查，粪便潜血测定；肝功能、各型肝炎病毒血清标志物；腹水常规、生化、培养及细胞学检查；血、尿淀粉酶测定；免疫学检测，包括甲胎蛋白（AFP），癌胚抗原（CEA），免疫球蛋白等，幽门螺杆菌的检测。

2）放射学检查：腹部平片、胃肠钡餐造影，钡剂灌肠，小肠造影；门静脉造影；腹部 CT 及 MRI 检查；胆囊造影等。

3）超声检查：肝、胆、胰、脾及腹腔超声检查等。

4）内镜检查：食管、胃十二指肠和结肠、直肠的内镜检查；腹腔镜检查；超声内镜及胶囊内镜等。

5）活组织检查和脱落细胞检查。

二、病程记录

病程记录是指继住院之后，对患者病情和诊疗过程所进行的连续性记录。

内容包括患者的病情变化及症状变化情况、重要的辅助检查结果及临床意义、上级医师查房意见、会诊意见、医师分析讨论意见、所采取的诊疗措施及效果、医嘱更改及理由、向患者及其近亲属告知的重要事项等。

（一）首次病程记录的书写要求及格式

1. 首次病程记录的书写要求

（1）首次病程记录是指患者入院后书写的第一次病程记录。

（2）由经治医师或值班医师在患者入院 8 小时内完成。

（3）书写首次病程记录时，第一行左顶格书写记录日期和时间，居中书写"首次病程记录"。首次病程记录的内容包括：

病例特点：应当在对病史、体格检查和辅助检查进行全面分析、归纳和整理后写出本病例特征，包括阳性症状和体征的发现和具有鉴别诊断意义的阴性症状和体征等。

拟诊讨论（诊断依据及鉴别诊断）：根据病例特点，提出初步诊断，写出对诊断的分析思考过程，阐述诊断依据。诊断已经明确者不需进行鉴别诊断。未明确诊断时写出需要鉴别的疾病名称和鉴别诊断的依据，并进行分析；必要时对治疗中的难点进行分析讨论。

诊疗计划：针对病情制定具体明确的诊治计划，体现对患者诊治的整体思路。不要写不属于诊疗计划的内容，避免在诊疗计划中写出"完成病历书写"、"择期手术"、"请示上级医师"等套话。

（4）首次病程记录应高度概括，突出重点，不能简单重复入院记录的内容。抓住要点，有分析、有见解、充分反映出经治医师临床的思维活动情况。

2. 首次病程记录的格式示例

2010-03-09，19：00   **首次病程记录**

病例特点：

1. 老年男性，原有高血压病史，平时血压波动在 180/95mmHg 左右。

2. 发病急。3h 前患者用力后突发胸骨后痛，为针刺样，且向左肩背部及上肢放射，伴冷汗淋漓，无恶心呕吐，含化硝酸甘油片未见效。

3. 体检：P100 次 / 分，R18 次 / 分，BP108/80mmHg，精神差。两肺呼吸音粗，肺底部闻及细小水泡音，心率 100 次 / 分，心音低钝，律齐，各瓣膜听诊区未闻及杂音。

4. ECG 示急性广泛性前壁心肌梗死。

初步诊断：急性广泛前壁心肌梗死

心功能 2 级（killip 分级）

高血压病（3 级，极高危）

诊断依据：

1. 原有高血压病史，平时血压波动在 180/95mmHg 之间，突发胸骨后痛 3 小时。

2. 心率 100 次 / 分，心音低钝，双肺底闻及少许水泡音。

3. 心电图示急性广泛前壁心肌梗死。

鉴别诊断：

1. 心绞痛：心绞痛的疼痛性质与心肌梗死相同，但发作较频繁，每次发作历时短，一般不超过 15 分钟，发作前常有诱发因素，不伴有发热、白细胞增加、红细胞沉降率增快或血清心肌酶增高，心电图无变化或有 ST 段暂时性压低或抬高，很少发生心律失常、休克或心力衰竭，可资鉴别。

2. 急性心包炎：尤其是急性非特异性心包炎，可有较剧烈而持久的心前区疼痛，心电图有 ST 段和 T 波变化。但心包炎病人在疼痛同时或以前，已有发热和血白细胞计数的增高，疼痛常于深呼吸和咳嗽时加重，体检常可发现心包摩擦音，病情一般不如心肌梗死严重，心电图除 aVR 外，其余导联均有 ST 段弓背向下的抬高，无异常 Q 波出现。

3. 急性肺动脉栓塞：肺动脉大块栓塞常可引起胸痛、气急和休克，但有右心负荷急剧增加的表现。如右心室急剧增大、肺动脉瓣区搏动增强和该处第二心音亢进、三尖瓣区出现收缩期杂音等。发热和白细胞增多出现也较早。心电图示电轴右偏，Ⅰ 导联出现 S 波或原有的 S 波加深，Ⅲ 导联出现 Q 波和 T 波倒置，aVR 导联出现高 R 波，胸导联过渡区向左移，右胸导联 T 波倒置等，与心肌梗死的变化不同，可资鉴别。

4. 急腹症：急性胰腺炎、消化性溃疡穿孔、急性胆囊炎、胆石症等，可有上腹部疼痛及休克，可能与急性心肌梗死疼痛波及上腹部者混淆。但仔细询问病史和体格检查，不难作出鉴别，心电图检查和血清心肌酶测定有助于明确诊断。

5. 主动脉夹层动脉瘤：以剧烈胸痛起病，颇似急性心肌梗死。但疼痛一开始即达高峰，常放射到背、肋、腹，腰和下肢，两上肢血压及脉搏可有明显差别，少数有主动脉瓣关闭不全，可有下肢暂时性瘫痪或偏瘫。X线胸片示主动脉明显增宽，心电图无心肌梗死图形，可资鉴别。

诊疗计划：

1. 一级护理。

2. 低盐、低脂流质饮食。

3. 吸氧、心电血压监护。

4. 抗血小板、抗凝、调脂、扩冠、改善心肌代谢。

5. 立即进行冠状动脉造影术准备，必要时行 PTCA+STENT 术。

6. 完善各项辅助检查、包括凝血四项、心梗三项等。

7. 动态观察心电图变化。

医师签名：张 ××

（二）日常病程记录书写要求及格式

1. 日常病程记录书写要求

（1）日常病程记录是指对患者住院期间诊疗过程的经常性、连续性记录。

（2）由经治医师书写，也可以由实习医务人员或试用期医务人员书写，但应有经治（执业）医师签名。

（3）病危患者应当根据病情变化随时书写病程记录，每天至少一次，记录时间应当具体到分钟。对病重患者，至少 2 天记录一次病程记录。对病情稳定的患者，至少 3 天记录一次病程记录。会诊当天、输血当天、手术前一天、术后连续 3 天（至少有一次手术者查看患者的记录）、出院当天应有病程记录。

（4）书写日常病程记录时，第一行左顶格记录日期时间，另起行空两格记录具体内容。记录的内容包括：

①患者自觉症状、情绪、心理状态、饮食、睡眠、大小便等情况。

②病情变化，症状、体征的变化，有无新的症状与体征出现，分析发生变化的原因；有无并发症及其发生的可能原因。对原诊断的修改或新诊断的确定，记录其诊断依据。

③重要的辅助检查结果及临床意义：辅助检查结果应记录在病程记录中；对重要的辅助检查的结果应分析其在诊断与治疗上的意义，尤其是对诊断、治疗起决定性作用的辅助检查结果，要及时进行记录和结果分析，并记录针对检查结果所采取的相应处理措施。

④采取的诊疗措施及效果，诊治工作进展情况。记录各种诊疗操作详细过程；重要医嘱的更改及其理由；会诊意见及执行情况；输血或使用血液制品情况，包括输血指征、输血种类、输血量、有无输血反应等。

⑤医师查房意见（详见本章第三节），能体现三级医师查房。

⑥分析患者病情变化可能的原因及处理意见。对原诊断修改诊疗方案的修改、补充及其依据等。

⑦近亲属及有关人员的反映、希望和意见；以及行政领导人所交代的重要事项。

⑧患者及其近亲属告知的重要事项及患方的意愿等。

（5）病程记录应根据每一病例的不同特点写出各自特有的临床表现、观察要点与治疗计划。应重点突出，简明扼要；有分析，有判断；病情有预见，诊疗有计划，切忌记流水账。

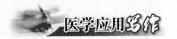

2. 日常病程记录格式

____年____月____日，时：分

按照日常病程记录的内容要求记录。

医师签名：赵××

3. 日常病程记录示例

2010-08-16，10：00

　　患者入院已两天，病情稳定，仍有低热，关节肿痛未加重。根据患者表现为大关节游走性肿痛、血沉加快、皮下小结、有心电图ST-T改变，结合其他鉴别性化验检查均为阴性，可以排除其他结缔组织疾病，如类风湿性关节炎和系统性红斑狼疮。开始使用抗风湿药物，先口服阿司匹林0.9tid，注意消化道反应。若有高热时可合并使用强的松10mg tid。鉴于患者出现多个皮下小结，嘱查24小时尿液尿酸定量及膝关节摄片，以排除痛风症。

医师签名：赵××/郑××

（三）上级医师查房记录书写要求及格式

1. 上级医师查房记录书写要求

（1）上级医师查房记录是指上级医师查房时对患者病情、诊断、鉴别诊断、当前治疗措施疗效的分析及下一步诊疗意见等的记录。

（2）书写上级医师查房记录时，第一行左顶格记录日期和时间，居中记录查房医师的姓名、专业技术职务（如某某主任医师查房记录）。另起行空两格记录查房内容。

（3）上级医师首次查房记录在患者入院后48小时内完成，内容包括查房医师的姓名、专业技术职务、补充的病史和体征、诊断依据与鉴别诊断的分析及诊疗计划等。

　　上级医师首次查房直接关系到患者整个住院诊疗过程，查房医师应认真、详细地询问病史；既全面又有重点地进行查体，所做出的诊断为患者本次住院的入院诊断（病案首页上），应对诊断、诊断依据、鉴别诊断进行分析、讨论，提出有针对性的诊疗计划，制定具体医嘱。不能雷同于首次病程记录。

　　由下级医师书写的上级医师首次查房记录应由查房医师审阅并签名。

（4）上级医师日常查房记录间隔时间视病情和诊治情况确定，病危患者应每天一次、病重者2～3天、一般患者应每周1～2次。内容包括查房医师的姓名、专业技术职务、对病情的分析和诊疗意见等。

　　上级医师应有选择地审阅、修改下级医师书写的上级医师日常查房记录并签名。若查房医师不审阅签名，则视为对下级医师记录的查房内容全部认可。

（5）对疑难、危重病例，必须有科主任或具有副主任医师以上专业技术职务任职资格医师及时查房的记录，内容包括查房医师的姓名、专业技术职务、对病情的分析和诊疗意见等。查房内容除要求解决医疗疑难问题外，应有教学意识并体现出当前国内外医学的新进展。

（6）上级医师包括主治医师、副主任医师和主任医师，查房记录代表上级医师及医院医疗水平，下级医师应如实详细地记录上级医师的查房情况，尽量避免"上级医师同意诊断、治疗"等无实质内容的记录。

2. 上级医师查房记录示例

2010-06-12，9：10　　　　刘××主任医师查房记录

刘××主任医师今日查房分析：患者系急性广泛性前壁心肌梗死，急行PTCA+Stent

术后第 3 天，目前仍处于低血压状态，血压波动于 80/55mmHg 左右。查体：T37.5℃，P90 次 / 分，R18 次 / 分，BP80/50mmHg。口唇无发绀，双肺未闻及干、湿性啰音及胸膜摩擦音。心率 90 次 / 分，律规整，无异常搏动，各瓣膜听诊区未闻及杂音，心尖区第一心音极低，查体同前。病人血压低考虑与下列几方面有关：①急性广泛性前壁心肌梗死，心脏射血能力急剧下降；②血容量不足；③神经反射性引致周围血管扩张。其中①应为主要因素。现患者已无胸痛，嘱停用硝酸酯类药物，并停用洛丁新 5mg，qd，加用 706 代血浆 500ml，复方丹参 20ml，5%GS500ml，参麦 60ml 静滴，每日一次，待血压恢复后，可再考虑加用 ACEI 类制剂以改善心肌重塑，应从小剂量开始，密切观察心率，血压及心电活动。

医师签名：刘 ×× / 杨 ××

（四）交（接）班记录的书写要求及格式

1. 交（接）班记录的书写要求

（1）交（接）班记录是指患者的经治医师发生变更之际，交班医师和接班医师分别对患者病情及诊疗情况进行简要总结的记录。

（2）交班记录应当在交班前由交班医师书写完成，内容包括入院日期、交班日期、患者姓名、性别、年龄、主诉、入院情况、入院诊断、诊疗经过、目前情况、目前诊断、交班注意事项、医师签名等。

交班记录应简明扼要地记录患者的主要病情及诊治经过，计划进行而尚未实施的诊疗方案，患者目前的病情和存在的问题，今后的诊疗意见，解决方法和其他注意事项，以供接班医师了解情况，便于诊疗工作的连续进行。

（3）接班记录应当由接班医师于接班后 24 小时内完成，内容包括入院日期、接班日期、患者姓名、性别、年龄、主诉、入院情况、入院诊断、诊疗经过、目前情况、目前诊断、接班诊疗计划、医师签名等。

接班记录在复习病史和有关资料的基础上，重点询问相关病史和体格检查，力求简明扼要，避免过多重复，着重书写今后的诊断、治疗的具体计划和注意事项。

2. 交（接）班记录的格式

（1）交班记录的格式

____年____月____日，时：分　　　　　**交班记录**

姓名、性别、年龄，因何主诉于 × 年 × 月 × 日 × 时入院。

入院情况：

入院诊断：

诊疗经过：

目前情况：

目前诊断：

交班注意事项：

医师签名：赵 ××

（2）交（接）班记录示例

2010–08–06，11：00　　　　　**交班记录**

患者吴 ××，男，53 岁。因胸闷 3 天，持续性胸骨后疼痛 4 小时于 2010–07–23，9：00 急症入院。

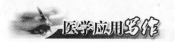

入院情况：T36.4℃，P92 次 / 分，R20 次 / 分 BP106/80mmHg。神志清，口唇轻度发绀。两肺未闻及干、湿性啰音。心界略向左下扩大，心率90 次 / 分，心律不规整，可闻及早搏 10～14 次 / 分，第一心音明显减弱，$A_2>P_2$，心尖部闻及 3/6 级吹风样收缩期杂音，向左腋下传导。肝右肋下 0.5cm，质软，无叩、触痛，脾脏未触及。双下肢无水肿。ECG 显示 V_1～V_4 有病理性 Q 波，S–T 段弓背型明显抬高，多发多源性室性早搏。GOT 96U。

入院诊断：急性广泛前壁心肌梗死、心律失常（多发多源性室性早搏）。

诊疗经过：入院后除绝对卧床休息，氧气吸入，给镇静、降脂、扩张冠状动脉等药物合剂，血压稳定。近一周复查 ECG 显示 S–T 段已恢复到等电位线，V_1～V_4 仍有病理性 Q 波，T 波倒置加深，呈冠状 T 波；节律规整。GOT 已正常。

目前情况：BP124/80mmHg，一般情况较好，心率80 次 / 分，律整，心音有力，$A_2>P_2$，心尖部闻及 3/6 级吹风样收缩期杂音，有收缩中、晚期喀喇音，肝右肋下 0.5cm，剑突下 1cm，质软。脾脏未触及。双下肢无水肿。

目前诊断：急性广泛性前壁心肌梗死。

交班注意事项：

1. 患者今日起开始下床活动，应适当掌握活动量，避免劳累。

2. 注意血压及 ECG 改变。

3. 已申请做超声心动图和心功能检查，但日期尚未定。

4. 患者对青霉素过敏，请注意。

医师签名：李 ××

（五）转科记录书写要求及格式

1. 转科记录书写要求

（1）转科记录是指患者住院期间需要转科时，经转入科室医师会诊并同意接收后，由转出科室和转入科室医师分别书写的记录。包括转出记录和转入记录。

（2）转出记录由转出科室医师在患者转出科室前书写完成（紧急情况除外）。内容包括入院日期、转出日期，转出科室，患者姓名、性别、年龄、主诉、入院情况、入院诊断、诊疗经过、目前情况、目前诊断、转科目的及注意事项、医师签名等。

转出记录应特别注意交代清楚患者当前的病情和治疗及转科时需注意事项。患者转科后尚需继续进行的本科治疗项目也应详细交代，以防转科之际发生病情突变或治疗脱节。有本科特殊治疗者（如洋地黄制剂、化疗、胰岛素、介入治疗）需特别交代其继续治疗的要求与注意事项；患者心理状况如有特殊地方（如悲观失望、有自杀企图等）也应着重交代。

（3）转入记录由转入科室医师于患者转入后 24 小时内完成。内容包括入院日期、转入日期，转入科室，患者姓名、性别、年龄、主诉、入院情况、入院诊断、诊疗经过、目前情况、目前诊断、转入诊疗计划、医师签名等。

转入记录扼要记录患者转科原因、转科前的病情、转入时的病情，应将重点放在转入所属专科的病史和体检上，并制定出转入后的具体诊疗计划。不能简单抄袭转出记录。

2. 转科记录格式

（1）转出记录格式

____年____月____日，时：分　　　　**转出记录**

患者姓名、性别、年龄。因何主诉于 × 年 × 月 × 日 × 时入住 × 科。

入院情况：

入院诊断：

诊疗经过：

目前情况：

目前诊断：

转科目的及注意事项：

医师签名：

（2）转入记录格式

____年____月____日，时：分　　　　　**转入记录**

患者姓名、性别、年龄。因何主诉于 × 年 × 月 × 日 × 时入住 × 科。因何种原因何时转入 × 科。

入院情况：体检的主要阳性体征和实验室检查结果。

入院诊断：

诊疗经过：

目前情况：

目前诊断：

转入诊疗计划：

医师签名：

（六）阶段小结书写要求及格式

1. 阶段小结书写要求

（1）阶段小结是指患者住院时间较长，由经治医师每月所作病情及诊疗情况总结。

（2）阶段小结的内容包括入院日期、小结日期，患者姓名、性别、年龄、主诉、入院情况、入院诊断、诊疗经过、目前情况、目前诊断、诊疗计划、医师签名等。

阶段小结重点是入院后至本阶段小结前患者的病情演变、诊疗过程及其结果、目前病情、治疗措施以及今后准备实施的诊疗方案等。

（3）交（接）班记录、转科记录可代替阶段小结。

2. 阶段小结格式

____年____月____日　　　　　　　**阶段小结**

患者姓名、性别、年龄。因何主诉于 × 年 × 月 × 日 × 时入院。

入院情况：

入院诊断：

诊疗经过：

目前情况：

目前诊断：

诊疗计划：

医师签名：

（七）会诊记录书写要求及格式

1. 会诊记录书写要求

（1）会诊记录（含会诊意见）是指患者在住院期间需要其他科室或者其他医疗机构

• 285 •

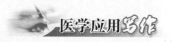

协助诊疗时，分别由申请医师和会诊医师书写的记录。内容包括申请会诊记录和会诊意见记录。

（2）申请会诊记录应当简要写明患者病情及诊疗情况、申请会诊的理由和目的，申请会诊医师签名等。

（3）会诊记录内容包括会诊意见、会诊医师所在的科别或者医疗机构名称、会诊时间及会诊医师签名等。会诊意见要具体。

常规会诊意见记录应当由会诊医师在会诊申请发出后 48 小时内完成，急会诊时会诊医师应当在会诊申请发出后 10 分钟内到场，并在会诊结束后即刻完成会诊记录。

（4）申请会诊医师应在病程记录中记录会诊意见执行情况。

（5）会诊记录应另页书写。

2. 会诊记录格式示例（见表 8-2）

××医院

表 8-2　会　诊　记　录

科室：＿＿＿＿＿＿＿＿＿＿＿＿＿＿＿＿＿＿＿　　　住院号：＿＿＿＿＿＿＿＿

会诊类型：☑急会诊　　□普通会诊　　□多科会诊　　□指名会诊　　□请外院会诊

姓名 _李××_ 病室 _5_ 床号 _20_ ，申请时间：2010 年 3 月 12 日 11 时 20 分

患者病情及诊疗经过、申请会诊的理由及目的：

患者因多饮、多食、多尿、消瘦 4 年，血糖 11.1mmol/L，诊断为糖尿病（Ⅱ型），经治疗后目前血糖降至 7.77mmol/L，尿糖及酮体（一）。今晨 5 点患者感右下腹痛，伴恶心。体温 38.5℃，患者倦怠，痛苦表情。心肺无异常。腹平坦，肝脾未触及，右下腹肌较紧张，有明显压痛及反跳痛。WBC 21×10^9/L，N 0.86，拟诊为急性阑尾炎。请协助诊断和处理。

　　此致
敬礼

申请会诊科别：内分泌科

被邀会诊科别 _普外科_ 被邀请专家＿＿＿＿＿＿

申请会诊医师：王××

会诊意见：　　　　　　　　　　会诊时间：2010 年 3 月 12 日 11 时 30 分

　　病史已复习。患者于 6 小时前突感右下腹痛。体温 38.5℃。体检：一般情况尚好，血压 170/70mmHg。右下腹肌紧张，麦氏点有明显压痛及反跳痛，肝浊音界存在。

　　会诊意见：

同意贵科诊断：急性阑尾炎。

目前患者糖尿病症状已获控制，同意转入我科准备行阑尾切除术，但术中、术后仍请内科协助治疗糖尿病。

感谢邀请

会诊科室：普外科　会诊医师：张××

外院会诊医师所在医疗机构名称：＿＿＿＿＿＿＿＿＿＿

（八）手术记录书写要求及格式

1. 手术记录书写要求

（1）手术记录是指手术者书写的反映手术一般情况、手术经过、术中发现及处理等情况的特殊记录，应当在术后24小时内完成。特殊情况下由第一助手书写时，应有手术者签名。

（2）手术记录应当另页书写，内容包括一般项目（患者姓名、性别、科别、病房、床位号、住院病历号或病案号）、手术日期、术前诊断、术中诊断、手术名称、手术者及助手姓名、麻醉方法、手术经过、术中出现的情况及处理等。

手术经过、术中出现的情况及处理应记录以下内容：

1）术时患者体位，皮肤消毒方法，无菌巾的铺盖，切口部位、方向、长度、解剖层次及止血方式。

2）探查情况及主要病变部位、大小、与邻近器官或组织的关系；肿瘤应记录有无转移、淋巴结肿大等情况。如与临床诊断不符合时，更应详细记录。

3）手术的理由、方式及步骤应包括离断、切除病变组织或脏器的名称范围；修补重建组织与脏器的名称；吻合口大小及缝合方法；缝线名称及粗细号数；引流材料的名称、数目和放置部位；吸引物的性质及数量；使用的人体置物及各种特殊物品的名称、型号、使用数量、厂家等（术后将其标示产品信息的条形码贴入病历）。手术方式及步骤必要时绘图说明。

4）术毕敷料及器械的清点情况。

5）送检化验。培养、病理标本的名称及病理标本的肉眼所见情况。

6）术中患者耐受情况，失血量，术中用药，输血量，特殊处理和抢救情况。

7）术中麻醉情况，麻醉效果是否满意。

8）如改变原手术计划，术中更改术式、需增加手术内容或扩大手术范围时，需阐明理由，并告知患方，重新签署手术同意书后方可实施新的手术方案。

2. 手术记录格式示例（见表8-3）

× × 医院

表 8-3 手 术 记 录

科室：胃肠外科   住院号：100010

患者姓名	尹 × ×	性别	女	年龄	42 岁	病室	8	床号	6
手术日期	2010-3-13，8：00								
术前诊断	直肠癌								
术中诊断	直肠癌								
手术名称	直肠癌根治术								
手术者	李 × ×	助手	罗 × ×、宋 × ×			麻醉方式		气管插管全麻	

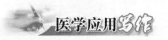

手术经过、术中出现的情况及处理：

气管插管麻醉成功后患者取截石位，常规消毒、导尿，铺无菌巾，贴切口保护膜，取下腹部正中切口，自脐上 3cm 绕脐至耻骨联合，逐层切开皮肤、皮下组织、白线和腹膜，保护切口，洗手探查：腹腔内未见有腹水及分泌物，肝脏质软，未触及明显结节，胆囊张力不大，未触及结石，脾脏无异常，胰腺、胃及小肠无异常，回盲部、升结肠、结肠肝曲、横结肠、结肠脾曲、降结肠及乙状结肠均无异常，腹主动脉旁及肠系膜下动脉周围无肿大淋巴结，子宫双侧卵巢及盆底无转移。直肠肿瘤位于腹膜返折水平，约 4×3×3cm 大小，未侵及浆膜。提起乙状结肠，显露并清扫肠系膜下血管根部，分别切断并结扎肠系膜下动静脉。自左右两侧切开盆底腹膜并于直肠子宫陷窝处会合，乙状结肠中下段拟切除处离断乙状结肠，乙状结肠近断端行荷包缝合，置入直径 33mm 吻合器抵针座并收紧荷包缝合线。电刀沿骶前间隙向下锐性游离直肠系膜至盆膈水平，靠近骨盆壁处电刀离断两侧直肠侧韧带，保持直肠系膜完整，注意保护两侧盆腔自主神经和双侧输尿管。沿直肠阴道间隙向下游离直肠前壁。远端直肠游离至肿瘤下缘远处约 5cm 并切断该处直肠系膜，距肿瘤下缘约 3cm 处以弧形切割闭合器闭合并切断远端直肠，移去标本。大量稀碘伏溶液冲洗远端残留直肠，充分扩肛，经肛门置入直径 33mm 吻合器，于远端直肠闭合线处旋出吻合器穿刺杆并与吻合器抵针座衔接，旋至适当刻度，击发，取出吻合器，检查上下切缘完整，吻合口通畅，无张力，血运好，可吸收线间断加固缝合吻合口。经肛门置入肛管至超过吻合口上约 5cm 并固定。大量 43℃温蒸馏水冲洗术野，骶前放置引流管一根，自腹壁戳洞引出并固定。缝合关闭盆底腹膜，再次检查无出血，清点手术用品无误，逐层关腹。

手术顺利，出血约 100 毫升，未输血。术中麻醉满意，生命体征平稳，术毕患者清醒，安返病房，切除标本剖开检查切缘距离后，送病理检查。

手术者签名	李××	记录日期	2010-03-13

（九）出院记录书写要求及格式

1. 出院记录书写要求

（1）出院记录是指经治医师对患者此次住院期间诊疗情况的总结，应当在患者出院后 24 小时内完成。

（2）出院记录的内容主要包括入院日期、出院日期、入院情况、入院诊断、诊疗经过、出院诊断、出院情况、出院医嘱、医师签名等。

①入院情况：（主要症状、体征，有诊断意义的辅助检查的结果及检查号（如 CI 号、病理检查号等）。

②诊疗经过：为此次住院期间诊疗情况的总结，包括：住院期间的病情变化；检查治疗经过：主要用药的名称、疗程、用量；实施手术操作的日期、手术名称、病理检查结果；有意义的辅助检查结果；治疗过程中出现的并发症或不良反应；诊治中还存在的问题等。

③出院诊断：诊断全面，书写规范，符合国际疾病分类 ICD-10 的规定。

④出院情况：出院时患者存在的症状、体征及辅助检查的阳性结果；手术切口愈合情况，是否留置引流管、石膏及拆线等情况。各诊断的治疗结果（治愈、好转、未愈、转院、自动出院等），转院时要注明原因。

⑤出院医嘱：继续治疗（药物药名、剂量、用法、疗程及期限）；休息期限；复诊时限，随访要求；注意事项（如出院后需定期复查的检查项目，伤口换药，康复指导，生

活、工作中需注意的事项等）。

（3）书写要认真、具体，以供病人复印、复诊或随访时使用。

（4）出院记录要求另立专页，一式两份，正页归入病历，附页交患者或近亲属。

2. 出院记录的格式示例

出 院 记 录

姓名：李 × ×　　　　　入院日期：2010-06-03

性别：女　　　　　　　出院日期：2010-06-18

年龄：18 岁　　　　　　住院天数：15 天

入院情况：因心悸、气促 2 年，加重半个月入院。5 年前患有游走性关节痛，未经诊治。近 2 年劳累后心悸、气促，近半月加重，并伴有低热、鼻出血、尿少及下肢水肿。T37.5℃，P118 次 / 分，R26 次 / 分，BP100/70mmHg。营养欠佳，半卧位，口唇轻度发绀，咽充血，两侧扁桃体Ⅱ°肿大。颈静脉怒张，两肺底少许湿性啰音，心尖搏动在左第六肋间锁骨中线外 1cm，可触及舒张期震颤，并可闻及 3/6 吹风样收缩期及雷鸣样舒张期杂音，心率 118 次 / 分，未闻及开瓣音，P2>A2。腹略膨隆，腹水征（−），肝于右锁骨中线肋缘下 4cm，质韧，触痛，脾未触及。双下肢轻度压陷性水肿。WBC 12×109/L，N 0.85，ESR 64mm/h，ASO 1∶600。胸透示心界向两侧扩大，食管后压，两肺淤血。

入院诊断：

1. 风湿热（活动期）

2. 风湿性心脏病

二尖瓣狭窄并关闭不全

心功能Ⅳ级

3. 慢性扁桃体炎急性发作

诊疗经过：经用青霉素、阿司匹林及糖皮质激素控制风湿活动、地高辛及利尿剂治疗心功能不全，心悸气促症状好转，体温正常，ESR10mm/h。激素现已停用 5 天。

出院诊断：

1. 风湿热（活动期）

2. 风湿性心脏病

二尖瓣狭窄并关闭不全

心功能Ⅳ级

3. 慢性扁桃体炎急性发作

出院情况：无明显自觉症状，两肺无啰音，心率 70 次 / 分，律整齐，心尖部杂音同前。肝肋下未触及。两下肢水肿消失。心力衰竭及风湿活动基本控制。

出院医嘱：

1. 继续休息。

2. 避免体力劳动，预防感冒，咽痛，发热时肌内注射青霉素。

3. 带药：阿司匹林 0.6tid×7 天，地高辛 0.25mg qd×7 天。

4. 可在当地医院复查，一个月后来院复诊。

医师签名：王 × ×

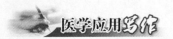

（十）死亡记录书写要求及格式

1. 死亡记录书写要求

（1）死亡记录是指经治医师对死亡患者住院期间诊疗和抢救经过的记录，应当在患者死亡后 24 小时内完成，记录死亡时间应当具体到分钟。死亡记录另立一页。

（2）死亡记录的内容包括入院日期、死亡时间、入院情况、入院诊断、诊疗经过（重点记录病情演变、抢救经过）、死亡原因、死亡诊断等。

①入院情况：主要症状、体征，有诊断意义的辅助检查的结果。

②诊疗经过：住院后病情演变和诊治情况。重点记录死亡前的病情变化和抢救经过。

③死亡原因：指致患者死亡的直接原因。

④死亡诊断：包括患者死亡前诊断的各种疾病。

2. 死亡记录的书写格式

死亡记录

姓名： 　　　　　　　　入院日期：

性别： 　　　　　　　　死亡时间：记录到分钟

年龄： 　　　　　　　　住院天数：

入院情况：

入院诊断：

诊疗经过：

死亡原因：

死亡诊断：

医师签名：

（十一）死亡病例讨论记录书写要求及格式

1. 死亡病例讨论记录书写要求

（1）死亡病例讨论记录是指在患者死亡一周内，由科主任或具有副主任医师以上专业技术职务任职资格的医师主持，对死亡病例进行讨论、分析的记录。

（2）死亡病例讨论记录的内容包括讨论日期、主持人及参加人员姓名、专业技术职务、具体讨论意见及主持人小结意见、记录者签名等。要记录每一位发言人的具体内容，重点讨论记录诊断意见、死亡原因分析、抢救措施意见、注意事项及本病国内外诊治进展等。

（3）每一死亡病例均要求有死亡病例讨论记录，根据病情可简可繁。

（4）另立专页，主持人审阅签名。

2. 死亡病例讨论记录格式示例

2010-5-16 　　　　　　　　死亡病例讨论记录

主持人：王 ×× 主任医师

参加人员：李 ×× 副主任医师、张 ×× 主治医师、高 ×× 住院医师、进修医师、实习医师多名。

讨论意见：

高 ×× 住院医师（报告病历）：患者女性，67 岁，退休工人，因意识不清、呕吐 20 小时于 2010-05-05，16：00 点入院。患者于 5 月 4 日晚 9 点无明显诱因突发头痛，呈撕裂样，即之意识不清，恶心呕吐，呕吐物为胃内容物。近 2 年测血压偏高（具体数字不详），未进行治疗。入院时查体：T37.2℃，P80 次 / 分，R20 次 / 分，BP200/100mmHg，发育正常，营养一般，轻度意识障碍。皮肤黏膜无黄疸、出血点，浅表淋巴结未及肿大。头颅外观正常，双眼裂等大，双侧瞳孔 3mm，等大，光反射存在，眼底检查未见玻璃体下出血，颈部有抵抗感。双肺（−），心率 80 次 / 分，律齐，心音有力，$A_2>P_2$，未闻及杂音。腹部无异常发现。脊柱四肢无畸形。神经系统查体：眼底视乳头边界清，动脉细，反光强。颅神经（−），四肢肌力、肌张力减弱，有不自主运动。肱二头、肱三头肌及膝腱反射减弱，双侧巴氏征阴性、克氏征阴性，颈部抵抗。颅脑 CT 示四脑室、鞍上池、纵裂池、环池、左桥小脑角池、外侧裂池高密度铸型，中线居中。入院诊断：蛛网膜下腔出血（SAH）。给予绝对卧床、镇静、止血、解痉、降颅压等综合治疗后，第二天意识转清，但仍头痛，血压降至正常范围。其家人不愿行血管造影和腰穿检查。3 月 12 日下午 2 点咳嗽后，出现剧烈头痛、呕吐，随之意识障碍，双侧瞳孔不等大，右侧 4mm，左侧 3mm，对光反射存在，颈硬，考虑为蛛网膜下腔再次出血，即给予氨甲苯酸、尼莫地平、甘露醇、速尿等治疗，病情无改善。3 月 15 上午 10 点出现间歇呼吸，随之呼吸停止，血压、脉搏消失，双侧瞳孔扩大固定，立即给予呼吸兴奋剂、阿托品 1mg、肾上腺素 1mg、利多卡因 50mg 静推，胸外心脏按压，抢救半小时，心电图呈直线，于 10：30 临床死亡。

（以上病历报告内容记录时可省略）。

张 ×× 主治医师：本例患者为 67 岁老年女性，因意识不清、呕吐 20 小时收入院。入院时患者轻度昏迷，颈部抵抗感，双眼裂等大，瞳孔圆形，3mm，双侧等大，光反射存在，检眼镜检查未见有玻璃体下出血。双侧肢体有不自主活动，巴氏征未引出。脑 CT 显示鞍上池、纵裂池、环池、外侧裂高密度铸型。蛛网膜下腔出血诊断明确，且出血量大临床表现较重。入院后经治疗病情好转，意识转清，但仍有头痛，建议其进一步做 DSA 或 MRA，以明确原发的病变及部位，但其家属不同意。以后病情又有波动，病程中给予了积极、正确的治疗。

王 ×× 副主任医师：临床上蛛网膜下腔出血可分为自发性与外伤性两类，自发性又分为原发性和继发性两种。一般所谓的蛛网膜下腔出血仅指原发性蛛网膜下腔出血，约占急性脑血管病的 15% 左右，最常见的原因是先天性动脉瘤，其次是脑血管畸形和高血压动脉硬化。还可见于脑底异常血管网症（烟雾病），各种感染引起的动脉炎、肿瘤破坏血管、血液病、抗凝治疗的并发症等。动脉瘤虽多有先天性因素，但通常在青年时才发展，50% 的病人出现症状在 40 岁以后。各个年龄组均可发病，但以 40～70 岁为多。发病突然，最常见的症状是突然剧烈头痛、恶心呕吐，可有不同程度的意识障碍。眼底检查 25% 可见玻璃体膜下片状出血，这种出血在发病 1 小时内即可出现，是诊断 SAH 相当有力的证据。此病人为高龄患者，病前有高血压病史；发病急，有剧烈的头痛、恶心呕吐和意识障碍，结合影像学检查，蛛网膜下腔出血诊断成立。因患者家属不同意做进一步的检查，故原发的病因不能确定。患者经正确积极的治疗后，病情好转稳定，但咳嗽后又突发剧烈头痛，呕吐，意识障碍，考虑为原出血部位再出血的可能性大，也是致死的原因。

张 ×× 主任医师：同意以上各位医师的发言。本例有以下特点：①老年女性；②有"高血压"病史，既往无头痛病史；③急性起病，意识障碍是主要表现之一；④意识清醒后以头痛为主，无肢体瘫痪等局灶体征；⑤病程中再次突然加重。结合脑 CT 异常，蛛网膜下腔出血诊断成立。由于头痛之外的体征不明显且有血压过高，也不在本病的好发病年龄段，易于误诊。

进一步的血管病变性质及确切定位要依靠血管造影以 DSA 较好，MRA 易于实行，也是常采用的检查。就本例而言，以基底部动脉环附近的动脉瘤破裂可能性较大。再出血增加了治疗的难度。SAH 的治疗原则是制止继续出血，防治继发性血管痉挛，尽早去除出血的原因和防止复发。蛛网膜下腔出血的预后与病因、出血部位、出血量、有无并发症及是否得到适当治疗有关。颅内动脉瘤出血急性期病死率约为 30%，存活者 1/3 复发。其中 60% 复发在发病二周内，第一次出血存活时间愈长，复发机会愈小。第二次出血病死率为 30%～60%，第三次几乎 100% 死亡。外科手术是根除动脉瘤避免再次出血的治疗办法，但在手术时机的选择上目前仍有争议。一般主张在身体情况允许下应争取早期手术治疗。有人认为，发病 10～14 日后手术，血管痉挛和伴发脑梗死较少。脑血管造影显示有血管痉挛者也不应立即手术。总之，积极的治疗应包括神经内外科医师的密切合作，因人而异地制定个体化治疗方案。此病人诊断明确，治疗充分，无处理不当。治疗过程中已多次向患者家属告之本病的治疗方法和预后，其家属对治疗无异议。死亡诊断：蛛网膜下腔出血，死亡原因：中枢性呼吸循环衰竭。

医师签名：王××/高××

第三节　处方、医嘱、申请单与报告单书写要求及格式

一、处方书写要求及格式

（一）处方书写基本原则

1. 处方是指由注册的执业医师和执业助理医师（以下简称医师）在诊疗活动中为患者开具的，由取得药学专业技术职务任职资格的药学专业技术人员（以下简称药师）审核、调配、核对，并作为患者用药凭证的医疗文书。处方包括医疗机构病区用药医嘱单。

2. 医师开具处方和药师调剂处方应当遵循安全、有效、经济的原则，并注意保护患者的隐私权。处方药应当凭医师处方销售、调剂和使用。医师应当根据医疗、预防、保健需要，按照诊疗规范、药品说明书中的药品适应证、药理作用、用法、用量、禁忌、不良反应和注意事项等开具处方。开具医疗用毒性药品、放射性药品的处方应当严格遵守有关法律、法规和规章的规定。

3. 经注册的执业医师在执业地点取得相应的处方权。医师应当在注册的医疗机构签名留样或者专用签章备案后，方可开具处方。医师取得麻醉药品和第一类精神药品处方权后，方可在本机构开具麻醉药品和第一类精神药品处方，但不得为自己开具该类药品处方。药师取得麻醉药品和第一类精神药品调剂资格后，方可在本机构调剂麻醉药品和第一类精神药品。

试用期人员开具处方，应当经所在医疗机构有处方权的执业医师审核，并签名或加盖专用签章后方有效。

进修医师由接收进修的医疗机构对其胜任本专业工作的实际情况进行认定后授予相应的处方权。

（二）处方书写要求

1. 处方书写规则

（1）患者一般情况、临床诊断填写清晰、完整，并与病历记载相一致。

（2）每张处方限于一名患者的用药。

（3）字迹清楚，不得涂改；如需修改，应当在修改处签名并注明修改日期。

（4）药品名称应当使用规范的中文名称书写，没有中文名称的可以使用规范的英文名称书写；医疗机构或者医师、药师不得自行编制药品缩写名称或者使用代号；书写药品名称、剂量、规格、用法、用量要准确规范，药品用法可用规范的中文、英文、拉丁文或者缩写体书写，但不得使用"遵医嘱"、"自用"等含糊不清的字句。

（5）患者年龄应当填写实足年龄，新生儿、婴幼儿写日、月龄，必要时要注明体重。

（6）西药和中成药可以分别开具处方，也可以开具一张处方，中药饮片应当单独开具处方。

（7）开具西药、中成药处方，每一种药品应当另起一行，每张处方不得超过五种药品。

（8）中药饮片处方的书写，一般应当按照"君、臣、佐、使"的顺序排列；调剂、煎煮的特殊要求注明在药品右上方，并加括号，如布包、先煎、后下等；对饮片的产地、炮制有特殊要求的，应当在药品名称之前写明。

（9）药品用法用量应当按照药品说明书规定的常规用法用量使用，特殊情况需要超剂量使用时，应当注明原因并再次签名。其中给药途径应写明口服（po）、皮下注射（sc或ih）、皮内注射（id）、肌内注射（im）、静脉注射（iv）、静脉滴注（iv.drip或iv.gtt）；给药次数应写明每天1次（qd）、每天2次（bid）、每天3次（tid）、每天4次（qid）、隔天1次（qod）、每两天1次（q2d）、每6小时1次（q6h）；给药时间应写明饭前（ac）、饭后（pc）、上午（am）、下午（pm）、睡前（hs）、每天早晨（qm）、每天晚上（qn）、每周（qw）、需要时（sos）、必要时（prn）、立即（St!或Stat!）。

（10）除特殊情况外，应当注明临床诊断。

（11）开具处方后的空白处画一斜线以示处方完毕。

（12）处方医师的签名式样和专用签章应当与院内药学部门留样备查的式样相一致，不得任意改动，否则应当重新登记留样备案。

（13）药品剂量与数量用阿拉伯数字书写。剂量应当使用法定剂量单位：重量以克（g）、毫克（mg）、微克（μg）、纳克（ng）为单位；容量以升（L）、毫升（ml）为单位；国际单位（IU）、单位（U）；中药饮片以克（g）为单位。

片剂、丸剂、胶囊剂、颗粒剂分别以片、丸、粒、袋为单位；溶液剂以支、瓶为单位；软膏及乳膏剂以支、盒为单位；注射剂以支、瓶为单位，应当注明含量；中药饮片以剂为单位。

2. 处方开具的要求

（1）医师开具处方应当使用经药品监督管理部门批准并公布的药品通用名称、新活性化合物的专利药品名称和复方制剂药品名称。

医师开具院内制剂处方时应当使用经省级卫生行政部门审核、药品监督管理部门批准的名称。

（2）处方开具当日有效。特殊情况下需延长有效期的，由开具处方的医师注明有效期限，但有效期最长不得超过三天。

（3）处方一般不得超过七日用量；急诊处方一般不得超过三日用量；对于某些慢性病、老年病或特殊情况，处方用量可适当延长，但医师应当注明理由。

医疗用毒性药品、放射性药品的处方用量应当严格按照国家有关规定执行。

（4）医师应当按照卫生部制定的麻醉药品和精神药品临床应用指导原则，开具麻醉药品、第一类精神药品处方。

（5）门（急）诊癌症疼痛患者和中、重度慢性疼痛患者需长期使用麻醉药品和第一类精神药品的，首诊医师应当亲自诊查患者，建立相应的病历，要求其签署《知情同意书》。

病历中应当留存下列材料复印件：

1）二级以上医院开具的诊断证明；

2）患者户籍簿、身份证或者其他相关有效身份证明文件；

3）为患者代办人员身份证明文件。

（6）为门（急）诊患者开具的麻醉药品注射剂，每张处方为一次常用量；控缓释制剂，每张处方不得超过七日常用量；其他剂型，每张处方不得超过三日常用量。

第一类精神药品注射剂，每张处方为一次常用量；控缓释制剂，每张处方不得超过七日常用量；其他剂型，每张处方不得超过三日常用量。哌甲酯用于治疗儿童多动症时，每张处方不得超过15日常用量。

第二类精神药品一般每张处方不得超过七日常用量；对于慢性病或某些特殊情况的患者，处方用量可以适当延长，医师应当注明理由。

（7）为门（急）诊癌症疼痛患者和中、重度慢性疼痛患者开具的麻醉药品、第一类精神药品注射剂，每张处方不得超过三日常用量；控缓释制剂，每张处方不得超过15日常用量；其他剂型，每张处方不得超过七日常用量。

（8）为住院患者开具的麻醉药品和第一类精神药品处方应当逐日开具，每张处方为一日常用量。

（9）对于需要特别加强管制的麻醉药品，盐酸二氢埃托啡处方为一次常用量，仅限于二级以上医院内使用；盐酸哌替啶处方为一次常用量，仅限于医疗机构内使用。

（10）医师利用计算机开具、传递普通处方时，应当同时打印出纸质处方，其格式与手写处方一致；打印的纸质处方经签名或者加盖签章后有效。药师核发药品时，应当核对打印的纸质处方，无误后发给药品，并将打印的纸质处方与计算机传递处方同时收存备查。

（三）处方标准和印制

1. 处方标准由卫生部统一规定，处方格式由省、自治区、直辖市卫生行政部门（简称省级卫生行政部门）统一制定，处方由医疗机构按照规定的标准和格式印制。

2. 处方标准包括处方内容和处方颜色的规定

（1）处方内容

1）前记：包括医疗机构名称、费别、患者姓名、性别、年龄、门诊或住院病历号、科别或病区和床位号、临床诊断、开具日期等。可添列特殊要求的项目。

麻醉药品和第一类精神药品处方还应当包括患者身份证明编号，代办人姓名、身份证明编号。

2）正文：以 Rp 或 R（拉丁文 Recipe "请取"的缩写）标示，分列药品名称、剂型、规格、数量、用法用量。

3）后记：医师签名或者加盖专用签章，药品金额以及审核、调配，核对、发药药师签名或者加盖专用签章。

（2）处方颜色

1）普通处方的印刷用纸为白色。

2）急诊处方印刷用纸为淡黄色，右上角标注"急诊"。

3）儿科处方印刷用纸为淡绿色，右上角标注"儿科"。

4）麻醉药品和第一类精神药品处方印刷用纸为淡红色，右上角标注"麻、精一"。

5）第二类精神药品处方印刷用纸为白色，右上角标注"精二"。

二、医嘱的书写要求及格式

医嘱是指医师在医疗活动中下达的医学指令。医嘱单分为长期医嘱单和临时医嘱单。

（一）医嘱书写的基本要求

1. 取得医疗机构处方权的医师有权在本医疗机构开具医嘱。试用期人员书写的医嘱，应当经所在医疗机构有处方权的执业医师审核并签名。进修医师由接收进修的医疗机构对其胜任本专业工作的实际情况进行认定后授予相应的医嘱权利。

麻醉药品和第一类精神药品的开具按相关规定执行。

2. 医嘱内容及起始、停止时间应当由医师书写。医嘱由医师直接书写在医嘱单上或输入微机，护士不得转抄转录。

3. 医嘱内容应当准确、清楚，每项医嘱应当只包含一个内容，并注明下达时间，应当具体到分钟。

4. 医嘱不得涂改。需要取消时，应当使用红色墨水标注"取消"字样并签名。

5. 药品名称、剂量、单位等书写要求详见本章第一节。

6. 一般情况下，医师不得下达口头医嘱。因抢救急危患者需要下达口头医嘱时，护士应当复诵一遍。抢救结束后，医师应当即刻据实补记医嘱。

（二）长期医嘱及长期医嘱单

1. 长期医嘱指自医师开写医嘱时起，可继续遵循至医嘱停止的医学指令。长期医嘱书写在长期医嘱单上。长期医嘱单包括患者姓名、科别、住院病历号（或病案号）、页码、起始日期和时间、长期医嘱内容、停止日期和时间、医师签名、执行时间、执行护士签名。

2. 长期医嘱书写注意事项

（1）长期医嘱的内容包括：护理常规类别、护理级别、病危与否、饮食、体位、药物（名称、剂量、给药途径及用法）、各种治疗操作等。

（2）同一日期、同一时间写的多项医嘱，仅在第一项医嘱的日期和时间栏内写清具体日期和时间，在其他各项医嘱的日期和时间栏内可用"〃"代替。

（3）开写医嘱时在医嘱栏内顶格书写，如一行写不完应在第二行的行首空一字格书写，如第二行仍未写完，第三行第一个字应与第二行第一个字对齐书写，不能写入邻近格内。

（4）同一位医师在同一日期、同一时间开写的多项医嘱，仅在第一项和最后一项医嘱的医师签字栏内签写医师全名，在其他各项医嘱的医师签字栏内可用"〃"代替。

（5）患者转入、手术和分娩后应重新下达医嘱。在原有医嘱的最后一行下面用红色笔齐边框从左至右画一横实线，表示以上医嘱作废，然后在红线以下格内书写转入、术后和

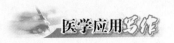

产后医嘱。

（6）重整医嘱时，应先在原有医嘱的最后一行下面用红色笔齐边框从左至右画一横实线，然后在红线下面的日期、时间和医嘱栏内，用红色笔书写"重整医嘱"四个字，重整的医嘱由整理医嘱的医师签名。

3. 长期医嘱单格式示例（见表8-4）

×× 医院

表8-4 长期医嘱单

姓名 刘×× 　　科别 普外科 　　病室 4 　　床号 29 　　住院号 232687

起　始				停　止		
年月日时分	医嘱内容	医师签名	护士签名	年月日时分	医师签名	护士签名
2010-3-2，8：10	普外科护理常规	张×	李××			
	Ⅱ级护理	"	"			
	普通饮食	"	"			
	测血压 bid	张×	李××			
2010-3-5，11：10	全麻术后护理常规	赵×	王××			
"	Ⅰ级护理	"	"			
"	禁饮食	"	"	3-9，8：00	赵×	钱××
"	持续胃肠减压	"	"	3-8，8：00	赵×	钱××
"	持续导尿	"	"	"	"	"
"	持续左膈下引流	"	"	"	"	"
"	氨苄西林舒巴坦钠 3.0g iv drip bid+0.9% NaCl 300ml iv drip bid	"	"	"	"	"
"	10% 葡萄糖 1000ml iv drip qd	"	"			
"	10% 氯化钾 20ml iv drip qd	"	"			
"	胰岛素 32 单位 iv drip qd	"	"	"	赵×	钱××
2010-3-9，8：10	重整医嘱	李×				
2010-3-5，11：10	全麻术后护理常规	李×	王××			
	Ⅰ级护理	"	"			
2010-3-9，8：10	半流质饮食	李×	钱××			
2010-3-13，8：10	10% 葡萄糖 500ml iv drip qd	赵×	钱××			
"	胰岛素 24 单位 iv drip qd	赵×	钱××			

（三）临时医嘱及临时医嘱单

1. 临时医嘱是指有效时间在 24 小时以内的医嘱，应在短时间内执行，一般仅执行一次。临时医嘱书写在临时医嘱单上。临时医嘱单内容包括医嘱时间、临时医嘱内容、医师签名、执行时间、执行护士签名等。

2. 临时医嘱书写注意事项

（1）临时医嘱的内容包括：

1）各种辅助检查（化验、超声、X 线、CT、MRI、病理等）项目。

2）特殊检查（治疗）方法。

3）拟施行手术名称、时间、麻醉方式、术前准备。

4）药物敏感试验。

5）即刻应用的药物。

6）会诊、抢救、出院、转科、死亡等医嘱。

（2）药物敏感试验应用蓝黑或碳素墨水笔书写药物名称和括号，在括号内用红色墨水笔标"+"表示阳性，用蓝黑或碳素墨水笔标"–"表示阴性。

（3）辅助检查（化验、超声、X 线拍片、CT、MRI 等）"执行者签名"一栏由护士填写。

（4）其他要求同长期医嘱。

3. 临时医嘱单格式示例（见表 8-5）

××医院

表 8-5 临时医嘱单

姓名 李×× 科别 骨外科 病室 6 床号 12 住院号 456789

年月日时分	医　嘱	医师签名	执行时间	执行者签名
2010-3-10，14：00	血常规	周××	15：00	李××
"	尿常规	"	"	"
"	大便常规	"	"	"
"	血凝标志	"	"	"
"	心电图	"	"	"
"	胸透	周××	15：00	李××
2010-3-13，8：00	定于今天11点在硬膜外麻醉下行右踝骨折切开	王××	11：00	王××
"	复位内固定术	"		
"	备皮	"	10：10	吴××
"	青霉素皮试（+）	"	10：00	吴××

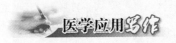
年月日时分	医　　嘱	医师签名	执行时间	执行者签名
"	普鲁卡因皮试（–）	"	10：00	吴××
"	阿托品 0.5mg　术前 30min im	"	10：30	吴××
"	鲁米那钠 0.1　术前 30min im	"	10：30	吴××
"	中午禁饮食	王××	10：00	吴××
2010–3–13，17：00	布桂嗪　100mg im	赵××		
"	5% 葡萄糖氯化钠 250ml iv drip	王××	17：10	韩××
"	奈替米星（洛吉）0.2g iv drip	"	17：10	韩××
2010–3–15，9：10	10% 葡萄糖 500ml iv drip	王××	19：30	韩××
	今日出院	王××	10：30	吴××

三、申请单与报告单

（一）申请单与报告单的特点

1. 格式化、程式化，填写方便。
2. 阅读对象明确，为申请者与被接受申请者双方互相阅读。
3. 实用性强，直接为临床诊疗实践服务。
4. 保存价值高，是临床诊疗资料中不可缺少的一部分。
5. 语言简明准确，可读性强。

（二）申请单与报告单的填写要求

填写各类申请单和报告单的一般项目时，要仔细、认真、确切、具体。如年龄应写明"26 岁"、"78 岁"，不应只填写一个"成"字。病人住址亦应填写详细地址，以利必要时联系。

申请单中的简要病史、体检和原有辅助检查结果等，因篇幅所限只填内容即可，不能过于详细。

对诊断报告中的数据，一定要做到准确、无误。叙述检查所见时要详细、明确，必要时可附简图说明。心电图报告单、同位素报告等，还可将仪器描记的图像直接附在诊断报告上，以供有关医师参考。最后签署的诊断意见应明确、清楚。同时，也可以对疾病的诊断或治疗提出必要的建议。

另外，各类申请单和报告单所用的语言文字与计量单位要注意规范化，不写错字或不规范的字。如"上腹部"不能写成"上肤部"，"卵圆形"不能写成"卵园形"。计量单位要用法定计量单位。此外，也不要滥用简称和尽量少用缩略语，以免造成语义上的混淆，引起不必要的麻烦或医疗事故的发生（见表 8-6）。

表 8-6 心电图检查申请单

心电图号 ××××
住院号 ××××

姓名	性别	年龄	科别	床号	费别	公自包免

病史：××××
体征：××××
……
辅助检查：××××
……
药物应用情况：××××
……
临床诊断：××××
……
申请医师：××××
申请日期：×× 年 × 月 × 日

第四节 知情同意书

一、知情同意书概述

（一）知情同意的概念

在临床医疗工作中，习惯将医疗告知与知情选择简称为知情同意。

1. 医疗告知是指医疗机构及其医务人员在医疗活动中，将患者的病情、诊疗措施、医疗风险等有关诊疗信息向患者或其近亲属如实告知的行为过程。依照《执业医师法》《医疗事故处理条例》等有关法律法规规定，医疗告知是医疗机构及医务人员必须履行的法定责任和义务。

2. 知情是指患方在医疗活动中获取、知悉有关患者病情、诊疗措施、医疗风险、费用开支等有关的诊疗信息。选择是指患方在听取了医方有关上述诊疗信息后，做出是否同意接受医方提供的诊疗措施意思的表达。患方的自主选择是基于医方的告知，针对具体有诊疗行为选择同意或不同意。

医疗活动中的告知与知情选择，应当是医患双方互相告知和双向选择。即在医疗活动中，不但医方须如实告知患者病情、诊疗措施、医疗风险等有关的诊疗信息，让患方作出选择；患方也应向医方介绍病史、配合查体等，让医方能够选择适宜的诊疗方案。

（二）医疗告知的形式

告知的形式包括口头告知、书面告知、公示告知。具体采用何种形式依告知的具体情况而定。

1. 口头告知 在医疗活动中，对操作简单、无严重并发症或并发症发生率低的有创检查（有创治疗）或患者病情允许或现有的技术水平可以达到要求的条件下，可以通过口头告知的形式，如常规肌内注射、周围浅表静脉穿刺等。

2. 书面告知 在医疗活动中，对于重大疾病、有可能发生严重并发症、医疗后果难以准确判定的有创检查（有创治疗）或医疗费用高昂或临床试验性的诊疗措施，应当履行书面知情同意手续，医患双方签署书面的知情同意书，如手术、麻醉、输注血液等。

3. 公示告知　医院通常通过设立公开专栏、宣传橱窗、电子大屏幕公告栏、网站、电子触摸查询装置、查询电话，编印、发放各类资料等形式向患方告知医院、医师、就诊流程、医疗信息等情况。

（三）医疗告知对象

1. 患者本人　当患者本人为完全民事行为能力人时，告知的对象首先是患者本人。

《民法通则》规定："十八周岁以上的公民是成年人，具有完全民事行为能力，可以独立进行民事活动，是完全民事行为能力人。十六周岁以上不满十八周岁的公民，以自己的劳动收入为主要生活来源，视为完全民事行为能力人。"

2. 患者的监护人　当患者本人为未成年人、精神病人等无民事行为能力人或限制民事行为能力人时，患者的监护人就是其法定代理人。

无民事能力行为能力人，是指不具有以自己的行为参与民事法律关系，取得民事权利和承担民事义务的人。《民法通则》规定，无民事行为能力的人包括两种：①不满10周岁的未成年人。②不能辨认自己行为的精神病人（包括痴呆人）。

限制民事行为能力人，是指那些已经达到一定年龄但尚未成年或虽已成年但精神不健全、不能完全辨认自己行为后果的人。根据《民法通则》规定，限制民事行为能力的人包括两种人：①年满10周岁且精神正常的未成年人，但16周岁以上不满18周岁以自己的劳动收入为主要生活来源的人除外。②不能完全辨认自己行为的后果且已成年的精神病人（包括痴呆人）。

第一种无民事能力行为能力人或限制民事行为能力人的法定监护人顺序是：父母，祖父母、外祖父母，成年兄、姐，其他近亲属。

第二种无民事能力行为能力人或限制民事行为能力人的法定监护人顺序是：配偶，父母，成年子女，其他近亲属。

3. 委托代理人　完全民事行为能力人授权他人代为行使知情同意权时，被授权人可以代理人的身份代理患者签署知情同意书。代理人受权代理患者签署知情同意书前，应当签订《授权委托书》，《授权委托书》须存入病历。

患者随时有权撤销授权。授权撤销后，应向患者本人进行告知，由患者本人签署知情同意书。

4. 近亲属或关系人　在医疗活动中，部分患者由于疾病导致无法行使知情选择权（患者年满18周岁，处于昏迷、休克、麻醉等意识丧失状态），其知情同意权由他的近亲属代为行使。

因实施保护性医疗措施不宜向患者说明情况的，应当将有关情况告知患者近亲属，由患者近亲属签署知情同意书，并及时记录。

近亲属（及顺序）是指配偶、父母、子女、兄弟姐妹，祖父母、外祖父母，孙子女、外孙子女。近亲属承担知情同意时必须是完全民事行为能力人。

5. 医疗机构负责人或被授权的负责人

为抢救患者，在其法定代理人或被授权人或近亲属或关系人无法及时到场签字的情况下，可由医疗机构负责人或者授权的负责人签字。常见有以下几种情形：

（1）患者病情危重，意识丧失，急需抢救，无法与其代理人或近亲属、关系人联系。

（2）患者病情危重，意识清醒，可与其代理人或近亲属、关系人联系，但不能及时赶到医院签字。

（3）意识丧失，虽无生命危险，但病情不能拖延，无法与其代理人或近亲属、关系人联系。

（四）告知的要求

1. 如实告知，充分告知　医务人员只有将患者病情、诊疗措施、医疗风险等有关的诊疗信息如实告知，且告知的内容应当足以达到患方知情，并能够据此作出正确判断和理智决定。如果没有充分如实告知，就有可能误导患方作出对自己不利的选择。

2. 通俗告知，明确告知　通俗告知是指医方以病人能够理解的语言向患方告知，明确告知是医方应将告知的内容明确无误地告知说明。告知的目的是为了患方知情选择，如果告知的内容充满专业术语或含糊其辞，致使患方无法正确理解，便达不到告知的目的，患方也不可能做到有效的知情同意。

3. 及时告知　书面告知　医疗行业是治病救人的一个特殊行业，关系到患者生命及最切身的利益，医方应当及时告知并使其有时间作出决定。书面告知（签署知情同意书）是法律所能评价的形式，是能被民众把握和认定意思的表示，有利于举证。对需取得患者书面同意方可进行的医疗活动，必须在患方签署同意后方可实施。若患方拒绝签署意见，应当将告知经过记录在病历中，必要时请见证人见证签字。

（五）告知内容

1. 患者病情　医方对于患者的疾病、病情轻重，预后等有关患者罹患疾病病情的内容，应当全面详细地向患方告知。

2. 医疗措施及其理由　在采取医疗措施前，应将要采取的诊疗措施的性质、理由、内容、预期的诊疗效果、对患者的侵袭范围及危害程度等诊疗信息告知患方。

3. 医疗风险　对于医疗行为可能伴随的风险、发生的几率和危害结果预防的可能性，如药物的毒副作用、手术的并发症等内容详细告知患方。

4. 有无其他可替代的诊疗方法　医方不仅应告知患方被推荐的检查或治疗信息，还应告知可供选择的诊治方案信息。对于某一具体疾病的诊疗方法往往不止一种。不同的诊疗方法其疗效有可能不尽相同，对医方的技术要求、所需医疗费用也不相同。对此，医方应尽可能将可替代的医疗措施予以告知。具体告知的内容包括：①有无可替换的医疗措施。②可替代医疗措施所伴随的风险及其性质、程度及范围。③可替代医疗措施的治疗效果，有效程度。④可替代医疗措施可能引起的并发症及意外。⑤不采取此替代医疗行为的理由。患方只有在清楚地了解各种治疗方案的益处和危害之后才能做出是否同意的选择。如胆囊切除术，一种是开放性手术行胆囊切除术，该方法创伤大，患者需要较长时间康复；另一种是腹腔镜下摘除，该方法创伤小，病人术后康复快，但需要全身麻醉，费用较高。对于两种方法，医师要一一告知。再之使用人体植入物前，应将医院内可使用的植入物不同厂家的产品、优缺点、价格等进行详细介绍，如心脏起搏器、支架等。

5. 相关诊疗费用　医疗费用已成为患方选择诊疗方式的一项重要因素，医方应当告知患方相关医疗措施所需的大致费用。

6. 医疗活动中其他应告知内容　在医疗过程中，还涉及其他须向患者告知的内容，如告知服药的方法等；由于专业知识限制和技能水平局限无法开展治疗的情况下，应劝告患者转诊等。

医患关系是社会中最重要的人际关系之一，医患之间是相互依存、密不可分的关系。知情同意是医疗服务过程的重要内容，贯穿于整个医疗过程中。要保证医患双方获得有效沟通，医患沟通率100%，患方对沟通满意率≥90%；医疗服务信息、价格和费用、贵重药品和特殊检查等知情同意率达到100%。定期医患沟通至少包括门诊沟通、入院沟通、住院期间沟通、出院时沟通4个环节。患者手术前和患者病情、治疗方案等有变化时，以及紧急情况下要随时沟通，并在病历中做好记录。门诊医师要依照首诊医师负责制度规定接诊，将初步诊断、拟行诊疗措施及其必要性和依从性等情况进行告知，征求患者意见。患者入院12小时内，病房工作人员进行入院宣教，告知患方初步诊断、可能的病因或诱因、诊疗原则、进一步检查内容、饮食、休息及注意事项；重症急诊入院患者在办理入院手续的同时，应立即展开诊疗抢救，2小时内完成医患沟通，病危者除应向家属告知病情外还应书写危重告知书。患者住院期间，医护人员应认真向患方介绍疾病进展及预后、主要诊疗措施、取得的预期成效、拟行诊疗方案、需要患方配合事项。要通过召开医患座谈会等多种形式主动征求患方意见和建议，及时改进工作。患者住院期间，医务人员要认真履行告知义务，在进行手术、麻醉、输血、特殊检查、特殊治疗以及临床试验、药品试验、医疗器械试验时，应当获得患者及家属书面知情同意。在患者病情变化时、变更诊疗方案、高值医用耗材、贵重药品使用、发生欠费、术前术中改变手术方式以及超医保范围药品、项目使用时，根据患者病情、患方文化程度及要求的不同，由不同级别的医护人员采取适当方式随时进行沟通，保证诊疗工作顺利进行。患者出院时，应向患方说明在院诊疗情况、出院医嘱及出院后注意事项。

（六）知情同意书履行的主体

1. 医方　由具体实施医疗活动的医务人员进行告知并签字。

2. 患方

（1）患者本人签署知情同意书。

（2）患者不具备完全民事行为能力时，由其法定代理人签字；患者因病无法签字时，应当由其授权人员签字；为抢救患者，在法定代理人或被授权人无法及时签字的情况下，可由医疗机构负责人或者授权的负责人签字。

（3）因实施保护性医疗措施不宜向患者说明情况的，应当将有关情况告知患者近亲属，由患者近亲属签署知情同意书，并及时记录。患者无近亲属的或者患者近亲属无法签署同意书的，由患者的法定代理人或者关系人签署同意书。

二、知情同意书的种类和内容

（一）手术同意书

手术同意书是指手术前，经治医师向患者告知拟施手术的相关情况，并由患者签署是否同意手术的医学文书。内容包括术前诊断、手术名称、术中或术后可能出现的并发症、手术风险、患者签署意见并签名、经治医师和术者签名等。

（二）麻醉同意书

麻醉同意书是指麻醉前，麻醉医师向患者告知拟施麻醉的相关情况，并由患者签署是否同意麻醉意见的医学文书。内容包括患者姓名、性别、年龄、病案号、科别、术前诊断、拟行手术方式、拟行麻醉方式，患者基础疾病及可能对麻醉产生影响的特殊情况，麻醉中拟行的有创操作和监测，麻醉风险、可能发生的并发症及意外情况，患者签署意见并签名、麻醉医师签名并填写日期。

（三）输血（血液制品）治疗知情同意书

输血（血液制品）治疗知情同意书是指输血前，经治医师向患者告知输血的相关情况，并由患者签署是否同意输血的医学文书。输血治疗知情同意书内容包括：患者姓名、性别、年龄、科别、病案号、诊断、输血指征、拟输血成分、输血前有关检查结果、输血风险及可能产生的不良后果、患者签署意见并签名、医师签名并填写日期。

同一次住院期间多次需输血（血液制品）时，可只在第一次输血（血液制品）前签署输血（血液制品）治疗知情同意书，但需向患者说明并注明以后输血（血液制品）时，不再签署输血（血液制品）治疗知情同意书。

临床输血时应按照《临床输血技术规范》操作，输血（血液制品）前除签署输血治疗知情同意书外，还须完成相应的检验项目，输血后将输血记录单保存在病历中，并将每次输注的血液类型、有无输血反应等记录在病程记录中。

临床使用血液制品前也应签署输血（血液制品）协议书。血液制品特指各种人血浆蛋白制品。包括人血白蛋白、人胎盘血白蛋白、静脉注射用人免疫球蛋白、肌注人免疫球蛋白、组织胺人免疫球蛋白、特异性免疫球蛋白、乙型肝炎免疫球蛋白、狂犬病免疫球蛋白、破伤风免疫球蛋白、人凝血因子Ⅷ、人凝血酶原复合物、人纤维蛋白原、抗人淋巴细胞免疫球蛋白等。

（四）特殊检查、治疗同意书

特殊检查、特殊治疗同意书是指在实施特殊检查、特殊治疗前，经治医师向患者告知特殊检查、特殊治疗的相关情况，并由患者签署是否同意检查、治疗的医学文书。内容包括特殊检查、特殊治疗项目名称、目的、可能出现的并发症及风险、患者签名、医师签名等。

同一次住院期间相同目的的、相同操作方法的多次检查治疗，可只在第一次检查治疗时签署知情同意书，但需向患者说明并注明以后特殊检查治疗时，不再签署特殊检查治疗同意书。

特殊检查、特殊治疗是指具有下列情形之一的诊断、治疗活动：①有一定危险性，可能产生不良后果的检查和治疗。②由于患者体质特殊或者病情危笃，可能对患者产生不良后果和危险的检查和治疗。③临床实验性检查和治疗。④收费可能对患者造成较大经济负担的检查和治疗。

（五）病危（重）通知书

病危（重）通知书是指因患者病情危重时，由经治医师或值班医师向患者家属告知病情，并由患方签名的医疗文书。内容包括患者姓名、性别、年龄、科别，目前诊断及病情危重情况，患方签名、医师签名并填写日期。

病危（重）通知书一式两份，正页归病历中保存，附页交患方保存。

（六）其他知情同意书

如超医保范围药品项目使用知情同意书、自动出院或转院告知书等（见表8-7）。因病情需要，需对病人进行某种检查、治疗而患方拒绝时，亦应签订书面的拒绝诊疗书，由经

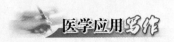

治医师向患者方明确告知不接受诊疗对病情的影响、可能出现的不良后果等，经治医师和
患方签名，存入病历。

表 8–7　使用自费药品和医用耗材告知同意书示例

<table>
<tr><td colspan="7" align="center">× × 医院
使用自费药品和医用耗材告知同意书</td></tr>
<tr><td colspan="2" align="center">患者姓名</td><td align="center">性别</td><td align="center">年龄</td><td colspan="3" align="center">病历号</td></tr>
<tr><td colspan="7">尊敬的患者、患者家属或患者的法定监护人、授权委托人：
　　根据有关规定，下列药品／材料不属于或者部分不属于公费医疗、大病统筹和社会基本医疗保险报销范围，此种药品／材料的费用须由患者个人承担。患者可以选择是否使用此种自费药品／材料。</td></tr>
<tr><td rowspan="2">序号</td><td rowspan="2">自费药品／
医用耗材</td><td colspan="2">患者、患者家属或患者的法定监护人、授权委托人意见：
有关此种药品／材料需要患者个人承担费用的情况，医生已经向我们详细告知（患者或其授权的亲属在此签名）</td><td rowspan="2">医生签字</td><td rowspan="2">签名日期</td></tr>
<tr><td>我同意使用，并同意个人承担此种药品／材料的费用</td><td>我不同意使用，对所发生的一切后果我自行承担责任</td></tr>
<tr><td>1</td><td></td><td></td><td></td><td></td><td></td></tr>
<tr><td>2</td><td></td><td></td><td></td><td></td><td></td></tr>
<tr><td>3</td><td></td><td></td><td></td><td></td><td></td></tr>
<tr><td>4</td><td></td><td></td><td></td><td></td><td></td></tr>
<tr><td>5</td><td></td><td></td><td></td><td></td><td></td></tr>
<tr><td>6</td><td></td><td></td><td></td><td></td><td></td></tr>
<tr><td>7</td><td></td><td></td><td></td><td></td><td></td></tr>
<tr><td>8</td><td></td><td></td><td></td><td></td><td></td></tr>
<tr><td>9</td><td></td><td></td><td></td><td></td><td></td></tr>
<tr><td>10</td><td></td><td></td><td></td><td></td><td></td></tr>
<tr><td>11</td><td></td><td></td><td></td><td></td><td></td></tr>
<tr><td>12</td><td></td><td></td><td></td><td></td><td></td></tr>
<tr><td>13</td><td></td><td></td><td></td><td></td><td></td></tr>
<tr><td>14</td><td></td><td></td><td></td><td></td><td></td></tr>
<tr><td>15</td><td></td><td></td><td></td><td></td><td></td></tr>
<tr><td>16</td><td></td><td></td><td></td><td></td><td></td></tr>
<tr><td colspan="7">注：关于药品和耗材其他告知内容详见具体的使用说明书</td></tr>
</table>

知识拓展

应该如何来写医疗纠纷协议书

甲方：×××××医院

乙方（患方）：

患者基本情况：

姓名：　　　　性别：　　　　年龄：　　　　住址：

住院号：

患者　　于　　年　月　日在甲方住院，诊断为：（1）　　　（2）　　　。住院　　天，患者治疗结果：死亡、伤残、好转、痊愈。

乙方认为　　　　　　　　　　　是甲方造成的。

甲方认为　　　　　　　　　　。

经过协商，双方就该争议自愿达成如下赔偿协议：

一、甲乙双方同意不通过鉴定明确争议的原因和责任的情况下，自行协商解决。

二、甲方自愿赔偿乙方医疗费、误工费、住院伙食补助费、陪护费、残疾生活补助费、被抚养人生活费、继续治疗费、死亡赔偿金、丧葬费、精神损害抚慰金等共计　　元。

三、赔偿款给付时间：

四、甲乙双方放弃基于该债权债务关系的一切诉讼权利。

五、（死亡患者）存放于太平间的尸体必须于　　年　月　日从医院运出自行处理。

六、违约责任：本协议一次性处理终结，任何一方不得反悔。一方反悔的，应向对方支付违约金　　元。

七、本协议经甲乙双方签字、盖章生效。协议文本一式三份，甲乙双方各执一份，报卫生局一份。

甲方：　　　　　　　　乙方：

见证律师（或公证）：　　　　　　　年　月　日

学习小结

一、学习内容

项目	主要内容	写作注意事项
医疗文书概述	医疗文书概念与作用；医疗文书特点与分类	医务工作者必须具有科学态度，以极端负责的精神去细心地采集病史，认真地书写病历，客观地
常用病案的内容及格式	病历的概念与作用；病历书写基本要求；门诊病历、入院病历、24小时内入出院记录、再入院病历的书写内容、格式与要求；体格检查内容；专科病历书写内容与重点要求；病程记录概念；首次病程、日常病程、上级医师查房、交（接）班、转科、阶段小结、会诊、手术、出院、死亡、死亡病例讨论等记录的内容、要求与格式	

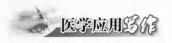

续表

项目	主要内容	写作注意事项
临床用药处方	处方概念；处方书写基本原则；处方书写要求；处方标准与印制内容和要求	反映患者的病情。做到客观、真实、准确、及时、完整、规范。书写应规范使用医学术语，文字工整，字迹清晰，表述准确，语句通顺，标点正确
医嘱	医嘱的概念；医嘱书写内容、要求与格式。长期医嘱书写注意事项与临时医嘱书写注意事项	
申请单与报告单	申请单与报告单的特点；申请单与报告单的填写要求	
知情同意书	知情同意书概念与作用；知情同意书履行的主体；医疗告知的形式与对象；告知的要求与内容；知情同意书的种类和内容	

二、学习方法

本章的学习应该是在掌握医疗文书书写的理论基础上，注重实例学习法，即首先认真分析每一个实例，形成对医疗文书各种文种的基本印象，再结合每个文种的写作理论和了解相关医疗文书的基础上进行实践练习。注意加强基本知识、基础理论、阅读能力、分析能力、写作能力的学习与训练。

目 标 检 测

一、单项选择题

1. 医疗文书对（　　）都有重要的作用

A. 医疗与医院管理　　B. 预防医患纠纷　　C. 教学、科研　　D. 保持档案

2. 医疗文书主要具有的特点，其中不正确的是（　　）

A. 对象明确　　　　　　　　　　B. 语言简明准确

C. 医患纠纷判定法律责任的重要佐证　　D. 实用性强

3. 病历书写基本要求，其中不正确的是（　　）

A. 应当客观、真实、准确、及时、完整、规范

B. 应用蓝黑墨水、碳素墨水或圆珠笔。

C. 如出现错字时，应用双线画在错字上，保留原记录清楚、可辨，并注明修改时间，修改人签名。

D. 不得采用刮、粘、涂等方法掩盖或去除原来的字迹。

4. 门诊病历内容不包括（　　）

A. 会诊记录　　　　　　　　　　B. 检验报告与医学影像检查资料

C. 病历记录　　　　　　　　　　D. 门诊病历首页

5. 医师开具处方和药师调剂处方应当遵循（　　）

A. 安全　　　　　　B. 有效　　　　　　C. 经济　　　　　　D. 稳定

6. 告知的形式不包括（　　）

A. 口头告知　　　　B. 委托告知　　　　C. 书面告知　　　　D. 公示告知

二、多项选择题

1. 医疗文书具有重要的作用，具体来说包括（　　　）

A. 是医患纠纷判定法律责任的重要佐证

B. 教学的宝贵资料，是最生动的教材

C. 医疗文书是临床研究的主要素材

D. 但对确定诊断、进行治疗、落实预防措施的作用不大

2. 医疗文书包括（　　　）等几类

A. 病历　　　　　　B. 医嘱　　　　　　C. 处方　　　　　　D. 申请单、报告单

3. 关于长期医嘱书写应注意的事项是（　　　）

A. 长期医嘱的内容

B. 患者转入、手术和分娩后应重新下达医嘱

C. 重整医嘱后，应用红色笔书写"重整医嘱"并由整理医嘱的医师签名

D. 长期医嘱单包括患者姓名、科别、住院病历号、页码、起始日期和时间

4. 处方书写规则包括（　　　）

A. 患者一般情况、临床诊断填写清晰、完整，并与病历记载相一致

B. 字迹清楚，不得涂改；如需修改，应当在修改处签名并注明修改日期

C. 药品名称应使用规范的中文名称，无中文名称的可用规范的英文名称书写

D. 医疗机构或者医师、药师也可视情况自行编制药品缩写名称或者使用代号

5. 临床护理查房记录单书面要求（　　　）

A. 书面整洁、字迹工整　　　　　　B. 记录内容真实、精练

C. 征求病人及家属对医疗质量的意见　　D. 表述准确，语句通顺

三、简答题

1. 什么是医疗文书？有什么特点？
2. 门诊病历书写的主要内容是什么？
3. 日常病程记录书写要求有哪些？
4. 处方书写的要求是什么？
5. 医嘱的内容与书写要求是什么？

四、写作

通过医疗文书书写的学习，请根据所学内容分别模仿撰写一份常用病案、处方、医嘱、申请单与报告单。

9

第九章

医学科技文书与科技论文

学 习 目 标

学习目的

通过对本章的学习，能够阅读和写作毕业论文、医学论文、申论，为以后在工作岗位上熟练使用这些文种储备相关知识和奠定基础。

知识要求

掌握毕业论文、医学论文、申论的含义、特点、种类和作用；掌握论文、毕业论文和科普说明文的区别和使用范围；

熟悉毕业论文、医学论文的结构和写作要求。

了解申论的写作。

能力要求

熟练掌握毕业论文的写作方法；能够在实际工作中熟练运用毕业论文，为自己的工作服务。

第一节　医学科技实验报告

一、科技实验报告的含义及作用

（一）科技实验报告的含义

科技实验报告是指在某项科研活动或专业学习中，实验者通过观察、分析、综合、判断，把实验目的、原理、方法、步骤、结果加以整理，用简明的语言写成的科技文书。

（二）科技实验报告的作用

1. 科学地总结自己的实验研究工作　通过对实验内容、方法等的科学表述，阐明实验的结论和价值。

2. 可以推动科研的发展　实验的结果是否可靠，必须经过反复的验证，撰写实验报告，有助于提供验证材料，推动科学研究的发展。

3. 有利于培养和训练研究者的观察能力、分析问题和解决问题的能力，培养理论联系实际的学风和实事求是的科学态度。

二、实例分析

实例1：

物理法对微生物的控制技术实验

【目的】

（一）要求

1. 掌握常用的物理消毒、灭菌方法和应用范围。

2. 明确消毒灭菌在检验中的意义。

（二）用途及意义

1. 建立无菌概念。

2. 为菌种保存、微生物的控制、医院感染、生物安全防范奠定基础。

【内容】

（一）内容

1. 干热与湿热消毒灭菌技术。

2. 紫外线消毒。

（二）必备知识点

1. 消毒、灭菌的概念。

2. 高压蒸汽灭菌法、干热灭菌法、煮沸消毒法的原理、条件和用途。

3. 微生物实验室生物安全要求。

4. 无菌操作技术。

5. 微生物在自然界和人体的分布。

6. 常用物理消毒灭菌设备的构造、原理及用途。

【方法】

（一）高压蒸汽灭菌

1. 准备　手提式高压蒸汽灭菌器，待灭菌物品、含嗜热脂肪芽孢杆菌的纸片等。

2. 步骤　高压蒸汽灭菌法是用高压蒸汽灭菌器进行灭菌。

（1）检查灭菌器电源、各功能阀，正常时可使用。将锅内加水至规定刻度，然后放入待灭菌物品及装有含嗜热脂肪芽孢杆菌纸片的小试管（各物品间留出一定间隙，使物品均匀受热），盖紧锅盖。

（2）打开放气阀，接通电源开始加热，待器内冷空气放尽后，关闭放气阀。

（3）继续加热直至压力表达到所需压力时开始计算时间，调节热源，维持 $15\sim20$ 分钟即可达到灭菌目的。通常蒸汽锅内气压在 $0.103MPa/cm^2$ 时，温度达 $121.3℃$，经 $15\sim20$ 分钟，可杀死所有细菌繁殖体和芽孢。

（4）灭菌完毕关闭热源，使压力缓缓下降至指针到0时，方可打开放气阀，再开盖取出灭菌物品。

（5）将含嗜热脂肪芽孢杆菌的纸片放入溴甲酚紫蛋白胨水培养基中50℃48小时培养，如培养基不变色表示无细菌生长，说明此次消毒灭菌合格。

3. 注意事项

（1）使用前必须检查安全阀、放气阀、压力表、锅盖是否盖紧等，以免发生危险。

（2）待灭菌物品的包裹不要太大，也不应放置过挤，防止影响灭菌效果。

（3）进行灭菌时，必须将容器内冷空气完全排出，否则压力表所示压力与应达到的温度不符，将影响灭菌效果。

（4）灭菌完毕，应使压力缓慢下降至0时，方可打开放气阀，切不可排气太快或突然打开放气阀，以免灭菌器内液体冲出灭菌器外。

（5）此法适用于耐高温高压的物品，如普通培养基、灭菌制剂、敷料、手术器械等其他玻璃器皿的灭菌。

（二）干热灭菌

1. 准备　干烤箱、待灭菌物品、含枯草芽孢杆菌黑色变种菌片等。

2. 步骤　干热灭菌法是用干烤箱进行灭菌。检查其电源、温控器，正常后方可运行。

（1）将欲灭菌的耐热物品包装后放入箱内，并放入含枯草芽孢杆菌黑色变种菌片，关闭箱门，接通电源，打开鼓风机使温度均匀。

（2）当温度升至100℃时关闭鼓风机，使温度继续升至160℃，维持2小时，关闭电源。

（3）待箱内温度降至40℃以下时，方可打开箱门取物。取出枯草芽孢杆菌黑色变种菌片，放入液体培养基，37℃培养72小时观察最终消毒效果。

3. 注意事项

（1）需要灭菌的玻璃器皿、试管、吸管等必须洗净并干燥后再进行灭菌。平皿、吸管等需包装、塞上胶（棉）塞。

（2）放入箱内的物品不可排列过挤。物品包体积不应超过10cm×10cm×20cm，装载高度不应超过烤箱高度的2/3。

（3）灭菌时应经常照看。灭菌温度不得超过180℃，否则棉塞和包扎纸张可被烧焦甚至起火。

（4）灭菌后，让温度自然下降至40℃以下时，方可开门取物，否则玻璃器材可因聚冷而爆裂。

（5）它的主要用途是烤干物品或干热灭菌，适用于玻璃器材、粉剂、油剂等耐热不耐湿、蒸汽或气体不能穿透的物品的灭菌。橡胶制品及其他不耐高温干热的物品不能用此法灭菌。

（三）煮沸消毒

1. 准备

（1）煮沸消毒器（或可盛水加热的容器）。

（2）普通肉汤培养基、大肠埃希氏菌、枯草芽孢杆菌。

（3）接种环（针）、酒精灯、培养箱等。

2. 步骤

（1）取7支肉汤培养基，编号1、2、3、4、5、6、7号，1、2、3三管接种大肠埃希氏菌（无芽孢菌），4、5、6三管接种枯草芽孢杆菌（有芽孢菌），7号不接种细菌作阴性对照。

（2）将1、4两管同时放入100℃水浴箱内煮沸5分钟，取出置35℃温箱培养18~24小时，观察细菌生长情况。

（3）将2、5管同时放入100℃水浴箱内煮沸1小时，取出置35℃温箱培养18~24小时，观察细菌生长情况。3、6两管不加热作阳性对照，与7号管一并置35℃恒温箱培养18~24小时，观察细菌生长情况。

（四）紫外线消毒

1. 准备

（1）特制的紫外线灯。

（2）培养琼脂、大肠埃希氏菌菌液。

（3）接种环（针）、酒精灯、培养箱。

2. 步骤

（1）用接种环取大肠埃希氏菌菌液，在无菌的普通琼脂平板上作密集划线，使细菌均匀密集涂布于平板的表面。

（2）开启平皿盖的一半（或用无菌滤纸覆盖一半培养基，暴露另一半），距离紫外线灯管1米以内，打开紫外线灯，紫外线照射30分钟，盖好平皿，置37℃培养24小时，取出观察结果。

3. 注意事项

（1）紫外线光源与被消毒物体之间不能有任何的阻隔，因玻璃、纸张会阻挡紫外线。

（2）紫外线光源与被消毒物品之间的距离应在1米以内。

（3）消毒的时间要足够。

（4）由于紫外线也可以破坏人体细胞的DNA，所以实验者不能长时间暴露于紫外线光源下，避免皮肤和黏膜的损伤。

【结果】

（一）观察、记录

1. 高压蒸汽、干热灭菌记录

灭菌方法	消毒物品	温度	压力	时间	效果	消毒设备工作状态
高压蒸汽法						
干热法						

2. 煮沸消毒记录

试管号	1	2	3	4	5	6	7
肉汤培养基							
接种细菌							
100℃ 5min							

试管号	1	2	3	4	5	6	7
100℃ 1h							
37℃培养24h							
现象							

3. 紫外线消毒记录

观察点	未照射区域	照射区域
菌落计数		

（二）结果分析及报告

物品消毒是否合格；煮沸消毒对细菌繁殖体和芽孢作用的结果分析；紫外线消毒效果比较。

【分析】这是一篇检验型实验报告。这类报告的写作要按照固定格式的实验报告书逐项填写，而其重点在实验步骤。这篇例文符合实验报告的书写格式，如实验目的简明，实验步骤条理、清晰、可操作，同时采用专用术语来加强表达效果，是一篇较好的实验型实验报告。

实例2：

综合护理干预对尿道下裂术后患儿尿瘘发生的影响

吴萍凤，陈小莲，刘晓姝

（江西省儿童医院 外二科，江西 南昌330006）

摘 要：目的 观察综合护理干预对于预防尿道下裂术后患儿尿瘘发生的效果。方法 选择120例尿道下裂术后患儿，随机分为干预组和对照组各60例。对照组接受术后常规护理。干预组在常规护理基础上，术后利用食疗促进早期排便并保持大便湿润通畅，拆除加压包扎阴茎敷料前用温生理盐水（36～37℃）湿润阴茎敷料，术后24h后用特定电磁波治疗器照射阴茎切口。结果 干预组与对照组比较，尿道下裂术后患儿尿瘘的发生情况差异有统计学意义（$P<0.05$），便秘、切口相关并发症的发生情况比较差异有统计学意义（$P<0.01$）。结论 术后通过综合护理干预，能显著减少尿道下裂术后尿瘘的发生。

关键词：小儿；尿道下裂；尿瘘；护理

尿道下裂是小儿泌尿外科中常见的外生殖器先天畸形，其发病率约1/300～1/250，近年来有增高趋势[1]。尿道下裂主要通过手术治疗，术后科学的护理是决定手术成功的关键。尿瘘是尿道下裂成形术后最常见的并发症，其发生率为15%～30%[2]。尿瘘的发生，不仅给患儿带来再次手术的痛苦，而且给家长增加心理压力和经济负担。本研究的护理方法与苏燕娟等[3]生理盐水加庆大霉素冲洗尿道支架管等预防感染；王娜等[4]生理盐水加庆大霉素滴入尿道支架管和红外线照射等护理；张清君[5]等用红霉素眼膏预防感染和应用镇静剂＋止痛剂止痛的护理等几位同仁报道关于尿道下裂术后尿瘘的预防护理方法比较。本研究采取综合护理干预措施以预防患儿术后尿瘘发生。现报道如下。

1 临床资料

本研究病例为我科2006年4月—2008年8月收治尿道下裂无伴随其他疾病的患儿120例，均为男性，年龄2～10岁，在全麻下行一期阴茎伸直＋尿道成形术，术中顺利，术后无出血及其他症状。随机分成干预组和对照组各60例，将患儿先按病例分型，各型病例再按入院时间顺序编号，采用掷硬币法分为对照组和干预组各60例。两组患儿在年龄和病例分型方面经统计学检验，差异无统计学意义（P>0.05），具有可比性，见表9-1。

表9-1 两组患儿一般资料比较

组别	n	年龄（$x \pm s$，岁）	病例分型（例）			
			冠状沟型	阴茎体型	阴茎阴囊型	会阴型
干预组	60	4.48 ± 1.89	26	24	8	2
对照组	60	4.74 ± 1.65	25	23	9	3

2 方法

2.1 对照组和干预组 手术前1d晚和手术日晨均用开塞露20ml通便；手术前0.5～1h静脉滴注1种青霉素类或头孢类抗菌药物预防感染。两组患儿术后均用2种抗菌药物联合抗感染治疗，即青霉素类和头孢类，其中1种与术前用药相同，每日2次，3～5d后停用其中1种，总疗程8～10d。每日饮水量达500～1500ml，根据患儿体质量，饮水约50ml/kg，保证尿液颜色清亮如水样以作尿道内冲洗并记录24h尿量。卧床休息至拔除尿道支架管后才下床活动。尿道支架管一般术后10～12d拔除，切口愈合不好者可适当延迟拔除时间。被子均用支被架支起。

2.2 对照组 术后给予常规饮食护理，家长根据患儿口味自行决定饮食种类。术后3d内不进行排便情况干预，3d后未排大便者予开塞露通便。用冷无菌生理盐水湿润纱布后再拆除包扎阴茎敷料，敷料湿润以不滴水为度，湿润时间为1～2h左右。

2.3 干预组

2.3.1 干预组患儿入院后即训练在床上排大便。方法：指导患儿躺在床上定时做闭嘴用力的排便动作并发出鼻音暗示，把便盆或便袋放置臀部下排便。训练至躺在床上能定时顺利排出大便。

2.3.2 患儿术后第1天进食高营养半流及新鲜蔬菜和水果，以后每日在常规饮食的基础上保证增加肉汤（瘦肉汤、鸡汤、鸭汤、鱼汤）1份，蛋1个，梨、香蕉各2～3个或葡萄200g左右，或其他新鲜水果；酸牛奶200～250ml；每日早晨空腹服用和晚上临睡前服用蜂蜜水100～200ml（即100ml温开水加入15～20g蜂蜜），不食蜜蜂者可用酸奶饮品代替，量500～800ml；禁饮碳酸饮料。

2.3.3 术后24h即用特定电磁治疗器（俗称神灯）照射切口，每日2次，每次照射时间为15～20min，疗程共5d。使用方法：从预热5min后开始计时，垂直距离35cm为宜；照射切口时用衣物遮盖阴囊，以保护睾丸。

2.3.4 拆除包扎阴茎敷料前 1~2h 用温生理盐水（36~37℃）湿润阴茎敷料，敷料湿润以不滴水为度，湿润时间为 1~2h 左右。

2.4 观察指标 观察两组患儿术后首次排便时间，10d 内排便次数和大便性状；术后 10~12d 内切口疼痛（评估疼痛的方法采用 MOPS 改良目的疼痛评分标准[6]，评估指标包括哭闹、活动、情绪、姿态和口头表达。此法适用于 2~11 岁术后疼痛的患儿）、肿胀、出血、感染或裂开及愈合情况；尿瘘发生情况，尿液从尿道口以外的任何部位流出为尿瘘，统计时间以拔除尿道支架管后观察尿液是否从尿道口流出。

2.5 统计学方法 所有资料使用 SPSS 12.0 统计软件包进行处理，计量资料采取 $X \pm s$ 表示，组间比较采用两独立样本 t 检验，计数资料采用 X^2 检验。

3 结果

3.1 两组患儿首次排便时间、10 天内排便次数和性状比较、便秘及切口相关并发症见表 9-2。

表 9-2 两组患儿术后排便相关情况比较

组别	n	首次排便时间（X±S, h）	10d 内排便次数（X±S, 次）	大便性状（例）		便秘（例）	切口（例）	
				湿软、	干结		出血	感染或裂开
干预组	60	30±14.2	8.8±3.64	44	16	12	7	3
对照组	60	54±27.3	5.7±1.92	19	41	43	23	14
统计量		t=5.263	t=5.838	χ^2=25.27		χ^2=8.48	χ^2=28.2	χ^2=8.07
P		<0.01	<0.01	<0.01		<0.01	<0.01	<0.01

由表 9-2 可知，实施饮食护理的干预组首次排便时间早，10d 内排便次数多、大便软，便秘发生率低，与对照组比较差异显著，具有统计学意义（P<0.01）。说明实施饮食护理干预可解除术后卧床患儿便秘。切口相关并发症与对照组比较差异显著，具有统计学意义（P<0.01）。说明便秘是引起切口出血、感染或裂开的因素。

3.2 两组患儿术后切口相关并发症、切口愈合和尿瘘情况比较见表 9-3。

表 9-3 两组患儿术后切口相关并发症、切口愈合和尿瘘情况比较（例）

组别	n	切口疼痛	切口肿胀	切口出血	切口感染	切口裂开	切口愈合	尿瘘
干预组	60	26	28	14	3	2	54	5
对照组	60	51	44	38	14	11	43	14
χ^2		25.2	14.05	19.55	6.85	5.52	6.51	5.06
P		<0.01	<0.01	<0.01	<0.01	<0.05	<0.01	<0.05

由表 9-3 可知，实施综合护理的干预组，在减轻切口疼痛和切口肿胀、减少切口出血、切口感染、切口裂开，促进切口愈合，防止术后发生尿瘘与对照组比较差异显著，具有统计学意义（P<0.05）。

4 讨论

4.1 术前训练排便，术后加强饮食护理，可有效预防术后便秘 便秘是引起切口出血、裂开或感染[7]而导致切口愈合不好引起尿瘘的主要原因之一。笔者根据多年的临床观察发现，手术后患儿易出现便秘。其原因有：手术的创伤使胃肠道的蠕动受到抑制；卧床患儿缺少活动，使肠蠕动减弱；不习惯在床上排便而控制排便。以上原因均造成粪便在肠道滞留时间过久，致大便干结造成用力排便。干预组针对上述原因，术前对患儿进行床上排便训练，术后强调饮食护理，如进食蜂蜜水、酸牛奶、新鲜水果和蔬菜及高营养饮食等。蜂蜜具有润肠通便功效，是肠道润滑剂；酸牛奶中的乳酸杆菌可调节肠道菌群，促进肠蠕动；蔬菜和水果中的膳食纤维可促进排便。结果显示：干预组患儿术后首次排便时间早，大便湿润通畅（$P<0.05$），有效地预防了术后便秘并发切口出血和裂开等。另外高营养饮食既可提高患儿术后的耐受性，又有利于切口愈合，从而降低尿瘘发生。

4.2 早期应用特定电磁治疗器照射切口，可减少疼痛和感染，促进切口愈合 切口疼痛[8]和感染是引起尿瘘的另一重要原因。因上皮组织愈合的关键时间是术后24h，伤口水肿在术后24~48h为高峰期[9]。TDP治疗作用为[10]：消除组织水肿，促进肉芽组织和上皮细胞的生长，减少创面的渗出，加速血肿或渗出液吸收消散；改善组织营养，促进组织细胞的代谢过程，有利于炎症或损伤组织修复；缓解因局部循环障碍而引起的疼痛。结果显示：干预组切口疼痛、肿胀、出血、感染的发生率降低（$P<0.01$），促进切口愈合。

4.3 用温生理盐水湿润敷料，避免切口粘连和感染 因为术后切口常有血液、分泌物和坏死组织等形成的痂块紧密覆盖在切口表面，如不适时清除，常可导致切口裂开或感染而形成尿道皮肤瘘。根据临床观察：生理盐水对血块、组织渗出物均有良好的溶解作用，拆除敷料时可免敷料与切口粘连，又有清洗切口作用，可免切口感染。结果显示：拆除加压包扎阴茎敷料前1~2h用温生理盐水湿润敷料，温生理盐水对血块、组织渗出物溶解作用快，免敷料与切口产生粘连。拆除敷料时患儿舒适无痛，避免了患儿抵抗用力，明显减少了切口出血、裂开和感染（$P<0.05$）。冷生理盐水湿润敷料时可刺激切口，引起疼痛而不舒适，而且溶解血块和组织渗出物较慢，易发生敷料与切口粘连，可引起切口出血、裂开或感染而使切口延期愈合。

5 结论

尿瘘是尿道下裂术后最常见的并发症，预防尿瘘的发生这就要求护理干预更新和建立完善的护理体系。及时有效、安全的护理干预是减少术后并发症发生的重要措施。科学的饮食护理可保持大便湿润通畅，防止便秘的发生。本组研究的量化饮食护理，有效解决了术后便秘，对便秘和长期卧床的患者具有临床指导作用。术后早期应用特定电磁波（TDP）治疗器照射切口即可减轻疼痛和肿胀、促进血液循环（尤其适用血运差的切口）、肉芽组织和上皮细胞的生长，促进切口一期愈合。对创面有血渍、分泌物及坏死组织等覆盖的切口应用温无菌生理盐水湿敷，可防止敷料与切口粘连，减少切口疼痛、出血、裂开和感染。通过综合护理干预明显减少了尿道下裂术后发生的尿瘘（$P<0.05$）。这样减轻了家长的经济和心理负担，提高了患者的生活质量，从而取得了明显的经济效益和社会效益。本组研究的综合护理干预方法经济实用。值得推广应用。

[参考文献]（略）

【分析】这是一篇关于观察综合护理干预对于预防尿道下裂术后患儿尿瘘发生的效果

创新型实验报告。这篇实验报告把临床资料、观察方法、结果、讨论、结论等进行了详细的叙述。让读者阅读后能全面了解综合护理干预对尿道下裂术后患儿尿瘘发生的影响并受到启发作用。

三、科技实验报告的结构和内容

实验可分为检验型和创新型实验。检验型实验是指通过实验对某一科学定律或结论进行验证。创新型实验是指实验所涉及的领域尚属空白，是一种开发性、尝试性的实验，从过程到结果都是新的。依据实验的分类，实验报告可分为检验型实验报告和创新型实验报告。

（一）检验型实验报告

检验型实验报告大多数为表格式，实验者将实验内容填入即可。

1. 实验名称　每篇实验报告都有自己的名称，即标题，是实验内容的高度概括。

2. 所属课程名称。

3. 实验者姓名及相关情况。

4. 实验日期（年、月、日）和地点。

5. 实验目的　它包括理论和实践两方面。在理论上，验证定理定律；在实践上，掌握使用实验仪器、器材的技能和技巧。要求短小精悍，简明扼要。

6. 实验器材　写明实验所用仪器、试剂和其他物品的名称、规格和数量。

7. 实验原理　实验原理是进行实验的理论依据。有的实验要给出计算公式，以及公式的推导，电学实验要给出线路图，光学实验要给出光路图，化学实验要给出反应方程式。

8. 实验步骤　实验步骤就是实验进行的程序，通常都是按操作过程的说明，只写主要操作步骤，不要照抄实习指导，要简明扼要。还应该画出实验流程图（实验装置的结构示意图），再配以相应的文字说明，这样既可以节省许多文字说明，又能使实验报告简明扼要，清楚明白。

9. 实验结果　实验结果是实验中观察到的现象和数据，包括实验产品、实验过程所观测到的各种现象、实验仪器记录的图谱和数据等，原始资料应附在本次实验主要操作者的实验报告上，同组的合作者要复制原始资料。

对于实验结果的表述，一般有三种方法：

（1）文字叙述：根据实验目的将原始资料系统化、条理化，用准确的专业术语客观地描述实验现象和结果，要有时间顺序以及各项指标在时间上的关系。

（2）图表记录：用表格或坐标图的方式使实验结果突出、清晰，便于相互比较，尤其适合于分组较多，且各组观察指标一致的实验，使各组之间的异同一目了然。每一图表应有表目和计量单位，应说明一定的中心问题。

（3）曲线图示：应用记录描记出的曲线图，这些指标的变化趋势形象生动、直观明了。

在实验报告中，可任选其中一种或几种方法并用，以获得最佳效果。

10. 讨论　根据相关的理论知识对所得到的实验结果进行解释和分析。如果所得到的实验结果和预期的结果一致，那么它可以验证什么理论？实验结果有什么意义？说明了什么问题？这些是实验报告应该讨论的。但是，不能用已知的理论或生活经验硬套在实验结果上；更不能由于所得到的实验结果与预期的结果或理论不符而随意取舍甚至修改实验结果，这时应该分析其异常的原因。如果本次实验失败了，应找出失败的原因及以后实验应注意的事项。不要简单地复述课本上的理论而缺乏自己主动思考的内容。

另外也可以写一些本次实验的心得以及提出一些问题和建议等。

11. 实验结论　根据实验过程中观察到的各种现象和测知的数据，经过认真分析、计算和推理，得出实验结论。

测试型实验报告与检验型实验报告的格式与写法相同。

（二）创新型实验报告

完整的创新型实验报告，一般包括下列内容：标题、作者及单位、摘要、前言、正文、结论或讨论、参考文献等。

1. 标题　写法类似于检验型实验报告的"实验名称"。

2. 作者及单位名称　作者是指该实验的制作者和承担主要工作的参与者。应按照主次顺序排列写明，有的实验室以课题组的名义进行，署名就必须采用课题组名称。单位名称是指该实验的制作者和主要参与者所属单位名称。作者及单位名称应放在标题的下面，摘要的上面。

3. 摘要　概述实验报告的中心内容，点明实验目的、条件、方法、结果及意义。

4. 前言　这是实验报告的开头部分，也称引言、导语，它具有提纲挈领、引人注目的作用，这部分应简要说明实验对象、目的、意义、范围、作用、结果等。

5. 正文　正文主要由以下内容构成。

（1）实验仪器、材料和设备：要求详细列出实验所需仪器、材料、设备名称，如玻璃器皿、金属用具、溶液、颜料、粉剂、燃料等。仪器设备还写出规格型号，最好能标出简易的示意图，配以相应文字，用以说明实验的基本原理。对于所需试剂，还应写出浓度、化学成分和形态等。

（2）实验原理：实验原理主要从理论上说明实验的依据，包括公式、图解等，以及由此推导的实验结果，要求正确明白。

（3）实验步骤和方法：这是实验报告极其重要的内容，一般按操作步骤先后划分为几步，并编排序号。实验方法是实验过程中具体做法，可按做法的先后顺序分条写出，并以实验原理图、流程图、电路图等辅助说明。步骤和方法要求条理清楚，说明要简单明了。

（4）实验结果：这是实验报告的核心内容，包括实验时间、环境、条件、现象、图表、数据记录、计算原始记录。

6. 结论或讨论　实验人员根据所观察到的实验现象及测知数据，加以整理、分析和计算，再经过研究提炼而成；讨论包括对思考问题的回答，对异常现象和数据的解释，或对实验设备装置提出改进意见等。

7. 参考文献　这是创新型实验报告文末要注明进行此项实验过程中参考的资料和文献。实验者所引用的参考文献，只限于那些亲自阅读过的、最重要的、最新近的、最关键的文献。

四、相关知识

（一）实验报告的特点

尽管各类实验报告从内容上看千差万别，但是从写作的角度来看，所有实验报告是否合格，却存在着共同标准，这就是 1930 年 Wand.G.Reeder 提出的五项原则，即正确性、客观性、公正性、确证性、可读性。

1. 正确性　要求实验报告中的实验原理、方法、数据及结论都是正确无误的，同时要求实验报告的表述应是正确无误。如图表要符合规范要求，数字的记录方法和处理方法必须符合规定。正确性是实验报告有价值的关键。

2. 客观性　要求在做实验时不仅抱着客观态度观察实验和记录现象，而且在写作时也必须客观忠实地报道实验结果。看到什么就记录什么，实事求是，做到绝对真实可靠，决不能根据个人想象和需要来篡改实验结果。

3. 公正性　要求在描述实验和指导实验结论时不能带任何偏见，而应该表现出公正的态度。

4. 确证性　实验结果不但要经得起自己的重复和验证，而且要经得起任何人的重复和验证。实验报告中所撰写的实验现象或实验结果，只有能被别的实验人员按照介绍的方法在同样的条件下得到重复验证，实验现象或结果才能得到公认。否则，就会被证明有差错，甚至被怀疑是伪造。

5. 可读性　写实验报告的目的是为了进行学术交流，最终是给人看的，因此，实验报告不仅要保证形式上的规范性，也要保证内容上的可读性，即要求文字通顺，结构清晰，所用词汇具有专业性，且最易懂的字眼。此外，文字应与图表恰当配合，使读者用较少的脑力和时间理解所表达的观点和结论，并留下深刻的影响。

（二）实验报告的类型

实验报告主要有两种类型：一种是科技工作者撰写的创新性的实验报告（如实例 2），也是本节介绍的实验报告类型。它是研究者从事科学研究，由自己进行设计，从过程到结果都是新的实验，它要求有所发明和创造。要求把实验过程和操作以及数据资料，或者做了哪些工作，怎么做的，有什么创新和缺点，有什么经验和体会等比较详细地反映出来，即使是重复别人的工作也可以写进去。它属于一次性文献，具有情报交流和资料保存的作用，不少实验报告本身就是很有学术价值的科技文献。另一种是大学生撰写的课堂实验报告（如实例 1），其实验步骤和方法一般都由教师拟定，目的是为了验证某一学科的定律或结论，训练学生的动手能力和表达能力，这是一种重复科学史前人已经做过的实验，没有文献价值，只不过是教学中的一个环节。这种实验报告通常印制成表格，由实验者逐项填写。

实验报告的写作是科学技术研究的一种手段，是科学技术研究工作的重要组成部分。课题研究的开始就是报告写作开始，即不要等课题完成后才写，而应在课题研究一开始就写。写就是用文字符号把思考的过程一一记录下来，让它们在纸上视觉化，便于反复琢磨与推敲，使漂浮、抽象、混乱的思维清晰起来，具体化和条理化起来，使思维更缜密。如果把写作贯穿在整个研究工作中，边研究边写作，则可及时发现研究工作的不足，补充和修正正在进行的研究，使研究成果更加完善，同时也还有这样的可能，即写作灵感的突发，将导致研究方案的重大改进，从而最终提高研究成果的水平和价值。

（三）实验报告的方法

科技实验的方法多种多样，主要有定量实验、定性实验、结构分析实验、对照实验、析因实验、模拟实验等。

1. 定量实验　定量实验是为了研究某对象的数值，或求出某些因素之间的数量关系而进行的实验，是运用得最广泛的一种实验。如物理学中对运动物体的质量、速度、加速度等的测定，化学中测定分子量、原子量、反应速度等，都是定量实验。采用这种方法时，资料必须十分准确，特别强调资料的精确度。

2. 定性实验　又称判断性实验、决断性实验，是为判断某一自然事物的性质及其外部联系，判定某种物质的结构、成分等所进行的实验。如证明电磁波的存在等进行的实验。采用这种方法时，对实验原理、实验方法要进行充分论证，以说明实验的定性结论是可靠的，还要对实验设备、测量仪器及其可靠性和精确度予以详细说明。

3. 结构分析实验　结构分析实验是用来测定化合物的原子或原子团的空间结构的实验。由于同分异构现象的存在，人们不仅要定量地测出化合物的化学组成，而且要测定原子和原子团的空间配置。使用这种方法时，应侧重于对所观测到的各种结构进行描述。

4. 对照实验　对照实验是将实验对象分组，然后固定某些条件或改变某些条件进行实验，通过对照比较、分析研究得出实验结果。采用这种方法时，重点应放在对实验结果的比较和分析讨论上，还要交代清楚实验中哪些条件不同、哪些条件固定不变。

5. 析因实验　析因实验是一种由已知结果去分析寻求未知原因的实验，通常是先摆出可能的各种原因，然后再逐步肯定或否定某一因素是起主导作用的决定性因素。采用这种方法时，要对实验过程出现的各种结果加以分析，找出原因，以说明实验所得到的结果是确实可信的。

6. 模拟实验　模拟实验是人们运用已有的科学原理作指导，在人工模拟的特殊环境和条件下进行的测试或实验。由于模拟的环境和条件越接近真实的环境和条件，实验的价值和意义也就越大，因此采用这种方法时，应侧重描述和说明实验装置与实验方法，使模拟的环境和条件更接近或等同于真实的环境和条件。

（四）科技实验报告的写作要求

1. 做好实验是写好科技实验报告的根本前提　为了保证写好实验报告，实验前要阅读有关资料，了解相关理论知识、实验原理，熟悉仪器设备，掌握操作方法；实验中要尽量排除主观因素和外界环境的各种影响，专心致志进行实验，细心观察实验现象，精确测取各种资料，认真做好实验记录。

2. 不强求实验结果的圆满　没有新见解、新发现，没有创造性的研究成果，就不需要写学术论文，但在科技实验结束后，无论结果是否达到预期目的，都要写实验报告。作为如实记载实验过程与结果的文体，科技实验报告对科学研究具有重要的参考价值，它不强求圆满的实验结果，也不限于描述创新的内容，可以不要求具有明确的结论。

3. 以说明和叙述为主要表达方式　科技实验报告通常以说明和简要的叙述为主要表达方式，不必作完整、连贯的叙述和细致的描写，只是分条列项，如实地将实验过程和结果说清楚。说明要做到准确有序，条理分明，叙述力求简洁明了。

4. 多采用图表辅助说明　科技实验的过程比较单一，实验装置又比较复杂，单纯用文字来说明其过程与结果的话，难以表述清楚，而且篇幅也会比较长。通常在实验报告中采用直观实物图、符号说明图和其他相关的表格，作为辅助说明方法，便于人们了解实验装置的构成和工作原理。

（五）实验报告写作注意事项

1. 要写好实验报告，关键是要做好实验　要做好实验就必须正确运用实验研究方法，遵循严格的程序，切忌草率从事，计划不周。否则，可能导致实验失败甚至得出错误的结论。正规的科学实验，应当严格地安排。一要选好课题，进行课题设计；二要实践，组织实施；三要进行整理，论证分析，作出结论。因此，成功的实验才能写作出好的实验报告。

2. 撰写实验报告，必须严肃认真、实事求是　未经重复实验不得修改数据，切忌主观臆造或拼凑数字去追求主观结论，更不得伪造数据。分析问题和得出结论要从实验出发，要有理论依据。

3. 要正确处理可疑数据　在实验中所收集到的原始数据，进行统计分析时如对某个数据表示怀疑，不可随意取舍，要用科学的处理方法来决定对可疑数据的取舍。现介绍我国孙瑞元教授提出的取舍方法。

（1）可疑数据在内，计算其平均数（$\bar{x}$）和标准差（S），可用计算器统计键计算。

（2）可疑数据在（x'）在（$\bar{x} \pm 3S$）的范围内时，可疑数据不应舍去，应列入统计分析。

（3）可疑数据在（x'）在（$\bar{x} \pm 4S$）的范围外时，可疑数据应舍去，不应列入统计分析。

（4）可疑数据在（x'）在（$\bar{x} \pm 3S$）~（$\bar{x} \pm 4S$）的范围内时，应结合专业知识决定取舍。

4. 撰写实验报告时，应充分利用图和表来表达实验结果　这比文字叙述更为直观、简洁，便于读者阅读、比较和分析。对实验装置或实验线路也应尽量用示意图来表示。

5. 撰写实验报告应注意保守机密　实验课题如系学科前沿与尖端，或有重大经济价值涉及发明权与专利权时，撰写报告应注意保守机密。必要时应略去关键的材料配方、工艺流程或技术诀窍，保密程度有的应与有关主管部门磋商并获得批准。若有国际竞争者，应在文末或另纸加以说明，以引起读者的重视。

6. 实验报告以说明为主要表达方式，一般采用分条列项，不用完整连贯的叙述和细致的描写　撰写报告时，它不要求文艺性和形象性，而要求用简练和确切的文字，恰当地表述实验过程和实验结果。同时，还要求按一定的格式和要求来撰写。

第二节　医学毕业论文

一、医学毕业论文的含义及作用

（一）医学毕业论文的含义

医学毕业论文是医学高等院校应届毕业生综合运用已学医学知识对所学专业某个领域中的问题进行深入研究、探讨而表述的理论创造或表述研究分析应用的应用文。它是医学生在校期间学习的总结，它充分展示了医学生运用所学知识，研究解决实际问题的综合能力，同时也为今后从事医学工作和医学科学研究打下良好的基础。它是医学生完成学业的标志性作业，是对学习成果的综合性总结与检阅，是医学生从事医学科学研究的最初成果的文字记录，也是检验他们掌握医学知识的程度、分析问题和解决问题基本能力的一份综合答卷。

（二）毕业论文的作用

大学生撰写毕业论文目的，主要有两个方面；一是对在校大学生最后一次知识的全面检验，是对学生基本知识、基本理论和基本技能掌握与提高程度的一次总测试。二是对学生进行科学研究基本功的训练，培养学生综合运用所学知识独立地分析问题和解决问题的能力，为以后撰写专业学术论文打下良好的基础。

医学毕业论文适用于医学高等院校各类层次的毕业生。他们根据所学专业培养要求，在导师的指导下进行选题，制定研究计划，拟定写作提纲，完成医学毕业论文写作。

医学毕业论文对医学生具有考查作用。由于学历层次的不同，考查要求的程度也不同。如硕士和博士，其论文就是学术论文，要求具有独创性；而大专和本科生，主要考查的是已学理论的应用。

二、实例分析

实 例：

维持性血液透析患者动静脉内瘘的护理

徐 文

摘 要：血液透析俗称"人工肾"，是一种能代替部分肾功能，清除血液中有害物质，纠正体内电解质与维持酸碱平衡的体外血液透析装置。血液透析可将患者体内多余水及代谢废物排出体外，并从透析液中吸收机体缺乏的电解质及碱基，以达到纠正水电解质及酸碱平衡的目的。

关键词：血液透析；动静脉内瘘；护理

血液透析俗称"人工肾"，是一种能代替部分肾功能，清除血液中有害物质，纠正体内电解质与维持酸碱平衡的体外血液透析装置。

1 血管通路

建立一条有效的血管通路是血液透析顺利进行的前提，故将血管通路称为尿毒症患者的生命线。尤其是现在步入老龄化社会，老年透析患者越来越多，并且老年患者的内瘘更不容易保护，因此对内瘘的护理显得尤为重要[1]。浅部静脉容易穿刺，但血流缓慢，血流量难以达到透析要求；深部静脉如股静脉可提供充足血流量，但穿刺针不易固定，易造成血肿或出血，穿刺肢体受限；动脉血流量大，但部位较深，穿刺难度大且不能反复使用。血液透析要求血流量 > 150ml/min，才能保证透析效果[2]。临床将动脉与浅部静脉通过手术吻合，称之为动静脉内瘘手术。这样的内瘘流的动脉血静脉化，血流量充分，且易于穿刺，便于观察，因此保护好维持性血液透析患者动静脉内瘘有着重要的临床意义。

2 内瘘术前准备

对需维持性血液透析患者，一般在诱导透析到规律透析之前这一阶段，多建立临时血管通路，如足背动脉穿刺，股静脉插管及锁骨下静脉插管。避免在准备造瘘侧肢体行动脉穿刺，以免引起血管损伤，加大手术难度。

3 穿刺方法

透析前患者保持手臂清洁，透析穿刺时操作人员应严格遵守无菌原则，穿刺前检查瘘管部位有无感染，是否通畅。穿刺部位消毒范围不小于5cm，第一次使用动静脉内瘘血管时，首先要观察内瘘血管走向，摸清管壁的厚薄、弹性及深度，针斜面向上，逆血流方向进针[3]。动脉穿刺点应距吻合口5cm以上，离心方向穿刺，以保证充足血流量；静脉穿刺点与动脉穿刺点的距离不少于8~10cm，向心方向穿刺，保证静脉回流通畅。若距离太近，可加重血管狭窄。每次动静脉穿刺要更换部位，不可在同一穿刺点反复穿刺，若采用固定点穿刺使此处血管壁多次受损，弹性减弱，变石硬，形成瘢痕，轻者引起渗血，重者可引起内瘘血管闭塞。尤其注意的是新瘘第一次使用时，由于新瘘管壁薄，脆性大，易发生血肿，最好由有经验的护士穿刺，力争一次性穿刺成功[4]。若动脉穿刺失败，应在动脉穿刺点以下重新穿刺，如透析过程中出现血肿，重新穿刺困难，可将血流满意的静脉端改为动脉端，与透析管路动脉端相连，保证继续透析。若静脉穿刺失败，应在静脉穿刺点以上即近心端重新穿刺，或改为他处静脉穿刺。透析过程中穿刺失败形成血肿当天予冷敷，24h后改为热敷或擦喜疗妥软膏，最好待血肿完全消退后再使用。第2日再用50%的硫酸镁温热敷[5]。

4　内瘘术后护理

4.1　内瘘术后应经常观察是否通畅　若于静脉侧扪及震颤音，用听诊器听到血管杂音，则提示内瘘通畅，否则提示内瘘不通。若由于血栓形成或缝合口狭窄所致，则应及时处理。术后要保持局部无菌，更换敷料，防感染。

4.2　造瘘侧肢体的护理　术后抬高造瘘侧肢体，促进静脉回流，减轻肢体肿胀。造瘘侧肢体禁测血压及各种注射；避免受压，如睡觉时压迫造瘘侧肢体，不要穿袖口过紧的内衣及用力举重物，防止内瘘闭合及吻合口撕裂。

4.3　促进内瘘成熟的护理　内瘘术后3~4天于吻合口10cm以上近心端静脉行湿热敷，20~30min/次，2~3次/d，使血管扩张，血流加快，有助于内瘘扩张。患者于7天拆线后行适当锻炼如握拳运动，将造瘘侧肢体浸泡在温水桶内并做握拳运动，指压吻合口上部静脉，间断开放，促进静脉扩张。

5　掌握内瘘使用时间

一般内瘘成熟需4~8周。在内瘘扩张较好的情况下2周后可用静脉端，3周之后可用动脉端。动脉过早使用可致吻合口狭窄，内瘘失败。老年人、糖尿病及血管条件极差的患者可延长到6~8周[6]。

6　防止血栓形成

6.1　预防和纠正低血压　在透析过程中脱水不宜过多、过快。密切监测血压，及时发现低血压症状，如打呵欠、冷汗、心慌、便意、眼花、内瘘震颤音减弱或消失，常采取紧急措施，如生理盐水快速静滴，停或减超滤，缓慢静脉推注50%葡萄糖液，如果效果不理想，及时回血。

6.2　防止血液过于黏稠　透析患者多数合并有高血脂，可在医生指导下合理服用潘生丁、阿司匹林等。一般剂量为0.3~0.5mg/kg，追加量为8mg/h。透析结束后观察透析器及管路凝血情况。对使用促红细胞生成素的患者，定期查血常规，防止血色素上升过快引起血液黏稠，并适当调整肝素用量。

7　透析后内瘘护理

7.1　应向患者讲明瘘管的位置、重要性、可能出现的并发症和如何保护，出现问题时要通知医护人员及时处理。局部要保持清洁，做各种活动时均应小心、衣着勿过紧，外瘘管勿扭曲、受压、脱开，注意瘘管处有无渗血、出血。护士也应经常检查硅胶管和连接部的松紧情况，不合作的病人以夹板固定，防止因接管脱落而引起大出血。有渗血时及时更换敷料，如遇管子脱落，可用无菌止血钳夹住滑出端或扎上止血带并加压包扎，及时请外科处理。

7.2 注意勿在瘘管所在肢体上输液、测血压等，以防止阻塞。在平时护理过程中，应经常听诊血管杂音，观察硅胶管的色泽。若颜色深浅不一、血清分离、波动消失，温度低均提示外瘘阻塞。应立即用肝素加生理盐水冲管或用尿激酶10000^{u}溶解于10ml生理盐水中缓慢注入瘘管内，反复抽吸，每次注入量不大于3ml。静脉端阻塞处理时应十分慎重，以防栓子从静脉端进入体内而发生栓塞。

7.3 要保持造瘘口局部清洁干净。如有脓性分泌物或局部红、肿应及时处理，定时局部消毒、换药，积极控制感染扩散，防止发生败血症，同时应做血培养。

7.4 内瘘管每次透析均需穿刺，两穿刺点间距离应在10mm左右，每次穿刺时应避开明显的瘢痕，可选择靠近前一次穿刺点的部位，拔针后应压迫穿刺点20分钟以上，以免出血。

7.5 透析结束后，采取先贴创可贴，再用3cm×2cm×0.5cm纱布块压迫血管（以不出血及触及血管震颤音为宜），最后包扎按照患者肢体尺寸做好的绷带，再压迫20～40min，嘱患者及时松开绷带，如病人凝血功能不好，压迫时间可适当延长。内瘘第一次使用可由护士直接指压，时间5～10min。透析结束当天保持内瘘干燥，第2日可用湿热敷防感染，软化血管。患者每天检查内瘘情况（学会用听诊器听血管杂音，触摸血管震颤等）。如发现异常（震颤减弱或消失）或穿刺部位红肿热痛，尽快与医护人员联系，及时得到处理。

8 非透析日的内瘘护理

做好卫生宣教，教会患者每日自检内瘘有无震颤或血管杂音2～3次，发现异常及时就诊；内瘘侧手臂免提重物或受压，禁止在内瘘处测血压、输液、抽血等；若有假性动脉瘤，用弹性绷带保护，避免继续扩张；透析前用肥皂将手臂清洗干净，以免抓破皮肤，透析后穿刺部位当天避免沾湿；指导患者控制水分摄入量，以免透析中低血压，造成内瘘闭塞[7]。

9 小结

血液透析的先决条件是建立和维护有效的血管通路，只有拥有足够血流量的内瘘才能保证有效的血液透析。因此，对瘘管要轻柔准确，切忌粗暴，责任心和爱心在这里被充分体现，做好动静脉内瘘的护理对延长动静脉内瘘的使用寿命是非常重要的。掌握穿刺方法及拔针后处理，正确掌握新瘘使用时间，预防内瘘阻塞，做好内瘘护理及患者。

参 考 文 献

［1］陈万美，孙惠.老年血液透析患者动静脉内瘘的护理体会［J］.实用中医药杂志，2007，23（9）：39-40.

［2］沈清瑞，叶任高，余学清，等.血液净化与肾移植［M］.北京：人民卫生出版社，1999.45-50.

［3］张素娇.维持性血透患者动静脉内瘘的护理探讨［J］.基层医学论坛，2007，11（1）：36-37.

［4］林红英.如何延长内瘘使用寿命［J］.护理杂志，2000，6（8）：79-80.

［5］钱晓宇.血透患者动静脉瘘的护理要点［J］.中华现代护理学杂志，2006，3（17）：23-24.

［6］包丽媛，王荣，仲娜，等．老年血液透析患者动静脉内瘘护理28例［J］．实用护理杂志，2003，19（5）：11-12.

［7］梁茵．动静脉内瘘穿刺技巧及护理［J］．实用医技杂志，2007，5（14）：25-26.

【分析】这是一篇关于维持性血液透析患者动静脉内瘘的护理本科毕业论文。全文标题、作者署名、摘要、关键词、绪论、正文、参考文献等内容齐全，作者在正文部分对血液透析患者动静脉内瘘的护理所研究的课题作了充分、全面、有说服力的论述，提出有创造性的见解。作者在小结中对正文分析、论证的问题加以综合性的概括与总结，从而作出结论"掌握穿刺方法及拔针后处理，正确掌握新瘘使用时间，预防内瘘阻塞，做好内瘘护理及患者。"这样一篇论文就水到渠成了。

三、医学毕业论文的结构和内容

医学毕业论文可以单行本形式出现，加以封面。封面设计有题名、学校、专业（系科）、指导教师姓名、作者姓名、论文提交日期等项，依次如实填写。

根据国家标准GB7713—1987《科学技术报告、学位论文和学术论文的编写格式》的要求，学术论文应当由标题、作者署名、摘要、关键词、绪论、正文、注释、参考文献等部分构成。

1. 标题　标题是论文的眉目，又称"题目"、"文题"、"题名"。古人说"题括文意"，也就是指标题要概括文章的内容，体现文章的主旨或尽可能体现作者的写作意图。学术论文的标题应简单明了，从正面直接揭示论文内容。有时标题可以说明研究的对象、范围，有时可以直接揭示论文的观点。论文内容较为丰富时，还可以用副标题对正标题进行补充。

标题有以下几种形式

（1）揭示课题的实质：这种形式的标题，高度概括全文内容，往往就是文章的中心论点，便于读者把握全文内容的核心。此类标题很多，也很普遍，如《国外 ICU 发展近况》、《吸烟与眼部疾病》等。

（2）提问式：这种标题用设问句的方式，隐去要回答的内容，实际上作者的观点十分明确，只不过语意婉转，需要读者加以思考。这种形式的标题因观点较为含蓄，容易引起读者的注意，如《思维方式求真？求善？又一个角度看国人》、《如何理解和把握人的全面发展》等。

（3）交代内容范围：这种形式的标题，看不出作者的观点，只是对文章内容的范围做出限定。当文章的主要论点难以用一句简短的话加以归纳时，可以采用这种形式的标题，通过交代文章内容的范围。这种标题也较为普遍，如《一个共同的目标吸引着全世界——迈向"健康老龄化"》、《经济体制变迁中的收入差距问题研究》等。

（4）用判断句式：这种形式的标题对全文内容给以限定，具有很大的灵活性。文章研究对象是具体的，面较小，但引申的思想又有很强的概括性，面较宽。这种从小处着眼，大处着手的标题，有利于科学思维和科学研究的拓展，如《滇东古长城是自杞国的杰作》、《集权与分权是国企改革中的重要课题》等。

（5）用形象化的语句：如《星星的舞会》、《医生像片警》、《一场意义深远的大讨论》等标题有时还可以有副标题，点明论文的研究对象、研究内容、研究目的，对正标题加以补充说明，特别是一些商榷性的论文，常在正标题下，加上"走家又串户青岛出现'片儿医'"，"——兼作《我谈安乐死》专栏结束语"之类的副标题。

文章中有时还用分标题，设置分标题的目的是为了清楚地显示文章的层次。有时只用文字把本层次的中心内容进行高度概括，有时分标题前加上数码，有时只用数码，标明"一"、"二"、"三"等顺序，起承上启下的作用。

2. 署名　在毕业论文总标题下面署上作者姓名和指导教师名称。署名是作者对研究成果拥有著作权和具有责任感的体现。

3. 摘要　摘要是论文的内容不加注释和评论的简短陈述。中文摘要前加"摘要:"或"〔摘要〕"作为标识，英文摘要前加"ABSTRACT:"作为标识。摘要一般使用第三人称，而不用"我们"、"笔者"甚至"本文"等词作主语。一般不宜超过300字，外文摘要不宜超过250个实词。

摘要分为报道性摘要和提要性摘要。报道性摘要主要介绍研究的目的、对象、内容、方法、结果、主要数据和结论。这种写法主要适合科技论文。提要性摘要只是简要地叙述研究的成果（数据、看法、意见、结论等），对研究手段、方法、过程等均不涉及。这种写法适合毕业论文、专业论文等。

4. 关键词　关键词是反映论文主要内容的单词或术语，每篇3~8个词，按词语的外延层次从大到小排列，尽可能从《汉语主题词表》中选用规范词。每个关键词之间应以分号分隔，以便于计算机自动切分。为了国际交流，有的论文应标注与中文对应的外文（多用英文）关键词。

中文关键词前应冠以"关键词:"或"〔关键词〕"，英文关键词前加"KEYWORDS:"作为标识。

5. 目录　非必写要素，视情况而定。篇幅较长、容量较大的论文，可设置目录。目的是让读者在阅读此文前对文章内容和结构框架有个大致了解。目录一般放在正文前，层次设置要统一，目录页要标明页码。

6. 绪论（引言、导语）　绪论又称引言、导语、前言等。目的在于引出论题。主要说明本课题研究的理由和意义。有的侧重写本课题研究的缘由、任务及预期达到的目标（即结果）；有的侧重写国内外同行对本课题研究情况的简要回顾和展望，指出目前的进展和存在的问题，从而说明本课题研究的目的和意义。绪论应写得言简意赅，不能写得太长。

绪论只是文章的开头，一般不写序号。

7. 本论（正文）　正文即本论，是论文的核心部分，是作者学术水平和科研成果的具体反映和体现。作者在这部分对所研究的课题应作充分、全面、有说服力的论述，提出有创造性的见解。

8. 结论　又称结语、结束语，是理论分析或实验结果的逻辑发展，是整篇论文的结局。它主要是对正文分析、论证的问题加以综合性的概括和总结，从而作出结论。

如果不能导出应有的结论，也可以没有结论，而进行必要的讨论。可以在结论中提出建议、研究设想、仪器设备改进意见、尚待解决的问题等。结论作为文章的结尾，一般不写序号。

9. 致谢　非必写要素，视情况而定。致谢是指对课题研究和论文写作中给撰写者有很大帮助（如审题、审稿、指导、修改、提出意见建议、提供有关资料）的人员、单位公开表示谢意的文字，以示对别人劳动的尊重，也是一种谦逊品质的体现。

致谢文字一般不长，通常置于正文之后。

10. 参考文献　参考文献排序一般有如下几种方法：按论文参考引用的先后顺序排列；按在论文撰写中参考价值的大小排列；按作者姓氏笔画或外文字母的顺序排列；按文献时代的先后顺序排列。

参考文献按次序列于文后，以"参考文献："（左顶格）或"［参考文献］"（居中）作为标识，以［1］、［2］按序排列，如遇多个主要责任者，以"，"分隔。一般在主要责任者后面不加"著、编、主编、合编"等词语。参考文献的字体字号一般与摘要相同。

参考文献的主要类型标识为：专著—M，期刊—J，报纸—N，论文集—C，学位论文—D，报告—R。

参考文献的具体写作，可参照 GB771487-87《文后参考文献著录规则》和《中国学术期刊（光盘版）检索志评价数据规范》要求来撰写。常见的参考文献书写格式如下：

（1）专著：［序号］主要责任者.文献题各［M］.出版地：出版者，出版年.起止页码.

例：刘国钧，陈绍业，王凤翥.图书馆目录［M］.北京：高等教育出版社，1957.15—18.

（2）期刊：［序号］主要责任者.文献题名［J］.刊名，年，卷（期）：起止页码.

例：刘彪.现代市场经济中的银企关系分析［J］.经济研究，1994，（5）：22—25.

（3）报纸：［序号］主要责任者.文献题名［N］.报纸名，出版日期（版次）.

例：张华.论唐代的人本主义［N］.人民日报，1992-03-15（8）.

（4）引用特种文献：如论文集、学位论文、报告、内部资料等，其格式与专著相似。

（5）电子文献：［序号］主要责任者.文献题名.电子文献的出处或可获得地址.

例：丁俊发.中国城乡居民消费需求变化的新趋势.http：//www.sina.com.cn

11. 注释　非必写要素，视情况而定。注释的方式有三种：夹注、脚注和尾注。

12. 附录　非必写要素，视情况而定。包括正文容纳不下的重要资料，对正文内容有补充价值的资料，对读者有参考作用的资料以及有关数据、图表等。

附录是指论文中有些内容与正文关系密切，而这部分内容又有相对独立性，可是列入正文又往往会影响正文叙述的条理性和连续性，因而将其附加在正文之后作为附录，以帮助读者阅读，掌握正文中的有关内容；还有一些则是指附于文后的有关文章、文件、图表、公式等与论文的阅读有着密切关系的资料。

四、相关知识

（一）医学毕业论文的类型

根据学位层次划分，论文可以分为学士、硕士、博士论文三级。

1. 学士论文是大学本科毕业生申请学士学位的重要依据，它要求对课题要有一定的研究和发现，能反映出作者具备从事科学研究的能力。选题应达到本专业毕业论文大纲对知识、能力的要求，符合本专业培养目标，与本专业培养目标无关的选题不能作为毕业论文题目。选题不应过空、过大、过偏，要求具有一定的理论水平或实用价值，并具有一定的创新性。

2. 硕士论文是攻读硕士学位研究生的毕业论文，它要求对课题要有新见解，能反映出作者具备独立从事科学研究的能力。

3. 博士论文是攻读博士学位研究生的毕业论文，它要求在科学上或专业技术上作出创造性的成果，能反映出作者的渊博知识和相当熟练的科学研究能力。

（二）医学毕业论文的写作要求

医学毕业论文属于议论文体，它具有一般议论文的特点，即主要运用概念、判断、推理对某一学科领域的特定问题或现象进行比较系统深入的研究所取得的创造性学说，要求作者对本学科领域有比较全面的认识，对研究的问题有相当透彻的把握。这就是说，独特的、专业性很强的研究对象和表述内容，要求论文有较高较强的理论性和学术性。它的形式不能像一事一议的短论和杂文那样灵活多样，而是要有比较充分深入的论述和相对系统、完整的基本体系和框架。

医学毕业论文本质上属于学术论文，其要求与学术论文大体相同。其特殊之处有以下三点。

1. 综合考查已学知识的应用能力 毕业论文的撰写是大学生毕业阶段的重要学习内容，是对学生已学知识的综合考查：

（1）考查运用已学专业知识分析问题、解决问题的能力；

（2）考查查询专业资料（中文资料和外文资料）的能力；

（3）考查语言（中文和外文）的表达能力和文章的撰写能力。

2. 培养科学工作的素质，要求详细阐述课题研究过程，体现该课题的科研方法。

3. 培养创新意识，要求选题具有新颖性、实践性。

> **课堂互动**
>
> 1. 毕业论文与一般论文有何区别？
> 2. 简述毕业论文的格式。

（三）医学毕业论文的选题方法

医学毕业论文的选题应遵循"理论联系实际，注重现实意义"、"求新"、"难易适中，大小适度"等原则。具体可从以下几个方面考虑：

（1）从业务强项或兴趣出发选题：术业有专攻，人或有偏好。历史上有很多成功的事例都说明对某一问题感兴趣，就易于钻研下去并取得成绩。因此，选择自己在专业学习中的强项问题或自己最感兴趣的专业问题作为自己的课题方向，有利于提高论文撰写质量。

（2）从实习或工作实践中所发现的问题中选题：现实工作实践中总会遇到问题。有些问题属于宏观问题，如体制、政策或技术发展水平等。这些问题，有些可以几个同学联合起来搞，但多数事关全局，毕业论文不宜选择；可结合"适度"原则，选择微观一些的课题，结合实践探讨对策或解决问题的方法。

（3）从有必要进行补充或纠正的课题中选题：学术问题总是在错误修正中，或扩大应用领域中，或与其他知识相结合中发展的。因此，选择课题时，同样可以采用这一思路。

选题还可以有一些更为具体的做法：

一是浏览捕捉法：这种方法就是通过对占有的文献资料快速地、大量地阅读，在比较中来确定题目的方法。浏览，一般是在资料占有达到一定数量时集中一段时间进行，这样便于对资料作集中的比较和鉴别。浏览的目的是在咀嚼消化已有资料的过程中，提出问题，寻找自己的研究课题。这就需要对收集到的材料作一全面的阅读研究，主要的、次要的、不同角度的、不同观点的都应了解，不能看了一些资料，有了一点看法，就到此为止，急于动笔，也不能"先入为主"，以自己头脑中原有的观点或看了第一篇资料后得到的看法去决定取舍，而应冷静客观地对所有资料作认真的分析思考。在丰富的资料中吸取营养，反复思考琢磨许多时间之后，必须会有所发现，这是搞科学研究的人时常会碰到的情形。

浏览捕捉法可按如下步骤进行：

第一步，广泛浏览资料。在浏览中要注意勤做笔录，随时记下资料的纲目，记下资料中对自己影响最深刻的观点、论据、论证方法等，记下脑海中涌现的点滴体会。当然，手抄笔录并不等于有言必录，有文必录，而是要做细心的选择，有目的、有重点地摘录，当说则说，当略则略，一些相同的或类似的观点和材料则不必重复摘录，只需记下资料来源及页码就行，以避免浪费时间和精力。

第二步，是将阅读所得到的方方面面内容，进行分类、排列、组合，从中寻找问题、发现问题，材料可按纲目分类，如系统介绍有关问题研究发展概况的资料；对某一个问题研究情况的资料；对同一问题几种不同观点的资料；对某一问题研究最新的资料和成果等等。

第三步，将自己在研究中的体会与资料分别加以比较，找出哪些体会在资料中没有或部分没有；哪些体会虽然资料已有，但自己对此有不同看法；哪些体会和资料是基本一致的；哪些体会是在资料基础上的深化和发挥，等等。经过几番深思熟虑的思考过程，就容易萌生自己的想法。把这种想法及时捕捉住，再作进一步的思考，选题的目标也就会渐渐明确起来。

二是追溯验证法：这是一种先有拟想，然后再通过阅读资料加以验证来确定选题的方法。这种选题方法必须先有一定的想法，即根据自己平时的积累，初步确定准备研究的方向、题目或选题范围。但这种想法是否真正可行，心中没有太大的把握，故还需按着拟想的研究方向跟踪追溯。追溯可从以下几方面考虑：

①看自己的"拟想"是否对别人的观点有补充作用，自己的"拟想"别人是否没有论及或者论及得较少。如果得到肯定的答复，再具体分析一下主客观条件，只要通过努力，能够对这一题目作出比较圆满的回答，则可以把"拟想"确定下来，作为毕业论文的题目。

②如果自己的"拟想"虽然别人还没有谈到，但自己尚缺乏足够的理由加以论证，考虑到写作时间的限制，那就应该停止，再作重新构思。

③看"拟想"是否与别人重复。如果自己的想法与别人完全一样，就应马上改变"拟想"，再作考虑；如果自己的想法只是部分与别人的研究成果重复，就应再缩小范围，在非重复方面深入研究。

④要善于捕捉一闪之念，抓住不放，深入研究。在阅读文献资料或调查研究中，有时会突然产生一些思想火花，尽管这种想法很简单、很朦胧，也未成型，但千万不可轻易放弃。因为这种思想火花往往是在对某一问题做了大量研究之后的理性升华，如果能及时捕捉，并顺势追溯下去，最终形成自己的观点，这是很有价值的。

追溯验证的选题方法，是以主观的"拟想"为出发点，沿着一定的方向对已有研究成果步步紧跟，一追到底，从中获得"一己之见"的方法。但这种主观的"拟想"绝不是

"凭空想象"，必须以客观事实、客观需要等作为依据。

选题的方法不止以上所述的这些，从论文的价值来看，选题的理论意义和现实意义是首要的，在此前提下，可以发现工作实践或科研中亟待解决的问题、中外学术观点的异同问题、事关国计民生的问题、学科的现状与发展前沿性的问题等。

无论怎样选题，都必须考虑毕业论文的时间要求和容量要求，以及自身的学术水平和研究条件，切不可脱离实际去选题，即不能选择方向虽好但无法完成的课题。

1. 准备资料　资料的准备包括搜集、整理、甄别和归类。

资料搜集和选题紧密相关，平时不了解学科动向，没有一定积累，就不好确定论文的选题；只有确定了选题才能按照选题方向去搜集更多的资料；有时也会因新资料的影响，产生新的看法，再次修订选题。资料搜集是具体研究问题的开始，没有资料就无从分析问题。因此，占有丰富的资料是写好毕业论文的前提。

资料可以用直接调查的形式获得，也可以通过图书馆或档案馆查阅获得。

直接调查是获得资料的重要途径。调查形式是多样的，对于学生个人来说，主要还是通过直接观察、个别访谈、查阅有关档案、抽样发放问卷等方式进行。调查材料是第一手资料，反映的是现实实际情况，对认识课题的现实意义有重要作用。

到图书馆或档案馆查阅资料，可以获得多方面的有用信息：

（1）提供课题的研究状况：查阅资料，可了解自己的课题是否有人已经研究过。如果有人研究过，可以了解他们的观点是什么、他们的基础资料来源于何处，从中分析比较他们的研究得失，吸取经验，提高对本课题的认识；如无人研究，那么可以考虑有哪些相关资料可供借鉴，自己的选题空间新在何处、有什么意义，迫使自己思考研究本课题的方法和途径。

（2）获得二手基础资料：已发表的论文或历史文献中具有大量的有用资料。某些基础性资料可帮助我们重新认识问题，因为同样的资料，站在不同的角度可以得到不同的认识。我们可以为证明自己的观点去摘抄、引用一些基础资料，但要注意，对任何资料的引用都不能断章取义。

（3）学习研究方法和论文的撰写方法：在搜集资料、研究资料的过程中，可以学习到其他学者研究问题的方法和撰写论文的方法。通过分析这些论文，找出作者的思路，探讨他们的研究方法，从而达到拓展自己思路的目的。

在确立论点、拟写提纲、安排结构布局、具体动笔撰写论文之前，还必须对搜集的资料作好进一步的分析工作：

一是将资料分类：资料分类是资料分析的重要步骤。分类标准要以资料反映的主要思想为依据。

二是分析资料并从中导出结论：要分析每类资料能够导出的结论并把这些结论写出来，形成自己的见解。这是确立论文观点的基础。

三是给每类资料拟写标题：根据对资料的分析，撰写资料标题。标题是资料中心思想的概括和结论的提示，将为我们取舍资料及安排资料在论文中的位置做准备。

2. 撰写论文主体　根据学术论文撰写的一般思路，在资料准备工作基本完成后，就可以依次进行确立论点，拟定提纲，结构布局，具体写作绪论、本论、结论等工作了。这方面的具体阐述见上节"学术论文"的相关内容。需特别指出的有以下几个问题：

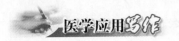

（1）内容与结构的思考

①根据拟定的论题，分析各类资料的内容，进一步分析资料的意义或关系。

首先是资料和论题的关系。资料和论题通常有如下关系：其一，资料反映了论题的背景、历史或现状；其二，资料揭示了论题的原因或结果；其三，资料反映了论题的子类问题或局部问题。

其次是资料之间的关系。资料之间通常有如下关系：其一，同一问题的不同方面的认识；其二，同一问题的不同程度的认识；其三，同一问题的局部认识；其四，同一问题的对比认识等。

当然，也可能从中找出与论题无关联的材料，或该资料与其他资料没有内容上或逻辑上的联系，或联系的程度甚低，这类资料当然是必须舍弃的。

②根据资料的情况和它们之间的逻辑关系，分析总体结论并写出来。结论主要靠推理和综合这两种方法得出。具体如下：

归纳法。即资料A、资料B、资料C……都证明的共同性问题，即都能够证明要论证的问题。这个问题可以是总论点，也可以是分论点。

演绎法。即资料A是资料B的前提，资料B是资料C的前提……根据C最终证明了论点。这个论点可以是总论点，也可以是分论点。这种形式也适合因果关系。

比较取舍。资料A与资料B相互比较，A利B弊，取A舍B，A证明了论点。这个论点可以是总论点，也可以是分论点。

分析与综合，即资料A是某论点的要素之一，资料B是某论点要素之一，资料C是某论点要素之一……根据要素A、B、C等综合为完整的论点。这个论点可以作分论点，更适合作总论点。

③根据初步研究结果，确定主体结构。有了分论，有了总的结论，就可以安排结构了。只要将各个分论按照内在的逻辑关系排列起来，就能够组成论文的主体。

比较简单的方法是：将分论组织起来形成短文，既可以做内容摘要的前期准备，也可以更好地检查文章结构的逻辑关系。

（2）进一步提炼论点：在研究材料的过程中分析出来的论点或结论，还需要结合全文的整体进一步提炼，使之达到认识上升的新水平。应当做到：

观点与材料相统一。分析整体所包括的内涵是否大于或小于总论题。一篇论文其观点能否被材料所证实是至关重要的。这就要求所要论证的问题和材料必须相一致，二者是高度统一的。若所要论证的问题大于材料，那么受材料限制，就应当缩小论题，反之应当扩大论题。

结论应当升华。结论应适当体现认识的升华。有了基本的结论，这个结论还存在哪些问题没有解决，有什么发展前景，可再分析以便上升认识。

3. 修改定稿　论文写完后，最好进行反复的推敲和修改。推敲和修改的内容包括文章的内容和形式等各个方面。

（1）修改思想观点：修改论文，首先要考虑论文的主题和观点是否正确，认识是否深刻，文章有否新意。

第一，要综观全局，立足全篇，审视文章的中心论点是否正确、集中、鲜明、深刻，是否具有创新性，文题是否相符，若干从属论点与中心论点是否一致，某些提法是否全面、准确。

第二，对于论文中出现的主观、片面、空泛的地方，要进行强化、增补等改写工作，使偏颇的改中肯，片面的改全面，模糊的改鲜明，粗浅的改深刻，松散的改集中，有失分寸的改恰当，陈旧的改新颖，立意太低的加以升华。

第三，修改论文的标题。题目是论文的"眼睛"，题目要短小、精练、鲜明。论文写作，文和题是互相作用、互相影响的。文要切题，题要配文，如果文不对题，题目过长或太笼统，都必须修改，使题目能概括地表达论文的中心论点和讨论的范围，起到"画龙点睛"的作用。

（2）修改材料：主要指对论文引用的材料增加、删节或调整。材料是证明观点的论据，是论点成立的依托。对选用材料的基本要求是：一是必要，即选用说明观点的材料；二是真实，即所用的材料必须符合实际，准确可靠；三是合适，即材料引用要恰当，不多不少，恰到好处。修改论文时，要看引用的材料是否确凿有力；是否有出处；是否能相互配合说明论点；是否发挥了论证的力量；是否合乎逻辑；是否具有说服力。要把不足的材料补足，要把空泛、陈旧、平淡的材料加以调换；要把不实的材料和与主题无关的材料坚决删除。

（3）修改结构：结构关系着全文的布局和安排。调整结构，要求理顺思想，检查论文中心是否突出，层次是否清楚，段落划分是否合适，开头、结尾、过渡和照应如何，全文是否构成一个完整的严密的整体。调整的原则和要求，是要有利于突出中心论点，服务于表现中心论点。

修改结构，主要应抓好以下四个方面：第一，层次是否清楚，思路是否通畅；第二，结构是否完整；第三，审视各个部分的主次、详略是否得当；第四，结构是否严密，删去多余的材料，删去添枝加叶、离题太远或无关紧要的句段，并对全文各部分的过渡和照应、结构的衔接、语气的连贯等方面作认真的考虑和修改。

（4）修改语言和标点：论文的语言修改，主要是在三方面下工夫：一是表达清楚而简练，用最少的文字说明尽可能多的问题，把啰嗦重复的地方改为精炼简洁的文字；二是表达准确，要把似是而非的话，改为准确的文字；三是可读性强，要把平淡的改为鲜明，把拗口的改为流畅，把刻板的改为生动，把隐晦的改为明快，把含混、笼统的改为清晰、具体。

必须明确的是：对语言的锤炼加工，目的是为了更好地表情达意，所以锤炼不能脱离内容的需要，去孤立地雕琢文辞，追求华丽。

修改标点符号，主要看标点符号的用法是否正确，以及调整点错位置的标点符号。修改时要按约定俗成的用法，严格按规定的格式进行书写。

（四）医学毕业论文的写作注意事项

1. 恰当的选题　选题是写好毕业论文的第一步，选题要有研究价值，如亟待要解决的问题、研究空白、研究有新的进展和突破等。选题难度要适中，学识水平、研究能力达不到的不要选，否则易失败，选题可请指导老师指导。

2. 了解课题研究现状　研究课题要能扬长避短，发挥自己的业务专长，大量查阅资料和前人的研究成果，从中得以启示，确定研究方向和重点，在现有的研究基础上才更易突破。

3. 调查研究丰富论文内容　可采用多种调查方式，获得第一手大量丰富的资料，使论文的内容更真实、更丰富、更具论辩力。

4. 拟定详细的论文提纲　在论文主旨明确、材料丰富的前提下，拟定详细的论文提纲，使思路清晰、结构合理，层次鲜明、语言准确流畅。

5. 反复修改、精益求精　论文草稿完成后，应反复修改，仔细斟酌，从专业内容、结构层次到语言特点都要认真仔细地阅读推敲，力求达到较高的研究水平。

毕业论文定稿后，经指导老师审核，可能还会提出各种修改意见，要虚心听取，认真领会，逐句修改，达到精益求精。

第三节　医学论文

一、医学论文的含义及作用

（一）医学论文的含义

《科学技术报告、学位论文和学术论文的编写格式》（GB7713—87）对学术论文下的定义是：学术论文是某一学术课题在实验性、理论性或预测性上具有新的科学研究成果或创新见解和知识的科学记录；或是某种已知原理应用于实际中取得新进展的科学总结，用以提供学术会议上宣读、交流或讨论；或在学术刊物上发表；或作其他用途的书面文件。

学术论文应提供新的科技信息，其内容应有所发现、有所发明、有所创造、有所前进，而不是重复、模仿、抄袭前人的工作。

从这一定义来看，学术论文的主要含义是：研究的对象是科学领域；记录或总结创新性成果；必须符合科学性的原则。

学术论文的这些规定性要求决定了医学论文的基本属性。

医学论文是专指医学领域学术交流的文章，是对医学科技领域某些问题进行创造性的科学实验和理论分析，并运用逻辑思维方法揭示其客观规律和本质的一种论说性文体。医学论文是医学科学研究工作的文字记录和书面总结，是专门讨论和研究医学科学领域的学术问题，表明学术成果，进行学术交流的文章，是医学科学研究工作的重要组成部分，是学术论文的内容之一。因此，它具有创新意义的理论性、实验性、观测性或临床性研究方面的新成果、新见解和新知识；或是总结某种已知医学原理应用于实践所获得的新方法、新技术和新产品的科技文献。

医学论文既是科研过程中的一种手段，同时又是进行学术交流、发展医学理论的一种重要工具。它较为系统专门地研究、探讨某种医学问题，是对某一科学真理的发现和阐述，具有一定的学术水平和价值，对于提高人们的认识水平和实际能力，推进理论研究和科学文化的深入和发展，促进人类文明，都具有十分重要的作用。

（二）医学论文的作用

论文的写作可以提高科学研究的学术水平，推进学科发展；可以更快地推广科研成果，解决现实问题，促进社会的进步，学术论文还是科研人员学术水平、研究能力的一种证明，是科研人员授予学位、考核业务成绩的凭证之一。

二、实例分析

实　例：

男性激素治疗女阴湿疣的初步观察[①]

河南医科大学附属二院妇产科　孟跃进　郑　英　王安英

河南人民医院妇产科　黄飞飞

摘要： 为了探索性激素对女阴湿疣的影响，寻求一种新的治疗途径，我们应用自制的丙酸睾丸酮软膏治疗多发性菜花样女阴湿疣重症患者14例，有效率达100％，其中85.71％（12/14）于四周内治愈，92.86％（13/14）8周内治愈。具有使用方便、无损伤、无痛苦不留任何瘢痕等特点。文中对治疗机制、与其他治疗方法的比较及治疗中的注意事项等作了讨论。

关键词： 性激素　丙酸睾丸酮　女性湿疣　人天然杀伤细胞[③]

女性湿疣是近年来我国女性最为常见的性传播疾病之一。多发于生育旺盛的年轻女性，妊娠等致使体内女性激素增高的因素易引起发病，且其病变常迅速发展。为了探索性激素对女阴湿疣的影响，寻求一种新的治疗途径，我们应用自制的丙酸睾丸酮软膏（简称丙睾软膏）治疗多发性菜花样女阴湿疣14例，收到良好的疗效，报告如下。

（①选自《实用医学科技写作》，河南人民出版社1991年第1版。）

（②［女阴湿疣］发生在女阴部位的尖锐湿疣。系由人乳头状瘤病毒感染引起的性传播疾病。病变开始为淡红色、污灰色湿润小丘疹，逐渐呈疣状增殖，凹凸不平，可呈鸡卵大或更大不等，形如菜花状。可继发感染或有脓性分泌物堆积于皮损的裂隙间，有恶臭味。）

（③［人天然杀伤细胞］属淋巴细胞，能直接杀伤某些肿瘤细胞或某些病毒感染的细胞以及移植的组织细胞，是先天性免疫的一个重要因素。）

临床资料与方法

一、一般资料

1. 病人来源及年龄：14例病人均为我院患者，年龄最小21岁，最大30岁，平均25.5岁。全部病人均经病理证实确诊为尖锐湿疣。

2. 职业：经商5人，农民4人，干部2人，工人、演员及宾馆服务员各1人。

3. 婚姻及性交史：未婚、已婚各7人，均有1年以上的性交史。其中有性乱史者10人，占71.42％，性伴侣同时患病者8人，占57.14％。

二、临床表现

为便于观察疗效，本组病人均选择多发性菜花样重症患者。其中单纯外阴发病者8人，外阴、阴道同时发病者2人，外阴、阴道及宫颈均有病灶者4人。合并真菌性阴道炎者[①]3人，合并滴虫性阴道炎[②]者2人，合并糖尿病者1人。合并早孕1人、中孕3人，给予人流或引产。全部病人均有不同程度的外阴瘙痒、白带增多，重症者白带呈脓血样，恶臭，性交疼痛、出血或无法进行。合并糖尿病及真菌感染的患者，外阴红肿溃烂，大量脓性分泌物，疼痛剧烈，行走困难。

三、治疗方法

1. 药物：本组病人使用自制的丙睾软膏，内含医用凡士林及丙酸睾丸酮油剂。

2. 使用方法：清洁外阴后，用高锰酸钾（1：5000）溶液坐浴，擦干，自行涂药膏于患处，每日1~2次，经期停用。对合并真菌、滴虫或糖尿病者，分别给予相应治疗。

四、治疗结果

1. 疗效标准：

①治愈：8周内病变完全消。②显效：8周内病变缩小≥2/3。③好转：8周内病变缩小<2/3≥1/2。④无效：8周内病变缩小<1/2或无变化至发展。

2. 疗效观察：本组病人总有效率为100%，其中13人达"治愈"标准。治愈率为92.86%。"显效者"1人，其大部病灶已消失，仅留阴阜上一单个病灶已明显缩小变硬，用50%三氯醋酸局部涂抹2次后痊愈。本组病人无"好转"及"无效"。治愈病人所用时间：1周者1人，2周者5人，3周者4人，4周者2人，5周者1人。4周以内治愈者占85.71%。

3. 毒副反应：本组病人用药中无任何痛苦和不适，月经正常，无毛发加重及阴蒂增大。

4. 随访：本组病人经1~2年随访，无复发病例。

（①［真菌性阴道炎］由白色念珠菌引起的阴道炎性病变。）

（②［滴虫性阴道炎］由阴道毛滴虫引起的阴道炎性病变。）

讨 论

一、尖锐湿疣是人乳头状瘤病毒（HPV）感染引起的性传播疾病，主要通过性乱和被污染的公共用具传播。近年来许多医生发现女阴湿疣多发于生育旺盛的年轻女性，妊娠和口服避孕药者病变常发展蔓延，而终止妊娠后病变可短期内发生萎缩，甚至完全消失。另外，作者曾观察一些已患尖锐湿疣3年以上的男性，虽未经治疗但其病变并无明显发展，而其性伴侣一旦发病，常很快超过男方。这些临床现象提示了一个共同的问题，即尖锐湿疣的发生发展可能同女性激素有密切关系。近代研究已知病毒感染以致癌变同人体自身的免疫状态有重要关系，其中天然杀伤细胞对防御病毒感染有重要意义。SuikeAN研究发现，人类性激素对体外检测的免疫应答水平有直接影响，雌激素、孕激素、绒毛膜促性腺激素等具有明显抑制天然杀伤细胞活性的作用，并且随着这些激素浓度的增加，抑制亦随之加重。Okamura K研究发现，早、中、晚孕期对天然杀伤细胞活性均有抑制，且以中、晚孕期的抑制为重。以上研究可以解释为什么孕期及口服避孕药（主要成分是雌激素、孕激素）者易发生女阴湿疣且病变常迅速发展的临床现象，也给我们应用男性激素治疗女阴湿疣一个启示。

这一段是关于本课题研究的背景材料。请划分内容层次，想一想作者介绍了哪些情况，提示了什么问题。

二、女性激素同女阴湿疣的密切关系已日益引起国内外学者重视，但应用丙酸睾丸酮治疗女阴湿疣的方法尚未见报道。目前对于菜花样融合病灶多采用激光、冷冻、电烙及手术切除等治疗方法，虽然都能达到一定的疗效，但均给病人带来一定的痛苦和创伤。药物治疗方面由于目前尚无抗病毒的特效药物，故临床所用药物多属腐蚀剂或抗肿瘤类，如三氯醋酸、5-氟尿嘧啶软膏等，对多发性菜花样病灶疗效较差，疼痛和毒副作用常不可避免。本组应用自制的丙睾软膏治疗菜花样女阴湿疣有效率100%，治愈率92.86%，其中85.71%在4周内治愈，具有使用方便、无痛苦、无损伤、不留任何瘢痕等优点，患者易于接受。由于本组所选病例均为多发性菜花样重症患者，故虽然观察的例数较少，也已初步显示了其疗效可靠和无伤害之特点，是利用男性激素治疗女阴湿疣的一个尝试。其治疗机制可能是通过男性激素对抗女性激素，从而减少了对体内天然杀伤细胞活性的抑制，利用人体自身的免疫功能抑制、消除病毒，使组织恢复正常。其确切机制还需更多的研究结果证实和完善。

三、为了保证治疗效果，治疗中应注意以下几点：

1. 必须坚持每天清洗外阴和高锰酸钾溶液坐浴，以保证外阴清洁，去除外阴及阴道内的大量分泌物，减少对局部的炎性刺激。

2. 涂药前必须尽量擦干局部水渍，以便使药物能真正接触病灶，这是发挥药物作用的关键。

3. 治疗中要每天更换并消毒内裤。

4. 治疗中要禁欲，以减少对局部的摩擦刺激和相互感染，有报道称精液本身对天然杀伤细胞活性有明显的抑制作用。

5. 积极治疗并发症，可明显缩短治疗时间。

参考文献（略）

【分析】本文是一篇属临床疗效观察论文。应用丙酸睾丸酮治疗女阴湿疣尚属首创，"临床资料与方法"部分是本文科学价值之所在。内容翔实，为读者提供了评价此项临床研究的各方面的材料和数据，既有可衡量性，又有可操作性。"讨论"部分，既有对女阴湿疣病因、发病机制的阐释，又对新疗法的治疗机制做了探讨，并与其他治疗方法加以比较，同时强调了治疗中的注意事项。本文篇章布局合理。格式规范，做到了内容和形式的统一。阅读时重点体会"前言"的内容和写法，"临床资料和方法"的内客、说明顺序及"讨论"内容层次的要点；思考作者是怎样选定关键词的。重点：①分析课文题目及摘要的写法特点；②归纳课文层次及内容，重点分析"引言"的内容及写法、"临床资料与方法"的内容和说明顺序，"讨论"的内容层次要点。

三、医学论文的结构与内容

论文的写作过程首先是一个科学研究的过程、创造性思维的过程，最后才是形成书面文字的工作，它涉及研究课题的选择、写作计划的制定、资料的收集、思维方法的运用、材料的选取、结构的安排、段落的组织、论证的展开直到论文的最后定稿等诸多环节，每一个环节都非常重要，须严肃认真对待。

根据使用领域和研究对象的不同，在常用的格式上可以灵活掌握，比如封面、附录等附加内容就可有可无，但通常一篇完整、规范的学术论文，以下几部分是不可缺少的。

（一）标题

标题是论文内容的高度概括，能直接告知读者文章涉及的领域、作者的观点等，应写得简练鲜明，准确得体，一般不超过20个字。必要时可用破折号加副标题，放在主标题之下。主标题中不能用标点符号。

（二）作者署名

署名是知识产权所有和文责自负的体现。只有直接参加研究工作，并对论文内容负责的人才有权利、也有必要在论文上署名。作者姓名应写在标题之下正中或稍稍偏右的位

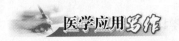

置，署名和标题之间要空出一行。两个字的姓名，中间要空一格。

（三）摘要

摘要也称为内容提要，是论文内容的高度浓缩。一般包括研究目的、对象、方法、结果、结论和应用范围等，是对论文内容不加注释和评论的概述性陈述。摘要既方便读者迅速了解文章的内容，又方便进行检索和归档。

（四）关键词

关键词是为了检索的需要，从论文中选出的最能代表论文中心内容特征的名词和术语，以 3～5 个关键词或词组为宜。一般列在摘要的下面。

（五）正文

正文内容是作者学术理论水平和创造才能的集中体现，是论文的主体。一篇有价值的论文，作者一定要对所研究的问题进行充分、全面、有说服力的论述，提出有创见性的论证和结论。

正文结构基本包括绪论、本论、结论三部分。

1. 绪论　说明研究的动机、目的和意义。一般要求语言简洁，开门见山。

2. 本论　具体表述研究成果，要求以充分有力的材料阐述观点。本论的展开形式一般有并列式和递进式两种。并列式是将主要论题的几个横向性分论题逐一加以论述，各部分内容是并列的关系。递进式是各部分内容有逐层深入的关系。这种深入，可以是历史发展性的纵的深入，也可以是问题性质上的深入。

为了方便阅读，往往需要以小标题的形式将各层次清楚地列出来。这部分是论文的主体，应能清楚地体现作者的研究思路，所得结论，强调逻辑与条理。

3. 结论　总结全文，强调重点，文字要干净利落。

（六）注释

在论文写作中，有些问题需要在正文之外加以解释，这就是论文中的注释。论文中的注释按其功用可分为两类：一类是补充内容的注释；另一类是注明资料出处的注释。按其形式可分为三种：夹注、脚注和尾注。论文写作中最为常见的是尾注，即在正文之后集中加注。注释项目一般为：著者（作者）、书名（篇名）、出版者（期刊或报纸名称）、出版时间与版次（期刊期号或报纸日期）、页次。

> **课|堂|互|动**
>
> 1. 分析论文的格式，指出其写作的重点。
> 2. 讨论准备论文写作应从哪些方面准备。

（七）参考文献目录

为了反映论文的科学依据，尊重他人的研究成果，向读者提供有关信息，作者在正文结束后，一般应列出参考文献。参考文献应是正式出版、发表过的著作和文章。参考文献按姓名、题名、出版事项的顺序依次排列。

四、相关知识

（一）医学论文的特点

作者应正确认识和理解医学论文学术性、科学性、创新性、可读性的特点，并针对这些特点有意识地提高自己的能力和素养。

1. 学术性 医学论文探讨的必须是某一医学领域中比较专门化的问题，带有较强的研究、论证性质。它的主题不仅要反映新发现的客观事物的外部直观形态和过程，而且要表现事物发展的内在本质和变化演进的规律，这是学术论文存在的最基本条件。所以，医学论文在写作上侧重于对事物进行抽象的概括或论证，描述事物发展的本质和规律，表现知识的专业性和内容的系统性。医学论文必须体现一定的研究深度，才能具有特定的学术价值。医学论文的学术性是医学论文的本质属性，是它与医学新闻报道、科普文章以及其他医学应用文的主要区别。

医学论文的学术性具体表现为：其写作目的往往与建设和发展某一学科或学科的某一方面紧密相连；其内容不仅是对新成果、新发现的一种客观表述，还必须通过严密的逻辑推导，求得规律性认识，揭示理论价值，从而丰富原有理论体系或者建立新的理论体系；医学论文的读者主要是具有一定学术水平和专业知识的专业读者。

考察一篇医学论文的学术价值一般从三个方面着眼：一是判断其研究成果本身的重要性，看它是否可以在某一领域的理论研究、试验研究或技术应用等方面，发现前人没有发现的科学内涵，解决前人没有解决的科学问题；二是判断其是否提出了具有科学依据的新观点、新理论或解决问题的新方法；三是判断它是否可以不同程度地、直接或间接地推动着科学技术的进步。

医学论文的学术性对作者提出了严格的要求。作者必须在专业上具有深厚的功力，对本学科知识有全面的认识和把握，对相关学科理论也必须有一定的理解。还要熟悉学术界的有关动态，具备较强的理论思维能力。只有这样，才能选好课题，进行系统的研究并恰当地表述自己的研究成果。

2. 科学性 医学论文是科研成果的表述和记录，而科学研究目的就是反映和揭示事物的规律，发现真理，探索真理，使之成为人们认识和改造世界的依据。失去了科学性，医学论文也就丧失了它存在的价值。医学论文的内容必须是客观存在的事实，是能够得到国际学术界公认的真理，是成熟的理论或技术，经得起实践的检验，并且应具有当代医学发展先进水平，在技术上具有可行性。

医学论文与其他文体相比，对科学性的要求更严格。医学论文科学性的内涵包括真实性、准确性、再现性、公正性、逻辑性的要求。

3. 创新性 创新性是指对医学的某一领域、某一方面、某一项目提出独到的、新颖的、有创造性的见解。医学论文的内容必须是在科学理论、方法或实践等方面获得的新成果，甚至能够填补某一空白，具备独创的价值和特点。医学论文虽然也引用或吸取前人的成果，但绝不是简单的重复和模仿，而是一种创造性的应用。论文记录的科研成果在某一学术领域必须是先进的，是新发现、新见解、新创造，具有创新意义。创新性是医学论文的重要特征，能否为促进医学发展作出贡献是衡量医学论文价值的根本标准。从这个角度来说，学术性、科学性、创新性互为前提，三者相辅相成。

创新性可以有各个方面的表现：开创新的科学学科或某一学科的新领域；提出在某一学科中具有一定理论意义的新问题、新观点，形成独到的学术价值；对前人的成果加以补充、完善和发展；对前人的成果进行实事求是的批评，提出修正或否定性的意见。

创新性对作者的要求主要表现为两个方面：第一，作者必须具备新的思想和观念、丰富的知识储备和开阔的学术视野，并亲身参加科学研究，敢于摆脱传统观念的束缚，突破现有理论的定式，以自己的远见卓识敏锐地捕捉具有突破性质的课题；第二，在写作上，不要大段复述已有的知识，更不要停留在重复和模仿的水准上，论文的重点应突出新发现、新发明、新创造，努力表现作者的真知灼见，总结规律性的认识。

4. 可读性　医学论文记录的是科研成果，反映的是科学理论，其内涵往往十分丰富，有的甚至比较艰深，专业性特征明显。因此，它不可能像文学性作品那样通过具体感人的形象化手法去吸引读者，也不能像普通议论文那样就某一具体问题发表议论，旁征博引，侃侃而谈。医学论文必须对科研成果进行抽象、概括的描述和论证，使之上升为理论。

这就对作者在文章的结构和语言的修养等诸方面提出必须熟练掌握医学论文的文面结构，具备较强的写作能力与较强的书面语言，特别是科技语言表达能力的特殊要求。

（二）医学论文的分类

随着医学模式的转变和医学与其他自然科学、社会科学的结合，形成了一系列新的医学边缘科学和软科学，医学论文的外延大为拓展。当今医学论文涵盖的范围广泛，种类繁多，形式多样。根据不同标准，医学论文有不同的分类方法。

按研究领域分类，医学论文可以分为自然科学论文和社会科学论文。前者又可以细分为临床医学论文、基础医学论文、预防医学论文等；后者也可以细分为医院管理论文、医学社会学论文、医学哲学论文、医学伦理学论文等。

按文章所涉及的专业性质分类，医学论文可以分为三类：即基础医学研究论文，如生理、生化、病理、药理等学科的论文；应用医学研究论文，如临床医学论文、预防医学论文；医学软科学论文，如卫生管理论文、医学教育论文等。

按论文中反映的主要研究手段分类，医学论文可以分为调查性论文、观察性论文、实验性论文、总结经验性论文、资料研究性论文。

根据论文的写作目的或社会功用分类，医学论文一般可分为期刊论文、报告论文和学位论文。

1. 期刊论文　期刊论文的写作目的是向全社会公布科研成果，交流信息。其特点是专业性、学术性强，多反映本学科的最新成果，常以探讨新理论、发表新发现，或介绍某项研究的新进展、新技术作为论文的主题，具有较高的学术价值。写作期刊论文时应该按标准格式制作，还应了解有关期刊的学科或专业特点，以及对写作和版面方面的特殊要求。

2. 报告论文　报告论文是在学术会议或交流会议上用于现场宣读的学术报告。它除了具备医学论文的一般特点外，还具有口头性、报告性和临场性的特点，有时可能没有形成完全的论文形态。写作时应该特别注意其临场性的特点，因受到场合、听众、时间等方面的限制，作者应该事先了解会议的具体要求和特点，有针对性地做好准备。同时，根据临场的特点，关键之处，难点所在，必要时应加以重复、强调，要突出重点，吸引听众，按时间要求结束报告。

3. 学位论文　《科学技术报告、学位论文和学术论文的编写格式》对学位论文下的定义是：学位论文是表明作者从事科学研究取得创造性的结果或有了新的见解，并以此为内容撰写而成、作为提出申请授予相应的学位时评审用的学术论文。

学位论文分为学士学位论文、硕士学位论文和博士学位论文。《中华人民共和国学位条例》对三种学位论文提出了相应的标准和要求。

第四节　申　　论

一、申论的含义及作用

（一）申论的含义

申论，源自《论语》"申而论之"一语，顾名思义，就是申述、申辩、论述、论证的意思。具体讲，申论是指对某个问题阐述观点、论述理由，合理地推论材料与材料以及观点与材料之间的逻辑关系。申论要求准确把握一定的客观事实，作出必要的说明、申述，然后在此基础上发表中肯的见解，提出策略，进行论证。现在，申论成为国家选拔公务员、测试考生综合素质的一种重要写作考试形式，它属于应用文写作的范畴。

（二）申论的作用

1. 可以考察出考生的阅读理解能力、分析归纳能力、提出问题和解决问题的能力以及文字表达能力等综合素质技能及政治思想水平。

2. 可以选拔真正高素质的人才进入政府机关，成为国家公务员。促进提高国家公务员队伍整体素质，提高政府机关的办事效率，推动社会和谐发展、文明进步。

二、实例分析

实　例：

××县公开选拔副科级领导申论

一、注意事项

1. 申论考试是对应考者阅读理解能力、综合分析能力、提出和解决问题能力、文字表达能力的测试。

2. 作答参考时限：阅读资料40分钟，作答110分钟。

3. 仔细阅读给定的资料。按照后面提出的"申论要求"依次作答。

二、资料

领导干部在我国政治、经济和社会生活各个方面都处于"首领"的地位。其法律素质的状况直接影响着我国法制建设的进程。那么，经过这些年的普法教育，我们的领导干部的法律知识到底有多少？他们的法律观念到底有多深？他们依法办事的能力到底有多强？围绕这3个方面的问题，××省委党校课题组对华北某省的31名地厅级干部、59名县处级干部、158名科局级干部进行了问卷调查。

调查结果令人吃惊，下面是部分调查结果：

1. 在法律知识学习的积极性和重视程度方面。（略）

正是由于知识不足，对法律问题的把握也存在着类似差别。（略）

2. 从调查情况看，目前领导干部虽然充分认识到法律知识和法律素养在市场经济和民主政治建设中的重要性，但自身的法律知识准备不足，尤其是《宪法》、《行政诉讼法》和《行政处罚法》等有关国家体制、法律原则、领导干部职权的产生、运作、界限和法律责任等相关法律的知识和素养严重缺乏，对宪法和法律的一些基本原则和基本问题了解不

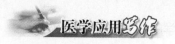

够，把握不准。

更令人吃惊的是，接受调查的领导干部中，竟然有27%的领导干部没有学过作为国家根本大法的《宪法》，这不能不说是令人担忧的现象。

对法律知识的学习不深入，导致了一些领导干部对有些重要问题的理解存在着严重偏差。（略）

3. 权威观念上，有67.3%的人认为，依法治国应树立宪法和法律的最高权威，这无疑是十分可喜的；但值得注意的是，被调查者也有8%选择了"法律的权威不能大于人的权威，尤其不能大于最高领导人的权威"这样一个人治国论的观点。

4. 调查对象中，许多人看到了我国法制建设的艰巨性，仅有3.6%的人认为我国的法治国家目标会很快实现，而86%的人则认为虽然能够实现，但很艰难。只有6%的人认为，我国现存的法律制度对国家稳定和社会发展发挥了很大的积极作用，另有46.6%的人认为，虽然发挥了积极作用，但执法现状并不如意。（略）

三、申论要求

1. 请用不超过150字的篇幅，概括出给定资料所反映的主要问题。

2. 请用不超过350字的篇幅，提出解决给定资料所反映问题的方案。要有条理地说明，要体现针对性和可操作性。

3. 根据上述材料，自选某一角度，写一篇1000字左右的文章。要求联系实际，观点鲜明，条理清楚，语言流畅。

【答案要点1】对三级干部的法律知识、法律观念、依法办事能力的问卷调查表明，目前，相当数量的领导干部还远远不能适应依法治国和建设社会主义法治国家的要求。干部级别越低，法律素质越低；有三分之一的干部没有系统地学过《宪法》；有四分之三的干部不认同依法治国的核心是依法治吏；半数干部认为权力对公正执法影响最大。

【答案要点2】首先，要加强对领导干部的法律素质教育，将法律教育纳入干部培训计划。其次，在干部的选拔、录用、任职、交流、升迁等过程中，将法律素质考核列入重要考核内容。第三，在每年的干部考评中，对不懂法和不依法办事的干部进行惩戒，连续两年出现问题的，由干部管理部门给予免职处理。

【答案要点3】领导干部在我国的各个方面都处于领导地位，其法律素质的状况直接影响着我国法制建设的进程。江泽民同志曾指出：学习和掌握必要的法律知识，努力提高各级领导干部运用法律手段管理经济、管理社会的本领，这是新时期党对各级领导干部的基本要求。可见，领导干部具备应有的法律素质对于我国的现代化建设进程，尤其是法制建设的进程起着重要的作用。领导干部除了应当具备一般群众和国家普通公职人员的法律素质，还要具备与其领导职务相称的法律知识，特别应当具备宪法知识，具有依法决策和依法管理的能力。因此，领导干部的法律素质成为人们关注的重点。××省委党校课题组对华北某省的三级干部进行了有关法律知识、法制观念、依法办事能力的问卷调查，其结论却是：我国领导干部的法律素质令人担忧（略）。这些问题表明，领导干部的法律素质与国家依法治国基本方略的要求之间仍存在较大的差距。

改革开放以来，我国经济迅速发展，社会各方面都已取得了长足进步。在法制方面，各种法律体系已经基本建立健全，能够做到有法可依，这为整个社会依法办事提供了前提条件，也为各级领导干部的依法行政、依法决策奠定了基础。

然而，在接下来的有法必依、执法必严的过程中却出现了许多问题，各级领导干部不能依法行政，以言代法、以权压法的现象极为普遍。这无论是对于我国改革开放的深入发展，还是对于维护社会团结稳定的局面都是极其有害的，将会严重影响到我国依法治国的进展和现代化建设的步伐。

在普法知识教育进行了多年的今天，为什么还会出现这种状况呢？原因主要在于：首先是在我国漫长的封建社会中，长期以来实行的都是人治，法制观念在领导者的意识中相当淡漠。其次，我国的国家制度实行上下级制度，上级对于下级的升降起着决定性作用，这往往造成下级对上级言听计从，看上级脸色办事，而不是按法律规定办事。再次，在法律知识的教育与培训方面，各级政府部门做得不够。这些因素都是造成我国各级领导干部法律素质低下的重要原因。

各级领导干部的法律素质不高的事实，将严重影响我国社会建设的各个方面。因此，尽快提高他们的法律素质就成了目前国家法制建设的当务之急，党和各级政府部门应当对此给予高度重视。针对各级领导干部的实际情况，联系实际进行法律知识的教育，让他们牢固确立崇高的宪法意识，树立依法决策、依法行政管理的法制观念，自觉地在宪法及法律法规的范围内活动。此外，还应该把对各级干部的法律知识考察与领导的人事制度相联系，凡是法律知识考核不合格的，不能予以升迁；对于经常考核不合格的领导，给予一定的行政处罚。领导干部在我国现代化建设进程中起着至关重要的作用，他们的法律素质的提高，是我国法制建设的重中之重，我国各级领导干部、特别是科局级干部法律素质的提高已是刻不容缓。

【分析】这是一则公开选拔副科级领导的申论，共分为注意事项、资料、申论要求三部分。作者对所给材料理解透彻，较好地抓住了主要矛盾进行了综合分析，提出自己的观点并进行全面阐述。全文层次清楚，思路清晰。

三、申论的结构和内容

（一）申论的结构与基本内容

中央国家行政机关公务员录用考试《考试大纲》指出：申论考试"主要通过应考者对给定材料的分析、概括、提炼、加工，测查应考者解决实际问题的能力，以及阅读理解能力、综合分析能力、提出问题能力和文字表达能力。"在试卷上给定一篇1500字左右的资料，要求应试者在认真阅读给定资料的基础上，理解给定资料所反映的事件（或案例或社会现象）的性质和本质，然后按要求答题。审读材料。

申论考试主要由以下三部分组成：

1. 注意事项部分

（1）申论考试与传统作文考试不同，是对分析驾驭材料能力与对表达能力并重的考试。

（2）作答时限：阅读材料40分钟，作答110分钟。

（3）仔细阅读给定的材料，按照后面提出的申论要求依次作答。

2. 资料部分

给出约1500字的材料，内容可能涉及政治、经济、法律、教育等社会现象的诸多方面。

3. 申论要求部分

（1）请用 150 字的篇幅，概括出给定资料所放映的主要问题。

（2）请用不超过 300 字的篇幅，提出给定材料所反映问题的方案。要有条理地说明，要体现针对性和可操作性。

（3）就所给定资料反映的问题，用 1200 字左右的篇幅，自拟标题进行论述。要求中心明确，论述深刻，有说服力。

（二）申论的主要内容

申论写作的全部内容，可以归纳为阅读资料、概括主题、提出对策、进行论证等四个基本环节。

1. 审读材料　所谓审读材料，就是对给定材料的阅读、审视、分析、理解、把握，以确定材料反映的主要内容、主要观点、主要问题，从而为下一步回答问题做好准备。

申论考试首先给出 1500 字左右篇幅的基本资料，后面三部分问题都是建立在这个资料之上的。因此，审读材料是申论考试的第一道关口。要认真、深入、准确地读懂材料，把握住材料的思想性和隐喻义，这是回答后三部分问题的前提和基础。如：

有个船夫在急流中驾驶小船，船上坐着一位要渡河的哲学家，于是发生了下面的对话。哲学家：船夫，你懂历史吗？船夫：不懂。哲学家：那你就失去了一半生命。哲学家又问：你研究过数学吗？船夫：没有。哲学家：那你就失去了一半以上的生命。这时一股巨浪扑来，击翻了小船，哲学家和船夫两人都落入水中，于是船夫喊道：你会游泳吗？哲学家：不会。船夫：那你就失去了整个生命。

这是马克思给他女儿讲过的一个阿拉伯寓言。这个寓言的隐喻义是什么？有人说，这是比喻那些有了知识就盛气凌人的人是没有好下场的；也有人说，这是比喻那些表面上有知识而实际上没有知识的人最终没有好结果；还有人认为，这个寓言比喻了生活中没有知识的人比有知识的人更吃香，等等。其实，这几种说法都不符合材料蕴涵的寓意。因为哲学家并没有盛气凌人，也不能武断地说他就是那种表面上有知识而实际上没有知识的人，而更吃香的看法更是脱离了材料的实际。

寓言中关于生命的三段话，实际上构成了鲜明的对比，而最后船夫讲的"那你就失去了整个生命"一句是关键句，它的隐含喻义就是：你知识再多，如果不能解决眼前溺水的问题，又有什么用呢！明白了这一点，就可用来比喻说明任何科学，不能解决现实问题，就是无用的科学，由此提出理论必须结合实际的命题，就十分自然贴切了。

2. 概括主题　这部分接近于综述，写法多样，没有固定的格式。根据所给材料内容性质的不同，可按时间顺序归纳，也可按不同的方面和层次进行概括，还可按不同的观点进行比较综述，不管用哪种方式概述，都要将所给材料进行归纳、整理及分析比较，阐明给定资料反映的主题或主要观点、主要内容等。

一般来讲，根据给定材料的不同，要求概括的问题主要有两种：一是概述内容，就是概括材料反映的问题包括几个方面、几个层次；二是概述观点，就是概括材料反映的内容包含几方面意见、争议。

3. 提出对策　本部分的解决方案是针对前面概括的问题而言的，前面概括了几个方面或层次的问题，这里就要在全面掌握材料内容的基础上，抓住重点，确定解决问题的基本方法和重要步骤，体现几个方面或层次的答案。

在拟订方案思维过程中，首先要力争方案的多样性，然后，根据实施方案的需要和可能，求得最佳方案。

4. 进行论证　要求在对材料透彻理解的基础上，抓住主要矛盾，全面阐述、论证自己的见解和观点。论证的具体方法有：例证法、引证法、对比法、比喻法、类比法、归谬法等。

四、相关知识

（一）申论的特点

申论主要是根据考题所给定的材料进行概括，找出问题的症结，并提出相应对策，展开论述。因此，申论写作具有以下特点：

1. 目的的明确性　申论考试的目的是为了测试考生的综合素质，包括阅读、分析、概括、解决问题与写作等方面的能力，以选拔真正高素质的人才充实国家公务员队伍，提高政府公务员的素质和工作效率。因此，申论考试有明确的目的性。

2. 形式的灵活性　申论考试的形式灵活多样，没有固定的形式。它一般包括概括、方案、议论三部分。就文体而言，既可以采用记叙文、说明文、议论文或综合文体的形式，也可以采用应用文的写作方式。因此，申论既考察了考生普通文体的写作能力，也考察了应用文体的写作能力，从中考察出考生能否胜任公务员工作的实际水平和能力。

3. 内容的广泛性　申论考试的内容涉及范围十分广泛，主要涵盖政治、经济、法律、教育等各个方面的社会问题。因此，要求考生掌握比较全面的知识，尤其是具备阅读能力、分析、概括、解决问题的能力以及文字表达能力。

4. 论述的思想性　申论写作要根据试卷的要求作出判断、提出对策。考生针对具体问题提出的见解或主张都必须旗帜鲜明地表明支持什么、反对什么，在论述中反映出个人的政治立场和思想水平，具有较强的思想性、政治性。

（二）写作要求

1. 认真审题　要认真仔细地阅读考题所提供的资料，并理清资料的逻辑关系，透过现象洞悉本质，抓住其中最主要的问题，弄清造成这个问题的主要原因，即资料提供的环境、条件等。

2. 根据材料答题　要根据考试题中给定的材料和申论写作的限制性要求来进行阐述和论证，切忌自作主张，脱离材料，随意发挥。

3. 注意限制要求　申论写作对字数有限定性要求。对给定资料的概括一般要求在150字以内，提出的方案一般要求在350字以内，申述、论证考生对问题的看法和解决问题的方法一般在1200字以内。不能超过或低于限定字数的10%，否则，要被扣分。

4. 申论的具体写作要主题突出，层次分明，结构合理，条理清晰，语言准确、规范，深入浅出，情理交融，形象生动，通俗易懂。

5. 注重综合素质提升　平时要多读书看报，多关心社会时事、热点问题，多写读书札记，锻炼思考、分析能力，提高写作的综合素质。考试前做适量的模拟题，把握试题的设计特色、考试时间的安排，注重锻炼写作速度与答题技巧，做好充分准备。

（三）注意事项

1. 注意审题　做题前务必仔细阅读"注意事项"，看清楚具体要求。有的题目要求

"概括主要问题"（先阅读给定的材料，再分析材料所反映的主要问题，最后把主要问题是什么概括出来），有的要求"概括主要内容"（先阅读给定材料，再梳理给定材料所反映的情况，最后概括叙述材料的内容）。

2. 准确定位　申论写作的核心是如何提出问题和如何解决问题。角色定位不准，容易答非所问。申论考试常常让考生以"某职能部门的工作人员"或"某主管部门的负责人"的身份提出"处理意见"。"虚拟身份"定准了，才有可能抓准问题，提出切实可行的处理意见。

3. 论述深刻　申论写作要求运用逻辑形式，结合给定的材料反映事物内在的本质和规律，阐明主张。整个论证过程要清晰、有条理、衔接紧。通常在文章的开头即点明论点，用充实的论据来论证。

4. 合理分配　申论考试中要合理分配时间。仔细阅读材料的时间一定要保证，避免重新回头阅读材料，浪费时间，影响发挥。

5. 文风质朴　申论写作的表达方式以说明、叙述、议论为主，文章实用，文风朴实。申论写作充分体现了应试者的概括能力、分析能力和提出问题、解决问题的能力。

6. 语言规范　申论写作的语言要求简明、得体；用语符合身份，行文畅达。

7. 书写工整　申论写作要求字迹工整、规范用字。

知识拓展

学术论文发表流程

　　学术论文是某一学术课题在实验性、理论性或预测性上具有的新的科学研究成果或创新见解和知识的科学记录。学术论文特点是：科学性、学术性、创新性、理论性。

　　1. 发表论文的过程。投稿—审稿—用稿通知—办理相关费用—出刊—邮递样刊。

　　一般作者先了解期刊，选定期刊后，找到投稿方式，部分期刊要求书面形式投稿。大部分是采用电子稿件形式。

　　2. 发表论文审核时间。一般普通刊物（省级、国家级）审核时间为一周，高质量的杂志，审核时间为 1~20 天。

　　核心期刊审核时间一般为 4 个月，须经过初审、复审、终审三道程序。

　　3. 发表论文有效问题。国家规定，必须发表在正规的 CN 期刊正刊上，论文才有效，但也有一部分高校有更低的要求，研究生答辩之前论文可以发表在增刊上。

　　4. 期刊的级别问题。国家从来没有对期刊进行过级别划分。但各单位一般根据期刊的主管单位的级别来对期刊划为省级期刊和国家级期刊。省级期刊主管单位是省级单位。国家级期刊主管单位是国家部门或直属部门。

学习小结

一、学习内容

文种	作用	主要内容	注意事项
医学科技实验报告	提高实验者观察、分析问题和解决问题的能力	实验名称、器材、实验原理、目的、步骤、结果，误差分析，实验结论或讨论	精心准备，如实记录；写作格式的规范性；采用图表说明的辅助形式
毕业论文	对学生具有考查作用。是学生在校期间学习成果的总结与充分展示学生运用所学知识，研究解决实际问题的综合能力，归纳起来就是汇报作用与检测作用	标题、作者署名、摘要、关键词、正文、注释、参考文献目录等部分。正文由绪论、本论、结论三部分构成	恰当的选题；了解课题研究现状；调查研究丰富论文内容；拟定详细的论文提纲；反复修改、精益求精
论文	提高科学研究学术水平，推进学科发展；推广科研成果，解决现实问题与科研人员学术研究水平的有力证明	标题、作者署名、摘要、关键词、正文（包括绪论、本论、结论）、注释、参考文献目录	选题要求有较高的科学价值；制订计划、广泛阅读、调查访问、积累资料、分析鉴别、提炼主题、确定观点，进行充分的准备；反复检查和修改直到定稿
申论	考查考生阅读理解、分析归纳、提出和解决问题的能力以及文字表达等综合素质技能 选拔真正高素质的人才进入政府机关，促进提高国家公务员队伍整体素质	阅读资料、概括主题、提出对策、进行论证等四个基本环节	注意审题；准确定位；论述深刻；合理分配；文风质朴；语言规范；书写工整

二、学习方法体会

　　本章的学习主要采用实例学习法，即首先认真分析每一个实例，形成该文种的基本印象，再结合每个文种的写作理论和了解相关医学科技文书与科技论文的基础上进行实践练习。注意加强基本知识、基础理论、阅读能力、分析能力、写作能力的学习与训练，在学习中要仔细观察事物，掌握相关理论知识，运用归纳、概括的思维，才能写好科技文书。

目标检测

一、单项选择题

1. 关键词是反映论文主要内容的单词或术语，每篇（　　）个词，按词语的外延层次

从大到小排列

    A. 3—5   B. 3—6   C. 3—7   D. 3—8

2. 在论文中引出论题部分，我们称为（　　　）

    A. 标题   B. 摘要   C. 绪论   D. 正文

3. 申论主要通过应考者对给定材料的分析、概括、提炼、加工，测查应考者，下面不正确的一项是（　　　）

    A. 解决实际问题的能力   B. 阅读理解能力

    C. 综合分析能力   D. 但不是提出问题能力和文字表达能力

4. 论文属于议论文体，下面提法正确的是（　　　）

    A. 不具有议论文特点   B. 论证过程中不一定要运用逻辑推理

    C. 主要运用概念、判断、推理进行论证   D. 采用一般议论文写法即可

5. 根据论文的写作目的或社会功用分类，医学论文一般可分为（　　　）

    A. 医院管理论文、医学社会学论文、医学哲学论文、医学伦理学论文等

    B. 基础医学研究论文，如生理、生化、病理、药理等学科的论文

    C. 调查性论文、观察性论文、实验性论文、总结经验性论文、资料研究性论文

    D. 期刊论文、报告论文和学位论文

6. 申论写作的全部内容，可以归纳为基本环节，下面不正确的一项是（　　　）

    A. 抓住重点，确定问题   B. 概括主题

    C. 提出对策   D. 进行论证

二、多项选择题

1. 毕业论文是根据所学专业培养要求，在导师的指导下（　　　）完成论文写作

    A. 进行选题   B. 制订研究计划

    C. 进行文献检索   D. 拟定写作提纲

2. 毕业论文应当由（　　　）等部分组成

    A. 标题、作者署名   B. 摘要、关键词

    C. 绪论、正文   D. 注释、参考文献

3. 毕业论文的选题方法（　　　）

    A. 从业务强项或兴趣出发选题

    B. 从实习或工作实践中所发现的问题中选题

    C. 从有必要进行补充或纠正的课题中选题

    D. 从老师指导中选题

4. 毕业论文的写作注意事项（　　　）

    A. 恰当的选题   B. 了解课题研究现状

    C. 调查研究丰富论文内容   D. 拟定详细的论文提纲

5. 正文结构基本包括（　　　）

    A. 绪论   B. 本论   C. 结论   D. 致谢

6. 医学论文的特点（　　　）

    A. 学术性   B. 科学性   C. 创新性   D. 可读性

三、简答题

1. 申论的注意事项。
2. 医学论文的分类。
3. 毕业论文的写作注意事项。
4. 医学论文中的"描述"与文学作品中的"描述"有何区别？
5. 选定关键词时要注意哪些问题？
6. 学术论文与一般论说文有哪些异同？如何理解学术论文的创造性。

四、实例分析

阅读下文，回答文后的问题。

例文：

儿童颅内血肿 24 例临床分析

1999 年 10 月～2002 年 10 月我院共收治 12 岁以下及学龄前儿童颅内血肿 24 例，采取锥颅穿刺引流和开颅手术清除血肿，取得良好效果，现报道如下：

1　临床资料与方法

1.1　一般资料　本组 24 例，男 16 例，女 8 例；年龄 3～6 岁 9 例，7～12 岁 15 例。坠落伤 9 例，摔伤 5 例，车祸伤 7 例，打击伤 3 例。其中硬膜外血肿 7 例，硬膜下血肿 11 例，脑内血肿 6 例。血肿量 25～55ml，平均 38ml。血肿位于额颞顶部 19 例，其中多发性血肿 3 例；枕部血肿 3 例，纵裂血肿 2 例。

1.2　临床表现　本组病例均有明确的外伤史，患儿伤后有短暂或持续性昏迷，伴头痛、呕吐、癫痫发作。有 5 例出现一侧瞳孔扩大，形成脑疝；19 例有不同程度的肢体运动功能障碍。CT 显示颅骨内板下新月形成或棱型高密度影，脑内血肿为混杂密度影。

1.3　治疗方法与结果　采取锥颅穿刺引流血肿治疗 16 例；开颅清除血肿 8 例，其中去骨片减压 3 例。锥颅方法为用直径 3mm 的颅锥，利用 CT 定位，选择靶点穿刺，入颅后先用 9 号针头抽吸血肿，并反复用生理盐水冲洗，然后置入内径为 1mm 的硅胶引流管，用尿激酶 1 万 U 溶于 3～5ml 生理盐水后注入引流管，夹闭 2～4h 后放开，隔 6h 后重复尿激酶注入，并持续引流 3～5d。根据复查头颅 CT 情况，适时拔除引流管。本组 24 例，死亡 2 例。22 例存活者中随访 3～6 个月，除 2 例一侧肢体肌力 IV 度外，其余 20 例均恢复良好，无神经功能缺损。

2　讨论

由于儿童头部占躯体比例较大，颈部肌肉薄弱，加之其活动多，自身保护能力差，因而颅脑损伤发生率比较高。同时，因儿童发育和解剖上的诸多特点，又使其颅脑损伤的诊治与成人有较大区别。儿童颅内血肿在诊断和治疗上有以下特点：首先，儿童脑损伤时外力与损伤的程度往往不成正比，有时很轻的外伤，可造成严重的脑损伤。故应严密观察病情变化并及时行头颅 CT 检查，明确颅内情况以利及时治疗。其次，因儿童脑皮层发育不完善，神经系统功能稳定性差，脑损伤后临床体征表现较突出，偏瘫、失语、嗜睡、癫痫等较常见。但儿童大脑组织愈合能力和代偿功能强，故治疗预后较好，脑损伤后遗症少，死亡率相对较低。第三，由于儿童颅骨骨壁较薄，含钙低，较易穿刺治疗。本组 24 例患儿中，有 16 例采取锥颅穿刺引流治疗，均取得良好效果。因液态血肿可占血肿量的 20% 以上，随着时间的延长，血肿逐渐液化，故在穿刺时，首次清除可达血肿的 50% 以上，然后置入引流管，注入尿激酶溶液持续引流，3～5d 可基本清除血肿，部分患儿血肿量较大，或合并有较重的脑水肿，容易发生脑疝，这部分患儿应做好开颅手术的准备。患儿如果意识障碍加重，一侧瞳孔扩大，头颅 CT 检查显示有脑受压，中线移位，应立即开颅清除血肿，必要时行去骨片减压。

儿童不是成人的缩影，其疾病的诊断和治疗有其特殊性。回顾分析 24 例儿童颅内血肿，无论在解剖生理、临床表现和诊断治疗上，都与成人有很大不同。认真区别掌握其不同之处，采取正确的、有针对性的诊疗措施，则能取得良好的治疗效果。

回答下列问题：

1. 本文属于哪种类型的医学论文？

2. "前言"概述了哪些要点？

3. 在"一般资料"中对患儿的情况是怎样分类介绍的？

4. 画出"方法与结果"中分别说明"方法"和"结果"的文字。

5. "讨论"部分是从哪些方面进行临床分析的？主要运用何种关系的复句来表达推理形式？

五、写作

（一）阅读下文，并写出不超过 40 个字的摘要

郑人买履

郑国有个想买鞋子的人。他先在家里拿根绳子量好自己脚的尺寸，就把量好的尺寸放在自己的座位上。等到了集市，却忘了带上量好的尺寸。他好不容易选好了一双鞋，想比比大小，发现量好尺寸的绳子忘记带来了，于是又急忙赶回家去取。等他带着绳子跑回来时，集市已散，他最终没能买到鞋。别人知道后对他说："为什么不用你自己的脚试一试呢？"他固执地说："我宁可相信量好的尺寸，也不相信自己的脚。"

（《韩非子·外储说左上》）

（二）假设你是毕业生，根据所学内容写一篇毕业论文。

（三）选择一例实验，将实验报告改写为短篇医学论文。

评价标准：选题恰当，内容符合科学性，题目能概括论文主要内容，符合医学论文的基本格式，语体对路。

以 4 人小组为单位，每人去图书馆从专业杂志中找一篇医学论文（4 人可有所分工，例如有的找实验研究型论文，有的找临床研究型论文，有的找调查报告型论文，有的找经验体会型论文等），然后对照本章知识中的有关内容，简要分析其写法特点，并在小组内交流，互相评价。

（四）请阅读所给材料，完成下列申论要求内容

1. 注意事项

（1）申论考试是对应考者阅读理解能力、综合分析能力、提出和解决问题能力、文字表达能力的测试。

（2）作答参考时限：阅读资料 40 分钟，作答 110 分钟。

（3）仔细阅读给定的资料。按照后面提出的"申论要求"依次作答。

2. 资料

【时事链接】"因胆结石住院一个月花费45万元""一个月输液330公斤、输血14 000多毫升""病人死后仍在计费"……近日，"广东东莞一病人死后欠'天价'医疗费"一事经网络曝光后引发讨论。记者6日赴东莞卫生局和广济医院调查核实。经记者核实：今年2月21日，49岁的湖北籍外来工吴喜英因胆管结石入住东莞市×镇广济医院，经过先后两次手术、共28天的治疗，终未能痊愈，于3月21日死亡，留给丈夫肖国海一张45万元的欠费单。在肖国海家人租住的出租屋，记者看到广济医院出具的长达9页的"住院费用表"，列出320多项收费项目。费用统计栏显示，总费用为450 205.42元。

【背景链接】国务院总理温家宝3月5日在十一届全国人大三次会议上作政府工作报告时说，要加快推进医药卫生事业改革发展。积极稳妥推进医药卫生体制改革，全面落实五项重点工作。继续扩大基本医疗保障覆盖面。要开展公立医院改革试点，坚持基本医疗的公益性方向，创新体制机制，充分调动医务人员积极性，提高服务质量，控制医疗费用，改善医患关系。大力支持社会资本兴办医疗卫生机构，在服务准入、医保定点等方面一视同仁。扶持和促进中医药、民族医药事业的发展。

3. 申论要求

（1）请用不超过150字的篇幅，归纳出给定资料所反映的意义。

（2）根据所给材料，写一篇1000字左右的关于解决看病难、看病贵对策的文章。要求联系实际，观点鲜明，条理清楚，语言流畅。

第十章

医学新闻与科普创作写作

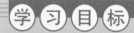

学习目标

学习目的

通过本章的学习，会阅读和写作规范的新闻和科普文书。培养撰写医学新闻和科普文书的能力。为以后的医学通讯、消息写作奠定基础。

知识要求

了解医学科普短文写法；

掌握医学消息、通讯等各类文书的含义、特点、格式；

熟悉医学消息与通讯的基本写法和要求。

能力要求

熟练写作医学消息、通讯等各类文书种类；

运用医学消息、通讯等各类文书报道本单位的好人好事；为单位活动开展提供畅通的宣传途径。

第一节 医学新闻

一、医学新闻的含义及作用

（一）医学新闻的含义

医学新闻，是指最新近发生的具有一定社会价值和意义的医学事实的报道。医学新闻写作是新闻写作的一个分支，有广义和狭义之分。广义的医学新闻是指有关医学领域中的新闻报道，包括医学消息、医学通讯、医学动态、医学扫描等；狭义的医学新闻仅指医学消息。这一定义体现了三个要点：医学新闻必须是新近发生和新近发现的有关医学领域中的事实；所报道的事实必须是有价值的；必须是对有关医学领域中事件的"报道"。

医学新闻的含义包括以下四个内容：

1. 医学新闻具有导向性　医学新闻要"有一定社会价值和意义"，是选择体现党和国家某一时期医学方针政策精神的、为群众所关心的重要事实。

2. 医学新闻的本源是客观事实　必须向读者提供绝对真实的医学新闻信息。真实性是医学新闻的生命，也是第一要素。

3. 医学新闻具有时效性　"最近发生的"强调新闻的时效，医学新闻必须针对读者"喜新厌旧"的心理，向其提供即时的医学信息。

4. 医学新闻传播的方式是报道　必须是新近发生的具有一定社会价值和意义的医学事实，且通过报刊、广播、电视等新闻媒介进行传播。

（二）医学新闻的作用

1. 传播信息　在市场经济的今天，信息量大且更换速度快，而医学新闻是迅速、大量传播医学信息的载体。信息是资源、财富，人们急切需要了解信息，知晓政策，掌握医学动态，使自己在激烈的医疗市场竞争中立于不败之地。所以医学新闻的信息传播作用也日益被人们所看重。

2. 树立形象　在医学新闻的报道中，不少是传播医疗部门及其产品的正面信息，是宣扬积极形象的。这种信息通过媒介发布，无形中起到了树立医疗部门形象和宣传医疗商品品牌的作用，有些作用是医学广告难以企及的，因此，有人称为"软广告"。

3. 舆论监督　医学新闻本着对国家、对消费者权益高度负责的精神，可以通过新闻媒介反映消费者的意见、要求、呼声，对医学领域中的欺诈现象、不文明服务、不正当竞争等行为进行暴露与曝光。这些信息的传播引起社会关注，起到舆论监督作用，从而有助于促进医疗健康事业的发展。

二、实例分析

实　例：

多数医师只能开青霉素
——我省开展抗生素大整顿，三级医院最多保留 50 种

"三级医院抗生素种类不得超过 50 种，二级医院不得超过 35 种。"这项被称为史上最严厉的"抗生素整顿大战"于本月 1 日起正式实施。半个月下来，患者在拍手叫好的同时，又有了新的担心：医院会不会将便宜药砍掉？种类少了，医生会不会多开药？14 日，记者对此进行了调查。

【释疑】

50 种抗生素，医院怎么选？

"包括针剂、片剂在内，抗生素规定种类数量不变。一下子砍掉这么多，还真有点难。"昌大二附院药剂科主任陆社桂告诉记者，该院原有抗生素 98 种，按照规定保留 50 种，意味着一下子得砍去 48 种。

"具体怎么砍？这个难题留给了医院。"陆社桂说，从 5 月份开始，该院就在着手准备此事，"哪些抗生素能留下？这事得由医院的专家小组决定。"

昌大一附院医务科主任李建林也告诉记者，该院共有70种抗生素，为了从中选出50种抗生素，医院各个科室主任采用实名制的方式，对抗生素进行投票，票数排在前50名的抗生素被留下来。

只留下50种，患者够用吗？

有市民担心，忽然砍去这么多种类，能满足临床需要吗？陆社桂表示，抗生素主要分为几大类，每一类对应着不同规格的药品，"50种完全够用。"

也有人提出，如果出现特殊急症，恰好需要的药品不在50种之内怎么办？省卫生厅医政处相关负责人对此表示，医疗机构因临床需要，需采购的抗菌药物品种、规格超过规定，经备案的卫生行政部门审核同意后，向省卫生厅提出申请，并详细说明理由，由省卫生厅核准其申请抗菌药物的品种、规格的数量和种类。而因特殊感染患者治疗需求，医疗机构需使用本机构采购目录以外抗菌药物的，可以启动临时采购程序。但是，同一通用名抗菌药物品种启动临时采购程序不得超过5次。如果超过5次，要讨论是否列入本机构抗菌药物采购目录，而调整后的采购目录抗菌药物总品种数不得增加，"可以说，这次针对抗生素的限制规定，是十分严格的。"

【发现】

廉价而实用的抗生素都被保留

"根据投票结果，我们发现医生大多把票投给了常用药、基本用药。可以说，这一次筛选，把过去一些性价比不高、药品性能不稳定、副作用较大的抗生素给剔除了。"李建林说。

采访中，记者也发现，各家医院抗生素"出局"的首要原则就是药品是否在医保目录内。此外，耐药性、安全性、疗效、性价比等，都是需要考虑的因素。同时，各家医院还根据要求，对高等级抗生素的品种数量进行了控制，如三代及四代头孢菌素（含复方制剂）类抗菌药物口服剂型不超过5个品规，注射剂型不超过8个品规。

经过这样一番筛选，青霉素、一代二代头孢等廉价而实用的抗生素都被保留下来，而一些价格昂贵、不在医保目录范围内、安全性能差、易产生耐药性的抗生素都被一一清退。

【焦点】

多数医师只能开青霉素一类药品

记者了解到，省内各级医院将对抗菌药物采用分级管理制。因此，不是所有医生都能开高等级的、昂贵的抗生素。

医生开药分级管理

如昌大二附院就分为三级别，对"非限制级"，医师以上都可以开，以青霉素为代表；对"限制级"，主治医师以上可以开，以头孢呋辛为代表；对"特殊级"，只有副高职称以上的医生才能开，以头孢哌酮为代表。

如此分级管理后，占多数的医师只能开青霉素等一级用药，以后患者看病将能开到更多青霉素等经典老药。这样一来，滥用抗生素导致的看病贵、耐药性增强两大问题都能得到很好地遏制。

"应该说，患者如果需要注射抗生素类药品，价格肯定比以前更合理，药效更好。"采访中，各家医院均表示，这一政策将直接惠及患者，也提高了药品性价比。

不合理用药将被通报

记者还了解到，我省各家医疗机构还将对处方进行点评。根据点评结果，对合理使用抗生素前 10 名的医师，向全院公示；对不合理使用抗生素前 10 名的医师，将在全院通报。点评结果还将作为科室和医务人员绩效考核的重要依据。

此外，我省还将对出现抗生素超常处方 3 次以上且无正当理由的医师提出警告，限制其特殊使用级和限制使用级抗生素处方权；限制处方权后，仍连续出现两次以上超常处方且无正当理由的，取消其抗生素处方权。

别盲目要求"最好的药"

采访中，李建林还提到，很多患者就诊时盲目要求医生开"最好的药"，事实上，药效太猛烈的药不一定使疾病较早痊愈，还可能对身体造成损害。因此，不要自行购买或主动要求使用抗生素，应严格按照医嘱和化验结果使用。

（选自《信息日报》2011 年 7 月 15 日，记者：骆岩岩、实习生：黄凌）

【分析】××省开展抗生素大整顿，以往省级医院有抗生素多的近百种，少的也有 70 种，现在规定三级医院抗生素种类不得超过 50 种，二级医院不得超过 35 种。哪些抗生素能留下？这事得由医院的专家小组决定，廉价而实用的抗生素都被保留。省内各级医院将对抗菌药物采用分级管理制，因此，不是所有医生都能开高等级的、昂贵的抗生素，多数医师只能开青霉素一类药品，否则，不合理用药将被通报，同时要求患者别盲目要求医师开"最好的药"。从某种情况来说它是解决老百姓看病贵的问题之一。全文采用小标题的方法把一个个问题叙述得非常清楚。

三、医学新闻写作结构和内容

医学新闻写作的结构方式

新闻的结构通常指两个方面的意思。一是指新闻的构成，即一篇新闻稿内容上的结构成分，一般由标题、新闻头、导语、主体、背景、结尾几部分组成，具体详见本章医学消息相关内容。二是指新闻的结构形式，即作者对已过滤的新闻材料进行总体性安排或布局的方式。

新闻的结构形式主要有以下几种：

1. 倒金字塔式结构　倒金字塔式结构是一种头重脚轻，虎头蛇尾式的结构，它把最重要的材料放在篇首，最不重要的材料放在篇末，从导语至结尾按重要性程度递减的顺序来组织安排新闻材料。

倒金字塔式结构便于受众迅速掌握全篇之精华，满足受众尽快获取最新新闻之需求；便于记者迅速报道新闻，将最重要的新闻事实，最先发出去；便于编辑选稿、分稿、组版、删节，如在版面不够时，可从后往前删，无须重新调整段落。但它也易于造成程式化、单一化的毛病，而且它比较适宜写时效性强、事件单一的突发性新闻，而用它来写非事件性新闻、富有人情味、故事情强的新闻，就不太适合。如：

中新社北京九月五日电中国中青年新闻工作者的最高奖"范长江新闻奖"从今年开始进行评奖，以后每两年评选一次。

记者从中国记协和范长江新闻奖基金会今天举行的新闻发布会上了解到，凡在评选年度不超过 55 岁的中青年专业新闻工作者均可参加评选。评选范围包括正式批准登记的报纸、通讯社、广播电台、新闻时事类刊物和新闻电影等单位的新闻编辑、记者、播音员（包括节目主持人）以及从事新闻理论研究、新闻教育的专业人员。

首届"范长江新闻奖"最多评选采编人员10名，是否设提名奖待定。评选结果将在明年第一季度公布。

据悉，海外新闻工作者参加评选的办法另行拟定。

范长江新闻奖基金会主席、新华社社长穆青任评选委员会主任。评选委员会由新闻界专家和知名人士组成。

它的主要特点是：

（1）打破记叙事件的常规，在材料的时间特征上，往往呈现以下公式：

首先是"总体性倒叙"。即将最后结果或后发生的却富有吸引力的材料，置于篇首。

其次是"局部性倒叙"（即"倒叙中的顺叙"）。即在局部性倒叙中又用顺叙说明过去一段时间内，"开始如何，后来又如何"。

最后是"总体性顺叙"。即"现在正在如何，进一步又如何"。

（2）按重要性程度安排材料，决定段落层次的顺序：常呈现为"重要"、"次重要"、"次要"、"更次要"、"补充"、"进一步交代材料"的顺序。

（3）导语常用直叙型的部分要素作导语，包含了最重要的事实，又往往具有相对独立性，可独立成章，变成"简明新闻"或"一句话新闻"。

（4）对事件过程的叙述往往简略，每段文字都很简要。

2. 时间顺序式结构　此结构形式又叫编年体结构。也有的称其为金字塔式结构，其实并不准确。时间顺序式结构通常不一定有单独的导语，往往按时间顺序来安排事实，先发生的放在前面，后发生的放在后面。这种结构叙事条理清晰，现场感强，且很适合写故事性强、以情节取胜的新闻，尤适合写现场目击记。其缺点是开头平淡，难以一下子吸引受众；新闻的精华也可能淹没在长篇的叙述之中。如：

实　例：

冻死的孩子重新复活

美国威斯康星州一个名叫麦肯罗的孩子，今年只有两岁半。一月十九日，在家里人没有注意的情况下，他穿着一身睡衣，只身来到零下二十九度严寒的室外。家里人发觉后把他抱回屋里时，麦肯罗的一部分血液已经'冻结'，手脚也都僵硬了。当他被送往医院时，体温已下降到十五点五度。但是，在经过了包括使用心肺泵等先进设备抢救以后，麦肯罗竟然奇迹般地复活了。像这样处于低温状态下的人能够死而复生，在世界上是没有先例的，就是参加抢救麦肯罗的医生也对此感到惊叹不已。

现在，除了他的左手可能会留下由于冻伤后遗症引起的轻度肌肉障碍以外，其他恢复都很正常，估计三四周内，即可恢复健康。

【分析】这则消息就是按事件发生的时间先后顺序来写，把先发生的事情放在前面，后发生的事放在后面。这样把冻死的孩子重新复活这件事写得层次清楚，思路清晰，让读者深思。

3. 对比式结构　此种结构重在通过对比，揭示差异，从而突出新闻主题。如：选自

1998 年 11 月 19 日《文汇报》和选自 1998 年 11 月 22 日《光明日报》两则报道就采用了这种结构。

实 例：

医生像片警 走家又串户
青岛出现"片儿医"

齐鲁晚报报道 在青岛四方区最近出现一个新"职业"——"片儿医"，他们腰别 BP 机，走家串户，全方位为社区居民进行医疗服务，患者需要时可随叫随到。

据这个区的卫生局负责人介绍，组织医生走出医院，是为了更方便地为群众提供医疗保健，也为基层卫生机构寻找一块自己的阵地。到目前为止，上岗的"片儿医"已有 70 多位，他们都已从医多年。在区统一组织下，按片每人分管 2000～5000 人的医疗保健工作，按居委会的分布分片包干，三四人为一组，并设点。区卫生局为他们配备传呼机，并把他们的电话、传呼号、地址印刷成册，发到居民手中，便于居民呼叫。这样，居民需找医生就不必都去医院。"片儿医"的出现，受到居民的欢迎。

随叫随到为市民提供服务
青岛出现"片儿医"

记者 凌 翔

本报青岛 11 月 21 日电 家住青岛市瑞昌路的张秀珍老大娘，身患脑动脉硬化，不久前的一天病情突然发作，家人又不在身边，慌乱中她记起区医院"片儿医"关大夫的传呼号码，抱着试试看的想法打了传呼，10 分钟后，关大夫赶来了，使张大娘转危为安。"片儿医"——正作为一种新的职业，在青岛兴起。

推出"片儿医"服务，源自该市四方区推行城市卫生改革的整体思路。这个区以改善居民的生活环境和质量为着眼点，从满足社区成员最基本的卫生保健服务需求出发，开展起"三建六送进居民区"为主要内容的卫生服务活动，即通过建个人健康档案、建卫生服务合同、建家庭医疗病床，把医疗、康复、保健、预防、健康教育和计划生育技术指导六大卫生服务送进居民家庭。目前，该区已有 100 多名医护人员走向直接为居民服务的主战场，其中 70 多名从医多年、有较强业务能力的医生，腰里别上了区政府统一配发的 BP 机，成了"官方"认可的"片儿医"。这些"片儿医"每人分管 2000～5000 人的医疗保障工作，按居委会的分布分片包干，三四个医生编成一组，在该区的居委会、街道或医院设点。他们的主要责任是负责"辖区"居民传染性疾病和慢性病的防治、健康教育、健康查体、设立健康档案，以及提供家庭病床、送药上门等服务。开展此项工作仅几个月，他们便在全区建立健康档案 42 000 份，为 11 700 名 60 岁以上的老年人进行了免费检查。

据四方区区长王厚宝介绍，推出"片儿医"服务，不仅是为了更好地给居民群众提供医疗保健便利。同时，也是为了深化城市卫生体制改革，为基层卫生机构寻找自己的"阵地"。

【分析】同是青岛市医生做"片儿医"上门为患者服务这么一件事，两位作者从"医生像片警 走家又串户"与"随叫随到为市民提供服务"不同角度来写，此则消息首先用的是对比性的标题。重在通过对比，揭示"片儿医"是如何为百姓服务，突出了城市卫生体制改革取得成绩这个新闻主题。

4. 提要式结构　此结构通常把新闻中最重要的事实概括到导语中，然后将多项需并列出示的内容以提要形式，用数字程序一一分列出来。有时也可不用数字标示，而用"——"引出各个要点。

5. 问答式结构　此结构多用于记者招待会的报道。记者应善于组织问题，报道内容应忠于原意，行文时，也应注意内容的连贯和层次的明晰。

6. 积累兴趣式结构　此结构通常在开始设置悬念，使受众逐渐增加对事件的兴趣，最后形成高潮。因其材料的趣味性从导语至结尾递增，故称为积累兴趣式。又因其要求设置悬念，故又有人称之为悬念式结构。它尤其强调将最精彩的、出人意料的材料置于新闻结尾。

7. 散文式结构　这种结构不受固定格式束缚，采用自由灵活的散文形式来写，注重叙述的流畅抒情，层次安排的跳跃性，但中心明确，由报道线索贯穿全文。这种结构随着医学新闻的繁荣在不断追求创新，也为青年读者所喜爱。特点是讲究立意和构思，语言简练，注重文采，多用白描手法，结构自由活泼，从而达到"形散而神不散"的效果。

从新闻的要素看，五个"W"和一个"H"公式是组成简单的新闻导语的传统方法，即什么人（who）、什么事（what）、什么时间（When）、什么地点（where）、为什么（why）和怎么样（How），这些是作者写作导语时准备回答的问题。其中哪一个要素是最重要的和应该突出的，必须是作者通过分析诸要素，估计医学消息的新闻价值后决定的。但是，在所有情况下都适用的一条指导原则是：从读者的立场看，他最关注和感兴趣的是什么。

四、相关知识

（一）医学新闻的特点

1. 真实性　客观真实是医学新闻的灵魂和生命。文学创作可以虚构、夸张、想象，进行艺术加工，追求艺术的真实；而医学新闻写作必须反映客观的真实情况，用事实说话，所报道的人物、事件、地点、时间以及引述的数据等都要认真核实，做到绝对准确可靠，不允许夸张和虚构。虚假的医学新闻不仅欺骗了读者，失信于百姓，而且有损于作者和媒介的形象，甚至还会在社会上造成恶劣的影响和严重的后果。

2. 时效性　时效性体现着医学新闻的价值，新闻要求以最快的速度把手中的信息传递出去，传递上稍有耽搁，就失去其应有的价值和效应。传播医学信息的速度直接影响受众的医学决策和效益，也影响着报刊的发行量和电台电视台的收听、收视率。现在电台、电视台的直播、插播，报纸的"最后消息"，某些报纸的一日数版，都是为了及时向观众播发信息。

3. 政策性　新闻是舆论工具，具有喉舌的宣传作用，最近事实的报道必须体现一种导向性，这种导向必须符合党和国家一个时期的方针政策。医学新闻面对活跃的医疗市场和纷繁的医学信息，要以敏锐的洞察力和政治嗅觉，选择既符合医学方针政策宣传又为读者迫切想了解的医学事实来报道。医学新闻由于文体不同，其政策性表现也各异，一般说来，述评、评论是直接阐述观点的，消息、通讯则是寓"政策性"于事实之中的。

4. 新鲜性　医学新闻姓"新"，它要把医学领域中的新经验、新情况、新动态、新做法、新问题、新人物等读者聚焦关注的信息传播给读者，这也符合读者对重大、有趣的事实以先睹、先听、先知为快的心理。新鲜性不仅指时效，也指内容。有些事实不是新近发生，但对其内容从新的角度解读，采用新的表现形式，从而有新的认识、新的意义，对读者来说，同样具有新鲜性。

5. 通俗性　医学新闻不同于医学论文。医学论文阅读对象一般是医学工作者，它强调其学术性；而医学新闻是针对不同文化程度、不同职务、不同地位的读者、听众来传播的，因此用语要浅显易懂，注重通俗性，深奥的原理、专业性很强的行话与术语在医学新闻中应尽量避免。通俗性的特点由医学新闻传播对象的接受水平所决定。

（二）医学新闻的分类

医学新闻，一般指广义的医学新闻概念，包括消息、简讯、综合新闻、名词解释、资料新闻、会议新闻、通讯和专访等。

1. 医学消息　医学消息又称为医学动态新闻，它以简洁的文字将医学领域内的新发明、新发现、新技术等快速及时地报道出来，是医学新闻中经常使用的一种记叙性文体。医学消息又可分为动态消息、经验消息、综合消息、评述消息等。

2. 医学简讯　医学简讯又称"短讯"、"快讯"、"简明新闻"、"新闻集锦"等，是一种内容单一、语言精练的体裁。它一般只报道一项医学科研成果或一次国内外重大的医学交流活动或一次影响较大的医务会议。其特点是快速及时，简短概括，使读者一目了然。

3. 医学综合新闻　综合新闻又称为综合消息，它是把发生在不同地区或单位性质相似、特点各异的事件综合起来，从不同侧面去阐明一个共同的主题思想，反映一个时期带有全局性情况趋向的新闻报道。

4. 医学名词解释　有关新闻单位在发表消息时，往往同时对消息中的有关医学专门术语予以解释说明，以帮助读者加深对消息的理解，增长医学知识。它一般是通过严格的定义来揭示医学概念的客观内容，不带任何感情色彩。

5. 医学资料新闻　医学资料新闻是对报道的医学事实、理论或重大医疗成果作出科学的解释说明，以揭示其历史背景、意义和作用的新闻。一般是由熟悉情况的人或医务工作者撰写，内容上较为具体、详细、完整，让人读后能大致了解某一方面的医学知识。

6. 医学会议新闻　医学会议新闻是指对各种医学会议的报道，主要是通过会议发言、论文摘要等来反映会议的学术水平和动向。它起着宣传党的医疗卫生政策、协调和指导医学科研工作、交流医学信息和情报的作用。

7. 医学通讯　医学通讯是一种较为详细、较为生动的消息报道形式。它选材较广，叙述事实较系统、详细、完整，又有一定的细节描写，是一种容量大、范围广、写法灵活不拘一格的新闻体裁。医学通讯不仅要有事实的说服力，而且还要有形象的感染力。

8. 医学专访　医学专访是对医疗卫生战线上的新闻人物或医疗单位、医务卫生部门进行专题访问的通讯。它以记者与被专访对象的谈话作为写作的基础，既可全面介绍人物的事迹或事件的经过，也可突出介绍某一方面或某一侧面。医学专访一般分为人物专访、事件专访、问题专访等。

随着医疗卫生事业的快速发展，医学新闻日益显示出其重要地位，业已成为新闻报道的重要内容之一。它担负着以速度最快，简明文字把新近发生的医学事实传播出去。它既可交流医学信息，促进我国医疗卫生事业的发展，也可传播新医疗技术，进一步提高我国医疗水平，还可介绍医务工作者的新道德、新风尚，激励广大医务工作者的积极性和创造性。

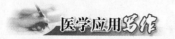

（三）医学新闻的注意事项

新闻结构形式有多种，不论采用何种结构形式，都要注意以下几点：

1. 根据新闻本身所具有的特点来选择确定新闻结构形式。形式总是服务于内容的。

2. 行文统筹兼顾，导语与躯干、新闻背景是一个有机体的组成部分，要相互照应，"气脉"贯通。

3. 照顾读者的阅读心理，新闻报道中的句式最好短些，每段也以一两句话为宜，这样在版面上会显得疏密有致，便于读者快速、有选择地阅读。

总之，医学新闻写作注意事项归纳起来就是：真、快、深、导、实、短、近、活的要求，即真实、快捷、深入、导向、事实说话、短小精悍、生动活泼、贴近百姓。

第二节　医学消息　医学通讯

一、医学消息

（一）医学消息的含义与作用

医学消息是对新近发生或发现的有新闻价值和社会意义的医学事实的迅速及时、简明扼要的报道，即是消息。因其在医学新闻诸文体中使用频率最高，使用数量最多，是医学新闻报道中最常用的文体，故人们常把医学消息称为医学新闻。狭义的医学新闻即指医学消息。

医学消息是医学新闻的一种，是对新近发生的有一定社会价值和意义的医学事实用概括性的叙述方式，以简明扼要的文字，迅速及时地报道。可以说短、平、快，让受众（观众、听众）最先了解医学动态发展，如果有必要，才进行深度报道。

（二）实例分析

实　例：

××医院"爱心卡片"方便患者

新年伊始，××医院为方便患者，加强医患沟通，专门为全院1200名医院人员印制了患者"爱心卡片"，此举推行半个月以来，受到了广大患者的一致好评。

元旦刚过，××医院就将1200多盒爱心卡片递给了每一位职工手里。从医生到护士，从管理人员到行政人员，每人都有一张自己的名片。名片上详细记录了医护人员的姓名、职务、办公电话、手机号码等信息。只要患者住进医院，他们的责任护士，责任医生就会及时将自己的名片交给患者。如果有任何问题，患者就可以直接与医护人员联系。不仅如此，患者在出院以后，如果还有问题咨询，仍然可以用这张名片，随时与医生联系。

卡片发出半个月以来，住院患者非常高兴，他们说医院能这样做，是真正为患者着想。

【分析】这是一则为了方便患者，××医院给每位院职工印制了"爱心卡片"，让职工发给患者，以利于职工随时与患者和家属加强联系的消息，通过这么一件小事，可看出医院领导和职工心里是真正为患者着想，把医患之间的关系一下子拉近了很多。

（三）医学消息的结构与内容

医学消息的结构主要包括：标题、导语、主体、背景、结语五部分。

1. 标题 医学消息的标题要用简明生动的语言揭示一条消息的内容，点明报道的意义，它是消息的"眉目"。要做到眉清目秀吸引人，必须精心制订。医学消息的标题通常有单行标题、双行标题和多行标题三种。

（1）单行标题：也称为正题，它是消息内容、主旨的概括。如：癌症患者的好消息。

（2）双行标题：一般由引题和正题组成的标题。引题为第一行，揭示新闻意义，交代背景，指出时间，烘托气氛等。正题也就是主题，要位于引题下方，在于说明新闻的内容，揭示中心。如：

我国有 1600 万精神残疾人（引题）
抑郁症成为第五大疾病（正题）

（3）多行标题：一般由主标题和副题组成。主标题也称为"正题"，是标题中最重要的部分，所用的字号最大，居于最显著的位置，一般用来点明消息中最主要的事实或观点。副题又包括引题和副题两种。引题在主标题之上而字号较小，因而又被人形象地称之为"肩题"或"眉题"，它主要是从一个侧面对主标题进行引导、说明、烘托或渲染。副题是位于主标题之下的次要标题，字号最小，主要起补充、注释作用。如：

这是历史性的一天，它圆了亿万中国人多年的梦想——
北京奥运圣火昨在古奥林匹亚遗址点燃

从奥林匹亚飞向万里长城，把奥林匹克精神播散到中国人民和五大洲人民的心中。

医学消息的标题形式须根据消息的内容和报道的要求决定。拟写新闻标题要做到以下三点：要准确简练地概括主题；要有鲜明的个性；要醒目、生动、形象，引人入胜。

2. 导语 导语是一则医学消息的开头，它通常用一句话或一段话将消息中最有价值、最重要、最基本、最吸引人的部分简明地告诉读者。导语首先是让读者一看导语就知道这条消息写的是什么。其次是读者看了你的导语愿意继续读完这条消息的作用。美国内华达大学新闻学教授威廉·梅茨曾说到导语的作用："首先，告诉读者这条消息的内容是什么。其次，使读者愿意读下去。再次，必要时制造必要的气氛。导语是新闻报道中最重要的部分。抓住或者失去读者取决于新闻稿的第一段、第一句，甚至第一行。"可以说，写好了导语就等于写好了消息，导语是衡量作者水平的标尺。导语的写法有多种形式，常用的有以下几种。

（1）陈述式导语：即直接叙述的方法，开门见山，简洁地写出最重要的事实，这是较常用的导语写法。如：

据《健康报》消息：复旦大学中山医院、中南大学湘雅医院等单位的肿瘤专家近日报告，他们发现骨桥蛋白（OPN）以及CK—19基因等是新型的具有判断肝癌复发转移价值的分子标志物，一种新的雌激素受体ERβ基因是提示乳癌无瘤生存率和总生存率有价值的指标。他们还在国际上首次利用肿瘤基因表型建立了一个肝癌转移的预测模型，预测准确率可达90%。——记者王雪飞

（2）对比式导语：用对比的手法将消息所反映的事实进行纵横时空的比较，给读者以鲜明的印象。如：

1型糖尿病患者和晚期2型糖尿病患者，都需要额外的胰岛素来帮助控制血糖，目前患者获得胰岛素的方法只有靠皮下注射，而这种每天扎针的感觉实在不好受，一种新的胰岛素已经发明出来，它可以用喷鼻吸入方式摄取，让患者省去不少不便。

（3）提问式导语：用提问的手法把消息所要报道的事实摆在读者面前，以引起读者的关注和思考，然后在主体中给予回答。威廉·梅茨认为，一个提问式导语提出一个适合许多读者的问题时，就能产生最好的效果，能引起人的兴趣。但通常必须尽快回答，否则将使读者不知所云，如果答案不言自明，就不应提任何问题。如：

本报讯　广大市民对药品零售服务的需求在不断增加，如何加快药房人员专业知识培训的速度，已成为当务之急。

（4）引语式导语：即提供一位消息人士谈话构成一则新闻的写作语。由于人物的身份特殊，使读者感到消息报道的事实确凿可信，结论权威，比较吸引人。如：

据《广州日报》：中山大学附属第二医院副院长、妇科肿瘤专科主任林仲秋说，目前心血管病的发病率一直居高不下，尤其是更年期女性。由于此时女性的雌性激素分泌渐渐减少，发生冠心病及心肌梗死等心血管疾病的几率就变得越来越大，而且此类病的死亡率会随着年龄的增加而增加，成为妇女死亡的主要原因。——记者邱瑞贤，实习生安卓，通讯员朱素颖

导语的写作方式应根据内容表达的需要，不断创新。导语写作的基本要求：①出语不凡，巧于开篇，突出最有价值的那个新闻要素。②要抓住事件的核心和精华，突出新闻本身所具有的特点。③要突出最新的内容和最新的时间要素。④要清晰、简明、生动。⑤要吸引和诱导读者阅读新闻的其余部分。

3. 主体　主体是医学消息的主要部分，它上承导语，紧扣主题，对所报道的新闻事实展开具体的叙述，用充实的、典型的、有说服力的材料印证导语中的揭示，回答导语中的问题。消息主体的写作，通常有以下两种顺序：

（1）按时间顺序：即按事件发生、发展、高潮、结局的过程叙述，其特点是有头有尾，层次分明，事件的来龙去脉表达得清楚自然。但要注意避免平铺直叙，主次不明，须精心选材和剪裁以突出重点。

（2）按逻辑顺序：即从所要报道的事实中寻找内在有联系的因素，再按照各因素之间的因果、主次、并列等逻辑关系来叙述。这种顺序关键在于分析特定材料的逻辑关系，否则就会安排无据，表述无序。

4. 背景　背景是指事件发生的历史环境和原因，它说明事件发生的具体条件、性质和意义，是为充实内容，烘托和突出主题服务的背景，既可在主体部分出现，也可在导语或结尾部分出现，位置不固定。背景材料并不是一则医学消息中必不可少的部分，根据报道需要而定。

背景材料一般有三类：一是对比材料，即对事物进行前后、正反的比较对照，以突出事件的重要性；二是说明性材料，即介绍政治背景、地理位置、历史演变、生产面貌、物质条件等。

实　例：

抗丙肝新药

丙肝病毒可能导致肝硬化和肝癌。目前，全世界大约有1.7亿人感染这种病毒，但没有相关的预防疫苗。通常治疗方法是结合干扰素和抗病毒药物，但可能导致患者出现感

冒、肌肉疼痛和贫血等症状。试验表明，BILN2061 没有这些副作用。专家表示，为了检验 BILN2061 的长期疗效，还需要进行更大规模的长期试验。还有专家认为，这种新药要实现最佳疗效，可能需同其他的丙肝治疗方法相结合。

（引自 2003 年 11 月 1 日《经济参考报》）

【分析】此文的背景材料介绍了丙肝病毒可引发的后果及治疗丙肝病毒的新药前景。

三是诠释性材料，对所报道的人物出身、经历等以及医学领域中的专业术语作注释性介绍，能使读者对医学领域有所了解。

背景材料在消息中的位置并不固定，可根据需要灵活安排，一般在导语之后，也可穿插在主体之中；一般集中交代，也可分散说明；一般由作者直接叙述，也可由消息中人物间接说明。总之，背景材料要与新闻事实紧密融合为一体，不可游离于外。篇幅上，背景材料可以是一两句话，也可以是一段文章，但不能喧宾夺主。

5. 结尾 消息的结尾是消息的最后一段话或一句话。它主要阐明新闻事实的意义，预示事件发展的方向，加深读者的理解。结尾通常有以下几种方式：

（1）小结式：即概括事件的结果，以显示其新闻价值。

（2）展望式：即指出发展趋势，展望事件发展前景。

（3）启发式：即提出一个问题，启发读者思索。

（4）点睛式：即点明事件意义，深化报道主旨。

有些消息因篇幅简短而不另写结尾，事尽言止。

一条完整的消息，把握新闻六要素：时间、地点、人物、（事件的）起因、经过、结果。遵循消息结构：标题、导语、主体、背景、结语。一篇消息要求达到"凤头、猪肚、豹尾"。

（四）相关知识

1. 医学消息的特点

（1）让事实说话：真实是新闻的生命，新闻的真实性，是指新闻必须符合客观事实。新闻要真实可靠，必须是真人、真事、真情况、真言语，是客观存在的，不容许半点主观臆造。新闻真实性具有三个层次：一是具体事实真实，报道的时间、地点、人物、事件、原因、过程、思想、数据、细节描写、音响、图像等，都要实在，准确无误，不得虚构和"合理想象"，也不能"基本真实"。二是概括事实的真实，特别是在综合新闻中这种情况较多。概括的事实要和实际情况一致，不能以点带面，以偏赅全。三是代表事实和实际中同类事实的总体要相符合。新闻报道中有不少事实具有代表性，对这些事实的报道，代表了实际生活中的同类事物，可称为代表事实。在这种情况下，不仅每一天新闻所报道的事实在实际中确有此事，而且要看这类新闻的事实是不是与现实中同类事实一致。

（2）强调时效：在新闻体裁中，消息是最迅速、最及时的。新闻之所以可贵，原因就在于此。重大新闻的时效往往以日时计，甚至以分秒计。新闻的时效性要靠"新"和"快"作基础。要求工作者必须争分夺秒。

新华社 1988 年的好新闻《奥野辞职的启示》是在日本国土厅长官奥野诚亮被迫辞职的当天发布的。5 月 13 日晚 7 时，新华社得到这一消息，值班的刘文玉瞄准了这一新闻战机，立即奋笔疾书，写出了述评，并于当晚 11 时播发，立即引起了日方的注意。

（3）简明扼要：消息篇幅要短，文字要简，主要用概述方式将最主要、精彩的内容反映出来。新闻要新要快，必须做到短。一般不能超过 1000 字。

2. 医学消息的分类　按写作特点分：动态消息、综合消息、经验消息和人物消息。

（1）动态消息：医学动态消息是指医学领域中新近发生的新事物、新情况、新成就和新动向的及时简要报道。它在医学新闻中所占比例最大，其特点是反应迅速，表达直接，新闻要素齐全，结构比较完整，文字简洁明快。

（2）综合消息：医学综合消息指综合反映带有全局性的医学情况、动向、成就和问题的报道。综合就是在一个主旨统领下概括归纳，在充分占有所涉及面材料的基础上精心选择和组织，提炼出鲜明的主题，给读者以深刻的印象。其特点是点面结合，报道面广，声势较大。

（3）经验消息：医学经验消息（也称典型消息）是指对一些具体部门、地区的典型经验及成功做法的报道。其特点是反映有针对性，材料具有典型性，阐述集中、突出、深刻，有说服力，富有指导性。写法上往往先交代情况，述说做法，反映变化，然后总结经验，从事实中得出结论，从个别中引出规律。

（4）人物消息：医学人物消息是指对医学领域中先进人物的事迹和精神风貌的简短报道。通常是抓住人物最有特点的事例或某个侧面，用简洁明快的语言概述其事迹，表现其思想。人物消息与人物通讯相比，篇幅短小，报道及时，艺术感染力稍弱，一般先发人物消息，若值得深入发掘，再采写人物通讯。

3. 医学消息写作的注意事项

（1）简要、概括地反映新闻事实：这是消息有别于其他新闻体裁的本质特点，所以在消息的写作中特别要注意时效性和概括性，不是对一个事件娓娓道来，而是第一时间让大家知道发生了什么，一下子就抓到主旨。

（2）用事实说话：不提倡记者直接抒情或议论，要尽可能地减少主观色彩。

二、医学通讯

（一）医学通讯的含义与作用

通讯是一种比消息详细而深入地报道新闻事实的新闻体裁。医学通讯是运用具体的叙述和描写的表达方式，对医学领域中的典型人物和事件进行详细而形象的报道的一种新闻体裁。它和消息均是主要的新闻报道形式，是记者的常规武器。

通讯的作用主要有：

1. 为读者提供更多的新闻细节　按说有了消息，新闻受众就可以即使不出门，也全知天下事了。消息把国内国外、各行各业的有价值的新闻都作了报道，保证了新闻的全面性。可是，读者不会因此而满足，对于他们特别关心或感兴趣的新闻，他们总是想知道得更详细一些。

2. 具有感染心灵的艺术品格　新闻固然主要靠新闻事实本身的魅力征服读者，作者采取的形式是第二位的。但是我们不能忽视形式的重要作用，有的时候，形式甚至就是内容。一个新闻事实，采用消息的形式给读者这样一种印象，采用通讯的形式就可能给读者那样一种印象了。

3. 消息不能在所有地方都发挥作用　有一些有价值的新闻题材，不适合写成消息。因为消息是以新闻事件为基本内容的，而有些新闻是非事件性新闻。

（二）实例分析

创建"学习型医院"活动在我院扎实开展

为了提高职工素质，促进医院不断发展，从××××年开始，我院在全院范围内开展了以"创建学习型医院，争当知识型职工"为主题的系列活动。为此，医院党、政、工特制定了详细的活动安排、学习计划和要求，开展了内容丰富的创建活动，为每位职工发放"创建学习型医院"读书笔记本，力求使创建学习型医院的各项工作落到实处，不走过场。党办、工会等部门每个季节都会下科室对其"学习型医院"的创建情况以及职工的学习情况进行检查和督促。

经过四个季度的检查，全院大部分科室都根据自身特色建立了全面的学习计划、学习笔记、心得体会和科室政治、业务的学习记录，并能结合工作实际，有针对性地进行业务讲座培训，不断进行新业务、新知识的更新，收到了良好效果。更令我们敬佩的是，后勤电工班利用业余时间自觉组织学习，医疗废物回收站两位工人的学习笔记也整整齐齐地写了厚厚一沓。在卫生局抽查过程中，内一科副主任×××的学习笔记受到了检查人员的高度赞扬，他的笔记不仅分类明确、字迹工整，更体现了一种认真、严谨的态度。

但是，还有个别科室"学习型医院"活动的措施不到位，被要求限期整改，以便能够迎头赶上。我们只有通过不断的政治思想和专业技术的学习，才能在实际行动中有所进步与创新，促进医院的发展，更好地为患者服务。

此外，从今年起，我院还将把学习型医院的创建活动与流动红旗的评比工作进行挂钩。

【分析】这是一则报道关于创建"学习型医院"为主题的系列活动的通讯。全文把医院创建"学习型医院"活动的情况作了较全面的总结，既总结了取得的成绩也看到了不足，更提出了努力方向。

（三）通讯的结构和内容

1. 通讯的结构　通常有纵式结构、横式结构、纵横结合式三种。

（1）纵式结构：即按单纯的时间发展顺序、事物发展的顺序（包括递进、因果等）、作者对所报道事物认识发展的顺序、采访过程的先后顺序等来安排层次。

（2）横式结构：即按空间变换或事物性质的不同方面来安排层次。常见有：

①空间并列式。如新华社记者采写的《今夜是除夕》即属此类。文章开篇之后，分别写了五个地方的人们做着日常工作的情况——在中央电视台：不笑的人们；在长途电话大楼：传递信息和问候；在红十字急救站：救护车紧急出动；在北线阁清洁管理站："城市美容师"的话；在妇产医院：新的生命诞生了。

②性质并列式。即按新闻事实各个侧面之间的关系来安排材料。如《人民日报》1995年4月19日头版头条《浦东，璀璨的"双桥"格局》就是如此。文中三个小标题，分别揭示"双桥"格局的三个侧面：

南浦、杨浦两座桥

　　　　——基础建设由小到大的跨越

金桥、外高桥两座桥

　　　　——城市经济功能由低到高的跨越

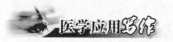

改革、开放两座桥
——城市开发机制由旧到新的跨越

③群相并列式。即按不同人物及其事迹组织材料。

④对比并列式。将正、反的人物或事件并列，从对比中见主题。

（3）纵横结合式结构：即将纵式和横式结合起来。此结构多用于事件复杂而时间跨度大、空间跨度广的通讯，如《为了六十一个阶级弟兄》等。此结构有纵横交叉式和蒙太奇式两种。

2. 通讯的内容　通讯由标题和正文两个部分组成。

撰写通讯主题应先确立，正确、深刻、新颖的新闻主题从哪里来？自然来自实践，来自作者对新闻事实及其所处时代的深入了解，也就是许多记者所说的"吃透两头"。"两头"指"上头"和"下头。""上头"即党和国家在新的历史时期的方针政策等方面；"下头"即指实际，受众普遍关注的事实。

通讯主题确立和提炼的方法主要有三个方面：

首先，"站到高处，作宏观分析。"善于开掘新闻事实的内在本质，要站到高处，抓住其所包含的时代精神和普遍意义，将事实放在历史、现实和时代的天幕上来观察、考察，做纵向和横向的宏观分析，显示其意义和价值。《为了六十一个阶级弟兄》、《县委书记的好榜样——焦裕禄》、《领导干部的楷模——孔繁森》等作品，莫不如此。

其次，"走到低处，作微观比较"。通讯主题的提炼不仅要"站到高处，"发掘事实中蕴含的时代精神和内在本质，还要"走到低处"，作微观比较，将新闻事实和人物作具体细致的观察、考察和比较、分析，发现其特殊性、个性，找到其矛盾和差异。宏观分析等于飞机上看北京城，真是美丽、壮观极了，但仅此还不够，要写出其美和壮观，须得下飞机去游历一番。

再次，"变换角度，作多面透视"。就是说在提炼主题时，宜多角度对事实进行对照，全面把握事实的本质特征，然后选择最佳角度来表现。

（1）标题：标题是通讯的重要组成部分。好的标题，可以鲜明地表现通讯的主题，增强通讯的可读性。一般来讲，通讯的标题为单行式。也有的加副标题，那也只是交代报道的对象和新闻的来源。

拟写通讯标题，可以直接突出新闻事实；也可以相映成趣，曲笔达意；也可以提出问题，引人注目。如：急诊，你为什么急不起来？

（2）正文：正文是通讯的主体部分，要用足够的、典型的、有极大说服力的事实，来充分表现通讯的主题。

通讯结尾常用三种写法：①总结全篇，深化主题；②蕴涵哲理、发人深省；③含蓄委婉、回味无穷。

（四）相关知识

1. 医学通讯的特点

（1）新闻性：医学通讯是新闻文体，首先强调的是新闻性。因此报道的事实必须完全符合客观真实，不能"合理想象"，更不能虚构；而且反映报道要及时迅速，具有时代感。其新闻性还体现在讲究医学效益，有利于医学经济发展。

（2）具体性：通讯要求完整而详尽地展现所报道的人物或事件的活动，篇幅较长，容量较大,一般要展开情节,所以叙述、描写都比较具体。无论是人物通讯,还是事件通讯,对人物风貌、事件始末都要细致表现,给读者完整具体之感。

(3)文学性:通讯虽然不是文学作品,但可以运用多种形象化的表达方式和修辞手法进行渲染,增强通讯的感人效果。在人物和事件通讯中,人物的对话,生动场面环境的描写,紧张曲折的情节波澜,都类似小说的写作技巧。作者还可以倾注感情于文中,以其文学性而引人入胜。

(4)评论性:通讯的评论性体现在作者在叙述描写的同时,可以运用议论、抒情的表现方式,通过夹叙夹议,对报道的人物或事件生发议论、抒发感情。这样有别于消息的客观性,通讯就带有浓郁的主观色彩和作者的思想倾向,使通讯的主题更加鲜明。

2. 通讯的分类

(1)人物通讯:这是以写人为主的通讯。它以丰富具体的事例来反映医学领域中典型人物的业绩,揭示其崇高的思想境界,具体生动地反映医疗市场经济中的开拓者、改革家、劳动模范的风貌,从而起到激励人们投身于社会主义事业建设的作用。

(2)事件通讯:事件通讯抓住医学领域中具有新闻价值的典型事件进行采访撰写,通过叙述某一事件的起因及其发展过程,揭示其中带有普遍指导意义的现象和行为。在写法上,可以全面报道某一医学领域事件,也可以选取侧面,使读者窥"侧"见"全"。

(3)工作通讯:这是一种反映某项工作经验或报道某个工作成就的通讯。以客观存在的医疗经济领域中的新经验、新做法、新问题或新情况为剖析对象,通过叙述评议,概括出具有规律性的认识,理论色彩较浓。

(4)概貌通讯:报道一个地区或一个单位的新气象、新面貌的通讯。它意在"概",不求全和深,给读者一个新鲜而初步的印象。常见的"访问记"、"见闻"、"侧记"都属于这一类。

(5)主题通讯:在医疗改革事业的深入发展中,广大读者会遇到一些涉及经济利益的问题。主题通讯就是以这些热门话题为通讯题材,确立主题,并围绕主题搜集材料,采访公众,回答其关心的问题。这类通讯政策性较强,针对性强,时效性也强,写得切实中肯,分析透彻,很受读者欢迎。

(6)小通讯:以反映面小、篇幅短而著称。它通过一些片段的描述,反映经济生活中的人情世态,展现医疗市场经济中人们的经营方式、消费观念等的变化。小通讯切入点小,撰写生动,被称为新闻小故事、小通讯。

3. 医学通讯的写作注意事项

(1)选择有个性而新颖的典型题材:要把题材放到时代和形势的背景上去,看其能否体现时代精神,是否具有鲜明的个性。题材可以从医疗市场调查中得来,也可以从医疗经济消息中发掘。题材选好后就需要采访,搜集通讯写作材料。

通讯采访比消息采访更具体、更深入、更全面,有时要细致到典型细节上。详细占有材料后要选取有个性而新颖的角度,发掘事件的本质特征和人物的突出品质。只有这样,才能写出富有特色的医疗通讯。

(2)运用技巧写好人物:医学通讯种类较多,不仅要写事,还要写人。事因人生,人以事显,就是事件通讯。同时也要写好人物,展现人物的精神风貌。具体写作中,可在客观真实的前提下,适度运用文学写作技巧,刻画人物可以有肖像描写、个性化的语言描

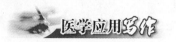

写、心理描写和行动描写，也可以用人物活动环境的描写来烘托人物。

人物的形象要生动而丰满，有血有肉、真实感人的典型细节很重要，细致入微的生活细节能显示人物的精神，选用细节要典型，要细，要真，不能推想虚构。

（3）多种表达方式情理并茂：医学通讯可以运用多种表达方式，叙述的简洁有序，描写的形象传神，抒情和评议的恰到好处，更能使人物闪光或事件增彩，深化通讯的主题。

为了渲染气氛，烘托人物，帮助展开情节或交代社会背景，医学通讯里还可展开环境描写和场面描写。关键之处的夹叙夹议，叙述新闻事实基础上的抒情，能使一篇通讯情理并茂，真挚深刻而感人。

通讯的语言要求具有形象性，并且要与通讯的内容、人物的性格相和谐。生动、朴实的群众语言，更贴近读者，易使之产生共鸣。

总之，医学通讯既要有新闻的真实性，思想的深刻性，也要有较强的可读性。因此，文学的乃至影视艺术的表现手法，都可借鉴运用，使之成为读者喜闻乐见的一种新闻体裁。

4. 医学通讯与医学消息的区别

医学新闻中的通讯和消息都具有真实性、及时性、政策性、新鲜性和通俗性的基本特点，但两者又有一些不同之处。从时间上看，消息比通讯要求更及时，报道的速度要求更迅捷；从内容上看，通讯比消息更丰富、具体、完整；从篇幅上看，报道同一个新闻事实，通讯比消息的篇幅一般要长一些；从表达方式看，通讯比消息多样，可描写、抒情，甚而议论，因此有较强的文学性；从结构形式上看，消息模式性强，而通讯自由，不拘格套；从两者关系看，重要的消息一般都可采访撰写成通讯，而通讯的内容不一定能写消息。

第三节　医学科普创作

一、医学科普创作的含义及作用

（一）科普与医学科普创作的含义

科普，即科学知识与技能的普及，其目的是通过各种方式与途径将各种科学知识与技能广泛地传播到民众中去，提高全社会的科学文化水平，推动科学技术的进步与发展。

科普创作是科普的常用方式之一。医学科普创作是科普创作的一个分支。它是将医学理论、医学科技成果通过文字或声像等方式传播、普及到民众中去的一种主要手段，其目的在于将深奥难懂、单调乏味的医学知识转化为浅显通俗、形象直观的作品，从而为广大民众所喜闻乐见。

医学科普创作不同于一般的医学文体，特别是学术类文体的写作，它往往综合运用逻辑思维与形象思维，将深奥的医学知识用通俗浅显的说明、生动活泼的介绍、深入浅出的剖析绘声绘色地表现出来。医学科普创作也不同于文学艺术作品的创作，它虽然也采用一些文艺性的手段，如虚拟人物或情节，运用描写和抒情等表达方式，但它以传授、普及医学知识为目的，一般并无文艺作品所具备的完整的形象或情节。

（二）医学科普创作的作用

1. 医学科普创作对增进人民健康，提高民族素质有直接作用　医学作为整个科学技术体系的一个重要组成部分，从来都是和全人类的命运息息相关的。

随着科学技术的飞速发展，许多相关学科如人口学、生态学、环境学、社会学、心理学、未来学等，都与医学产生了千丝万缕的联系。近代的生物医学模式，已逐步转变为现代的生物－心理－社会医学模式。同时，随着全社会物质文明与精神文明的不断进步，人们也越来越关心自身的健康。因此，将与人民大众的健康和幸福密切相关，与国家富强、民族繁荣紧密相连的医学卫生知识传授给广大读者，是时代的需要，也是医学发展的必然趋势。

2. 医学科普创作对培养人才具有重要作用　医学院校是培养医学人才的主要基地，但在人的一生中，学校教育所占的时间毕竟有限。现代医学发展迅速，任何人离开学校后如果不继续补充、更新知识，就无法适应现代医学的发展。

另外，将最新医学成果编入教材，往往需要较长的时间，不能及时传达给学生。因此，以医学科普创作的形式传播、介绍医学的新知识、新技术、新产品，以弥补学校教育之不足，已成为社会医学教育的重要手段。

3. 医学科普是医学科学发展的需要　任何科学技术的发展，都是一个不断探索、逐步提高的过程，医学也是如此。无论是新的医学理论、新的诊疗手段还是新的药品，都必须向社会和民众进行广泛的宣传和普及，得到大众的认可和响应，才能发挥其作用，推动其进步。科普作品通俗浅显，读者面广，常被用作宣传和普及医学新成果的首选方式。在医学的发展过程中，医学科普创作始终伴随着医学的进步而不断发展成为整个医学事业的重要组成部分，对推动医学研究和传播医学成果起着一定的促进作用。

二、实例分析

实 例：

做 B 超前应做哪些准备

B 超检查准确、迅速又无痛苦，病人容易接受，医生亦乐于采用。特别是近年来 B 超检查技术发展很快，除了肺部外，几乎全身各种脏器都能应用。可是，做 B 超检查前应做哪些准备，许多人并不十分了解，常常为此而耽误了检查，或者影响了检查质量，有时甚至会造成错误的结果，给诊断和治疗带来不利。下面就不同部位和不同情况的 B 超检查，谈谈各自应做的准备工作。

腹部。一般的腹部 B 超检查，包括肝脏、胆道、胰腺、脾脏、肾脏等项目。进行这些项目检查前，不要吃易产生气体的食物，如土豆、红薯、蚕豆等，否则会产生大量的气体，淤积于肠腔内，阻碍超声波的穿透，影响成像质量，使检查的脏器显像不清。

另外，检查前必须禁食 8 小时以上。因为胆囊是一个空腔脏器，内含有帮助消化的胆汁，如果病人在检查前吃了东西，尤其是吃了含有大量蛋白质、脂肪的食物后，胆囊就会收缩，排出胆汁以帮助消化，这样胆囊的体积将缩小，胆囊壁会增厚，使观察结果不准确，容易造成误诊。B 超检查胆道时，胆囊和胆管必须充盈胆汁，因此禁食也是十分必要的。具体做法是：于检查前一日晚餐后即开始禁食，次日上午空腹检查。不过，适当饮水还是允许的。

有些病人在做 B 超检查的同时，还要进行 X 线钡剂或 X 线造影剂检查。由于钡剂是超声波的强反射剂和吸收剂，如果胆囊、胆管附近的胃肠道内残存有钡剂，便会影响超声检查，妨碍显像。胆道造影剂对胆道的正常生理状态也有一定的影响。为了排除这些干扰，病人一般应该先安排 B 超检查，或者在 X 线钡餐检查后 3 天、胆系造影后 2 天，再进行 B 超检查。

……

上面介绍的都是一般情况下常规的准备工作，如急症情况，就不必过分强调准备工作，以免延误了诊断，造成无法挽回的后果。

（《大众医学》1991 年第 7 期）

【分析】这是一例做 B 超前应做哪些准备的医学科普作品。文章首先介绍了 B 超检查准确、迅速又无痛苦，病人容易接受，医生亦乐于采用的情况，接着写病人在做 B 超检查的同时应该注意哪些问题。全文层次清晰，通俗易懂，对推动医学知识广泛地传播到民众中去，提高全社会的医学科学知识起到积极作用。

三、医学科普创作的结构与内容

（一）医学科普创作的结构

科普文的条例性是通过对文章结构的合理安排表现出来的。对于不同的说明对象，往往需要采用不同的结构模式。一般情况下，最常用的科普文章的结构方式有两种：即纵式结构和横式结构。

1. 纵式结构方式　有以下几种情形：当我们介绍生产技术、科学技能时，可以以操作过程为序来安排结构；当说明事物的构造或形态时，可按照从上到下，或从外到内，或从左到右，从前到后等空间顺序来安排结构；在说明科学事理时，可以按照说明内容的逻辑顺序来安排结构；当介绍说明事物的发展变化过程时，可按时间的先后顺序来安排结构。

2. 横式结构方式　有两种情况：一种是对同一说明对象，可以从不同的角度和不同的视角加以解说；另外一种是说明对象本身是由几个并列的类别构成的，在介绍这种说明对象时，就可以按照类别依次进行解说。

（二）科普创作的内容

医学科普创作主要步骤为：选题、拟题、谋篇布局，也有把拟题放在第一位的。

1. 选题　选题即选择题材。选择题材要从自己所从事的学科领域去选。从工作、生活实践中去选择要写的题材。题材要有针对性和普遍性，不要泛泛而谈。

2. 拟题　标题要拟好，才能吸引更多的眼睛，开头写得精彩，才能留住更多的读者。科普文章的标题没有统一的格式，但拟写科普文章的标题应当遵循准确、简洁、吸引人的原则，要避免啰嗦、平淡、违背科学。常用的拟标题方法有：

（1）直述法：这种拟标题方法是直接把要说明的科学对象写出来作为标题。例如，介绍机器人，就可写为《奇妙的机器人》。冷冻疗法能治病还可长寿的文章，就写《神奇的冷冻疗法》也可把要说明的科学内容概括为简短的语句作为标题。如写七情不调对人体健康的危害，就把《七情不调百病生》作为标题。（七情：指喜、怒、忧、思、悲、恐、惊七种情感，或说七种情态）。

（2）比喻法：这种拟标题的方法是运用比喻的手法来拟写题目，在标题中不直接出现被比喻的科学内容，而是用比喻来表达。这种标题生动形象，具有较强的吸引力。例如高士其写过一篇寄生在人体内的细菌的文章，标题用《我们肚子里的食客》，就是采用比喻法来拟定标题的。

（3）提问法：这种拟标题的方法是用一个问号作为标题，以引起读者的注意。如贾祖璋的《花儿为什么这样红？》、《体检名医解答》就是一个很典型的例子。

3. 谋篇布局　所谓谋篇布局，就是安排文章的结构、情节、层次、段落，以及如何开头、如何铺垫、如何结尾等等，都要精心设计，这是写好科普作品的关键。好的开头能吊起读者的胃口；精心安排的情节能引人入胜，越看越有味道；精彩的结尾，则能令人回味无穷，久久难以忘怀。

4. 开头的写法　医学科普文开头具体写法有多种多样，下面简要介绍四种常用的方法。

（1）开门见山：科学内容本身就是多姿多彩的，只要我们善于表述，开门见山直接述说要说明的科学内容，是完全可以把文章的开头写得很精彩的。例如王一川在《揭开"活地震仪"的秘密》一文中开头是这样写的"在地震到来之前，动物往往会有许多异常的表现，如毒蛇出洞，老鼠乱窜，猫狗哀嚎，牛马狂奔……动物为什么会有这种未卜先知的感觉呢？长期以来一直是科学家要揭开的秘密"。这样的开头就很吸引人，它能够吸引读者阅读全文的兴趣。

（2）讲故事的方式：故事具有很强的文学性和趣味性，被广大民众所喜爱。采用讲述故事的方式来写科普文章的开头，无疑可增强文章的趣味性，增强对广大读者的吸引力。许多著名科学家和科普作家都善于运用这种开头，为我们提供好典范。

（3）从标题说起：撰写科普文章时，只要标题拟得有特色，文章就可以从标题说起，把对标题的阐述作为开头，这种开头的方法也能够吸引读者。

（4）用提问的方式：这种开头的方法，是作者有意识地在开头设置疑问，提出问题，以吸引读者。例如贾祖璋的《花儿为什么这样红？》的开头是这样写的："春天，百花争艳，千红万紫，花儿为什么这样红？它那万紫千红的颜色是从哪里来的呢？"这样的开头就很精彩。又如《体检名医解答》以问答的形式、简洁的语言系统地介绍了体检的一般项目、物理检查、化验检查、仪器检查、体质和体能检测、心理健康评估和亚健康评估的主要内容、正常参考值和临床意义，供广大读者进行健康体检或一般临床检验时参考使用，并可为健康管理提供基础数据。但是采用这种开头的方法时，我们所设置的疑问，必须是广大读者感兴趣的问题，而且是读者并不了解的问题，这样才能够吸引读者，抓住读者。

5. 积累资料　要成为一位较出色的科普作家，还得认真搜集积累资料。搜集资料的方法很多。如剪报、做卡片、记笔记、买书、订杂志、报刊等。现在，有的人用电脑搜索引擎办法寻找相关资料，如"百度"、"谷歌"网站都有较丰富的资料。

6. 扬长避短　写科普文章同为人处世一样，要善于扬长避短，发挥自己的优势。尤其是初学写作者，一定要立足于本行本业，选择自己最熟悉的学科，有把握的题材来写，这样就得心应手。

（三）医学科普创作的范畴

随着现代医学和现代写作学的发展，医学科普创作的范畴也越来越广泛，一般来说，它包括以下的作品。

1. 将作者亲自研究所得到的知识或成果，经过加工提炼，用通俗的方式表达出来，成为向大众传播的医学科普作品。

2. 将第二手材料（如查阅、参观、采访所得的素材）通过独特的构思和表现形式，加工撰写成医学科普作品。

3. 将一种体裁的医学科普作品改写成另一种体裁的作品。如将医学说明文改写成医学小品。虽然内容上并无新意，但形式上有所创新，也是一种创作活动。

4. 将一种文字的作品译成另一种文字的作品。在忠于原著的前提下，文字上有所加工，也应属于再创作。但这类作品一般仍应称编译或翻译，不能将译者当成作者来署名。

无论何种医学科普创作，都必须具备两个要素：一是从内容上说必须是表现医学科技知识的，二是从写作的角度讲应该是一种创造性的劳动。因此，作者应该努力发挥自己的创造性思维能力，对医学与社会、医学与大众的关系进行深入的观察与思考，力求将医学科技知识以独特的方式表现出来。

四、相关知识

（一）医学科普创作的特点

医学科普创作具备医学作品的一般特点。但是，科普创作的目的重在普及，读者广泛，为了使不同文化层次、不同行业、不同年龄的读者易于接受，医学科普创作在长期的发展过程中，又逐步形成了一些自身独有的特点。

1. 科学的精神与通俗的形式相结合　医学科普创作如果离开了具体的科学内容，就失去了创作的基础。撰写医学科普作品同撰写其他医学作品一样，必须准确真实地反映各种医学知识，在概念、事实、数据以及语言的使用方面都要保证严格的科学态度。作者在向读者介绍医学知识的同时，还应向读者宣传科学的世界观和方法论。

然而，医学科普创作的对象是大众，包括不同层次、不同文化程度的读者。科普作品不可能像其他医学作品那样具有很高的学术性，它的科学性不是通过严密的判断、推理和论证表现出来，而是借助通俗的语言和表现方法，化深奥为浅显，变抽象为具体，使不同层次的读者都能接受。

2. 知识性的内容与形象化的手法相结合　知识性是科普作品的基本特点。读者阅读这类作品不是为了猎奇，而是注重其知识性的内容，希望从中获得新知识，借鉴新的成果。如《追查诱发胃癌的真正"凶手"》（《大众医学》1991年第8期），主要介绍诱发胃癌的三大致病因素，指导人们改变不合理的饮食习惯。撰写医学科普作品时，必须严格把握其知识性的特点，传授知识，阐述道理，让读者感受到求知的乐趣。

医学科普作品知识性的内容往往又是与形象化的表现手法互相结合，相得益彰。例如《追查诱发胃癌的真正"凶手"》一文所涉及的原本是十分深奥的致癌因素，如 N-亚硝基化合物、多环芳烃化合物、真菌等，读者难读难懂，但作者在文章中采用了一系列形象化的手法，使深奥的内容通俗易懂。作者将致癌因素喻为"凶手"，对其进行"追查"，接着，对"第一号嫌疑犯"、"三个同伙"、"推波助澜者"——进行说明和分析，将抽象的概念化为形象的事物，同时还配以妙趣横生的插图来提高读者的兴趣，加深读者的理解，既注重了内容的知识性，又在形式上极其诙谐、活泼。

采用医学科普创作知识性和形象化相结合的方法，又不违背科学的要求，这正是医学科普创作追求的境界。在科普创作中，可以先从感性认识开始，再导入科学的概念；也可以从典型事例或故事中，概括出一般的规律；还可以借鉴文艺作品的创作技艺，如艺术性标题，适当地运用描写、抒情等表达方式以及比喻、拟人等修辞手法。实践证明，运用形象化的手法来表现医学知识，融知识性、趣味性、艺术性于一体，往往可以使读者在了解、学习知识的同时，又得到美的享受，收到事半功倍的效果。

（二）医学科普创作的技巧

医学科普创作的技巧，主要表现为如何使深奥难懂的医学知识通俗化、大众化。下面从创作实践的角度、语言和表现手法等三个侧面作简要介绍。

1. 巧妙地选择创作角度　同一事物从不同的角度加以表现，效果往往很不相同。医学科普创作应选择那些新奇的、容易引起读者共鸣的角度，使读者只要看到文章的开头，甚至看到标题，就急欲读完全文。如宣传戒烟这一题材，作者从不同角度，写出了《烟的自供》、《送别香烟一身轻》、《吸烟对肺的摧残》、《外国人看中国吸烟问题》等作品，所选角度与侧重点各不相同，但又均能给人以新鲜感。

从人类认识事物的规律来看，一般总是由近及远，由表及里，由微观到宏观，由具体到抽象。任何一项医学知识，无论它多么深奥，也往往会在日常事物中找到它的影子。医学科普作品要面向大众，就应从"近"的、"浅"的事物入手，消除作品与读者的隔阂，使人感到亲切、自然，易于接受。例如《感到冷时为什么起鸡皮疙瘩？》（《小学生十万个为什么》，黑龙江科技出版社1989年版）一文，从人们常见的生理现象入手，由具体到抽象，阐述了皮肤的自我保护功能，使读者从鸡皮疙瘩中领悟到科学的原理。

2. 语言通俗而又有文采　写好科普文章的语言除要求准确、简洁、生动外，还因医学在长期的发展过程中形成了自己独特的表达方式，产生了专门的医术语和"行话"。医学科普作品的对象主要是医学专业技术人员以外的读者，写时就不能直接采用医学术语和行话，而应尽量将它们"翻译"成通俗的、大众化的语言。

实　例：

细小病毒——肿瘤的天敌

众所周知，癌症的化疗和放疗有一个致命的弊病，那就是'敌我不分'，即在杀死肿瘤细胞的同时，对正常组织和细胞也构成一定的危害，而细小病毒的最大优点在于'立志鲜明'，只对肿瘤细胞起作用，绝不误伤任何正常细胞。

（《大众医学》，1991年第9期）

【分析】这段话写得既通俗易懂，又生动具体，颇有文采。医学科普作品讲究通俗易懂，但又不是不讲修饰，不讲文采。通，应该是精练流畅的通；俗，应该是颇具匠心的俗。只有这样，才能写得好，写得美，使人爱看。

3. 综合运用多种表现手法　一般医学作品多用概念、判断等进行推理和论证，在表达方式上主要使用论述和说明，追求的是一种规范化的美。医学科普作品的表现手法相对而言就丰富得多，可以综合运用多种手法为表达主题服务。下面介绍三种常用的表现

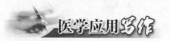

手法：

（1）借助虚拟，启发想象：虚拟，即创造或设计一种意境，或以物拟人，或虚构故事，或想象一种并不存在的情境，以此启发读者的想象力，形象地说明所表述的医学问题。如《追查诱发胃癌的真正"凶手"》一文，将致癌因素人格化，逐一进行追查。虚拟手法必须建立在真实确凿的科学内容基础上，为所表现的内容服务。

（2）运用比喻，揭示本质：巧妙的比喻可浅显生动地揭示事物的本质，用较少的笔墨来表现抽象的道理或深奥的名词。如《人脑中的河》（《科技夜话》，天津科技出版社1984年版）一文将脑脊液中的淋巴细胞、白细胞等喻为在"河中"行驶的"巡航小艇"等。通过一系列比喻，将抽象费解的医学理论写得有声有色，易读易懂。运用比喻手法时，打比方的事物一定要贴切，并为读者所熟悉，否则起不到应有的作用。

（3）设计插图，直观有趣：好的插图（包括照片）以形象辅助文字，往往收到文字难以达到的效果。因此，医学科普作品大多配有插图。作者收集创作素材时，应注意收集图片资料。在确定主题、选择材料、安排结构的时候，也要将重要插图作为构思的内容之一。在执笔之际，最好能同时画出构思的草图，或写出构图设想，选出照片，与全文相呼应，并为插图作者提供素材。医学科普作品几乎离不开插图，如写人体器官或组织构造的作品，没有相应的插图供读者对照阅读，就不可能表达得全面具体。有些作品仅用文字就可表达清楚，如果配上一两幅形象化的插图，图文并茂，相映成趣，就更引人入胜。

五、常用医学科普文体

（一）医学科普说明文

1. 医学科普说明文含义与作用

（1）医学科普说明文的含义

医学科普说明文是以说明为主要表达方式的，是属于说明文范畴。它是一种以说明为主要表达方式，通俗地介绍医学知识的文体，既可以对实体事物进行解说，又可以对抽象原理进行阐释，从而使读者对该事物及其原理有所认知，获得有关的医学知识。

（2）医学科普说明文的作用

①提升民族科学文化水平的一种重要工具。知识对于当代人类的重要性是不言而喻的，从整体上说，当前的时代被称为知识爆炸的时代，社会迫切要求人们成为有知识、有道德、讲文明、守纪律的新型人类。

②满足人们在课堂之外学习科学文化知识的要求。从个人角度来说，求知欲是与生俱来的生命欲望之一，这一欲望永远不会得到彻底的满足。一个人的一生有相当多的时间是在学校里度过的，但书本上的知识远不能满足工作和生活的需要，在走出学校之后的岁月中，人们仍然要靠工作实践、业余自习的方式，获得各种各样自己需要的科学知识。

③为有特殊爱好的人提供精神享受。有些人对某一领域的知识有着特殊的爱好，例如有人喜欢天文，有人喜欢地理，有人喜欢汽车，有人喜欢兵器，他们往往长时期地订阅特定的科普读物，如有人订阅《奥秘》、《飞碟探索》，有人订阅《国家地理》，有人订阅《兵器知识》等，此类刊物上发表的科普文章能给这些人带来极大的精神享受。

2. 实例分析

实例1:

玻　璃

孙文德

　　玻璃，是我们最熟悉不过的材料。据历史记载，它是公元前 2500 年在美索不达米亚（今伊拉克和叙利亚）和埃及发明的，从那时起，玻璃一直对人类生活有着卓越的贡献。

　　今天，玻璃是用途最广泛的人造材料之一，从精密的望远镜镜片到简单的小弹子，都可以用它来制造。它能矫正人的视力，更是梳妆台必不可少之物。它还能制成酒杯、灯泡、建筑物的幕墙以及抚慰我们心灵的艺术品。

　　随着科技进步，玻璃的用途已更加广阔：光学玻璃纤维能传递电话和电视信号，玻璃陶瓷可以用来制造导弹的头锥和牙齿的假齿冠。在军事上，许多新科技尖端武器中都有用玻璃制成的材料。

　　将玻璃制成艺术品，最早可追溯到罗马时代。如今玻璃作品已开始从手工艺制品堂而皇之地进入了高雅艺术品行列。激光玻璃是 90 年代新科技开发研制而成的一种装饰玻璃。这种玻璃在光源的照耀下会产生衍射出现七彩光，且对同一感光点和面随光源入射角的变化，会感受到光谱分光的颜色变化，使被装饰物显得华贵、高雅，给人以一种美妙、神奇的感觉。这种"艺术玻璃"目前已广为娱乐场所及室内大堂装饰所采用，它使空间环境诗意般地艺术化，蕴涵着浓郁的生活情趣。

　　玻璃作品不仅是一种观赏艺术，而且还能用于听觉艺术。美国的杰米·特纳就是一个以玻璃杯作为乐器来演奏的音乐家。他用手指抚摸一只只玻璃杯的边缘所发出的声音就能奏出贝多芬的第九交响曲中的《欢乐颂》。那音色听起来比奥卡利那笛声更悠扬纯净。他把这些玻璃杯组合称为玻璃竖琴，世界上还没有人能像他那样在这一乐器的演奏上达到如此之高的水准。

　　玻璃艺术家热衷于让玻璃体现艺术价值，科学家则关心如何研制出具有各种科技用途的特殊玻璃材料。玻璃陶瓷就是其中一族。通过玻璃中特殊成分加温以使其分子呈有序排列，而制成的玻璃陶瓷要比普通玻璃坚硬得多。美国著名的玻璃公司科宁公司研制出的一种名为"马科子"的陶瓷玻璃，坚硬得能在车床上加工，而且可在上面紧固螺栓螺帽，可用作宇宙飞船的窗框材料。该公司开发的另一种名为"迪科子"的陶瓷玻璃比牙科用陶瓷更坚硬，而且还能避免染菌，所以牙医用它来制造假牙的齿冠。

　　玻璃光纤自 1966 年遇到挑战以来，不断得到发展。当初最好的光纤只能让光通过 9 米，如今采用了极度纯净柔韧的并裹有保护膜的玻璃纤维，可将光脉冲传送 121 千米后才需要一个续接装置。光纤系统使用的激光器还不到一粒沙子大小，但光纤传送的信息量相当于等量铜线的 32 000 倍。

　　光纤技术在医学界也给病人带来了福音。将一种柔韧的薄形玻璃装置放入人体，可让医生清楚地看到体内器官的情况。玻璃还能帮助治疗肝部肿瘤，直径相当于头发丝 1/3 粗细的特制微玻璃球，可将辐射线直接送达肿瘤部位，玻璃球是通过导管被注射至向肝脏供血的动脉之中送达的，辐射线从微玻璃球中释放出来，肿瘤部位因此能得到相当于常规疗法 4～5 倍的辐射量。这些玻璃微球一般在 2～3 星期后会释放完所有的辐射线，此后就永远留在肝脏里了。目前这一医疗新法已在加拿大实施。

　　德国的肖特玻璃公司以制造特种玻璃制品闻名。其产品从婴儿玻璃奶瓶到用于核研究的重达两千克的防辐射玻璃，应有尽有。该公司生产的体积最大的玻璃制品要算为欧洲南方天文台制作的大透镜，这是世界最大的玻璃工程。透镜的材料采用一种叫"零坚"的玻璃陶瓷，厚度仅 18 厘米，直径 8 米，重达 22 吨。透镜的热处理过程十分精确，玻璃温度从 1200℃的熔化温度下降到容易处理的 815℃之后，就被送到退火炉中放上 4 个月，直至冷却到室温。制成的透镜用船运到巴黎，由法国技师进行打磨，然后再运到智利阿塔卡马沙漠 2640 米高的帕拉那尔山，装在山顶的望远镜上。这也是玻璃历史上最辉煌的制品。

玻璃可用来观察天体，但也可用它将危害人类的恶魔深藏地下。采用新技术能把放射性废料制成玻璃，装在钢制容器里，埋在地下深处。这就是现在的核国家处理核废料的基本方法。这是因为玻璃的基本成分几乎能把任何东西大量地溶解。另外，由于玻璃几乎能像火山岩那样把它的物理和化学特征保留住，所以把含有核废料玻璃放进不锈钢箱并深埋后，不用担心它会泄漏出来。如今美国、英国、法国、俄罗斯等国家都使用这种方法。

玻璃可真称得上是一位"多才多艺"的魔术师，其奥秘在于它的内部结构与众不同：它虽然具有固体的形状与硬度，但由于原子排列非常不规则而使其具有液体的特性。目前科学家们还在继续试验用新材料制造玻璃混合物，寻找它的新用途。现在已经研制成功一种经过处理，在电流通过时会产生反应的玻璃，这种玻璃在你按下电钮后就会从清澈明净变成不透明，使你立刻有了玻璃的窗帘。

相信在未来的新科技制品中，玻璃的用途将越来越广。

【分析】本文是一篇材料科普说明文。全文就玻璃从公元前 2500 年在美索不达米亚和埃及发明至今一直对人类生活有着卓越的贡献进行说明。其用途是最广泛的人造材料之一，从精密的仪器到简单的娱乐、生活用品，都可以用它来制造。尤其是光纤技术在医学领域的应用，可治疗肝部肿瘤等系列疾病，给患者带来福音。因此，玻璃可真称得上是一位"多才多艺"的魔术师。全文内容通俗易懂，深入浅出，能引起普通读者兴趣。可谓是集严谨性、娱乐性、普及性、可读性和通俗性于一体。

实例 2：

孩子屏气如何对付

有没有一种行之有效的方式可以立刻缓解屏气发作呢？答案是有的。最简单、最有效的治疗方法是：当孩子屏气发作时，家长立即稍稍用力捆孩子颊部（即打嘴巴）。随着疼痛及"意外"刺激传入大脑，孩子立即作出反应，深吸一口气，然后哭出声来，发作立即停止，青紫也随之消失。

（《大众医学》1993 年第 1 期）

【分析】这段文字采用说明的方式，介绍了一种简便易行的缓解孩子屏气的急救方法，对具体操作过程，孩子的反应和急救效果进行了简要介绍。

医学科普说明文以说明为主要表达手段，并不意味着不能运用其他表达方法。在交代经过、列举事例、就事论理时可以综合运用叙述、描写、议论等，以增大文章的容量，深化其主题。

医学科普说明文通过解释、介绍、阐述医学知识或医学现象，达到给人以知，教人以用的目的。不论是对医学基本知识的解说，还是对医疗手段的普及，都必须予以如实、客观的反映，语言平易近人，很少使用抒情的笔调和夸张等修辞手法。

实例 3：

第一胎人流可致不孕

采用人工流产中止妊娠，只是作为避孕失败的补救措施，虽安全简便，但需谨慎。否则会给以后的生活带来不必要的麻烦。但由于是在非直视下操作，极易引起并发症。最常见的并发症是感染，以急性子宫内膜炎居多，也可发生输卵管炎、盆腔组织炎和腹膜炎……一旦患了输卵管炎，输卵管黏膜受到损害，管腔就会变狭窄甚至堵塞。输卵管被堵塞后就阻碍了精子的通行，使之无法与卵子结合成为受精卵，也就不能受孕。另外，在做人工流产时，因吸宫负压过高，吸宫时间过长，宫腔受到过度搔刮，手术器械反复进出宫口等，损伤子宫内膜和肌层，引起宫腔粘连，使精子不能进入子宫腔，造成不孕。

（《大众医学》1991 年第 12 期）

【分析】这是一则医学科普说明文，通过解释、介绍、阐述采用人工流产中止妊娠可致不孕的医学知识或医学现象，达到给人以知，教人以用的目的。全文客观科学地反映"第一胎人流可致不孕"的医学知识，语言平易近人。

3. 医学科普说明文的结构与内容

医学科普说明文的内容包括：标题、开头、主体、结尾几大部分组成。

（1）标题：科普说明文能否吸引读者，标题至关重要。一般应遵循准确、简洁的原则，避免啰嗦、平淡或哗众取宠。科普说明文的标题写法多种多样，不拘一格，总体要求是：

第一，以文章介绍的知识对象为拟定标题的中心依据，换句话说，就是让人一看标题就知道文章是介绍什么科学知识。如果含混朦胧，不知所云，很有可能失去对读者的吸引力。

第二，语言简要。标题只需要点明所介绍的知识对象，有时也可兼及它的特点、作用、意义、价值等，但不能详细展开知识介绍。标题通常只有几个字，一般没有副标题。

第三，生动新颖。标题要尽力做到生动新颖，以增强趣味性和吸引力。但除科学小品外，不必刻意标新立异，要避免过于造作，否则会显得不够自然朴实。

（2）开头：开头是总体介绍，先提出说明对象，然后概括介绍它的特征、作用、意义、价值。新颖别致的开头，能够引起人们阅读兴趣，最大限度地发挥科普说明文的作用。常见的开头方式有：

开门见山，直述所要说明的科学内容。讲述故事，利用故事的文学性和趣味性，引人入胜。提出问题，设置悬念，吸引人们阅读下文，寻求答案。

（3）主体：主体篇幅最长，是科普说明文核心部分，有关说明对象的各种知识就是在这一部分充分展开表达的。这部分写法没有一定的规范要求，但在结构上的原则：必须分为若干层次依次表达，层次与层次之间或并列，或递进，或分总，要呈现出清晰的逻辑秩序。

科普说明文要把说明对象解说清楚，就必须善于运用各种说明方法，善于安排文章结构，才能写出条理清晰、易于接受的文章。为了使科普说明文条理性强，通常主体部分可以采用两种结构方式：纵式结构、横式结构。

纵式结构，可在介绍说明生产技术、科学技能时，以操作过程为顺序来安排结构；在说明事物的构造或形态时，按照从上到下，或从外到内，或从左到右，或从远到近等空间顺序来安排结构；在说明科学事理时，按照说明内容的逻辑顺序来安排结构；在介绍说明事物的发展变化过程时，按照时间的先后顺序来安排结构；在说明事物的特征或功用时，按照特征或功用的主次来安排结构。

横式结构，可以对同一说明对象从不同的角度加以解说阐释；说明对象本身是由几个并列关系的小类构成时，常按照类别依次进行解说。

（4）结尾：结尾或指出当前存在问题，如贾祖璋介绍丹顶鹤的文章在结尾处就提出了丹顶鹤保护的严重问题，或展望未来的发展前景，如某篇介绍基因工程的文章就预测基因工程的应用前景，或提醒人们注意吸收新的知识，如在结尾处告诉读者相关知识还有很多可注意阅读。也有些科普说明文没有结尾，主体结束时全文就自然收束了。

4. 医学科普说明文相关知识

（1）医学科普说明文的写作特点

①科学性。医学科普说明文的根本任务是向人们普及科技知识、科学技能以及科学思想、科学方法，因此必须做到概念准确、事实确凿、观点正确、表达客观。这就要求作者必须用认真负责的态度来说明那些成熟的、正确的科技知识。文章中介绍的方法、技能、窍门、经验等应该具有可操作性，为读者提供切实可行的技术、方法。

②主题单一，中心突出。就医学科普说明文的整体而言，其内容广泛，涉猎面宽。但就一篇具体作品而言，医学说明文的主题往往比较单一，或介绍一个医学问题，或说明一项医学原理，或解释一种医学现象，或推荐一种新药、新疗法。其内容集中紧凑，作者必须在创作前对被说明的对象做深入细致的了解、分析和研究，抓住事物的特征，并将此特征作为全文的中心，所有文字都围绕这一主题进行介绍和解说。例如《治疗癌症，打一场"立体战争"》（《大众医学》1993年第2期）一文所涉及的是治疗癌症这样一个范围广大、内容复杂的问题，但作者抓住了该问题的主要特征，即治疗癌症的现代概念——综合治疗，以此作为全文中心，介绍了综合治疗的四个主要内容，手术、放射、化疗和生物治疗，并对这四种疗法的特点及相互间的关系进行了分析与解说，层次清楚，主题突出。

③运用多种方法，力求说清楚。为了将各种医学知识解说清楚，应采用不同的方法，从各个侧面、各个角度对问题进行说明。常用的方式有两种：

一是以说明为主，适当地穿插叙述、议论和描写，以增强解说效果。

二是在文章中根据表达的需要，同时应用几种说明方法，如概括说明、定义说明、举例说明、分类说明、比较说明、数字说明、图表说明等。如：

美容外科是整形外科的一个组成部分。通常，整形外科治疗的对象是伴有功能障碍的病态畸形者。术后，随着形态的改善和恢复，功能也有较大的改善和恢复，手术易收到明显的效果。又由于患者历尽伤病折磨，这样的手术效果不仅令他们满意，而且使他们振奋。因此整形外科手术有着十分积极的意义。例如烧伤后瘢痕挛缩形成的畸形人，常有容貌毁损和肢体功能障碍，生活难以自理，精神创伤深重。整形手术后，纵然与正常人尚有差距，但由于容貌得到改善，生活能够自理，可以从事一定的工作，重新步入社会，因而容易满足。

美容外科治疗者的境况就大不相同了。这部分人只是存在外形轻微的缺陷或生理性的外形差异，属于美中不足，对生活、工作毫无影响。形态改观是他们最主要的追求目标。这类手术要求高，难度远远大于对病态畸形的治疗。而且外形缺陷的程度越轻，手术效果越难使受术者感到满意。美容外科的这一特点要求这个专业的医生不仅具备万无一失、锦上添花的高超技术，而且还须善于分析、理解受术者所特有的复杂心态。否则即使手术一帆风顺，术者感到满意，但却得不到受术者的好评，甚至招致恼人的医疗纠纷。

【分析】这段文字主要使用比较说明的方法，将普通整形外科治疗与美容外科治疗进行对比，说明两者在主、客观方面的差异。为了加强解说效果，作者还使用了定义说明和举例说明等方法。同时，作者在分析两类患者的不同心态时，又运用议论的方法，以深化主题，突出中心。

④精心安排结构，做到条理分明。为了准确、明白地说明有关的医学知识，医学说明文必须精心组织材料、安排结构，做到言之有序、条理分明。如根据读者对象的需要、事物的时空顺序和事理的逻辑顺序等来安排结构。

⑤通俗性。为了让人们清楚明白地了解科技知识，要求作者尽可能地把专业术语转化为易于理解的词语，使专门知识通俗化，浅显易懂。

⑥表达方式。医学科普说明文大量运用"说明"这种表达方式，有时兼及叙述、描写、抒情、议论。就"说明"表达方式内部来说，还有举例说明、定义说明、诠释说明、分类说明、比较说明、比喻说明、图表说明等多种技巧。写作中要选择合适的表达方式和技巧展开表达。

（2）医学科普说明文的类型

①科学说明文。这是采用普通说明文写法的科普说明文，它要求写得准确、通俗、朴实、明白，以知识本身的魅力调动读者的阅读趣味，但不刻意追求文学性和趣味性。多数科普说明文，都属于这种类型。

②科学小品。这是用文学手法写出的科普说明文。它跟一般科普说明文的区别在于：一是标题新颖生动，如高士其介绍消化道内细菌知识的《我们肚子里的食客》，贾祖璋介绍珍贵动物丹顶鹤的《白丝翎羽丹砂顶》。二是行文大量采用比喻、拟人手法，如《洲际导弹自述》以洲际导弹的口吻来讲述自己的诞生、特点和类型，十分生动有趣。

（3）医学科普说明文的表现手法

①叙述：在科普写作中，经常采用顺叙、倒叙、插叙、补叙等叙述手法。

②描写：用具体生动的语言把事物的形象表现出来，通常伴有说明、叙述，来表现事物或事实的特征、状态和形象，使读者对所描写的事物或事实有一个鲜明印象，加深其理解。但值得注意的是，科技作品中的描写是有限度的、简单的，不能超过叙述的事实。

③说明：用简洁的文字把事物的形状、性质、特征、成因、关系、功用等说清楚，主要采用定义说明、诠释说明、比较说明、举例说明、引用说明、分类说明、数字说明、图表说明、比喻说明等。

（4）医学科普说明文的写作注意事项

①题材要新颖实用。医学科普说明文的题材非常广阔，但在写作中必须结合现实生活，从读者的实际需要出发，选择与人们与生产、工作、生活密切相关的科技知识、科学技能，以及人们共同关心的、新鲜有趣的内容作为写作的题材。

同时还要注意选择自己熟悉的东西，保证所写内容的可行性，以避免知识性差错。

②内容要生动有趣。医学科普说明文在解说科技知识、科学技能时，可以穿插一些有趣的故事，或者适当地使用一些比喻，不但能使所讲的道理浅显易懂，而且能增加文章的趣味性，使文章生动形象，更加吸引人。

此外，医学科普说明文也离不开数字，适当使用数字，并加强对科学技术经济价值的介绍，效果会更好。

③语言要通俗易懂。医学科普说明文的语言，首先必须准确，才能保证文章内容的可行性，这就要求作者遣词造句、运用专业术语必须恰当、精确，要正确使用表示范围、程度的限制性词语，句子要合乎语法规范。其次，要用尽可能少的文字把说明对象解释清楚，语句精练，篇幅简短。同时要尽可能地把一些专业术语转化为读者易于理解的词语，力争朴实平易，生动活泼。

（二）医学小品

1. 医学小品含义与作用

小品，即小品文，是一种短小精悍、结构自由灵活的艺术散文，也有人称之为随笔。

医学小品文是一种以医学知识为题材的小品文，是医学与文学结合的产物。它不仅赋予医学知识以文学的形式，而且赋予医学知识以美学的境界。医学小品文笔调优美，直接联系生活，把医学知识融于文学艺术之中，玲珑活泼，具有既给人以知识，又动人以情的优点。

2. 实例分析

实例1：

胸腺的"冤假错案"

在看似平静的人体王国里，每时每刻都在同入侵病原微生物进行战斗。在这支捍卫人体健康的卫队中，有一批数量可观的最勇敢的战士，它们好似一群忠于职守的巡逻兵，四处游弋，在B细胞的配合下，不但能杀死大量的入侵者，还能把潜藏很深的敌人吞噬掉，这就是人们常说的T细胞。T细胞诞生在骨髓里，但这位母亲只"生育"不教养，刚生下来的T细胞，好像一群群不懂事的孩子，只有经过胸腺的训练，才能成为有胆有识的战士。难怪有人说，胸腺是人体中的"军事学院"。

（赵之、黄天祥主编《科学夜谭》，中国青年出版社1998年版）

【分析】上面文字讲述的是医学知识，但从形式上看，涉及的却是只生不教的"母亲"、"军事学院"、不懂事的"孩子"、勇敢的"战士"以及"入侵者"之间的故事，形象生动具体，文字幽默风趣。在这里，知识的内容与文学的形式融为一体，科学的美和艺术的美相辅相成。

实例2：

假如举办细菌奥运会

如果为细菌举办一次奥林匹克运动会，同样会吸引无数观众，轰动全球。让我们看看这些身怀绝技的运动员所展示的令人咋舌的本领。

毒素之王

就一般人所知，肉毒杆菌产生的毒素可称毒素之王，它创的纪录是：1毫克肉毒杆菌毒素能杀死2000只老鼠，3公斤肉毒杆菌毒素可杀死全人类！这种杆菌可引起罐头"胖听"，或者存在于变质的香肠、火腿、豆制品中，人吃了这些食物发生的肉毒中毒很严重，甚至危及生命。然而，近年来人们发现，王者的称号应当属于腊肠毒杆菌。它外形虽小，毒素却更强。7克腊肠毒素就可以毒死全人类，其毒性是肉毒杆菌的400多倍。家庭自制罐头，或罐头食品开盖时间过久，要警惕这种细菌的危害。

耐盐之冠

绝大多数细菌耐盐成绩平平，即在盐浓度0.9%左右，这与人体血液含盐量相近。海中的嗜盐菌在3.5%以上盐液中存活。这项纪录被其垄断已久。嗜盐菌在含盐3%～3.5%液体中生长最好，即使在饱和盐水中也能存活。因此，我们吃海鱼、泥螺、水蟹等海产品时，要小心嗜盐菌中毒。中毒表现为呕吐、腹泻、脓血便等，与霍乱相似。

【分析】这是一篇非常好的医学小品。把肉毒杆菌采用拟人化的写法，使全文具有诗一般的意境，散文的笔调，在语言上既轻松自然，幽默生动，又富有很强的哲理性，给人以启迪和深思。

3. 医学小品文的结构和内容

医学小品文的内容一般是由开头、主体和结尾三部分构成。篇幅短小，结构方法较灵活。

（1）选题：医学小品文兼具医学作品和文学作品的特点，比一般医学科普更贴近生活。因此，创作医学小品不应该单纯地从科学的概念出发，钻到书本和文献中去选题，而应该在作者比较熟悉的医学领域内，联系作者自己的独特感受和人民群众的生活实践去选题。也就是说，作者既要具备有关的医学知识，又要了解人民群众的生活愿望，把科学的抽象与生活的现实结合起来，只有这样，才能写出贴近生活，有生气、有趣味的作品来。例如《一反常态可健身》（《科学夜谭》）写的是赤足行走、倒立、爬行等生活中常见的健身方法。《请用中国的铁锅》（《科学夜谭》）向读者推荐防止缺铁性贫血的天然"补药"——铁锅。这些作品，均以人们生活中的常见事物或行为做题材，用医学的原理来说明、分析这些人们习以为常的生活小事。

医学小品的开头讲究新颖、别致，既为整篇文章打开思路，又能激起读者的兴趣。开头的方式很多，可以开门见山，直接入题；可以从一个小故事或传说、轶事开始说起；可以用一句古诗、一条谚语引出下文；可以引用一条新闻，设置一个疑问，记叙一个场面，描写一个人物，谈论一段哲理等。无论何种开头方法，都应既引人入胜、生动自然，又体现文章的主题，为全文的顺利发展奠定基础。

主体是文章的主要内容之所在，是全文的核心。作者要善于从大量的医学知识及现实生活中提炼最精彩、最能说明问题的材料，运用形象而精辟的语言，清晰有序的结构，各种各样的修辞方法，将严谨的医学知识讲得既客观准确，通俗明白，又轻松自然，文情并茂。

文章的结尾与开头一样，也是文章的有机部分，是深化主题的重要一环。医学小品常用的结尾方式有：概括全文大意、点明主题的总结式结尾；从医学知识引出哲学、伦理学、心理学上思考的哲理性结尾；启发读者思考，引导读者参与知识探究的提问式结尾；描绘美好前景的展望式结尾等。

（2）语言：一篇好的医学小品要有诗的意境，散文的笔调，在语言上既要轻松自然，又要幽默生动。例如《人脑中的河》（《科技夜话》，天津科技出版社1984年版）的第一段是这样写的："'青山环绿野，白水绕城郭'。在人体最高司令部——脑及脊髓这座城堡的周围，也环绕着一条小小的河流，河中流动着脊液。"这段话以拟物的手法介绍医学知识，语言清新生动，极富魅力。《胸腺的"冤假错案"》的语言，则以幽默风趣见长，其中一段是这样的："T细胞不但对外来的入侵者疾恶如仇，对内部的'叛逆者'也恨之入骨。众所周知，人体的生长及繁衍，靠的是成千上万个细胞的增殖，在如此纷繁的过程中，难免要出现一两个'异己分子'，这些异常细胞好像人体的叛徒，往往会干一些有悖于人们所希望的事情，这就是癌症的根源。T细胞和B细胞有良好的鉴别能力，'异己分子'一出现，便会立即采取措施，予以制裁。"这段文字既情趣横生，又严谨地说明了医学原理，读后令人发出会心的微笑。

4. 医学小品文的特点

（1）医学的内容，文学的形式：医学小品不同于一般医学科普作品的显著特征，即是它的文学性。它常以生动感人的文辞，清新流畅的笔调，活泼自然的语言，把医学知识讲得具体生动，娓娓动人。它往往运用多种表达方式和文学的手法形象地表现医学的内容，不仅使人获得科学知识，还给人以精神上的感染和美的享受。

（2）亦小亦新，含蕴丰富，内容新鲜独特：医学科学小品不仅篇幅短小，还要内容新鲜独特。它紧跟科技的发展和时事的变化，及时普及新的知识。医学小品文是名副其实的"小品"，它便于及时反映医学领域的新观念、新事物，也适合读者在较短的时间内欣赏。医学小品虽然篇幅很短，但其内容十分丰富，它不仅包括医学方面的知识，还包含了作者对生活的理解，富于哲理性。例如《江南一枝花与拔牙》(《科学夜谭》)一文，通过作者验方的戏剧性经历，告诫人们未经科学验证，道听途说的东西是靠不住的，得出"尽信书，不如无书"的结论。写的是医学问题，又涉及深刻的人生哲理。《胸腺的"冤假错案"》一文则赋予胸腺以仁人志士的品质，长期被人误解冤屈，却始终如一，默默地为人类的健康而战。既为读者提供了有关的医学知识，又能使读者举一反三，加深对生活的理解。

（3）亦诗亦哲亦知：医学科学小品融科学性、艺术性和思想性于一体。因此凭借诗、哲、知合一的风味，使人在增长知识的同时，也启发了思想，陶冶了情操。

（4）亦俗亦雅：医学科学小品用语通俗，浅显易懂，既能引发众人的兴趣，又能准确地说明科学知识。

第四节　医学科普短文

一、医学科普短文的含义与作用

医疗卫生、社区保健、疾病控制、生育指导、康复助残、职业安全、健康保障等多种多样的社会服务机构及其工作人员，为了提高全民的健康水平，向公民普及医学科学知识，进行健康教育宣传时采用的短小文体，称之为医学科普短文。从当今社会发展情况看，人们可以在上述医疗保健社会服务机构的小黑板、橱窗、印刷品、电脑触摸屏，随处发现这一类文体，尤其在生物医学转向生物社会医学模式的进程中，这种人文关怀性质的医学科普短文，正方兴未艾。我们有必要关注、熟悉、研究、掌握它。

从医学社会化的观察角度看问题，医学科普短文的适用范围非常广泛。不仅限于医院候诊大厅里要使用几篇这类应用文体来告知病友，就是社会的许多角落也都随处可见。因为普及医学科学知识不仅是全民享受健康的权利要求，而且是全社会解决正确的生活方式问题，提高生活质量的需要，提高全民素质的需要。那么从这个开阔的视野来考察，无论医、防、保人员，还是政府的卫生部门、保障部门、民间协会、公益组织、志愿行动团体，经济组织中的保险业、医药业、服务业都经常使用这一文体。

二、实例分析

实　例：

胎儿整天干什么

胎儿在母体里，整天干些什么呢？过去人们弄不清楚这个问题，直到 19 世纪，仍然认为胎儿是又聋又哑的。

现在，研究人员利用一种小而柔软的望远镜，伸进胎儿的"宫殿"去观察他们的行为，拍摄他们的"生活"，得到了许多有趣的知识。已经发现，胎儿并非"两耳不闻宫外事，一心只知睡大觉"，他从来就不是个"沉默的人"。

据仪器记录，胎儿能够听到超声和次声。科学家推测，既然人类胚胎的发育简单地重复了动物进化的过程，那么，胎儿期是不是保留着一些低等动物的听觉能力呢？大海中的鲸和海豚能够通过皮肤接收超声和次声，胎儿是不是也能通过皮肤"听"到这些呢？虽然还有待研究证实，但许多观察表明，胎儿似乎能听。胎儿喜欢慢节奏的音乐，节奏最好是每分钟 60 拍，因为这与母亲的心跳速度接近。胎儿听到声音嘴就吮吸，如果听到的是母亲的声音，就会加倍用力吮吸。高频率的声音则会使他们不停地移动。

胎儿还能看。当他睡觉或转移姿势时，眼睛会移动，通过子宫壁和羊水，他能"看"到微微的弱光。如果给以不停的闪光，他的眼睛就会眯起来，显得更安静。……

（引自陈清森、黄建民《医学奇观》）

【分析】这是一则"胎儿整天干什么"的医学科普短文。作者通过"胎儿的'宫殿'去观察他们的行为，拍摄他们的'生活'，得到了许多有趣的知识。发现胎儿并非'两耳不闻宫外事，一心只知睡大觉'，他从来就不是个'沉默的人'"。反映胎儿在母体里不仅能听，而且还能看。写得出神入化，确实是医学上的"奇观"。

三、医学科普短文的结构与内容

1. **标题**　这一类短文的标题，完全可以写得很生动、新颖，没有固定的格式，但一定要简洁、贴切、准确。为使人们爱读，不妨在拟题的时候，仔细琢磨一下文字的组合。可以用疑问句、对偶句、拟人法等。

2. **引言**　引言可提出问题，也可做一个小小的描述，还可起笔突兀，造成一个悬念，当然也可开门见山。其目的就是引起下文，吸引读者。

3. **主体**　这是短文的核心部分，必须紧接着引言，着重写好解释、答询、说明、引导、举例、说服等方面的内容。作者不仅要熟悉医学科学知识，而且还要了解社会心理、人际交往的知识，把它们有机地结合起来，以丰富的材料、巧妙的构思、严密的结构、简洁流畅的语言，充分表达中心内容。

4. **结尾**　要使结尾以很深刻的印象留在读者脑子里，就要对语言多多锤炼，加强语言的表现力。要做到言尽而意不尽，富有启发性，能激发人们认识健康与疾病问题，懂得生活方式与健康之间的关系，能鼓励人们与医务人员一道战胜疾病痛苦，预防可能发生的不良事情，解除不必要的顾虑，击出误区。

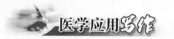

四、相关内容

（一）医学科普短文的特点

1. 科学性　这类文体因科学普及、知识传播的任务而产生，科学性是它的灵魂。医学科普短文不容虚构，不允许半点谬误，它始终忠实于科学事实。无论用怎样生动、活泼的语言，都离不开严肃认真的知识传播，医学科普短文总在给人以新的医学科学知识，教人以科学精神对待健康、疾病和就医等问题，劝人用科学态度和方法处理日常生活问题。作者是有冷静头脑的人，本着严谨精神的学者，能够排除个人趣味、倾向，所以他能客观真实地表述每一个医学科学事实。

2. 解释性　医学科普短文的必备要素，除了科学性以外就是说明性，而在医学科普方面具体表现为解释性的说明。就是说文字形式具有解释性特点，都是回答问题式的表达，是什么意思、什么状态、什么性质、什么作用、什么变化等等。对概念准确而通俗地作出解释，用恰当的判断作为符合逻辑的解释，进行分明的分类解释。解说医学科学现象、科学原理、现代科学技术，完成提高全民素质的使命。对于疾病痛苦要解释，对于治疗方法特别是容易引起误解的治疗方法更要作解释。

3. 普及性　就是常常化繁为简，深入浅出。必要的专业术语还是要使用，但是医学科普短文尽量回避过于专业的术语，在同一篇短文中不过多地使用术语，而是把术语分散在同一系列的不同篇的短文中。引用术语后不过深地阐述，只作通俗的讲解。有时用比方，有时用生活趣闻类比，很顺利地把一个专业术语讲得很好懂，有雅俗共赏的功效。要使这类短文具有普及性是一件不容易的事情，往往颇费思索，很能体现作者的写作水平。

4. 可读性　就是讲究趣味性和吸引力，让人愿意读、喜爱读，读得轻松。优秀的医学科普短文应当产生读者爱不释手的效果。为了增强可读性，就必须在文字上多下工夫，发挥科普工作者的才智和文采。往往以问题为引导，向读者解答，只要是读者迫切希望了解的，一看题目或引言就会一口气把全文看完。可读性既是医学科普短文的一般特点，也是作者显示其创作风格的主要方面。

（二）医学科普短文的类型

1. 疾病现象解释类　对某种疾病的表现，某种症状，或者不同年龄段的人们常见的不适感觉，进行解释，并引出如何就医，如何预防等知识。这是应用得最为普遍的一种医学科普短文。当一种疾病流行的时候，解释疾病现象的科普短文就必然应运而生。

2. 诊疗方法介绍类　人们在就医过程中，对医生所言或者病历所载的关于诊断方法、治疗方案的名词，经常产生疑问，针对这一点撰文进行普及性的介绍，并适当地说开去，以利于引导人们配合医生去实现医疗的目的。这就是诊疗方法介绍类科普短文的任务。

3. 诊疗设备说明类　一种诊断和治疗时所用的设备，尤其是高科技的诊疗设备，人们对于它或许陌生，或者知之甚少，对新引进的设备则更是茫然无知，在此情况下势必有许多猜疑、顾虑，甚至是畏惧心理。为了解决这一问题，作必要的说明，以便病友愉快地接受诊疗措施，是非常必要的。诊疗设备说明类的科普短文对指导病人就医是很有必要的。

4. 预防保健常识类　有时候病因在于致病的微生物或寄生虫，有时候疾病的发生也与生活方式、职业环境、心理状况密切相关。那么怎样预防疾病，如何保持健康的心理，如何促使生活方式符合科学的要求，如何定期作健康检查，及早发现疾病苗头，早期诊断、早期治疗，还有接受治疗以后正确的康复措施，这些常识都需要普及。预防保健常识类的科普短文就有这样的职能。

（三）医学科普短文的写作注意事项

1. 文字精练，惜墨如金　既然是短文，文字精练自然是第一技巧。只要不是必要的文字，坚决地删掉而毫不可惜。要珍惜的是笔墨和时间，不仅是作者的时间，更重要的是读者的时间。医疗机构的运行节奏都很快，病人候诊时没有那么多的时间去慢条斯理地读文章。

2. 语言流畅，亲切自然　语言是否流畅，读起来是否顺利，也是科普短文好不好读的重要因素。试想一个有病的人读到一篇很难读下去的文章，是个什么滋味？要让读到短文的人感到亲切，就好像是听一位亲人、一位好友诉说家常和关心体贴的心情。不要摆出盛气凌人的教训口气，也不要有高不可攀、满腹经纶的姿态。要用平等交谈的口吻，形成探讨、切磋的氛围。

3. 材料丰富，构思严密　短文不等于材料不足。形式简短而内容丰富，才能满足读者的需要。材料充足，就可以进行严密的构思，很周到地考虑各个部分的安排。

4. 说服力强，以言责行　医学科普短文的发表就是为了别人接纳自己的意见，让人知道怎么做。有些是教给人方法步骤的，要便于读者照着所说的去做。如果意见令人反感或不以为然，则是文章的最大败笔。文章的说服力，是写医学科普短文者追求的目标，要使人们看了就佩服，就践之于行，这就是我们所说的以言责行。

知识拓展

写好医学科普文应从"三新"入手

一是观念新。这是创新的前提和基础。传统科普文章更强调科学知识本身的传授，而现在我们处于一个多元化的时代，绝大多数人更愿意通过轻松活泼乃至娱乐化的阅读方式接受科学知识，也就是说具有科学普及与休闲娱乐双重功能的医学科普作品才会受到欢迎。它不仅能使人们增长知识，而且使读者在紧张的工作之余，收到松弛身心、缓解疲劳的效果。

二是角度新。作为医学科普文内容思想紧跟医学发展步伐，反映新方法、新成果、新理念，在选题上体现新的信息。即使是挖掘医学知识的老题材，也要用今天的审美观念写出自己的新意，给读者耳目一新的效果。

三是形式新。文章的形式主要有：以新闻为由头。从新闻学的角度讲，热点话题往往吸引人们最高的关注度并留住这些关注的"眼球"。及时的新闻报道可以让人们尽早地了解情况，但更深层、更内在的东西就需要纵深报道来发掘。医疗界不乏热点话题，让权威专家来谈就更能有效地发掘出它们更深层次的东西。通俗更重视实在。通俗是科普作品最基本的要求，也是最重要的要求，目的是要给读者一个轻松的阅读环境，即"轻阅读"。在写作上增加人文成分，从故事出发，一开始就抓住读者的眼球，在浅显的故事中说明道理，即"浅写作"。增强体验性。医学科普文要把普通的医学知识以鲜活的个体为载体，引发人们了解他人的愿望，同时也激发了读者的阅读兴趣。例如《家庭健康》"我的故事"、"我的性爱"等栏目都采用了个人亲身经历的体验性文章形式，把医学知识无障碍地传递给读者。曾有读者说过："不要告诉我为什么，只要告诉我怎么做。"这就是医学科普文的魅力所在。

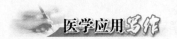

学习小结

一、学习内容

文种	作用	主要内容	注意事项
医学新闻	传播信息；树立形象；舆论监督	一般由标题、新闻头、导语、主体、背景、结尾几部分组成	真、快、深、导、实、短、近、活的要求
医学消息	短、平、快	标题、导语、主体、背景、结语	简要概括，用事实说话
医学通讯	为读者提供更多的新闻细节；感染心灵的艺术品格	标题和正文两个部分组成	选择有个性而新颖的典型题材；运用技巧写好人物；多种表达方式，情理并茂
医学科普创作	增进人民健康，提高民族素质；培养人才	选题、拟题、谋篇布局	
医学科普说明文	提升民族科学文化水平重要工具；满足人们在课堂之外学习科学文化知识的要求；为有特殊爱好的人提供精神享受	标题、开头、主体、结尾	题材要新颖实用；内容要生动有趣；语言要通俗易懂
医学小品文	给人以知识，又动人以情	开头、主体和结尾	
医学科普短文	让全民享受健康的权利，介绍正确的生活方式，是提高生活质量与全民素质的需要	标题、引言、主体、结尾	文字精练，惜墨如金；语言流畅，亲切自然；材料丰富，构思严密；说服力强，以言责行

二、学习方法体会

本章的学习主要采用实例学习法，即首先认真分析每一个实例，形成该文种的基本印象，再结合每个文种的写作理论和了解相关商务文书的基础上进行实践练习。注意加强基本知识、基础理论、阅读能力、分析能力、写作能力的学习与训练，在学习中要多下工夫，鼓励多读、多看、多写，力求精讲多练，切实提高学员写应用文章的能力，从而提高写作水平。

目标检测

一、单项选择题

1. 医学新闻的（   ）是医学新闻的生命，也是第一要素

A. 医学新闻具有导向性　　　　　　　B. 医学新闻具有时效性

C. 医学新闻的真实性　　　　　　　　D. 医学新闻传播的方式是报道

2. 最基本、最重要的新闻写作注意事项归纳起来就是（　　　）

A. 短　　　　　　　B. 平　　　　　　C. 快　　　　　　D. 实

3. 医学消息写作的注意事项（　　　）

A. 让事实说话　　　　　　　　　　　B. 简要、概括地反映新闻事实

C. 强调时效　　　　　　　　　　　　D. 简明扼要

4. 通讯的结构下面提法正确的是（　　　）

A. 横式结构　　　　B. 倒金字塔式结构　　C. 对比式结构　　　　D. 提要式结构

5. 医学科普创作的作用不正确的是（　　　）

A. 医学科普创作对增进人民健康，提高民族素质有直接作用

B. 医学科普创作对培养人才具有重要作用

C. 给广大读者扩大视野，是时代的需要，也是医学发展的需要

D. 医学科普是医学本身发展的需要

6. 医学小品文的写作内容不包括（　　　）

A. 选题　　　　　　B. 结构　　　　　C. 拟题　　　　　D. 语言

二、多项选择题

1. 医学新闻的作用包括（　　　）

A. 传播信息　　　　B. 舆论监督　　　C. 事实时效　　　D. 树立形象

2. 新闻的结构形式主要有以下（　　　）几种

A. 倒金字塔式结构　　　　　　　　　B. 时间顺序式结构

C. 提要式结构　　　　　　　　　　　D. 问答式结构

3. 医学科普创作主要步骤（　　　）

A. 选题　　　　　　B. 拟题　　　　　C. 积累资料　　　D. 谋篇布局

4. 医学科普创作的表现手法有（　　　）

A. 借助虚拟，启发想象　　　　　　　B. 运用比喻，揭示本质

C. 巧妙选择，语言通俗　　　　　　　D. 设计插图，直观有趣

5. 医学科普说明文的写作特点是（　　　）

A. 主题单一，中心突出　　　　　　　B. 运用多种方法，力求说清楚

C. 精心安排结构，做到条理分明　　　D. 医学的内容，文学的形式

6. 医学科普短文的写作注意事项包括（　　　）

A. 文字精练，惜墨如金　　　　　　　B. 语言流畅，亲切自然

C. 材料丰富，构思严密　　　　　　　D. 说服力强，以言责行

三、简答题

1. 简述医学新闻的分类和有何特点。

2. 简述医学通讯的写作注意事项。

3. 简述医学消息的特点。

4. 简述医学通讯与消息的区别。

5. 医学科普创作的特点。如何选择医学科普创作的角度？

四、实例分析

阅读下面一则消息的原稿和见报稿，请从标题、主题、内容层次安排、文字表述等方面逐一做出比较评价。说说报社的编辑为什么做如此修改。

厂小谋略高　科研搞得好
津东药厂五个新产品将陆续问世

本报讯　本市津东制药厂在充分发挥本厂科研力量的同时，借助社会力量开发新产品，已有五个新产品经市卫生局批准生产。其中治疗牛皮癣效果极佳的乐肤液最近已问世，填补了国内空白。

津东制药厂是本市制药行业仅有200多名职工的集体厂，只有三四名技术人员。长期生产软皂、麝香回阳膏等三四个小产品，将巴巴地维持职工吃饭问题。这个厂领导班子面对这种情况，一方面充分发挥本厂技术人员的作用，一方面发展横向联系，聘请顾问，与有关研究所合作，积极研制新产品，先后研制成功了烧烫宁膏、复方祛炎松滴耳液、克霉唑癣药水、乳膏基脂和乐肤液等五个新产品，将陆续改变产品老面孔的落后面貌。

这个厂和天津制药厂药物研究所研制成功的乐肤液是以特定的多醇聚合物为基础的全新制剂，具有很强的透皮性及亲水性，对治疗顽疾牛皮癣效果极好。尤其是对人体毛发部位所患牛皮癣疗效更优。而且对急、慢性皮肤炎，如异位性皮炎、神经性皮炎、湿疹性皮炎、扁平苔癣及各种瘙痒症等疗效都十分显著，很受患者欢迎。

津东药厂五种新药品将投入生产
"乐肤液"为牛皮癣患者带来福音

本报讯　长期为顽疾牛皮癣所困扰的患者，可望得到一种高效的药物。最近，由津东制药厂和天津制药厂药物研究所研制成功的"乐肤液"已经问世，经使用疗效很高，受到患者欢迎。

乐肤液是以特定的多醇聚合物为基质的全新制剂，具有很强的透皮性及亲水性，对人体毛发部位所患的牛皮癣疗效更优，对急、慢性皮炎如异位性皮炎、神经性皮炎、湿疹性皮炎、扁平苔癣及各种瘙痒症等也具有十分显著的疗效。

津东制药厂是个仅有200多名职工的集体小场，长期生产软皂、麝香回阳膏等四五个小产品。近年来，他们一方面发挥本厂技术人员的作用，一方面和科研单位协作，积极开发新产品。经市卫生局批准，新研制成功的乐肤液、烧烫宁膏、复方祛炎松滴耳液、克霉唑癣药水、乳膏基脂5个新产品将陆续投入生产。

五、写作

1. 按照医学消息的写作要求，以身边发生的事件为素材，写一篇消息。

2. 根据生活在你身边的好人好事，按医学写作要求写一篇通讯报道。

附录1 国家行政机关公文处理办法

第一章 总 则

第一条 为使国家行政机关（以下简称行政机关）的公文处理工作规范化、制度化、科学化，制定本办法。

第二条 行政机关的公文（包括电报，下同），是行政机关在行政管理过程中形成的具有法定效力和规范体式的文书，是依法行政和进行公务活动的重要工具。

第三条 公文处理指公文的办理、管理、整理（立卷）、归档等一系列相互关联、衔接有序的工作。

第四条 公文处理应当坚持实事求是、精简、高效的原则，做到及时、准确、安全。

第五条 公文处理必须严格执行国家保密法律、法规和其他有关规定，确保国家秘密的安全。

第六条 各级行政机关的负责人应当高度重视公文处理工作，模范遵守本办法并加强对本机关公文处理工作的领导和检查。

第七条 各级行政机关的办公厅（室）是公文处理的管理机构，主管本机关的公文处理工作并指导下级机关的公文处理工作。

第八条 各级行政机关的办公厅（室）应当设立文秘部门或者配备专职人员负责公文处理工作。

第二章 公文种类

第九条 行政机关的公文种类主要有：

（一）命令（令）于依照有关法律公布行政法规和规章；宣布施行重大强制性行政措施；嘉奖有关单位及人员。

（二）决定 于对重要事项或者重大行动做出安排，奖惩有关单位及人员，变更或者撤销下级机关不适当的决定事项。

（三）公告 于向国内外宣布重要事项或者法定事项。

（四）通告 于公布社会各有关方面应当遵守或者周知的事项。

（五）通知 于批转下级机关的公文，转发上级机关和不相隶属机关的公文，传达要求下级机关办理和需要有关单位周知或者执行的事项，任免人员。

（六）通报 于表彰先进，批评错误，传达重要精神或者情况。

（七）议案 于各级人民政府按照法律程序向同级人民代表大会或人民代表大会常务委员会提请审议事项。

（八）报告 于向上级机关汇报工作，反映情况，答复上级机关的询问。

（九）请示 于向上级机关请求指示、批准。

（十）批复 于答复下级机关的请示事项。

（十一）意见 于对重要问题提出见解和处理办法。

（十二）函 于不相隶属机关之间商洽工作，询问和答复问题，请求批准和答复审批事项。

（十三）会议纪要 于记载、传达会议情况和议定事项。

第三章 公文格式

第十条 公文一般由秘密等级和保密期限、紧急程度、发文机关标识、发文字号、签发人、标题、主送机关、正文、附件说明、成文日期、印章、附注、附件、主题词、抄送机关、印发机关和印发日期等部分组成。

（一）涉及国家秘密的公文应当标明密级和保密期限，其中，"绝密"、"机密"级公文还应当标明份数序号。

（二）紧急公文应当根据紧急程度分别标明"特急"、"急件"。其中电报应当分别标明"特提"、"特急"、"加急"、"平急"。

（三）发文机关标识应当使用发文机关全称或者规范化简称；联合行文，主办机关排列在前。

（四）发文字号应当包括机关代字、年份、序号。联合行文，只标明主办机关发文字号。

（五）上行文应当注明签发人、会签人姓名。其中，"请示"应当在附注处注明联系人的姓名和电话。

（六）公文标题应当准确简要地概括公文的主要内容并标明公文种类，一般应当标明发文机关。公文标题中除法规、规章名称加书名号外，一般不用标点符号。

（七）主送机关指公文的主要受理机关，应当使用全称或者规范化简称、统称。

（八）公文如有附件，应当注明附件顺序和名称。

（九）公文除"会议纪要"和以电报形式发出的以外，应当加盖印章。联合上报的公文，由主办机关加盖印章；联合下发的公文，发文机关都应当加盖印章。

（十）成文日期以负责人签发的日期为准，联合行文以最后签发机关负责人的签发日期为准。电报以发出日期为准。

（十一）公文如有附注（需要说明的其他事项），应当加括号标注。

（十二）公文应当标注主题词。上行文按照上级机关的要求标注主题词。

（十三）抄送机关指除主送机关外需要执行或知晓公文的其他机关，应当使用全称或者规范化简称、统称。

（十四）文字从左至右横写、横排。在民族自治地方，可以并用汉字和通用的少数民族文字（按其习惯书写、排版）。

第十一条　公文中各组成部分的标识规则，参照《国家行政机关公文格式》国家标准执行。

第十二条　公文用纸一般采用国际标准 A4 型（210mm×297mm），左侧装订。张贴的公文用纸大小，根据实际需要确定。

第四章　行　文　规　则

第十三条　行文应当确有必要，注重效用。

第十四条　行文关系根据隶属关系和职权范围确定，一般不得越级请示和报告。

第十五条　政府各部门依据部门职权可以相互行文和向下一级政府的相关业务部门行文；除以函的形式商洽工作、询问和答复问题、审批事项外，一般不得向下一级政府正式行文。

部门内设机构除办公厅（室）外不得对外正式行文。

第十六条　同级政府、同级政府各部门、上级政府部门与下一级政府可以联合行文；政府与同级党委和军队机关可以联合行文；政府部门与相应的党组织和军队机关可以联合行文；政府部门与同级人民团体和具有行政职能的事业单位也可以联合行文。

第十七条　属于部门职权范围内的事务，应当由部门自行行文或联合行文。联合行文应当明确主办部门。须经政府审批的事项，经政府同意也可以由部门行文，文中应当注明经政府同意。

第十八条　属于主管部门职权范围内的具体问题，应当直接报送主管部门处理。

第十九条　部门之间对有关问题未经协商一致，不得各自向下行文。如擅自行文，上级机关应当责令纠正或撤销。

第二十条　向下级机关或者本系统的重要行文，应当同时抄送直接上级机关。

第二十一条　"请示"应当一文一事；一般只写一个主送机关，需要同时送其他机关的，应当用抄送形式，但不得抄送其下级机关。

"报告"不得夹带请示事项。

第二十二条　除上级机关负责人直接交办的事项外，不得以机关名义向上级机关负责人报送"请示"、"意见"和"报告"。

第二十三条　受双重领导的机关向上级机关行文，应当写明主送机关和抄送机关。上级机关向受双重领导的下级机关行文，必要时应当抄送其另一上级机关。

第五章　发　文　办　理

第二十四条　发文办理指以本机关名义制发公文的过程，包括草拟、审核、签发、复核、缮印、用印、登记、分发等程序。

第二十五条 草拟公文应当做到：

（一）符合国家的法律、法规及其他有关规定。如提出新的政策、规定等，要切实可行并加以说明。

（二）情况确实，观点明确，表述准确，结构严谨，条理清楚，直述不曲，字词规范，标点正确，篇幅力求简短。

（三）公文的文种应当根据行文目的、发文机关的职权和与主送机关的行文关系确定。

（四）拟制紧急公文，应当体现紧急的原因，并根据实际需要确定紧急程度。

（五）人名、地名、数字、引文准确。引用公文应当先引标题，后引发文字号。引用外文应当注明中文含义。日期应当写明具体的年、月、日。

（六）结构层次序数，第一层为"一、"，第二层为"（一）"，第三层为"1."，第四层为"（1）"。

（七）应当使用国家法定计量单位。

（八）文内使用非规范化简称，应当先用全称并注明简称。使用国际组织外文名称或其缩写形式，应当在第一次出现时注明准确的中文译名。

（九）公文中的数字，除成文日期、部分结构层次序数和在词、词组、惯用语、缩略语、具有修辞色彩语句中作为词素的数字必须使用汉字外，应当使用阿拉伯数字。

第二十六条 拟制公文，对涉及其他部门职权范围内的事项，主办部门应当主动与有关部门协商，取得一致意见后方可行文；如有分歧，主办部门的主要负责人应当出面协调，仍不能取得一致时，主办部门可以列明各方理据，提出建设性意见，并与有关部门会签后报请上级机关协调或裁定。

第二十七条 公文送负责人签发前，应当由办公厅（室）进行审核。审核的重点是：是否确需行文，行文方式是否妥当，是否符合行文规则和拟制公文的有关要求，公文格式是否符合本办法的规定等。

第二十八条 以本机关名义制发的上行文，由主要负责人或者主持工作的负责人签发；以本机关名义制发的下行文或平行文，由主要负责人或者由主要负责人授权的其他负责人签发。

第二十九条 公文正式印制前，文秘部门应当进行复核，重点是：审批、签发手续是否完备，附件材料是否齐全，格式是否统一、规范等。

经复核需要对文稿进行实质性修改的，应按程序复审。

第六章 收 文 办 理

第三十条 收文办理指对收到公文的办理过程，包括签收、登记、审核、拟办、批办、承办、催办等程序。

第三十一条 收到下级机关上报的需要办理的公文，文秘部门应当进行审核。审核的重点是：是否应由本机关办理；是否符合行文规则；内容是否符合国家法律、法规及其他有关规定；涉及其他部门或地区职权的事项是否已协商、会签；文种使用、公文格式是否规范。

第三十二条 经审核，对符合本办法规定的公文，文秘部门应当及时提出拟办意见送负责人批示或者交有关部门办理，需要两个以上部门办理的应当明确主办部门。紧急公文，应当明确办理时限。对不符合本办法规定的公文，经办公厅（室）负责人批准后，可以退回呈报单位并说明理由。

第三十三条　承办部门收到交办的公文后应当及时办理，不得延误、推诿。紧急公文应当按时限要求办理，确有困难的，应当及时予以说明。对不属于本单位职权范围或者不宜由本单位办理的，应当及时退回交办的文秘部门并说明理由。

第三十四条　收到上级机关下发或交办的公文，由文秘部门提出拟办意见，送负责人批示后办理。

第三十五条　公文办理中遇有涉及其他部门职权的事项，主办部门应当主动与有关部门协商；如有分歧，主办部门主要负责人要出面协调，如仍不能取得一致，可以报请上级机关协调或裁定。

第三十六条　审批公文时，对有具体请示事项的，主批人应当明确签署意见、姓名和审批日期，其他审批人圈阅视为同意；没有请示事项的，圈阅表示已阅知。

第三十七条　送负责人批示或者交有关部门办理的公文，文秘部门要负责催办，做到紧急公文跟踪催办，重要公文重点催办，一般公文定期催办。

第七章　公文归档

第三十八条　公文办理完毕后，应当根据《中华人民共和国档案法》和其他有关规定，及时整理（立卷）、归档。

个人不得保存应当归档的公文。

第三十九条　归档范围内的公文，应当根据其相互联系、特征和保存价值等整理（立卷），要保证归档公文的齐全、完整，能正确反映本机关的主要工作情况，便于保管和利用。

第四十条　联合办理的公文，原件由主办机关整理（立卷）、归档，其他机关保存复制件或其他形式的公文副本。

第四十一条　本机关负责人兼任其他机关职务，在履行所兼职务职责过程中形成的公文，由其兼职机关整理（立卷）、归档。

第四十二条　归档范围内的公文应当确定保管期限，按照有关规定定期向档案部门移交。

第四十三条　拟制、修改和签批公文，书写及所用纸张和字迹材料必须符合存档要求。

第八章　公文管理

第四十四条　公文由文秘部门或专职人员统一收发、审核、用印、归档和销毁。

第四十五条　文秘部门应当建立健全本机关公文处理的有关制度。

第四十六条　上级机关的公文，除绝密级和注明不准翻印的以外，下一级机关经负责人或者办公厅（室）主任批准，可以翻印。翻印时，应当注明翻印的机关、日期、份数和印发范围。

第四十七条　公开发布行政机关公文，必须经发文机关批准。经批准公开发布的公文，同发文机关正式印发的公文具有同等效力。

第四十八条　公文复印件作为正式公文使用时，应当加盖复印机关证明章。

第四十九条　公文被撤销，视作自始不产生效力；公文被废止，视作自废止之日起不产生效力。

第五十条　不具备归档和存查价值的公义，经过鉴别并经办公厅（室）负责人批准，可以销毁。

第五十一条　销毁秘密公文应当到指定场所由二人以上监销，保证不丢失、不漏销。其中，销毁绝密公文（含密码电报）应当进行登记。

第五十二条　机关合并时，全部公文应当随之合并管理。机关撤销时，需要归档的公文整理（立卷）后按有关规定移交档案部门。

工作人员调离工作岗位时，应当将本人暂存、借用的公文按照有关规定移交、清退。

第五十三条　密码电报的使用和管理，按照有关规定执行。

第九章　附　则

第五十四条　行政法规、规章方面的公文，依照有关规定处理。外事方面的公文，按照外交部的有关规定处理。

第五十五条　公文处理中涉及电子文件的有关规定另行制定。统一规定发布之前，各级行政机关可以制定本机关或者本地区、本系统的试行规定。

第五十六条　各级行政机关的办公厅（室）对上级机关和本机关下发公文的贯彻落实情况应当进行督促检查并建立督查制度。有关规定另行制定。

第五十七条　本办法自2001年1月1日起施行。1993年11月21日国务院办公厅发布，1994年1月1日起施行的《国家行政机关公文处理办法》同时废止。

附录2 中华人民共和国国家行政机关公文格式

（GB/T9704－1999 代替 GB/T9704－1988）

1 范围 本标准规定了国家行政机关公文通用的纸张要求、印刷要求、公文中各要素排列顺序和标识规则。

本标准适用于国家各级行政机关制发的公文。其他机关可参照执行。

使用少数民族文字印制的公文，其格式可参照本标准按有关规定执行。

2 引用标准 下列标准所包含的条文，通过在本标准中引用面成为本标准的条文。本标准出版时，所标版本均为有效。所有标准都会被修订，使用本标准的各方应探讨使用下列标准最新版本的可能性。

GB/T148–1997 印制、书写和绘图纸幅面尺寸。

3 定义 本标准采用下列定义

3.1 字 word 标识公文中横向距离的长度单位。一个字指一个汉字所占空间。

3.2 行 line 标识公文中纵向距离的长度单位。本标准以3号字高度加3号字高度7/8倍的距离为一基准行。

4 公文用纸主要技术指标 公文用纸一般使用的纸张定量为 $60 \sim 80 \mathrm{g/m}^2$ 的胶版印刷纸或复印纸。纸张白度为 $85\% \sim 90\%$，横向折度≥15次，不透明度≥85%，pH 值为 7.5–9.5。

5 公文用纸幅面及版面尺寸

5.1 公文用纸幅面尺寸 公文用纸采用 GB/T148 中规定的 A4 型纸，其成品幅面尺寸为 $210\mathrm{mm} \times 297\mathrm{mm}$，尺寸允许偏差见 GB/T148。

5.2 公文页边与版心尺寸 公文用纸天头（上白边）为：$37\mathrm{mm} \pm 1\mathrm{mm}$；公文用纸订口（左白边）为：$28\mathrm{mm} \pm 1\mathrm{mm}$；版心尺寸为：$156\mathrm{mm} \times 225\mathrm{mm}$（不含页码）。

6 文中图文的颜色 未作特殊说明公文中图文颜色均为黑色。

7 排版规格与印刷装订要求

7.1 排版规格 正文用3号仿宋体字，一般每面排22行，每行28个字。

7.2 制版要求 版面干净无底灰，字迹清楚无断划，尺寸标准，版心不斜，误差不超

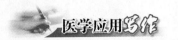

过 1mm。

7.3 印制要求 双面印刷；页码套正，两面误差不得超过 2mm。黑色油墨应达到色谱所标 BL100％，红色油墨应达到色谱所标 Y80％，M80％。印品着墨实，均匀；字面不花、不白、无断划。

7.4 装订要求 公文应左侧装订，不掉页。包本公文的封面与书芯不脱落，后背平整、不空。两页页码之间误差不超过 4mm。骑马订或平订的订位为两钉钉锯处订眼距书芯上下各 1/4 处，允许误差 ±4mm。平订钉锯与书脊间的距离为 3mm～5mm；无坏钉、漏钉、重钉，钉脚平伏牢固；后背不可散页明订。裁切成品尺寸误差 ±1mm，四角成 90°，无毛茬或缺损。

8 公文中各要素标识规则 本标准将组成公文的各要素划分为眉首、主体、版记三部分。置于公文首页红色反线（宽度同版芯，即 156mm）以上的各要素统称训眉首；置于红色反线（不含）以下至主题词（不含）之间的各要素统称主体；置于主题词以下的各要素统称版记。

8.1 眉首

8.1.1 公文份数序号 公文份数序号是将同一文稿印制若干份时每份公文的顺序编号。用阿拉伯数码顶格标识在版心左上角第 1 行。

8.1.2 秘密等级和保密期限 如需标识秘密等级，用 3 号黑体字，顶格标识在版心右上角第 1 行，两字之间空 1 字；如需同时标识秘密等级和保密期限，用 3 号黑体字，顶格标识在版心右上角第 1 行，秘密等级各保密期限之间用"★"隔开。

8.1.3 紧急程度 如需标识紧急程度，用 3 号黑体字，顶格标识在版心右上角第 1 行，两字之间空 1 字；如需同时标识秘密等级与紧急程度，秘密等级顶格标识在版心右上角第 1 行，紧急程度顶格标识在版心右上角第 2 行。

8.1.4 发文机关标识 由发文机关全称或规范化简称后加"文件"组成；对一些特定的公文可只标识发文机关全称或规范化简称。发文机关标识上边缘至版心上边缘为 25mm。对于上报的公文，发文机关标识上边缘至版心上边缘为 80mm。

发文机关标识推荐使用小标宋体字，用红色标识。字号由发文机关以醒目美观为原则酌定，但是最大不能等于或大于 22mm×15mm。

联合行文时应使用主办机关名称在前，"文件"二字置于发文机关名称右侧，上下居中排布；如联合行文机关过多，保证公文首页显示正文。

8.1.5 发文字号 发文字号由发文机关代字、年份和序号组成。发文机关标识下空 2 行，用 3 号仿宋体字，居中排布；年份、序号用阿拉伯数码标识；年份应标全称，用六角括号"〔〕"括入；序号不编虚位（即 1 不编为 001），不加"第"字。

发文字号之下 4mm 处印一条与版心等宽的红色反线。

8.1.6 签发人 上报的公文需标识签发人姓名，平行排列于发文字号右侧。发文字号居左空 1 字，签发人姓名居右空 1 字；签发人后标全角冒号，冒号后用 2 号楷体字标识签发人姓名。

如有多个签发人，主办单位签发人姓名置于第 1 行，其他签发人姓名从第 2 行起在主办单位签发人姓名之下按发文机关顺序依次顺排，下移红色反线，应使发文字号与最后一个签发人姓名处在同一行并使红反线与之的距离为 4mm。

8.2 主体

8.2.1 公文标题 红色反线下空 2 行，用 2 号小标宋体字，可分一行或多行居中排布；回行时，要做到词意完整，排列对称，间距恰当。

8.2.2　主送机关　标题下空 1 行，左侧顶格用 3 号仿宋体字标识，回行时仍顶格；最后一个主送机关名称后标全角冒号。如主送机关名称过多而使公文首页不能显示正文时，应将主送机关名称移至版记中的主题词之下、抄送之上，标识方法同抄送。

8.2.3　公文正文　主送机关名称下一行，每自然段左空 2 字，回行顶格。数字、年份不能回行。

8.2.4　附件　公文如有附件，在正文下空 1 行左空 2 字用 3 号仿宋体字标识"附件"，后标全角冒号和名称。附件如有序号使用阿拉伯数码（如："附件：1.××××"）；附件名称后不加标点符号。附件应与公文正文一起装订，并在附件左上角第 1 行顶格标识"附件"，有序号时标识序号；附件的序号和名称前后标识应一致。如附件与公文正文不能一起装订，就在附件左上角第 1 行顶格标识公文的发文字号并在其后标识附件（或带序号）。

8.2.5　成文时间　用汉字将年、月、日标全；"零"写为"0"；成文时间的标识位置见 8.2.6。

8.2.6　公文生效标识

8.2.6.1　单一发文印章　单一机关制发的公文在落款处不署发文机关的名称，只标识成文时间。成文时间右空 4 字；加盖印章应上距正文 2mm～4mm，端正、居中下压成文时间，印章用红色。

当印章下弧无文字时，采用下套方式，即仅以下弧压在成文时间上；

当印章下弧有文字时，采用中套方式，即印章中心线压在成文时间上。

8.2.6.2　联合行文印章　当联合行文需加盖两个印章时，应将成文时间拉开，左右各空 7 字；主办机关印章在前；两个印章均压成文时间，印章用红色。只能采用同种加盖印章方式，以保证印章排列整齐。两印章间互不相交或相切，相距不超过 3mm。

当联合行文需加盖 3 个以上印章时，为防止出现空白印章，应将各发文机关名称（可用简称）排在发文时间和正文之间。主办机关印章在前，每排最多 3 个印章，两端不得超过版心；最后一排如余一个或两个印章，均居中排布；印章之间互不相交或相切；在最后一排印章之下右空 2 字标识成文时间。

8.2.6.3　特殊情况说明　当公文排版后所剩空白处不能容下印章位置时，应采取调整行距、字距的措施加以解决，务使印章与正文同处一面，不得采取标识"此页无正文"的方法解决。

8.2.7　附注　公文如有附注，用 3 号仿宋体字，居左空 2 字加圆括号标识在成文时间下一行。

8.3　版记

8.3.1　主题词　"主题词"用 3 号黑体字，居左顶格标识，后标全角冒号；词目用 3 号小标宋体字；词目之间空一字。

8.3.2　抄送　公文如有抄送，在主题词下 1 行；左空一字用 3 号仿宋体字标识"抄送"，后标全角冒号；抄送机关间用顿号隔开，回行时与冒号后的抄送机关对齐；在最后一个抄送机关标句号。如主送机关移至主题词之下，标识方法同抄送机关。

8.3.3　印发机关和印发时间　位于抄送机关之下（无抄送机关在主题词之下）占 1 行位置；用 3 号仿宋体字。印发机关左空 1 字，印发时间右空 1 字。印发时间以公文付印的日期为准，用阿拉伯数码标识。

8.3.4　版记中的反线　版记中各要素下均加一条反线，宽度同版心。

8.3.5　版记的位置　版记应置于公文最后一页（封四），版记的最后一个要素置于最后一行。

9　页码　用4号半角白体阿拉伯数码标识，置于版心下边缘之下一行，数码左右各放一条4号一字线，一字线距版心下边缘7mm。单页码居右空1字，双页码居左空1字。空白页和空白以后的页不标识页码。

10　公文中的表格　公文如需附表，对横排A4纸型表格，应将页码放在横表的左侧，单页码置于表的左下角，双页码置于表的左上角，单页码表头在订口一边，双贾码表头在切口一边。

公文如需附A3纸型表格，且当最后一页为A3纸型表格时，封三、封四（可放分送，不放页码）应为空白，将A3纸型表格贴在封三前，不应贴在文件最后一页（封四）上。

11　公文的特定格式

11.1　信函式格式　发文机关名称上边缘距上页边的距离为30mm，推荐使用小标宋体字，字号由发文机关酌定；发文机关全称下4mm处为一条武文线（上粗下细），距下页边20mm处为一条武文线（上细下粗），两条线长均为170mm。每行距中排28个字。发文机关名称及双线均印红色。两线之间各要素的标识方法从本标准相应要素说明。

11.2　命令格式　命令标识由发文机关名称加"命令"或"令"组成，用红色小标宋体字，字号由发文机关酌定。命令标识上边缘距版心上边缘20mm，下边缘空2行居中标识令号；令号下空2行标识正文；正文下一行右空4字标识签发人名章，签名章左空2字标识签发人职务；联合发布的命令或令的签发人职务应标识全称。在签发人名章下一行右空2字标识成文时间。分送机关标识方法同抄送机关。其他从本标准相关要素说明。

11.3　会议纪要格式　会议纪要标识由"××××会议纪要"组成。其标识位置同8.1.4，用红色小标宋体字，字号由发文机关酌定。会议纪要不加盖印章。其他要素从本标准规定。

12　式样

A4型公文用纸页边及版心尺寸见图1；公文首页版式见图2；上报公文首页版式见图3；公文末页版式见图4；联合行文公文末页版式见图5；联合行文公文末页版式见图6。

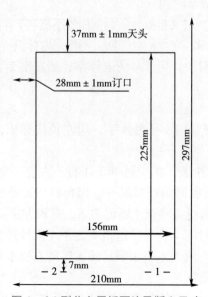

图1　A4型公文用纸页边及版心尺寸

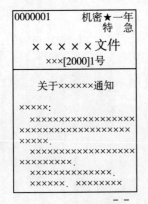

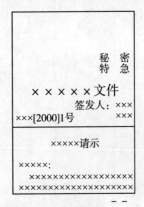

图 2　公文首页版式　　　　　　　图 3　上报公文首页版式

注：版心实线框仅为示意，在印制公文时并不印出。

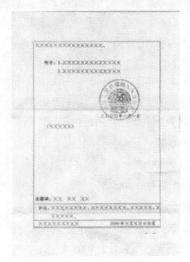

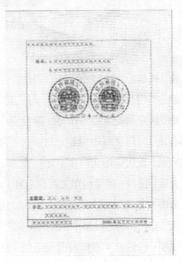

图 4　公文末页版式　　　　　图 5　联合行文公文末页版式 1

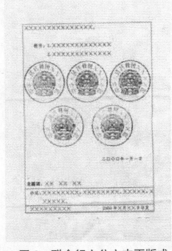

图 6　联合行文公文末页版式 2

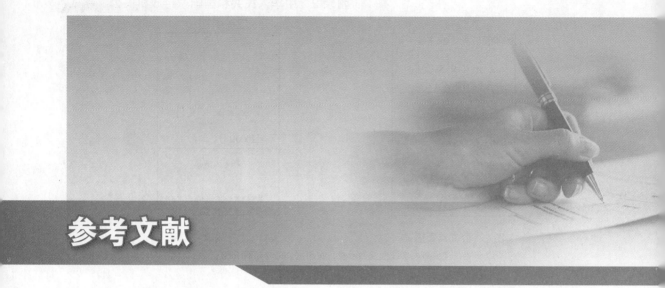

参考文献

［1］王峰.医学应用文写作［M］.南昌：江西科技出版社，2008.8.

［2］刘静.实用写作［M］.北京：人民卫生出版社，2009.1.

［3］王峰.医疗器械应用写作与文献检索［M］.北京：人民卫生出版社，2011.7.

［4］邱心镜.应用文写作［M］.北京：人民卫生出版社，2005.2.

［5］傅宛菊.现代应用文写作［M］.北京：化学工业出版社，2008.9.

［6］万金森，郑民.医学应用文写作［M］.济南：山东人民出版社，2009.8.

［7］凌云霞，杨顺秋.护理文书［M］.北京：军事医学科学出版社，2011.3.

［8］蓝天.实用文写作［M］.哈尔滨：黑龙江大学出版社，2010.5.

［9］解晓明.医院公文写作规范与范例［M］.西安：西安交通大学出版社，2008.7.

［10］韩利明，吴剑波，黄林邦，等.医学科技应用写作［M］.西安：西安工业大学出版社，2008.12.

［11］曾昭乐.现代实用写作［M］.广州：中山大学出版社，2011.2.

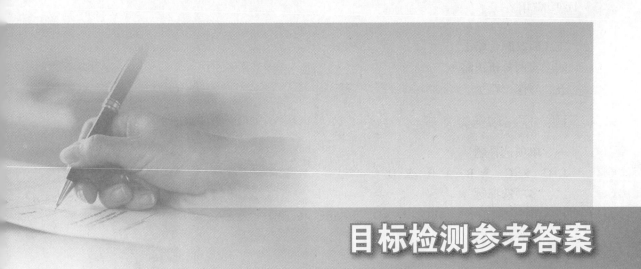

目标检测参考答案

第一章 医学应用写作基础知识

一、单项选择题

1. D　2. A　3. C　4. C　5. A

二、多项选择题

1. ABCD　2. ABC　3. ABCD　4. ABCD　5. ABD

三、简答题（略）

四、实例分析（略）

第二章 医学管理公文类文书

一、单项选择题

1. B　2. C　3. C　4. D　5. B　6. D　7. A

二、多项选择题

1. ABC　2. ABD　3. BCD　4. ABC　5. ACD　6. BCD　7. ACD

三、简答题（略）

四、实例分析（略）

五、写作（略）

第三章 医学礼仪类文书

一、单项选择题

1. D　2. C　3. C　4. A　5. B

二、多项选择题

1. BCD　2. AC　3. BC　4. ABC　5. ABD

三、简答题（略）

四、实例分析（略）

五、写作（略）

第四章　医学事务类文书

一、单项选择题

1. C　2. C　3. B　4. B　5. D

二、多项选择题

1. ABD　2. BD　3. ABC　4. AD　5. ABC　6. BD

三、简答题（略）

四、实例分析（略）

五、写作（略）

第五章　医学商务类文书

一、单项选择题

1. B　2. D　3. D　4. B　5. A　6. B　7. D　8. A

二、多项选择题

1. BCD　2. ABD　3. ABCD　4. ACD　5. ABCD　6. BCD　7. ABCD　8. ABC

三、简答题（略）

四、实例分析（略）

五、写作（略）

第六章　医学职业文书

一、单项选择题

1. C　2. D　3. C　4. D　5. C　6. D

二、多项选择题

1. ABD　2. AD　3. BCD　4. ABCD　5. BC　6. ABC

三、简答题（略）

四、实例分析（略）

五、写作（略）

第七章　临床护理文书

一、单项选择题

1. A　2. D　3. B　4. A　5. D　6. C

二、多项选择题

1. ACD　2. ABD　3. ABCD　4. ABCD　5. BCD　6. ABCD　7. ABCD

三、简答题（略）

四、问答题（略）

五、写作（略）

第八章 医疗文书

一、单项选择题

1. D 2. C 3. B 4. A 5. D 6. B

二、多项选择题

1. ABC 2. ABCD 3. ABC 4. ABC 5. ABD

三、简答题（略）

四、写作（略）

第九章 医学科技文书与科技论文

一、单项选择题

1. D 2. C 3. D 4. C 5. D 6. A

二、多项选择题

1. ABD 2. ABCD 3. ABC 4. ABCD 5. ABC 6. ABCD

三、简答题（略）

四、实例分析（略）

五、写作（略）

第十章 医学新闻与科普创作写作

一、单项选择题

1. C 2. C 3. B 4. A 5. C 6. C

二、多项选择题

1. ABD 2. ABCD 3. ABCD 4. ABD 5. ABC 6. ABCD

三、简答题（略）

四、实例分析（略）

五、写作（略）

医学应用写作课程标准

一、课程任务

医学应用写作是高职高专医药卫生相关专业的重要公共课程。本课程的主要内容包括在医药卫生相关专业使用频率较高的应用文种的功能特点、阅读理解、写作要领。本课程的任务是使学生获取医药卫生专业应用型人才所必需的应用文的分析处理能力和应用写作能力。为学生将来在医药卫生相关专业的工作中奠定必备的阅读和写作基础，使学生的职业素养得到提高，增强继续学习和适应职业变化的能力。

二、课程目标

（一）知识目标

1. 掌握医药卫生相关专业常用应用文种的基本概念、基础理论与阅读理解方法和写作要领。掌握医学应用写作的基本概念、基础理论。

2. 熟悉医药卫生工作中各种文书的写法与技能。

3. 了解医学应用写作的应用新进展。

（二）技能目标

1. 熟练掌握所学各种医药卫生相关文种的应用写作并初步学会所学文种的撰写。

2. 学会使用医学应用写作的基本知识和操作技能，较好地解决医学应用写作的综合利用等知识的应用。

（三）职业素质和态度目标

1. 具有科学严谨的工作态度、实事求是和精益求精的工作作风和良好的职业素质及行为规范。

2. 树立勤奋好学、努力进取、团结协助的精神和服务意识。

3. 牢固树立医药卫生质量观和医药卫生行业的职业道德。

三、教学时间分配

教学内容	学时数		
	理论	实践	合计
医学应用写作基础知识	2		2
医学管理公文类文书	1	1	2
医学礼仪类文书	2	1	3
医学事务类文书	2	2	4
医学商务类文书	2	1	3
医学职业文书	3	2	5
临床护理文书	3	2	5
医疗文书	2	2	4
医学科技文书与科技论文	2	2	4
医学新闻与科普创作写作	3	1	4
合计	22	14	36

四、教学内容与要求

单元	教学内容	教学要求	教学活动参考	参考学时	
				理论	实践
一、医学应用写作基础知识	1. 应用写作的含义、作用、特点与分类	了解	理论讲授 例文示范	2	
	2. 应用写作主旨显示、材料处理与结构安排	熟悉			
	3. 应用写作语言的基本特征与主要表达方式	掌握			
	4. 学习应用写作的意义与要求	了解			
二、医学管理公文类文书	1. 行政公文基础知识	了解	理论讲授 例文示范 写作训练	1	1
	2. 通知　通报	掌握			
	3. 报告　请示　批复	熟悉			
	4. 函　意见	熟悉			
	5. 会议纪要　会议记录	熟悉			

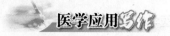

单元	教学内容	教学要求	教学活动参考	参考学时	
				理论	实践
三、医学礼仪类文书	1. 请柬　邀请书	熟悉	理论讲授 例文示范 写作训练	2	1
	2. 感谢信　慰问信	掌握			
	3. 欢迎辞　欢送辞	熟悉			
	4. 形象策划与公关策划书	掌握			
四、医学事务类文书	1. 规章制度	掌握	理论讲授 例文示范 写作训练	2	1
	2. 简报	了解			
	3. 计划　总结	熟悉			
	4. 述职报告	熟悉			
	5. 启事　声明	掌握			
五、医学商务类文书	1. 意向书　经济合同	掌握	理论讲授 例文示范 写作训练	2	2
	2. 招标书　投标书	掌握			
	3. 订货单	掌握			
	4. 市场调查报告	掌握			
	5. 可行性研究报告	了解			
	6. 医药产品说明书的写作	熟悉			
六、医学职业文书	1. 求职信　简历	掌握	理论讲授 例文示范 写作训练	2	1
	2. 职业生涯规划书	掌握			
	3. 述职报告	掌握			
	4. 竞聘演讲稿	了解			
七、临床护理文书	1. 临床护理文书概述	熟悉	理论讲授 实践操作	3	2
	2. 护理文书的管理	掌握			
	3. 护理文书的书写	掌握			
	4. 整体护理病历	熟悉			
	5. 护理专业学生临床实习护理病历	掌握			
八、医疗文书	1. 医疗文书概述	了解	理论讲授 例文示范 写作训练	3	2
	2. 常用病案的内容及格式	熟悉			
	3. 处方、医嘱、申请单与报告单书写要求及格式	熟悉			
	4. 知情同意书	掌握			

单元	教学内容	教学要求	教学活动参考	参考学时 理论	参考学时 实践
九、医学科技文书与科技论文	1. 医学科技实验报告	熟悉	理论讲授 例文示范 写作训练	2	2
	2. 医学毕业论文	掌握			
	3. 医学论文	了解			
	4. 申论	了解			
十、医学新闻与科普创作写作	1. 医学新闻	熟悉	理论讲授 例文示范 写作训练	2	1
	2. 医学消息　医学通讯	掌握			
	3. 医学科普创作	了解			
	4. 医学科普短文	了解			

五、课程标准说明

（一）本课程标准供高职高专医药卫生相关专业教学使用，总学时为 32 学时，其中理论教学 21 学时，实践教学 11 学时。各校可根据专业培养目标、专业知识结构需要、职业技能要求及学校教学实际情况自行调整学时。

（二）教学要求

1. 本课程对教学要求分为掌握、熟悉、了解 3 个层次。掌握：指对学习写作知识有深刻认知，能融会贯通并熟练应用，从而解决学习、工作中的实际问题。熟悉：指对学习的写作原则十分明确，能够进行模拟写作和初步操作。了解：指对学习的写作理论和基础知识理解和记忆。

2. 本课程重点突出以能力为本位的教学理念，在实践技能方面设计了 2 个层次。熟练掌握：指学生能正确理解写作原理，独立、正确、规范、熟练地完成各项文种写作。学会：指学生通过学习文种，按照各种所学文种要求能进行正确撰写。在教学时间分配中实践学时占有重要比例，在教学活动参考中突出阅读理解、写作训练等实践环节。这样使学生在认知相关写作原则之后能准确地阅读理解本专业的应用文，写出规范明确的本专业应用文。

（三）教学建议

1. 本课程标准力求体现"以就业为导向、以能力为本位、以发展为核心"的职业教育理念，理论知识以"必需、够用"为原则，适当删减一些纯理论性知识，实践训练着重培养学生实际动手能力和良好的写作习惯。除第一章，其他章不设"概述"，直接进入文种教学，借助例文以例释理。但注重写作原理和规律的适度讲授，因为对于写好应用文，特别是写好规范性强、程式化特点突出的应用类文章掌握原理和规律是必要的。

2. 教师在教学中应注意应用写作的基本理论、基本知识和基本技能与医药卫生相关类专业实践相结合，理论联系实际，由浅入深，循序渐进，激发学生学习兴趣，调动学生积极主动的学习热情，鼓励学生创新思维，引导学生综合运用所学知识，独立解决实际问题。

3. 关于写作训练：本大纲力求突出知识的应用，强化职业所必备技能的训练。写作训练可选择有代表性的文种进行，可训练完成篇章的写作，也可训练片段式写作，也可用评析病文和示范写作的方式进行。注意作文评改环节，使学生形成良好的写作习惯和熟练的写作技巧。

4. 课堂教学采用灵活多样的教学方法，阐明要点，分解难点，突出医学应用文写作课程特点，减少知识的抽象性，可采用实物、模型、多媒体及参观等直观教学的形式，增加学生的感性认识，提高课堂教学效果。注重培养学生的思维能力、观察能力、分析归纳的自学能力和动手能力。

5. 实践教学应注重培养学生良好的习惯，加强写作基本技能训练。实践训练时多给学生动手的机会，提高学生实际动手的能力和分析问题、解决问题及独立工作的能力。大纲中所列出的实践是按照医药卫生相关类专业对医学应用写作技能要求而设计的基本训练项目相关实践，各学校可根据实际需要，按照医学应用写作技能训练的要求及学时，对大纲中的各章节中的理论与实践内容可作适当的调整。

6. 本课程重点强调对学生能力水平的测试，评价方法可采用理论测试和实践训练考核相结合，通过平时达标训练、作业、考核和考试等多种形式综合考评，培养学生具有良好的职业道德和基本的分析能力，为学生今后走向社会奠定必要的基础，使学生能更好地适应职业岗位的要求。

××××医院
体温记录单

姓名 王×× 性别 女 年龄 ×岁 病房 ×× 入院日期 2010 年 1 月 1 日 住院号 ××××

日 期		2010. 1.1		2		3		4		5		6		7
脉搏	体温	3 7 11 15 19 23		3 7 11 15 19 23		3 7 11 15 19 23		3 7 11 15 19 23		3 7 11 15 19 23		3 7 11 15 19 23		3 7 11 15 19 23

（体温曲线图表）

	C
180	42°
160	41°
140	40°
120	39°
100	38°
80	37°
60	36°
40	35°
20	34°

入院十一点三九　手术　不升　转入十四点十分　出院十五点十分

呼吸（次/分）	15 10	17 17	14 17	® ®	21 20	20 19	19 18	19 18	19 20	20 20	18		17		17

大 便 次 数	1	0	2/E	1	*	1	1
尿 量（ML）		2150	1900				
出 痰 量（ML）		50					
引流量（ML）			50				
量 呕吐量（ML）							
总 量（ML）		2200	1950				
入 量（ML）							
血压（mmHg）	110/70	105/70					
体 重（Kg）	50						
手术后天数		0	1（2）	1/2	2/3	3/4	4/5
住院天数	1	2	3	4	5	6	7

第 1 周

体温记录单的格式